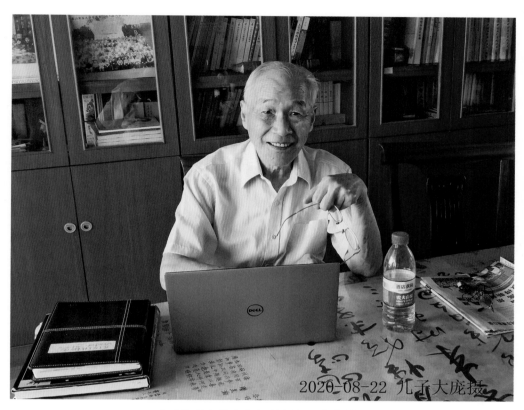

本书作者中科院院士、海军军医大学教授
陈宜张近照（摄于 2020 年 8 月 22 日）

千年华夏脑认识

陈宜张 著

上海科学技术出版社

图书在版编目（ＣＩＰ）数据

千年华夏脑认识 / 陈宜张著. -- 上海 ：上海科学
技术出版社，2021.1
ISBN 978-7-5478-5191-3

Ⅰ．①千… Ⅱ．①陈… Ⅲ．①脑科学 Ⅳ.
①R338.2

中国版本图书馆CIP数据核字(2020)第267539号

千年华夏脑认识
陈宜张　著

上海世纪出版(集团)有限公司 出版、发行
上海科学技术出版社
（上海钦州南路 71 号　邮政编码 200235　www.sstp.cn）
上海雅昌艺术印刷有限公司印刷
开本 787×1092　1/16　印张 22　插页 2
字数 450 千字
2021 年 1 月第 1 版　2021 年 1 月第 1 次印刷
ISBN 978 - 7 - 5478 - 5191 - 3/N · 215
定价：128.00 元

弁 言

简单说来,脑的主要功能有二:一是调节功能,二是神智功能(简称"脑神")。其中调节功能包括:① 感觉功能:接受由感觉器官传入脑内的内外环境变化;② 运动功能:实施与调控由效应器(如肌肉)执行的各种运动功能;③ 中枢活动:为应对内外环境变化而发生的、介于感觉和运动功能之间的中枢活动过程。所谓神智功能,是指人对周围环境及人体自己所处状态的认知。神智被很多人称作心智,其实这并不妥当,因为心是司理血液循环的器官。

脑是神智的器官,这是我们现代华夏人的认识,古代华夏人还达不到这一点。达到这样的认识,华夏比西方要晚很多,经历了漫长历史过程。探讨何以会出现这样的迟滞现象,也许能帮助我们了解华夏人认识和思考自然现象的方法与特点,因而可能对今后更好地从事自然现象的科学研究有一些启发。笔者认为,其实这个问题也就是所谓"李约瑟难题"的一部分。

在本书行文中,使用了"脑认识"与"脑研究"两个术语。我们把"人们对脑的认识(看法)"简称为"脑认识";而"脑研究"是指通过为了认识脑而进行的实践、实验活动以后,所得到的脑认识。

从文化层面看,脑认识既是一个大众认识问题,也是一个对自然现象的科学认识问题。特殊地说,脑认识(脑研究)也是一个医学问题。照理说,脑认识的材料应该到科学专著里面去搜索。但在古代华夏,除医学书籍外很少有科学学术专著,因此我们主要是从传统的经史子集,特别是从传统史、传(历史、传说、传记)中收集材料。所谓传统,指以华夏文化为主,历史沿袭下来的思想、文化、道德、风俗、艺术、制度以及行为方式等的统称。当然,华夏历史上不是完全没有科学技术专著,有一些农业、茶业及畜牧业方面的专著,如《天工开物》《齐民要术》等,但寥寥可数。以"物理"命名的书,仅有《物理论》和《物理小识》两本,对它们,笔者都专门作了搜索。另一方面,在查考西方脑认识(脑研究)时,所引用的都是科学、医学专著。因此,从文献来源看,本书所引用的华夏和西方这两方面的材料是不对称的。

本书对脑认识的介绍,其出现的顺序是按照某一种脑认识开始出现的历史时期录入的。例如,"脑涂地"说法开始见于西汉的《新序》,就把这个看法写在"古代"阶段;但后世著作,即使到了明末清初的《扬州十日记》,仍保留有类似用法,表明了这种脑认识的延续。所以,虽然"脑涂地"的讨论放在古代阶段,但它作为华夏用词的习惯是一直流传到后世的。这种处理方法,也适用于对西方脑认识(脑研究)的描写。

本书共分十篇。

一、有四篇是按照华夏的四个历史时期来分别介绍脑认识的(本书引用的各种文献资料,它们所称的古代各有所指,与本书所述"古代"与"后古代"的意义有时并不相同)。把华夏历史分为这样四个时期,一方面是考虑到华夏历史的朝代,另一方面又适当结合考虑西方的公元纪元年代。这四篇是:

古代篇:远古至西汉(公元前1765—公元8年)时期,即商、周、秦及西汉。相当于西方的公元前时期。

后古代篇:东汉至明前期(公元25—1500年)时期。相当于西方公元初年到中世纪及更晚时期,即公元1500年。

明清之际篇(公元1501—1911年):明后期及清两代。相当于西方欧洲文艺复兴及其后的产业革命时期,明清之际的后期即西潮入华、西学东渐的时期。西潮入华指鸦片战争、甲午战争以来各种西方思潮进入华夏的过程,西学东渐指从明朝末年到近代的西方学术思想向华夏传播的历史过程。

二十世纪以来篇(公元1912—2020年):即清王朝结束,西学东渐高涨的时期,直到目前华夏国力鼎盛和科学技术蓬勃发展的时期。相当于西方多次产业革命时期及当代国际信息化、智能化的时期。

本书主要是对华夏文化现象——华夏脑认识进行分析。介绍西方脑认识是为了给华夏脑认识的分析以某种启示。这里所谓的西方脑认识主要指欧洲脑认识;但欧洲脑认识吸纳了古希腊、古埃及脑认识;欧洲脑认识以后又传入美洲,可以称之为欧美脑认识。因此,我们所说的西方脑认识包括:古埃及、古希腊、古罗马脑认识以及欧美脑认识。可见,不同历史阶段的西方脑认识,所指是有所不同的。对于较近代西方脑认识(脑研究),由于文献浩瀚,仅引用、叙述其主要脉络,不作过细介绍。本书引用西方材料,其目的也仅是为了在与华夏脑认识作比较时,有一个参考而已。

二、本书有两篇是按照专业特点安排的,它们是:

释家与道家篇:释家、道家的脑认识各有特色,单独列篇。

医药篇:脑认识是一个医学问题。医家的脑认识应该是人们认识脑的最重要基础。我们把《黄帝内经》脑认识放在"古代";而把以后华夏医书的脑认识放在"后古代"及以后。医药密切相关,所以我们把本草的脑认识也列入医药篇。

三、本书另有四篇,它们是:

口语中的脑认识篇:这篇介绍笔者的一个看法,即口语语境下的脑认识,也就是华夏人自然而然地、脱口说出来的脑认识,它较早表达了具神智特征的脑认识。这篇还介绍"头""脑"两字联用时所表达的丰富多彩的脑认识。

专题篇：介绍对脑认识有影响的突出事例，如"脑心之争""符咒治病"等。

传说及神话篇：介绍与脑认识相关的有趣故事和传说，如"马脑""搦髓脑"传说等。

周虽旧邦其命维新篇：根据已经提出的问题，分析问题的根源，并介绍如何推进华夏脑认识（脑研究）的一些大胆想法。

（本书于 2018 年 6 月 23 日形成初稿，2018 年 8 月 29 日写完三稿，2018 年 9 月 16 日再修三稿。2019 年 10 月起我与杨志平编辑讨论并确定本书编排格式，2020 年 3 月起他又帮助我做书稿引文的核对工作。2020 年 8 月 1 日校读终稿。）

陈宜张
2020-08-01

目　录

1 古 代 篇

1.1 概 说

本书所称的古代

本书所称的古代,指西汉及其以前商、周、秦三代(公元前 1765—公元 8 年)的时期,具体而言包括:商(公元前 1765—前 1122 年,一说公元前 1600—前 1046 年)、西周(公元前 1121 或公元前 1046—前 771 年)、东周(先秦,公元前 770—前 249 年)、秦(公元前 248—前 207 年)以及西汉(公元前 206—公元 8 年)。这样,西汉以前的年代大致相当于西方公元前的年代。选取这样一个时间段,是便于进行中西方的比较。

商朝是华夏历史上继夏朝以后的第二个朝代,也是华夏第一个有直接、同时期文字记载的王朝。华夏有文字记载的历史最早是用甲骨文和金文①记载的。殷墟②

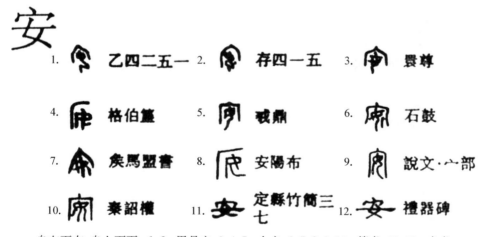

自左而右,自上而下:1、2:甲骨文;3、4、5:金文;6、7、8、9、10:篆书;11、12:隶书

---

① 甲骨文是中国商代后期(公元前 14—前 11 世纪)王室用于占卜记事而刻写在龟甲和兽骨上的文字。它是中国已发现的古代文字中时代最早、体系较为完整的文字。金文的出现稍晚于甲骨文。金文可大略分为四种,即商朝金文(公元前 1300 年左右—前 1046 年左右)、西周金文(公元前 1046 年左右—前 771 年)、东周金文(公元前 770 年—前 222 年)和秦汉金文(公元前 221 年—前 219 年)。

② 殷墟是商朝后期都城遗址。商朝第十代王盘庚于公元前 1318 年把都城从奄(今山东曲阜附近)迁到殷(今河南安阳小屯村一带)。

甲骨文是商朝文化的产物,距今约有3 300多年历史。金文应用的年代比甲骨文要稍晚一些。秦以后则是用篆书(小篆)记载历史。上面的图以"安"字为例,表示四种文字的书写方式。

由于秦始皇焚书的破坏,周、秦之际的许多文字资料往往到了西汉才得到恢复和补足。华夏许多古籍的完成年代,时间跨度很长,其原因即在于此。《黄帝内经》便是一例,诸子百家的其他许多著作也往往是在西汉完成的。

古希腊(Greece)是西方文明主要源头之一。古希腊文明持续了大约650年(公元前800—前146年),是西方文明最重要和直接的渊源。古希腊的年代相当于华夏的西周晚期、东周、秦、西汉前期等时期。

古代华夏"脑"字的出现

华夏"脑"字的出现,大致在东周的春秋-战国之际,也就是大约公元前475年左右。与此相对比,公元前17世纪,世界上最早的象形文字"脑"就已经出现在古埃及纸草书(papyrus)(详见"1.8 古埃及脑认识和古希腊脑研究的启示")。可见,在古代四大文明中,华夏文明的脑认识并不是领先的。

古代华夏脑认识的要点

古代华夏脑认识,具体内容有以下几点:

其一,脑:人体体位(蹙于齘),详见"1.3 脑:人体体位('蹙于齘'及其他)"。

其二,脑:涂浆性质(脑涂地),详见"1.4 脑:涂浆性质('脑涂地'等)"。

其三,脑:对生命重要(鹽其脑,是以惧),详见"1.5 脑:对生命重要(鹽其脑,是以惧)"。

其四,脑:谨慎食用(豚去脑),详见"1.6 脑:谨慎食用('豚去脑')"。

其五,髓、脑:人体深部(痛于骨髓),详见"1.7 髓脑"。

古代华夏医家的脑认识

医家的脑认识是一个重要和专业的题目,而古代华夏医家的脑认识是其中的一部分,它的具体内涵见于《黄帝内经》。此书是西汉及其以前的权威医学专著。《黄帝内经》认为:脑是人体的多个脏腑之一;脑属阴,是人体经络的一部分。详见"5.2 '天地、阴阳、气、血'框架下的脑认识"。

《说文解字》的脑认识

笔者以为,一部辞书代表了一个历史时期人们对事物认识的总和。《说文解字》①是第一部汉文字典,书成于东汉和帝永元十一年(公元100年),作者是许慎。

---

① 《说文解字》简称《说文》,中国第一部系统分析汉字字形和考究字源的字书,也是世界上很早的字典之一。作者许慎(约公元58—148年),东汉时期著名的经学家、文字学家。

此书是对公元前华夏古文字的一个系统总结,笔者在这里介绍、考察《说文解字》,是把它视作一个时间节点上的文化产物,从而考察古代华夏是如何认识脑的。《说文解字》对先秦古文典籍中的"脑"字进行了归纳总结,对"脑"作了符合当时认识水平的、比较清晰而全面的解释。《说文解字》在华夏文字方面的影响深远而长久。

《说文解字》中与脑相关的字主要有三个:"脑""囟"和"髓"。

《说文解字》:⿰匕甾,头髓也。〔髓者,骨中脂也。头髓者,头骨中脂也。《左传》:晋侯梦与楚子搏,楚伏己而盬其脑。服注(《春秋左氏传》服虔注):"如俗语相骂云:'嘑汝脑矣!'服语正谓吸其头髓也。"〕①从匕。匕,相比(象汤匙形)箸(筷子)也。〔匕箸,犹比箸。箸,直略切,释从匕之意。〕巛以象发,〔巛即发也,见"甾字下"。〕囟象甾形。〔甾形各本作甾形,今依"韵会本"正。囟者,头之会、脑之盖也。头髓在囟中,故囟曰脑盖。囟字上开,象小儿囟不合,故曰象形。头髓不可象,故言其比箸于巛与囟,以三字会意。奴晧切,古音当在三部。《考工记》作㔮,乃伪体。俗作脑。〕(经韵楼本《说文解字注》②第八篇上第四十一、四十二页)

《说文解字》:囟:头会,甾盖也。象形。凡囟之属皆从囟〔息进切〕。(《说文解字》十下,中华书局1963年216页)

按:在《说文解字》中,"⿰匕甾"的左侧偏旁不是从"肉(月)",而是从"匕",读作比。

《说文解字》:髓

髓与髓同,指骨头里面的脂样的东西。《说文解字》说:

髓,骨中脂也,从骨,陸声。〔息委切。古音在十七部。㡊作髓。〕(《说文解字注》第四篇下第十七页)

"脑"和"髓"的异体字

以下是从国学大师网"汉语字典"栏目中找到的"脑"和"髓"的部分异体字:

【脑】腦、㔮、甾、脳、胭、甾、臑、臟、𩩲

【髓】䯝、䯅、髄、臟、隋、䯶、髓、䯒、髓

心、脑之争

"心、脑之争"指神智功能是属于心还是属于脑的争论。在古希腊的心、脑之争中,希波克拉底认为神智在脑,亚里士多德认为神智在心;而在古代华夏,却存在一边倒的倾向:神智在心。这是华夏和西方在脑认识上一个尖锐和根本的差别,详见"8.2 脑心之争"。

---

① 本书引文中,斜方括号〔〕内为引文原有的说明、批注、注疏内容,圆括号()内为本书所加的说明性内容。

② 《说文解字注》是由清代文字训诂学家、经学家段玉裁(公元1735—1815年)为《说文解字》所作的注释,是比较具有权威性的《说文解字》注释本。

1.2　古代华夏"脑"字的出现

在甲骨文和金文字典中未发现"脑"字

笔者查考当代人编的《甲骨文字典》(徐中舒主编,成都:四川辞书出版社 2006年)和《金文编》(容庚编著,北京:中华书局 2007 年),未发现"脑"字。由此可以认为,华夏在大约公元前 8 世纪以前,也即夏、商时代,或许还一直延续到西周,在汉字中没有"脑"这个字。

许多汉文古代典籍中没有"脑"字

《竹书纪年》《尚书》《尔雅》《诗经》四本书是公认的华夏最古老典籍,在这四本书中均没有"脑"字出现。《尚书》包括虞夏书、商书、周书;《竹书纪年》记载了夏、商、西周和春秋、战国的历史;《诗经》是华夏古代最早的一部诗歌总集,收集了西周初年至春秋中叶(公元前 11—前 6 世纪)的诗歌;《尔雅》带有辞书性质,其成书年代的上限不会早于战国,下限不会晚于西汉初年。《尔雅》中并没有"脑"字出现,但晋朝郭璞(公元 276—324 年)的《尔雅注》里是出现了"脑"字的,那是东晋郭璞那个年代的认识,并非西周初年至春秋时的认识。郭璞《尔雅注》中的"脑",详见"9.4　蜈蚣食蛇脑"。

除前面所列的四本古籍以外,在笔者所搜索检读的许多周、秦、西汉典籍中,没有看到"脑"字。这些古籍包括:《国语》《春秋公羊传》《春秋谷梁传》《大学》《论语》《孟子》《孝经》《仪礼》《周易》,以及可能成书于西汉的《公孙龙子》《韩非子》《鹖冠子》《孔丛子》《列子》《墨子》《尸子》《尉缭子》《文子》《荀子》《晏子春秋》《逸周书》《子华子》《春秋繁露》《新书》《新语》《邓析子》《范子计然》《鬼谷子》《商君书》《申子》《慎子》《尹文子》等。

华夏开始出现"脑"字的可能年代

当然,在《甲骨文字典》和《金文编》中未发现"脑"字,不等于说那个时代就必定没有"脑"字,但是如果结合前面提到的《竹书纪年》《尚书》《诗经》和《尔雅》的情况,以及在许多古代典籍中未发现"脑"字的情况,至少可以认为:我们没有发现那时有"脑"字的任何证据。

下文将会提到,"十三经"①的《礼记》《周礼》《春秋左氏传》中有"脑"字出现。这几本书是华夏儒学的较早文献。根据这些材料,我们可以试探性地分析"脑"字出现

---

① 指十三部儒家核心经典,包括《诗经》《尚书》《周礼》《仪礼》《礼记》《易经》《春秋左氏传》《春秋公羊传》《春秋谷梁传》《论语》《尔雅》《孝经》《孟子》。

的年代。

"十三经"各书的准确成书年代不易确定,一般认为在周、秦之际。其中,《礼记》是战国至秦汉年间儒家学者解释、说明经书《仪礼》的文章选集;有人认为《周礼》的主体内容编纂于春秋末至战国初,部分内容补于战国中晚期。其中,《考工记》是在西汉孝成皇帝时补的。《春秋左氏传》成书的年代最早不超过战国晚期,是接近西汉早期的产物。

因此似可认为,"脑"字的出现大致在周代的春秋-战国之际,即在公元前475年左右。

1.3　脑:人体体位("蹙于齺"及其他)

脑、头都是体位的描述

在古代华夏,人们对脑认识很重要的一点是:脑是身体的一个部位(体位)。"脑""头"("首")"囟"三个字都用于描述体位,三者的关系是:"头"描述一个范围较宽的体位;"脑"也描述体位,其范围与头略有区别;在确定脑的体位时,"囟"是一个重要标志。

• 蹙于齺(卥)

《周礼·考工记》中的"蹙于齺(卥)"是把脑作为一个体位而应用的实例。《周礼·考工记》介绍了靠近(蹙)或远离(远于)脑的牛角的特征,如色泽、坚固与否等,以指导弓人制造弓时如何选择牛角。所以这里的"卥",是弓人截取牛角时的一个参考部位,脑在这里的作用就是定位角的取材。至于"卥"所指的对象是什么,是指颅骨或头,还是指颅骨里面的内含物,是不清楚的。以下是有关引文。

《周礼·考工记》:凡相角,秋斠者厚,春斠薄。稚牛之角直而泽,老牛之角紾而昔,疢疾险中,瘠牛之角无泽。角欲青白而丰末。夫角之本,蹙于卥(脑)而休于气,是故柔。柔故欲其执也;白也者,执之征也。夫角之中,恒当弓之畏;畏也者,必桡。桡,故欲其坚也;青也者,坚之征也。夫角之末,远于卥而不休于气,是故脆(脆)。脆故欲其柔也;丰末也者,柔之征也。(见《十三经注疏》,浙江古籍出版社1998年935页)

按:据唐代贾公彦的意见,《考工记》成书年代应在汉成帝刘骜(公元前51—前7年)时。贾公彦是隋、唐之交的儒家学者,生卒年不详,活动时代在公元7世纪中叶。贾公彦说:

《周官》(即《周礼》)孝武之时始出,秘而不传……既出于山岩屋壁,复入于秘府,五家之儒莫得见焉。至孝成皇帝,达才通人刘向、子歆校理秘书,始得列序,著于《录》《略》。然亡其《冬官》一篇,以《考工记》足之。(《周礼注疏》序周礼废兴:见《十三经注疏》,635页)

又按：《文献通考》对此曾有说明。

宋代马端临（公元 1254—1324 年）的《文献通考》对上面一段《周礼·考工记》有如下说明：

夫角之本，蹙于刿而休於气，是故柔。柔故欲其执也，白者，执之征也。〔蹙，近也。"休"读为"煦"。郑司农[1]云："欲其形之自曲，反以为弓。"元谓色句则执刿〔万老反，本又作脑〕。 疏云：凡相角，以秋对春，以老对稺（稚）。秋杀者角厚肉少，春杀者角薄肉多。稚牛角直而润泽，老牛角理粗错然不润泽也。角欲青白而丰末者，此说角之势也。角之本近于刿，则得和煦之义，于刿是故柔，柔故欲其形之自曲，反是为也，然后以为弓。〕夫角之中，恒当弓之畏，畏也者必桡。桡，故欲其坚也；青也者，坚之征。〔考书"畏"或作"威"。杜子春[2]云："威，谓弓渊。角之中央与渊相当。"元谓"畏"读如"隈"，乌回反。 疏曰：此说角之坚也。畏，为曲隈之义。角之中央其用于弓也，常在曲隈处，张时必桡动也。若不坚则易折，故欲其色青。〕夫角之末，远于刿而不休于气，是故脃。脃，故欲其柔也。丰末者，柔之征也。〔末之大者，刿气及煦之。脃，七岁反。〕（钦定四库全书本，卷一百六十一第十五、十六页）

又按：《千金要方》及《本草纲目》也提到了选用药材时如何利用脑作为外部标志。

《千金要方》指出，选取角（药材）时应以脑作为外部标志，以是否连脑作为麋角质量优劣的标准。这种方法与《周礼·考工记》有异曲同工之妙。

《千金要方》[3]说：

取当年新角，连脑顶者为上，看角根有斫痕处亦堪用，退角根下平者是不堪。（《备急千金要方》卷第十九，中国医药科技出版社 2011 年 347 页）

《本草纲目》[4]说：

麋角丸：补心神，安脏腑，填骨髓，理腰脚，能久立，聪耳明目，发白更黑，貌老还少。凡麋角，取当年新角连脑顶者为上，看角根有斫痕处，亦堪用。蜕角根下平者，不堪。取角五具，或四具、三具、二具、一具为一剂。去尖一大寸，即角长七八寸，取势截断，量把锉得。（下册第五十一卷，人民卫生出版社 1982 年 2862 页）

● 解腘陷脑

据笔者考辨，"解腘陷脑"中的"脑"，也是作为一个体位而被应用的。一般说来，

---

① 郑司农，即郑玄（公元 127—200 年），字康成，北海高密（今山东省高密市）人，东汉末年儒家学者、经学大师。

② 杜子春（约公元 30—58 年），河南缑氏（今河南偃师南）人，西汉末向经学家刘歆学习《周礼》，东汉儒者郑众、贾逵并从受业。

③ 《千金要方》又称《备急千金要方》《千金方》，唐朝孙思邈撰，共三十卷，约成书于永徽三年（公元 652 年）。该书集唐代以前诊治经验之大成，对华夏后世医家影响极大。

④ 《本草纲目》，本草著作，明代李时珍撰，五十二卷，全书以《证类本草》为蓝本加以变革，收药 1 892 种，附图 1 109 种，为华夏古代药物认识之集大成者，其中资料甚至被生物进化论开创者达尔文（C. Darwin）所引用，可见其影响之巨。也参见"5 医药篇"第 186 页正文的有关介绍。

"脑"与"头""首"是有区别的,如不作特别说明,脑指不包含脸的那一部分头部。司马相如《上林赋》中"解腷(腷指脖子、颈)陷脑"的"脑",就是这样一种一般性的表示,表示受损伤的是脑。《史记》引用司马相如《上林赋》[1]里描写天子打猎的生动情景时,使用了"解腷陷脑",表示箭不虚发,准确地命中脑。在此处,脑是指人体的某一特定部分,"解腷陷脑"仅笼统地讲脑部的外伤而已。以下是有关引文及笔者评述。

《史记》[2]:(司马相如《上林赋》)生貔豹,搏豺狼,手熊罴,足野羊,蒙鹖苏,绔白虎,被豳文,跨野马。陵三嵏之危,下碛历之坻;径陵赴险,越壑厉水。推蜚廉,弄解豸,格瑕蛤,铤猛氏,罥騕褭,射封豕。箭不苟害,解腷陷脑;弓不虚发,应声而倒。于是乎乘舆弥节裴回,翱翔往来,睨部曲之进退,览将率之变态。(卷一百一十七,中华书局 2009 年 676 页)

按:"解腷陷脑"的说法后来也被其他典籍广泛应用,如《昭明文选》《艺文类聚》及《汉书》卷五十七　司马相如传第二十七上等。

脑与囟

古文"脑(腦)"字,其右侧从巛、从囟。婴儿长大了要剪头发,那么什么时候剪,哪些部位不剪?《礼记·内则》提出了"男角女羁"的原则。这里的"角"涉及"囟",而"囟"是脑的标志。

《礼记·内则》的《郑玄注》和《孔颖达正义》,说清楚了什么是"囟"。郑玄注先提出了什么是"角",在此基础上孔颖达[3]又提出"囟"是首脑之上缝。这样,在描述小孩剪发的程序中,把"囟"是什么的问题说清楚了。"囟"是"首脑之上缝",是指颅骨上的缝;"小儿囟不合",就是指囟门尚未闭合,是小儿出生后发育的指标。以下是有关引文及笔者评述。

《礼记·内则》:三月之末,择日剪发为鬌,男角女羁,否则男左女右。是日也,妻

---

① 《上林赋》是《子虚赋》的姊妹篇。据《史记》记载,《子虚赋》写于梁孝王门下,《上林赋》写于武帝朝廷之上,是司马相如最著名的两篇作品。《上林赋》以夸耀的笔调描写了汉天子上林苑的壮丽及汉天子游猎的盛大规模,歌颂了统一王朝的声威和气势。《上林赋》并没有明确的标题,但在《司马相如列传第五十七》开头有一段介绍词:"居久之,蜀人杨得意为狗监,侍上。上读《子虚赋》而善之,曰:'朕独不得与此人同时哉!'得意曰:'臣邑人司马相如自言为此赋。'上惊,乃召问相如。相如曰:'有是。然此乃诸侯之事,未足观也。请为天子游猎赋,赋成奏之。'上许,令尚书给笔札。相如以'子虚',虚言也,为楚称;'乌有先生'者,乌有此事也,为齐难;'无是公'者,无是人也,明天子之义。故空藉此三人为辞,以推天子诸侯之苑囿。其卒章归之于节俭,因以风谏。奏之天子,天子大说(悦)。"这里的"请为天子游猎赋",就是指《上林赋》。

② 《史记》是西汉著名史学家司马迁(公元前 145 年—?)撰写的一部纪传体史书,是华夏历史上第一部纪传体通史,被列为"二十四史"之首,记载了上至上古传说中的黄帝时代,下至汉武帝太初四年间共 3 000 多年的历史。也参见 302 页脚注。

③ 孔颖达生于北齐后主武平五年(公元 574 年),卒于唐贞观二十二年(公元 648 年)。

以子见于父,贵人则为衣服,自命士以下,皆漱、浣。男女夙兴,沐浴,衣服,具视朔食。夫入门,升自阼阶,立于阼,西乡。妻抱子出房,当楣立东面。〔《郑玄注》曰:鬐,所遗发也。夹囟曰角,午达曰羁。孔颖达疏:鬐所至羁也。《孔颖达正义》曰:三月剪发,所留不剪者,谓之鬐。云"夹囟曰角"者,囟是首脑之上缝。故《说文》云:十其字,象小儿脑不合也。夹囟两旁当角之处,留发不翦云。〕(《礼记正义》①内则第十二:见《十三经注疏》,浙江古籍出版社 1998 年 1469 页)

按:《古今图书集成》引用了这段内容,见该书"明伦汇编 闺媛典第一卷 闺媛总部汇考"。此外,"脑"与"囟"的关系也可以从《说文解字》得到印证,见前述。

• 三年囟合

《韩诗外传》②提到"三年囟合而后能言","囟合"即指囟门闭合。以下是有关引文及笔者评述。

《韩诗外传》:传曰:天地有合,则生气有精矣;阴阳消息,则变化有时矣。时得则治,时失则乱。故人生而不具者五:目无见,不能食,不能行,不能言,不能施化。三月微呴而后能见,八月生齿而后能食,朞年膑就而后能行,三年囟合而后能言,十六精通而后能施化。阴阳相反,阴以阳变,阳以阴变。(钦定四库全书本,卷一第八页;并参校国学大师网在线阅读文本以及陈珂等撰《韩诗外传疏证》卷一第二十三页)

按:以上说"三年囟合而后能言"。从现代儿童的发育情况来看,三年才说话,似乎是晚了一些。如果撇开这一点,囟门闭合本是颅骨发育的标志。《韩诗外传》作者韩婴把囟门闭合同"能言"联系起来,而现在我们知道,"能言"是脑功能的表现。这里有两种可能的解释:一种是古人的确观察到了语言与囟门闭合之间的关系;另一种可能是古人推测:语言跟囟门闭合的相关脑发育有联系。

脑:体位的亚区

据笔者考辨,古代以后史、传为了区分脑的不同部位(亚区),又派生出一些词来。例如,"脑后"指头颅的后部;"脑门""脑户"等表示头颅的一定部位。"脑户""脑前""脑后"等常常用于验尸;"脑门""脑户"的界定可能还与中医所提倡的经络系统和穴位有关。再者,当作为一个体位被应用时,"脑后"常用来描述妇女的首饰和官员的服装穿戴。另外从宋代开始,出现这样的情况:"脑后"转义为带有情绪含义的"置之脑后"(详见"8.4 置之脑后")。

古代以后史、传用"脑"字描述体位的情况非常多见。以下是有关引文及笔者评述。

---

① 《礼记》又名《小戴礼记》,"十三经"之一,西汉学者戴圣所编,是一部儒家思想的资料汇编。《礼记正义》涵盖了郑玄的《礼记》注和唐代孔颖达(公元 574—648 年)的《礼记正义》,又作进一步的研究与注释,成为具有权威性的《礼记》研读版本。

② 《韩诗外传》,汉代韩婴撰,书中结合《诗经》引文阐发作者的一些儒家伦理及社会思想。参见"9 传说及神话篇"第 301 页脚注。

《谭宾录》：唐高宗苦风眩，头目不能视，召侍医秦鸣鹤诊之。秦曰："风毒上攻，若刺头出少血，愈矣。"天后自帘中怒曰："此可斩也！天子头上，岂是出血处耶？"鸣鹤叩头请命。上曰："医人议病，理不加罪。且吾头重闷，殆不能忍，出血未必不佳。朕意决矣。"命刺之。鸣鹤刺百会及脑户出血。上曰："吾眼明矣。"言未毕，后自帘中顶礼以谢之，曰："此天赐我师也。"躬负缯宝以遗之。（见钦定四库全书本《太平广记》①卷二百十八第十一页）

《天宝实录》云："日南厥山连接，不知几千里，裸人所居。白民之后也。刺其脑前作花，有物如粉而紫色，画其两目下。去前二齿，以为美饰。"成式以"君子耻一物而不知"，陶贞白每云"一事不知，以为深耻"，况相定黥布当王，淫著红花欲落，刑之墨属，布在典册乎？偶录所记寄同志，愁者一展眉头也。（见《酉阳杂俎》②前集卷八黥，团结出版社 2017 年 164 页）

《长沙耆旧传》曰：刘寿少时遇相师，曰："君脑有玉枕，必至公也。"后至太尉。（见《太平御览》③卷三六四　人事部五，中华书局 1960 年 1677 页）

按："脑有玉枕"是一种相面术术语。详见"4.2　道教（道家）的脑认识"。

《夷坚支》：乐平新进乡农民陈五为翟氏田仆，每以暇时受他人庸雇负担远适。绍熙四年春，在家病疫死，胸臆尚暖，家未忍瘗。越三昼夜奋而起，说："初死时觉魂从脑门出，见本身卧床上，妻儿叫哭作声相呼，更无应者。"［见《永乐大典（第一册）》④卷二二六三　西湖，中华书局 1986 年 762 页］

《梦溪笔谈》⑤：幞头一谓之四脚，乃四带也。二带系脑后垂之，二带反系头上，令曲折附顶，故亦谓之"折上巾"。唐制：唯人主得用硬脚。晚唐方镇擅命，始僭用硬脚。本朝幞头有直脚、局脚、交脚、朝天、顺风，凡五等。唯直脚贵贱通服之。又庶人所戴头巾，唐人亦谓之"四脚"，盖两脚系脑后，两脚系颔下，取其服劳不脱也。无事则反系于顶上。今人不复系颔下，两带遂为虚设。（卷一　故事一，商务印书馆 1934

---

① 《太平广记》是华夏古代文言纪实小说的第一部总集，由宋代李昉等十四人奉宋太宗之命编纂，全书五百卷，目录十卷，取材于汉代至宋初的纪实故事及道经、释藏等为主的杂著，属于类书。因成书于宋太平兴国年间，和《太平御览》同时编纂，故名《太平广记》。

② 《酉阳杂俎》，唐代段成式创作的笔记小说集。

③ 《太平御览》是宋代著名类书，由李昉、李穆、徐铉等学者奉敕编纂，成书于太平兴国八年（公元 983 年）。该书采以群书类集之，凡分五十五部五百五十门而编为千卷，所以初名《太平总类》；书成之后，宋太宗每天看三卷，一岁而读周，所以又更名为《太平御览》。全书以天、地、人、事、物为序，书中共引用古书一千多种，保存了宋代以前的大量文献资料，而其中十之七八已经亡佚，使本书弥足珍贵，是华夏文化的宝贵遗产。

④ 《永乐大典》是明永乐年间由明成祖先后命解缙、姚广孝等主持编纂的一部集华夏古代典籍之大成的类书，全书 22 877 卷（目录 60 卷，共计 22 937 卷），11 095 册，约 3.7 亿字，汇集古今图书七八千种。该书大部分亡佚，现仅存 800 余卷，且散落于世界各地。

⑤ 《梦溪笔谈》，北宋科学家、政治家沈括（公元 1031—1095 年）撰，是一部涉及古代中国自然科学、工艺技术及社会历史现象的综合性笔记体著作。其科学内容即使在国际上也受到重视。

年 3 页）

《文献通考》：朱熹《君臣服议》曰：……官吏传观，亦多不晓四脚幞头之说。予记《温公书仪》及《后山谈丛》所记颇详，乃闻周武帝所制之常冠及布一方幅，前两角缀两大带，后两角缀两小带，覆领四垂，因以前边抹额而系大带于脑后，复收后角而系小带于髻前。以代古冠，亦名幞头，亦名折上巾。其后乃以漆纱为之，而专谓之幞头，其实本一物也。（钦定四库全书本，卷一百二十二　王礼考十七，第十六、十七页）

《明史》①：初，乔年之抚陕西也，奉诏发自成先冢。米脂令边大受，河间静海举人，健令也。诇得其族人为县吏者，掠之。言："去县二百里曰李氏村，乱山中十六冢环而葬，中其始祖也。相传，穴：仙人所定，圹中铁灯檠，铁灯不灭，李氏兴。"如其言发之，蝼蚁数石，火光荧荧然。斲棺，骨青黑，被体黄毛，脑后穴大如钱，赤蛇盘三四寸，角，而飞高丈许，咋咋吞日光者六七，反而伏。乔年函其颅骨、腊蛇以闻，焚其余，杂以秽，弃之。自成闻之，啮齿大恨曰："吾必致死于乔年。"既杀乔年，由西华攻陈州。（钦定四库全书本，卷二百六十二　列传第一百五十，第十、十一页）

《元史》②：至元元年八月，武城县王氏妻崔，一产三男。十年八月甲寅，凤翔宝鸡县刘铁牛妻，一产三男。二十年二月，高州张丑妻李氏，一产四子，三男一女。四月，固安州王得林妻张氏，怀孕五月生一男，四手四足，圆头三耳，一耳附脑后，生而即死，具状有司上之。二十八年九月，襄阳南漳县民李氏妻王，一产三子。（钦定四库全书本，卷五十　志第三上，第二十页）

按："一耳附脑后"，把发育异常的第三只耳朵的位置描写清楚了。

《新元史》③：王脑后鬒髻，散披吉贝衣，或大食锦或川法锦大衫，戴金花冠七宝装璎珞为饰，胫股皆露，红革履，无袜。男子以白氎布缠胸下，垂至足，衣袖甚窄，撮发为髻④，散垂余髻于后。妇人亦脑后撮髻，无笄梳，其服饰与男子同。（卷二百五十三　列传第一百五十　外国五，开明书店 1935 年 479 页）

用"脑"命名人体结构、部位

据笔者考辨，把"脑"视作一个体位后，又派生出一些用"脑"字描述人体结构或部件的词语，例如，

脑骨：颅骨是头骨的一部分，颅骨可以称作脑骨，但也有直称颅骨的。

脑盖：脑盖是头盖的一部分，也就是颅骨盖、天灵盖。

---

① 《明史》，二十四史中最后一部，清徐元文监修。
② 《元史》，二十四史之一，明代宋濂等纂。
③ 《新元史》，近人柯劭忞所撰纪传体史书，成书于 1920 年，记述元代历史。
④ 髻，盘在头顶或脑后的发结。

脑皮：脑皮就是颅骨外的皮肤，其实也就是头皮。而脸皮则是脸、面部的皮肤。

脑盖骨：即头颅骨。

另外，"脑"在用作一个体位时，为表述其与邻近部位的关系，还派生出另一些词，如"伏犀贯脑""项脑之间"。"伏犀贯脑"被相面术者、星象学家看成显贵之相的一个标志。以上各种词语在古代以后的文献中甚为常见。下面是有关引文及笔者评述。

《资治通鉴》①：安禄山使孙孝哲杀霍国长公主及王妃、驸马等于崇仁坊，剒其心以祭安庆宗。凡杨国忠、高力士之党，及禄山素所恶者，皆杀之，凡八十三人。或以铁楉揭其脑盖，流血满街。己巳，又杀皇孙及郡、县主二十余人。（钦定四库全书本，卷二百十八　唐纪三十四，第二十八页；唐肃宗至德元年丙申：公元756年5月）

《朝野金载》②：唐郝处俊为侍中死。葬讫，有一书生过其墓，叹曰："葬压龙角。其棺必斲（斫）。"后其孙象贤，坐不道，斲俊棺，焚其尸。俊发根入脑骨，皮托毛着骷髅，亦是奇毛异骨，贵相人也。（见钦定四库全书本《太平广记》卷三百八十九　冢墓一，第十二页）

《能改斋漫录》③：（众心回春柏再荣）东坡在海南，作《东莞县资福禅院阿罗汉阁偈》云："五百大士栖此城，南金大员皆东倾。众心回春柏再荣，铁林东来阁乃成。宝骨未到先通灵，赤蛇白璧珠夜明。三卜袭吉谁敢争？"内翰吴弁正仲云："予至东莞，黎武文通为言僧祖堂者，先住寺，未几谢去。东庑有二柏枯死，众迎堂再至，柏复荣茂，人皆异之。始营阁，东至铁灶塘山，南黄氏家。前夕，黄梦罗汉僧行化，旦起，祖堂来。黄厚具资粮，入山获巨木，阁遂以成。乃走惠州，求碑于东坡，诺之矣。心欲以犀带所易得者佛脑骨，骨出舍利，荐以白玉璧施之，而未言也。祖堂归累月，一夕，梦赤蛇吐珠白璧上，惊悟曰：'苏公之文且成矣。'即往速之，且告以梦。坡大喜，出脑骨舍利璧视之。祖堂因请归，作金银琉璃窣堵坡，藏阁上。遂并付之，仍别作《舍利塔铭文》。"（钦定四库全书本，第七卷第四十二页；也见于《永乐大典残卷》　卷之一万三千一百四十）

《焦太史编辑国朝献征录》④：（刑部尚书椒丘何公乔新传）先生谳之曰："酒肆民居栉比，使鬪必有闻之者。肆距河且十里，负尸投之，必有见之者。奈何以单辞成罪乎？"令有司验甲尸，脑皮里有沙石，忤作定为溺死，遂破械出之。（曼山馆刻本，卷之四十四第五十二页）

---

① 《资治通鉴》，常简作《通鉴》，由北宋政治家、学者司马光主编的一部多卷本编年体史书，共294卷。主要以时间为纲，事件为目，起周威烈王二十三年（前403年），迄五代后周世宗显德六年（959年），涵盖十六朝1362年的历史。

② 《朝野金载》，唐代张鷟撰笔记小说集。

③ 《能改斋漫录》，南宋吴曾撰笔记集。

④ 《国朝献征录》，明朝焦竑编辑，有的版本也名为《焦太史编辑国朝献征录》。

《旧唐书》①：其年，侍御史张行成、马周同问天纲，天纲曰："马侍御伏犀贯脑，兼有玉枕，又背如负物，当富贵不可言。近古已来，君臣道合，罕有如公者。公面色赤，命门色暗，耳后骨不起，耳无根，只恐非寿者。"周后位至中书令兼吏部尚书，年四十八卒。（钦定四库全书本，卷一百九十一　列传第一百四十一　方伎，第九页）

按："伏犀"指人前额至发际骨骼隆起，旧时相面术者以为是显贵之相。

《玉堂闲话》②：晋都洛下，丙申年春。翰林学士王仁裕夜直，闻禁中蒲牢每发声，如叩项脑之间。其钟忽撞作索索之声，有如破裂，如是者旬余。每与同职默议，罔知其何兆焉。其年中春，晋帝果幸于梁汴。石渠金马移在雪宫，迄今十三年矣。索索之兆，信而有征。（见钦定四库全书本《太平广记》卷二百三　乐一，第十页）

《本草纲目》：【释名】脑盖骨〔《纲目》〕　仙人盖〔《纲目》〕　头颅骨〔《志》曰：此乃死人顶骨十字解者，方家婉其名耳〕（下册第五十二卷，人民卫生出版社 1982 年 2961 页）

脑：外伤部位

在用"脑"描述体位时，又派生出了另一类特殊的用途，就是用脑来描述外伤的体位位置，这在诸多史、传中比比皆是。两军对阵，两人相斗，意在致敌于死命。"击脑"这类外伤，往往是致命性的。

涉及这类脑损伤，所作描述的特点是：仅笼统地讲脑部，不去辨别究竟是讲颅骨，还是讲头颅里面的内容物——脑。但有一点是肯定的，这不是指头面部。如果是讲头面部，一定会提到眼睛——目，如"中目贯脑"，这类创伤可能包括颅脑、头面两部分。

描述脑损伤时，往往还描述发生脑损伤的具体情况，例如"碎其脑而殁""横贯其脑""陷脑而死""脑裂而死""头脑碎裂""镞出脑后""矢集其脑""脑中流矢""向脑后击之""破脑贯胸""碎脑以折脊""中其脑而仆""撞大石破脑死""夹脑袋""破脑贯骨""飞石中其脑，气不属者久之""以铁锁贯脑""铜锤碎其脑""头鍪与脑俱碎"等。以下是有关引文及笔者评述。

《儆诫录》：蜀郭景章，豪民也。因醉，以酒注子打贫民赵安，注子嘴入脑而死。安有男，景章厚与金帛，随隐其事，人莫知之。后景章脑上忽生疮，可深三四分，见骨，脓血不绝。或时睹赵安，疮透喉，遂死。（见钦定四库全书本《太平广记》卷一百二十四　报应二十三，第十一、十二页）

按：这里所述"入脑""脑上"这种描述，看起来还是属于头脑部的外部，因为这里

---

① 《旧唐书》，二十四史之一，后晋赵莹主持编修。

② 《玉堂闲话》为笔记小说，五代王仁裕（公元 880—956 年）所撰，是王仁裕笔记小说的代表作，在华夏小说史上占有较高地位。内容主要涉及唐末五代时期中原、秦陇和陇蜀地域的史事及社会传闻，多数为王仁裕亲身经历或来自同时期当事人叙述的记录，具有很高的文学价值和史料价值。

所讲的"脑",明显是指头皮及皮下组织,还要深入三四分之后才得见颅骨。

《艺文类聚》①:魏王粲《羽猎赋》曰:相公乃乘轻轩,驾四辂,骈流星,属繁弱,选徒命士,咸与竭作。旌旗云桡,锋刃林错,扬晖吐火,曜野蔽泽,山川于是摇荡,草木为之摧拔。禽兽振骇,魂亡气夺,兴头触系,摇足遇槌,陷心裂胃,溃脑破额。鹰犬竞逐,弈弈霏霏,下韝穷缲,抟肉噬肌,坠者若坻,清野涤原,莫不歼夷。(钦定四库全书本,卷六十六 产业部下,第十一页)

按:"溃脑"指什么?此可以是脑实质溃出,也可以是头皮溃破。所以说,这里"脑"的含义是含糊不清的,可能隐含有脑实质的意思。

《酉阳杂俎》:侯君集与承乾谋通逆,意不自安,忽梦二甲士录至一处,见一人高冠彭髯,叱左右:"取君集威骨来!"俄有数人操屠刀,开其脑上及右臂间,各取骨一片,状如鱼尾。因悸呓而觉,脑臂犹痛。自是心悸力耗,至不能引一钧弓。欲自首,不决而败。(前集卷八 梦,团结出版社 2017 年 170 页)

按:"脑上""脑臂",这两处都说明体位。

《酉阳杂俎》:建中初,士人韦生移家汝州。中路逢一僧,因与连镳,有论颇洽。……韦生疑之,素善弹,乃密于靴中取弓卸弹,怀铜丸十余,……韦知其盗也,乃弹之,僧正中其脑。僧初不觉,凡五发中之,僧始扪中处,徐曰:"郎君莫恶作剧。"……韦生见妻女别在一处,供帐甚盛,相顾涕泣。即就僧,僧前执韦生手曰:"贫道,盗也。本无好意,不知郎君艺若此,非贫道亦不支也。今日故无他,幸不疑也。适来贫道所中郎君弹悉在。"乃举手搦脑后,五丸坠地焉。盖脑衔弹丸而无伤,虽《列》言"无痕挞"、《孟》称"不肤挠",不啻过也。(前集卷九 盗侠,185—186 页)

《册府元龟》②:史弘肇为侍卫指挥使,部辖禁军警卫都邑,专行刑杀,略无顾避。恶少无赖之辈,望风匿迹。……又有醉民抵忤一军人,则诬以讹言,竟见弃市。尝有醉者误入民家,妇呼之为盗。巡司遇之,以挝其脑,血流被体。乃就邻舍子假钱二缗,令醉者负之,即斩于所犯之地。断舌决口,斮筋折足者,殆无虚日。(钦定四库全书本,卷四百四十八 将帅部 残酷报私怨,第十五、十六页)

按:"以挝其脑",就是指击打脑部,脑是体位。

《寿亲养老新书》③:醉床:为床长七尺,广三尺,高一尺八寸,自半以上别为子面歘大床中间。子面广二尺五寸,皆木制,韦综之。韦综欲涩,欲眠人身不退。韦下虚二寸,床底以板弥之,勿令通风。子面歘与大床平,一头施转轴,当大床中间。子面

---

① 《艺文类聚》,唐代欧阳询等于武德七年(公元 624 年)编纂而成的一部综合性类书。该作品是中国现存最早的一部完整的官修类书,尤其保存了许多诗文歌赋等文学作品。全书共一百卷,一百余万字;征引古籍一千四百三十一种,分门别类,摘录汇编。

② 《册府元龟》,北宋四大部书之一,为政事历史百科全书性质的史学类书。由宋真宗命王钦若等编修。

③ 《寿亲养老新书》,以老年养生为专题的著作,宋代陈直撰。

底设一拐撑，分为五刻。子面首挂一枕，若欲危坐即撑起，令子面直上，便可靠背，以枕承脑；欲稍偃，则退一刻，尽五刻，即与大床矣。（钦定四库全书本，卷三第十、十一页；也见于《永乐大典残卷》 卷之一万一千六百十九）

按："以枕承脑"就是指头仰向上，用枕部承担头的重量。

《大唐新语》①：张易之、昌宗方贵宠用事，潜相者言其当王，险薄者多附会之。长安末，右卫西街有榜云："易之兄弟、长孙汲、裴安立等谋反。"宋璟时为御史中丞，奏请审理其状。则天曰："易之已有奏闻，不可加罪。"……左拾遗李邕历阶而进曰："宋璟所奏，事关社稷，望陛下可其所奏。"则天意若解，乃传命令易之就台推问。斯须，特敕原之，仍遣易之、昌宗就璟辞谢。拒而不见，令使者谓之曰："公事当公言之，私见即法有私也。"璟谓左右："恨不先打竖子脑破，而令混乱国经，吾负此恨！"（第一册 卷二 刚正第四，商务印书馆 1937 年 22 页）

按："打竖子脑破"，反映宋璟对张易之、张昌宗的仇恨与愤怒。在这里，所谓"脑破"就是要打破他们两人的脑袋，仍然是体位。这个实例也被《文献通考》所引用。

《后汉书》②：故乃积骸满穽，漂血十里，致温舒有"虎冠"之吏，延年受"屠伯"之名，岂虚也哉！若其揣挫强伤，摧勒公卿，碎裂头脑而不顾，亦为壮也。（汲古阁本，卷七十七 酷吏列传第六十七，第一页）

按："碎裂头脑"，"头""脑"两字一起用上，更加说明"脑"是关于部位的描述。

脑： 病痛部位

有些疾患，其位置所在，用脑表示，例如"脑痛""脑溃""脑发疡""脑疮""疽发脑""脑冷如冰""脑发痛""脑疡""虫啖脑"等。这种疾患的描写，仅由于其发生部位在脑部，而不是指疾病的产生与脑实质有关，因为古人对跟脑实质有关的疾患实在知之甚少。以下是有关引文及笔者评述。

《南唐书》③：吴廷绍为太医令，烈祖因食饴喉中噎，国医皆莫能愈。廷绍尚未知名，独谓当进楮实汤。一服疾失去。冯延巳苦脑中痛，累日不减。廷绍密诘厨人，曰："相公平日嗜何等？"对曰："多食山鸡、鹧鸪。"廷绍曰："吾得之矣。"投以甘豆汤，亦愈。群医默识之，他日取用，皆不验。或扣之，答曰："噎因甘起，故以楮实汤治之。山鸡、鹧鸪，皆食乌头、半夏，故以甘豆汤解其毒耳。"闻者大服。（钦定四库全书本，卷十七 杂艺方士节义列传第十四，第一页）

按："脑中痛"，痛的部位在脑部，所述脑痛症状，应该就是头痛；又按：《南唐书》

① 《大唐新语》，又名《唐新语》《大唐世说新语》《唐世说新语》《世说》《大唐新话》等，唐代刘肃编撰的一部笔记小说集。
② 《后汉书》，二十四史之一，是一部记载东汉历史的纪传体断代史，由刘宋时期历史学家范晔（公元 398—445 年）编撰。
③ 《南唐书》，记载五代时南唐国历史的纪传体史书。现存有宋马令撰和宋陆游撰两种。此处引文出自陆游撰《南唐书》。

的这一故事,属于食物中毒,被《本草纲目》卷四十八所引用。不但引用,《本草纲目》还给出了解治方案。

《玉堂闲话》:近代曹州观察判官申光逊言:本家桂林有官人孙仲敖,寓居于桂,交广人也。申往谒之,延于卧内。冠簪相见曰:"非慵于巾栉也,盖患脑痛尔。"即命醇酒升余。以辛辣物泊胡椒、干姜等屑仅半杯,以温酒调。又于枕函中取一黑漆筒,如今之笙项,安于鼻窍吸之,至尽方就枕。有汗出表,其疾立愈。盖鼻饮蛮獠之类也。(见钦定四库全书本《太平广记》卷二百二十 医三,第二页)

按:以上"脑痛",指痛的部位在脑部。

《资治通鉴考异》[1]:郑文宝《南唐近事》:烈祖曲宴便殿,引鸩觞赐周本。本疑而不饮,佯醉,别引一卮,均酒之半,跪捧而进曰:"陛下千万岁! 陛下若不饮此,非君臣同心同德之义也,臣不敢奉诏。"上色变,无言久之。左右皆相顾流汗,莫知所从。伶伦申渐高,有机智者,窃谕其旨,乃乘谈谐,尽并两盏以饮之,内杯于怀中,亟趋而出。上密使亲信持药诣私第解之,已不及矣。渐高脑溃而卒。(钦定四库全书本,卷二十九第十六页)

按:《南唐近事》所载,是李昪(南唐烈祖)阴谋毒死周本的故事。与食物中毒一样,毒物引起"脑溃"。具有讽刺意义的是,据史书记载,李昪是因丹药中毒导致背上生疮而死的。

《菽园杂记》[2]:北方有虫名蚰蜒,状类蜈蚣而细,好入人耳。闻之同寮张大器云:"人有蚰蜒入耳不能出,初无所苦,久之觉脑痛。疑其入脑,甚苦之而莫能为计也。一日将午饭,枕案而睡,适有鸡肉一盘在旁,梦中忽欹嚏,觉有物出鼻中,视之,乃蚰蜒在鸡肉上。自此脑痛不复作矣。"又同寮苏文简在山海关时,蚰蜒入其仆耳,文简知鸡能引出,急炒鸡置其耳旁,少顷,觉有声鎗然,乃此虫跃出也。(钦定四库全书本,卷十五第十二页)

按:"脑痛""入脑",都是指脑部位。

《萍洲可谈》[3]:王韶在熙河,多杀伐。晚年知洪州,学佛。一日问长老祖心曰:"昔未闻道,罪障固多。今闻道矣,罪障灭乎?"心曰:"今有人,贫负债,及富贵而债主至,还否?"韶曰:"必还。"曰:"然则闻道矣,奈债主不相放何耶?"未几,疽发于脑卒。(钦定四库全书本,卷三第二十三页)

按:"疽发于脑",疽的部位在脑。

《五杂俎》[4]:唐时诸帝如宪、文、敬、懿之属,皆为服丹所误。宋时张圣民、林彦振等,皆至发疡溃脑,不可救药。近代张江陵末年服丹,死时肤体燥裂,如炙鱼然。

---

① 《资治通鉴考异》,宋代司马光所撰的史书,简称《通鉴考异》。收录在《资治通鉴》编纂中舍弃不用的材料,并说明问题和谬误,修史时取舍的原因。

② 《菽园杂记》是明代陆容所编撰的史料笔记。也参见"9 传说及神话篇"第309页脚注①。

③ 《萍洲可谈》三卷,宋朱彧撰。

④ 《五杂俎》,明代随笔札记,作者谢肇淛(公元1567—1624年)。

夫炼丹以求长生也,今乃不能延龄,而反以促寿,人何苦所为愚而恬不知戒哉!(德聚堂本,卷十一　物部三,第三十八、三十九页)

按:炼丹以求长生,可能招致"发疡溃脑",这定然是一种中毒症状。"溃脑"就是发生的部位在脑。类似的报道还有不少,如《太平广记》卷第三百八　神十八、《苕溪渔隐丛话》卷三十五等。

《五杂俎》:闽中一军将,因夜行饮水,觉有物黏鼻间,自是患脑痛,不可忍,色黄如蜡,医巫百端莫能愈,悬百金募疗之者。一村氓夜卧荒庙中,闻二鬼语曰:"我辈受某家祭赛多矣。其病本易治,但医不识耳。"一鬼曰:"奈何?"曰:"取壁间蟛蜞窠泥,和饭汁吹入鼻中,俟其嚏,可见矣。"遂唶而散。翌日,旴往揭榜,如法疗之。初觉鼻中搅痛晕绝,有顷,大嚏,有马蟥大小数十皆随之出,已死矣。宿疾豁然。余按宋宝祐间,龙兴富家子患壁虱事,政与此同。人不能治,而鬼识之,盖天假手以治斯人也。(卷十一　物部三,第四十一、四十二页)

按:以上"脑痛",痛的部位在脑部。这个故事的可信性如何很难说,但颇有趣味。

以"脑"命名器物

有些器物用具、刑具等以脑命名,因其放置于人体脑部,或与脑的部位特征相关,如"凿脑斧""马脑勒""危脑帽""楦脑""络脑""脑梳"等。所有这些命名,都源于服饰和人脑部位的关系。以下是有关引文及笔者评述。

《长安少年行》(陈沈炯):陈王装脑勒,晋后铸金鞭。[见《古今图书集成》[①]明伦汇编　人事典第六十一卷　感叹部　艺文二(诗),中华书局 1934 年 390 册 33 页]

按:"脑勒"是套在牲畜上带有帽子的笼头。

《通典》[②]:晋制,大驾卤簿:先象车,鼓吹一部,十三人,中道……金根车建青旗斿十二,左右将军骑在左右,殿中将军持凿脑斧夹车,车后衣书主职步从,六行,合左右三十二行。(钦定四库全书本,卷六十六　礼典二十六　嘉十一,第六、九页)

按:"凿脑斧"是一种适用于开脑的斧钺,而"凿脑斧夹车"是仪仗队中的一项仪仗。

《新五代史》[③]:蜀人富而喜遨。当王氏晚年,俗竞为小帽,仅覆其顶,俯首即堕,谓之"危脑帽"。(王)衍以为不祥,禁之。而衍好戴大帽,每微服出游民间,民间以大

---

① 《古今图书集成》原名《古今图书汇编》,全书共 10 000 卷,目录 40 卷,是在清朝康熙时期由福建侯官人陈梦雷(公元 1650—1741 年)所编辑的大型类书。共分 6 编 32 典,是现存规模最大、资料最丰富的类书。

② 《通典》,唐杜佑撰,是华夏第一部记述典章制度的通史,成书于唐贞元十七年(801 年),记载了上古至唐代宗年间各种典章制度的沿革。

③ 《新五代史》,宋欧阳修撰的纪传体史书,"二十四史"之一。

帽识之,因令国中皆戴大帽。(钦定四库全书本,卷六十三　前蜀世家第三　王建,第十二页)

按:"危脑帽"是短帽檐的帽。王氏指王衍(公元899—926年),初名王宗衍,字化源,许州舞阳(今河南舞阳县)人。五代十国时期前蜀最后一位皇帝,前蜀高祖王建第十一子,母为徐贤妃。

《文献通考》:(乘舆车旗卤簿)象,汉卤簿,最在前。晋平吴后,南越献驯象,作大车驾之,以载黄门鼓吹数十人,使越人骑之以试桥梁。宋朝卤簿以象居先,设木莲花座、金蕉盘、紫罗绣络脑、当胸、后鞦,并设铜铃、杏叶、红牛尾拂、跋尘。每象,南越军一人跨其上,四人引,并花脚幞头、绯绣窄衣、银带。(钦定四库全书本,卷一百十七　王礼考十二,第三十四页)

按:"络脑"是礼服的附缀品。卤簿指古代帝王驾出时扈从的仪仗队。出行之目的不同,仪式亦各别。

《新元史》:驼鼓,设金装铰具,花罽鞍褥橐篚。前峰树阜(皂)纛,或施采旗;后峰树小旗,络脑、当胸、后鞦,并以毛组为辔勒。(卷九十六　志第六十三　舆服二,开明书店1935年222页;也见于钦定四库全书本《元史》卷七十九　志第二十九　舆服二,第十五页)

《天工开物》[①]:凡车轮,一曰辕〔俗名车陀〕。其大车中毂〔俗名车脑(指车部件)〕,长一尺五寸〔见《小戎》朱注〕,所谓外受辐、中贯轴者。辐计三十片,其内插毂,其外接辋。车轮之中,内集轮,外接辋,圆转一圈者,是曰辋也。辋际尽头,则曰轮辕也。凡大车,脱时则诸物星散收藏;驾则先上两轴,然后以次间架。凡轼、衡、轸、轭,皆从轴上受基也。(浪华书林菅生堂本,中卷　舟车第九卷,第四十页)

《大明会典》[②]:一、内外问刑衙门,一应该问死罪,并窃盗抢夺重犯,须用严刑拷讯,其余止用鞭朴常刑。若酷刑,官员不论情罪轻重辄用挺棍、夹棍、脑箍、烙铁等项惨刻刑具,如"一封书""鼠弹筝""拦马棍""燕儿飞"等项名色;或以烧酒灌鼻,竹签钉指,及用径寸懒杆、不去稜节竹片,乱打覆打;或打脚踝,或鞭脊背,若但伤人,不曾致死者,俱奏请:文官降级调用,武官降级,于本卫所带俸;因而致死者,文官发原籍为民,武官革职,随舍余食粮差操。若致死至三命以上者,文官发附近,武官发边卫,各充军。(明万历刊本,卷一百七十一　刑部十三,第九页)

按:"脑箍"是一种特制刑具,令人头脑疼痛如刀劈。

《明史》:二十二年,令将军、力士、校尉、旗军常戴头巾或榼脑。(钦定四库全书本,卷六十七　志第四十三　舆服三,第二十二页)

---

① 《天工开物》,明宋应星撰,初刊于崇祯十年丁丑(公元1637年),共三卷十八篇。全书收录了农业、手工业,诸如机械、砖瓦、陶瓷、硫黄、烛、纸、兵器、火药、纺织、染色、制盐、采煤、榨油等生产技术,是世界上首部关于农业和手工业生产的综合性著作,被誉为"中国17世纪的工艺百科全书"。

② 《大明会典》是明朝政府官修的一部专门讲述明代典章制度的史书,又名《明会典》。

按:"楮脑"是有一定职称官员穿戴的头巾。将军、力士、校尉、旗军,常戴头巾或楮脑。官下舍人并儒生、吏员、人民常戴本等头巾。

《张协状元》①:唬得张叶(协)三魂不付体,七魄渐离身,仆然倒地。霎时间只听得鞋履响、脚步鸣。张叶抬头一看,不是猛兽,是个人。如何打扮?虎皮磕脑②虎皮袍,两眼光辉志气豪:"便留下金珠饶你命,你还不肯不相饶。"(第一出:见《永乐大典戏文三种校注》,中华书局1979年3页)

《钦定续通典》③:明太祖洪武三年定皇后受册谒庙朝会礼服:……金脑梳一、金簪二……银闲镀金脑梳一、银闲镀金簪二……(钦定四库全书本,卷六十 礼〔嘉〕后妃命妇首饰制度〔宋、金、元、明〕,第三、六、七页)

按:"脑梳"是礼服的附缀品。

《大明会典》:(今兵仗局造)黑漆鞘靶、黄铜刀盘、眼钱嚼口、火漆铁事件开脑大刀。(卷一百九十二第十一页)

《皇明经世文编》④:(蓝鄢捷音)余党闻知,散乱奔逃〔同"逃"〕,随发官兵追杀。除射杀身死不曾割级并淹死不筭(算)外,通计共擒斩四百四十名口颗副,夺获骡马六十七头匹、贼衣六十一件、脑包一十一个、旗五面、枪刀一十四根把、铜锣一面、神像一尊、角带三条、道印一颗、银四十三两四钱八分、布三十匹。斩获马尾七尾,砍死骡马九十余头匹。(崇祯平露堂刻本,卷八十七第十一页)

《死生交范张鸡黍》⑤:小二哥,打二百钱脑儿酒(指酒的品牌名)来!若没好酒,浑酒也罢。〔第一折:见《元人杂剧全集(第七册)》,上海杂志公司1936年121页〕

《广益集》鉴装式:元损银外裹黑漆鉴装一副,底盖共四,内有黄铜镜一面。银裹黑漆粉合儿四个,底无银裹,除外别无事件。盖名覆脑(指粉盒儿的名称),第二名箆扁,第三名中扇,第四名底扁。〔见《永乐大典(第三册)》卷六五二三 鉴装,中华书局1986年2595页〕

"脑"与"头"("首")

在汉语的实际使用中,"头"与"脑"都可以被用来描述体位。作为体位关系的描

---

① 《张协状元》,撰人署为南宋时温州的九山书会才人。
② 古代男子裹头的巾。
③ 《钦定续通典》,一百四十四卷,乾隆三十二年奉敕撰。杜佑《通典》终于天宝之末,而此书所续,自唐肃宗至德元年迄明崇祯末年。
④ 《皇明经世文编》是一部明代文章的总集。全书共五百零四卷,补遗四卷,以人为纲,按年代先后为序,选录了四百二十人的文章。这本书的编辑过程采用了主编负责、集体选辑的方法。以全书统计,列名选辑的有二十四人,均为松江人,他们负责编辑工作;列名参阅的有一百四十二人,分散在全国各地,他们参加了文集的搜集、校点工作。该书主编是陈子龙、徐孚远、宋征璧三人。
⑤ 《死生交范张鸡黍》,元杂剧作家宫天挺作。

写,"脑"是"头"("首")的一部分。《尔雅》①对"首"作了定义,但没有"头"字和"脑"字。《说文解字》对"脑"的解释是:脑,头髓也;髓,骨中脂也。从这个意义上说,"头"跟"脑"的区别非常明显;《说文解字》又说,首:同百;百:头也;头:首也。说明两者为同一含义。

"头""首"与"脑"的区别如何?总的看来,"首"和"头"可以通用;"首",可能比较偏向于书面应用;"头",既可用于书面,也可用于口头。"头"跟"脑"是有区别的:"头"强调头的全部,也就是说它也包括脸那一部分。"脑"仅是头的一部分,它强调的不是靠脸、面的那一面,而是头部有头发盖住的那一部分。按照《说文解字》对"脑"字字形的解释,"腦"(脑)字右上是巛,代表头发;下面的囟代表头骨的囟门。所以说,"脑"跟"头"("首")是有区别的。"脑"的确定有赖于囟。以下是有关论述。

• 《十三经》中的"脑"与"头"("首")

笔者这里将以"十三经"作为代表,查考、分析西汉以前典籍中"头""首""脑"三个字的使用情况。查考所得的结果是:"首"字使用频率最高;"头"字使用频率低得多;"脑"字出现频率最低,全部"十三经"中仅出现三处。

根据"十三经"所录,"首""头"两字,可使用于诸多方面。"首""头"两字可用于表示人、动物、器物的头部。"首"可用于描写动作、方向、位置和地名;往往用"首"表示礼节性动作,如《周礼》就规定了三种礼节性动作——稽首、顿首、空首。

• "头""首"可以通用

"头"与"首"在具体事物的描写中,看起来完全是同义的,因为在同一篇文章里,同一件事情在两个场合分别用"头"和"首"来描写。还有更具说服力的例子是,在同一事件的述说中,可以交替使用"头"或"首"来描述同一对象。

在《说文解字》以后的文献中,也可以看到更具说服力的例子。在这里,在同一事件的论述中,同时使用"头"与"首"来描述同一对象。以下是有关引文。

《后汉书》:昔高辛氏有犬戎之寇,帝患其侵暴,而征伐不克。乃访募天下,有能得犬戎之将吴将军头者,购黄金千镒、邑万家,又妻以少女。时帝有畜狗,其毛五采,名曰槃瓠。下令之后,槃瓠遂衔人头造阙下,群臣怪而诊之,乃吴将军首也。(汲古阁本,卷八十六 南蛮西南夷列传第七十六,第一页)

• "头"与"脑"有区别

以下是有关引文及笔者评述。

《资治通鉴》:(隆安元年,公元397年)丁丑,(慕容)宝大赦凡与(慕容)会同谋

① 参见"9 传说及神话篇"第306页脚注①。

者,皆除罪,复旧职。论功行赏,拜将军、封侯者数百人。辽西王(慕容)农骨破见脑,宝手自裹创,仅而获济。以农为左仆射,寻拜司空、领尚书令。余崇出自归,宝嘉其忠,拜中坚将军,使典宿卫。赠高阳王(慕容)隆司徒,谥曰康。(钦定四库全书本,卷一百九 晋纪三十一,第十五页)

按:既然以上讲"骨破见脑",这个"脑"一定是颅骨内含物的那个"脑"了。

《搜神记》①:仲举告其家曰:"吾能相。此儿当以兵死。"父母惊之,寸刃不使得执也。至年十五,有置凿于梁上者,其末出,奴以为木也,自下钩之,凿从梁落,陷脑而死。后仲举为豫章太守,故遣吏往饷之(黄)申家,并问奴所在。其家以此具告。仲举闻之,叹曰:"此谓命也。"(指黄申及其儿子阿奴)(卷十九 陈仲举相命,中华书局 2012 年 433—434 页)

按:类似"陷脑而死"这种描述,在晋、唐、宋笔记,明清小说中大量存在。在这些例子中,其含义比较含糊,既可以指包含在颅骨中的脑组织,也可以泛指颅骨及脑。

• 有时必须严格区分"脑"与"头"

据笔者考辨,虽然在叙事方面,有时难免有"头""脑"不分的情况,但也不可一概而论。在进行尸伤、法医检验的场合,脑伤和一般的头伤必须严格区分,不能混淆。这在一些律、令中表现明显。以下是有关引文。

《大明律集解附例》②:(检验尸伤不以实)故各处州县官检尸验伤,若牒到之日,其有推托事故不实时检验,致令尸色发变,难定伤痕者;及不行亲诣尸所监视,而转委吏卒者;或初、覆检验官吏彼此相见,符同抄白尸状者;及虽亲检而不为用心,有所移易〔如脑伤作头骸(腿)伤,作肋之类;轻重:如赤色报作微红,淡色作紫黑色之类;增减:如无伤作有伤,多伤作少伤之类,其尸伤报不以实〕;及定执其所以致死根因未有明白。此数者,皆非所以重人命,故正官杖六十,同检首领官杖七十,吏典杖八十。若仵作行人检验不实,符同官吏捏报尸状者,亦论如吏典之罪,杖八十。(修订法律馆藏本,卷之二十八第三十八至四十页)

《大清律例》③:(检验尸伤不以实)凡〔官司初〕检验尸伤,若〔承委〕牒到托故〔迁延〕不即检验,致令尸变,及〔虽即检验〕不亲临〔尸所〕监视,转委吏卒〔凭臆增减伤痕〕。若初〔检与〕复检官吏相见扶同尸状,及〔虽亲临监视〕不为用心检验,移易〔如

---

① 《搜神记》是一部记录古代民间传说中神奇怪异故事的小说集,作者是东晋的史学家干宝。原本散佚,今本系后人缀辑增益而成,20 卷,共有大小故事 454 个。主角有鬼,也有妖怪和神仙,杂糅佛道,所记多为神灵怪异之事,也有一部分属于民间传说。大多篇幅短小,情节简单,设想奇幻,极富浪漫主义色彩,对后世影响深远。其中《干将莫邪》《李寄》《韩凭夫妇》《吴王小女》《董永》等,揭露了统治阶级的残酷,歌颂了反抗者的斗争,常为后人称引。

② 《大明律集解附例》简称《大明律》,它是中国法制史上具有划时代意义的法典,由明朝官方主持修订。

③ 《大清律例》,清朝参照《大明律》编修的法典。

移脑作头之类〕,轻重〔如本轻报重、本重报轻之类〕,增减〔如少增作多,如有减作无之类〕,尸伤不实,定执〔要害〕致死根因不明者,正官杖六十〔同检〕,首领官杖七十,吏典杖八十。件作行人检验不实,扶同尸状者,罪亦如〔吏典以杖八十坐〕之。〔其官吏件作〕因〔检验不实〕而罪有增减者,以失出入人罪论〔失出减五等,失入减三等〕。(钦定四库全书本,卷三十七 刑律 断狱下,第二十七页)

另外,有些脑损伤专指颅骨内"头中髓"的伤,例如"骨破见脑";与之相对比,"陷脑而死"就比较不那么明确地指"骨中脂"了。

• "脑"与"头"联用

"头""脑"这两个体位是如此密不可分,于是"头""脑"联用词语应运而生。最直接而简单明了的"头""脑"联用是根据体位关系引出来的。但"头""脑"联用还有其他的含义与组合(详见"7.3 宋代以后'头''脑'联用的词语")。

1.4 脑:涂浆性质("脑涂地"等)

从"脑涂地""肝脑涂地"说起

"脑涂地"和"肝脑涂地"的词语应用最早出现于秦汉之际多部著作。

因为脑是头部的一部分,所以脑的内含物对人体必然是重要的,因此,如果"脑涂地"或"肝脑涂地"了,那就表示损失惨重。此外,若用"常愿肝脑涂地"表达个人意愿,则表示个人愿作出重大的牺牲;若用"肝脑涂地"描写外力强加于某地区或某群体,则说明外力之残暴程度。

"脑涂地"和"肝脑涂地"描述和传达特殊而明确的信息。在这里,"脑"不是描述体位,不是指头骨或颅骨,而是指颅骨内所含有的东西,是对所含物质物理性状的描述:它可以涂抹在地上,这也就是《说文解字》中所谓"骨中脂也"的意思。

"脑涂地"表示脑是一种具有涂浆状特点的物质。经过转义,豆腐脑是一种涂浆状的食品,这时候"脑"字用来形容某些物质的物理性状。

• "脑涂地"表示致命伤害

"脑涂地"和"肝脑涂地"均表示致命创伤,但前者可能更多表示具体伤情,而后者更多表示(抽象的)损失惨重。"脑涂地"最初见于春秋-战国时代的文献,以下是有关引文及笔者评述。

《战国策》:张仪为秦破从连横,谓燕王曰:"大王之所亲莫如赵。昔赵王以其姊为代王妻,欲并代,约与代王遇于句注之塞。乃令工人作为金斗,长其尾,令之可以击人。与代王饮,而阴告厨人曰:'即酒酣乐,进热歠,即因反斗击之。'于是酒酣乐,进取热歠〔饮也〕。厨人进斟羹,因反斗而击代王杀之,王脑涂地。其姊闻之,摩笄以自刺也。故至

今有摩笄①之山,天下莫不闻。"(钦定四库全书本《鲍氏战国策注》②卷九第十五页)

按:燕昭王在位时间为公元前335—前279年,比后面所讲的发生于鲁僖公二十八年(前631年)的"盐其脑"故事,要晚一些。因此可以说,在公元前631年到公元前335—前279年之间,汉语中已经有"脑"这个字了。

按:以上《战国策》中的"脑涂地",分明暗示脑是一种可以涂抹的东西。以后其他古代史、传中出现的"肝脑涂地",与此如出一辙。

《史记》:昔赵襄子尝以其姊为代王妻,欲并代,约与代王遇于句注之塞。……与代王饮,阴告厨人曰:"即酒酣乐,进热啜。反斗以击之。"于是酒酣乐,进热啜,厨人进斟,因反斗以击代王,杀之,王脑涂地。其姊闻之,因摩笄以自刺,故至今有摩笄之山。代王之亡,天下莫不闻。(卷七十,中华书局2009年439页)

按:《史记》与《战国策》述说的是同一件事。

《吕氏春秋》③:赵简子病,召太子而告之曰:"我死已葬,服衰而上夏屋之山以望。"太子敬诺。简子死,已葬,服衰,召大臣而告之曰:"愿登夏屋以望。"大臣皆谏曰:"登夏屋以望,是游也。服衰以游,不可。"襄子曰:"此先君之命也,寡人弗敢废。"群臣敬诺。襄子上于夏屋,以望代俗,其乐甚美。于是襄子曰:"先君必以此教之也。"及归,虑所以取代,乃先善之。代君好色,请以其弟姊妻之,代君许诺。弟姊已往,所以善代者乃万故。马郡宜马,代君以善马奉襄子。襄子谒于代君而请觞之。马郡尽。先令舞者置兵其羽中,数百人。先具大金斗。代君至,酒酣,反斗而击之,一成脑涂地。舞者操兵以斗,尽杀其从者。因以代君之车迎其妻,其妻遥闻之状,磨笄以自刺。故赵氏至今有刺笄之证与反斗之号。此三君者,其有所自而得之,不备遵理,然而后世称之,有功故也。有功于此,而无其失,虽王可也。[第十四卷 孝行览第二:见《百子全书(下)》,浙江古籍出版社1998年804页]

按:以上《吕氏春秋》也述说这同一件事,故事情节略有出入,但更为鲜活。

 • "肝脑涂地"

"肝脑涂地"也表示致命伤害,这种用词的出现可能比"脑涂地"稍晚一些,但它在后世的应用却非常广泛,直到近代。以下是有关引文及笔者评述。

《新序》④:高皇帝五年,齐人娄敬……愿见上言便宜事,……上召见赐食,已而问,敬对曰:"陛下都雒阳,岂欲与周室比隆哉?"上曰:"然。"敬曰:"陛下取天下,与周

---

① 笄(jī),古代华夏女子用以装饰的一种簪子,用来插住挽起的头发,或插住帽子。

② 《战国策》的作者不易确定。一般看法是,西汉末年,刘向(公元前77年—前6年)校录群书时在皇家藏书中发现了六种记录纵横家的写本,但内容混乱,文字残缺。刘向按照国别编订了《战国策》。宋代鲍彪作注的《战国策》是较有权威性的版本。

③ 《吕氏春秋》是战国末年(近公元前221年之前)秦国丞相吕不韦组织属下门客们集体编纂的杂家著作,在公元前239年编成。

④ 《新序》,西汉学者刘向编撰的一部以政治讽谏为目的之历史故事类编。

室异。……周务德以致人，不欲恃险阻。……今陛下起丰击沛，收卒三千人，以之径往，卷蜀汉，定三秦。与项羽大战七十，小战四十，使天下民肝脑涂地，父子暴骨中野，不可胜数。哭泣之声未绝，伤夷者未起。而欲比隆成康周公之时，臣窃以为不侔矣。"［卷十 善谋下：见《百子全书（上）》，164 页］

《盐铁论》①：御史曰："夫负千钧之重，以登无极之高，垂峻崖之峭谷，下临不测之渊，虽有庆忌之捷，贲、育之勇，莫不震慑悼栗者，知坠则身首肝脑涂山石也。故未尝灼而不敢握火者，见其有灼也；未尝伤而不敢握刃者，见其有伤也。"（周秦第五十七，上海人民出版社 1974 年 119 页）

《唐书·杨国忠传》：右龙武大将军陈元礼谋杀国忠不克。进次马嵬，将士疲，乏食。元礼惧乱，召诸将曰："今天子震荡，社稷不守，使生人肝脑涂地，岂非国忠所致？欲诛之以谢天下，云何？"众曰："念之久矣！事行，身死固所愿。"会吐蕃使有请于国忠，众大呼曰："国忠与吐蕃谋反！"卫骑合，国忠突出，或射中其额，杀之。争啖其肉且尽，枭首以徇。帝惊曰："国忠遂反耶？"（见《古今图书集成》明伦汇编 宫闱典第一百十四卷 外戚部 列传十二，中华书局 1934 年 254 册 45—46 页）

《全后汉文》②：（上书自讼）陛下播越非所，洛邑乏祀，海内伤心，志士愤惋。是以忠臣肝脑涂地、肌肤横分而无悔心者，义之所感故也。（黄冈王毓藻校刊本，卷三十 袁绍，第四页）

《后汉书》：当今汉道陵迟，纲弛网绝，操以精兵七百围守宫阙，外称陪卫，内以拘质。惧篡逆之祸，因斯而作；乃忠臣肝脑涂地之秋、烈士立功之会也，可不勖哉！（汲古阁本，卷七十四 袁绍刘表列传第六十四上，第十三页）

《续资治通鉴长编》③：李宪之于熙河，贪功生事，一出欺罔。……兴灵之役，宪首违戒约，避会师之期，乃顿兵以城兰州，遗患今日。及永乐之围，宪又逗留，不急赴援，使十数万众肝脑涂地。罪恶贯盈，然不失于总兵一路。此国法不正者二也。（钦定四库全书本，卷三百七十五第二十九页）

《宋史》④：帝临朝，语大臣曰："朝廷不可与四夷生隙。隙一开，祸挐不解，兵民肝脑涂地，岂人主爱民恤物意哉！"挺之退谓同列曰："上志在息兵，吾曹所宜将

① 《盐铁论》是西汉一次重要会议的记录。公元前 81 年（汉昭帝始元六年）旧历二月，朝廷从全国各地召集贤良文学六十多人到京城长安，与以御史大夫桑弘羊为首的政府官员共同讨论民生疾苦问题，后人把这次会议称为盐铁会议。桓宽根据这次会议的官方记录加以"推衍"整理，增广条目，把双方互相诘难的问题详尽地记述出来，写成《盐铁论》。

② 《全后汉文》为《全上古三代秦汉三国六朝文》的一部分。《全上古三代秦汉三国六朝文》由清人严可均（公元 1762—1843 年）辑录，共分为十五集：《全上古三代文》《全秦文》《全汉文》《全后汉文》《全三国文》《全晋文》《全宋文》《全齐文》《全梁文》《全陈文》《全后魏文》《全北齐文》《全后周文》《全隋文》《先唐文》，共收录唐以前作者 3 497 人（或作 3 520 人），每人附有小传。是迄今为止收录唐以前文章最全的一部总集。

③ 《续资治通鉴长编》，南宋李焘撰编年体史书，原本九百八十卷，今存五百二十卷。

④ 《宋史》，二十四史之一，元人托克托（或作脱脱）主纂。

顺。"(钦定四库全书本,卷三百五十一 列传第一百十 赵挺之等,第三页)

《皇明经世文编》:(上边事八议)今者又遭虏寇残破,父不得保其子,夫不得保其妻,兄不得保其弟,肝脑涂于郊原,哭声遍于城市。为将者尚不知恤,又从而朘削,其心安得而不离乎?(崇祯平露堂刻本,卷一百二十第十二页)

《扬州十日记》①:满地皆婴儿,或衬马蹄,或藉人足,肝脑涂地,泣声盈野。(上海书店 1982 年 232 页)

• 常愿肝脑涂地

正因为脑是身体的重要组成部分,所以作为引申,"常愿肝脑涂地"表示个人愿意作出重大牺牲,愿意贡献一切,甚至生命。《法言义疏》讲了一个非常有名的故事,在苏武与李陵的对话中,苏武用"常愿肝脑涂地"来表示对汉朝的忠心。

《法言义疏》②:单于壮其节,朝夕遣人候问武,而收系张胜。胜请降,武不动。单于愈益欲降之,乃幽武置大窖中,绝不饮食。天雨雪,武卧啮雪与旃毛并咽之,数日不死。乃徙武北海上无人处,使牧羝。武杖汉节牧羊,卧起操持,节旄尽落。初武与李陵俱为侍中,武使匈奴,明年,陵降。久之,单于使陵至海上,为武置酒设乐,因谓武:"人生如朝露,何久自苦如此?"武曰:"武父子亡功德,皆为陛下所成就,位列将,爵通侯。兄弟亲近,常愿肝脑涂地。今得杀身自效,虽蒙斧钺汤镬,诚甘乐之。"陵见其至诚,喟然叹曰:"嗟乎,义士!陵与卫律之罪,上通于天。"因泣下沾衿,与武决去。昭帝即位数年,匈奴与汉和亲。汉求武等,单于召会武官属,凡随武还者九人。武以始元六年春至京师,诏武奉一太牢谒武帝园庙,拜为典属国。武留匈奴凡十九岁,始以强壮出,及还,须发尽白。武年八十余,神爵二年病卒。(续修四库全书本,十七 渊骞卷第十一,第二十三、二十四页)

• "脑涂地""肝脑涂地"的三重含义

由上述可见,"脑涂地""肝脑涂中原"等提法比较明确地指出:脑不是指头骨或颅骨,而是指颅骨内所含的东西,这也就是《说文解字》中所指的"骨中脂也"的意思。我们可以看出,司马迁《史记》与许慎《说文解字》对"脑"的描述(见后)和看法,是比较一致的。事实上,他们两人的生活年代,相差不过百年。

归纳起来,笔者认为,"肝脑涂地"或"脑涂地"为我们提供了三方面的信息。

一、脑是一种涂浆性质的物质,它可以涂抹在地上。从研究问题的角度看,"肝脑涂地"强调的是它具有胶状、液体的特征,因此可以涂地。

二、它是头部流淌出来的物质,这意味着人体受到了严重伤害。

---

① 《扬州十日记》,明末王秀楚撰。

② 《法言》是汉代扬雄(公元前 53—公元 18 年)有代表性的哲学著作。近人汪荣宝通注《法言》全书,最称详备,著为《法言义疏》。

三、作为强烈愿望的表达,"肝脑涂地"说明了脑的重要性,同时也表示个人愿意作出重大牺牲。因此,它表示"损失惨重""作出重大牺牲""在所不惜""矢志忠诚"等。

在具体用词方面,传统史、传几乎把"肝脑"作为一个固定的名词使用,除绝大多数用"脑涂地"或"肝脑涂地"外,其他还有如下一些用词:"肝脑横于原野";"肝脑流离,白骨剖破";"肝脑先溃";"竭肝脑以养军";"肝脑相怜";"肝脑万民";"输写肝脑";"生灵血脑涂地";"肝脑可涂";"肝脑屠溃于庸夫、孺子之手";"虽肝脑不计";"肝脑涂于白刃";"捐肝脑";"肝脑膏锋刃";"肝脑流离";"肝脑之祸";"肝脑积丘陵";"肝脑涂函谷";"肝脑上污天廷";"披露腹心,捐弃肝脑"等。

• "肝胆涂地"

为表示损失惨重,有时也有用"肝胆涂地"的。以下是有关引文。

《说苑》①:"今大王曰:食肉者已虑之矣,藿食者尚何与焉? 设使食肉者一旦失计于庙堂之上,若臣等藿食者,宁得无肝胆涂地于中原之野与? 其祸亦及臣之身,臣与有其忧深。臣安得无与国家之计乎?"献公召而见之,三日与语,无复忧者。乃立以为师也。[卷十一 善说:见《百子全书(上)》,浙江古籍出版社 1998 年 193 页]

• "一败涂地"

另一个可能令人感兴趣的问题是:我们今天还在使用的成语"一败涂地",可能来源于"肝脑涂地"。《史记·高祖本纪》有"一败涂地"的表述,《史记索隐》的解释是:"一朝破败,使肝脑涂地"。以下是有关引文。

《史记索隐》:父老乃率子弟共杀沛令,开城门迎刘季,欲以为沛令。刘季曰:"天下方扰,诸侯并起,今置将不善,一败涂地。〔《索隐》曰:言一朝破败,使肝脑涂地。〕吾非敢自爱,恐能薄,〔《正义》曰:能,才能也。高祖谦言:材能薄劣,不能完全其众。能者,兽形,色似熊,足似鹿。为物坚中而强力。人之有贤才者,皆谓之能也。〕不能完父兄子弟。此大事,原更相推择可者。"(日本庆长、元和年间活字印本《史记一百三十卷》卷八 高祖本纪第八,第十页)

• 文学诗赋中的"肝脑涂地"

为了表达人们遭受重大牺牲和损失,"肝脑涂地"是非常重要的一种表述方式,诗歌辞赋的作家们纷纷加以采用。以下是有关引文及笔者评述。

《乐府诗集》②:《泾水黄》言薛举据泾以死,其子仁杲尤勇以暴,师平之也。

---

① 《说苑》又名《新苑》,古代杂史小说集。刘向编纂,成书于鸿嘉四年(公元前 17 年)。

② 《乐府诗集》,北宋郭茂倩所编著的乐府歌辞集,荟萃了汉朝、魏晋、南北朝乐府体裁作品的精华,共五千多首,影响深远。

第四。

泾水黄,陇野茫。负太白,腾天狼。有鸟鸷立,羽翼张。钩喙决前,钜趯傍。怒飞饥啸,翻不可当。老雄死,子复良。巢岐饮渭,肆翱翔。顿地纮,提天纲。列缺掉帜,招摇耀铓。鬼神来助,梦嘉祥。脑涂原野,魄飞扬。星辰复,恢一方。(第二十卷 鼓吹曲辞,上海古籍出版社 1998 年 257 页)

《文选》①:(潘岳《关中诗一首》)肝脑涂地,白骨交衢。〔……《檄蜀文》曰:肝脑涂中原。《汉书》曰:一败涂地。《古出夏北门行》曰:白骨不覆,疫疠淫行。《魏许昌碑表》曰:白骨既交,横于旷野。〕(日本庆长年间活字印本《文选六十卷》卷二十 诗甲 献诗,第十三页)

《文选》:(任昉《奏弹曹景宗》)润草涂原,岂获自已?〔……《喻巴蜀》曰:肝脑涂中原,膏液润野草,而不辞也。〕(卷四十 弹事 笺 奏记,第五页)

《文选》:(司马相如《喻巴蜀檄》)终则遗显号于后世,传土地于子孙,行事甚忠敬,居位甚安逸,名声施于无穷,功烈著而不灭。是以贤人君子,肝脑涂中原,膏液润野草,而不辞也。(卷四十四 檄,第三页)

《长生殿》②:鱼文匕首犯车茵,〔刘禹锡〕 当值巡更近五云。〔王建〕

胸陷锋芒脑涂地,〔陆龟蒙〕 已无踪迹在人群。〔赵嘏〕(第三四出,刺逆:见《中国四大古典名剧》,巴蜀书社 1998 年 444 页)

《文苑英华》③:(唐玄宗《平胡二章〔并序〕》之二)

边服胡尘起,长安汉将飞,

龙蛇开阵法,貔武振军威,

诈虏脑涂地,征夫血染衣,

今朝书奏入,明日凯歌归。(钦定四库全书本,卷二百九十九 军旅一,第五页)

脑出物故,脑流于地

脑既然是一种涂浆状物质,于是"脑出物故""脑流于地"等表述随之而来。在这里,脑不是关于身体部位的描述,也不是指头骨或颅骨,而是指颅骨内所含物质。下述种种均属此例。以下是有关引文及笔者评述。

《英雄记》曰:刘表将吕公将兵缘山向坚,坚轻骑寻山讨公。公兵下石,中坚头,应时脑出物故。(《古今图书集成》明伦汇编 人事典第九卷 头部 纪事,中华书局 1934 年 385 册 48 页)

按:"脑出"与前面提到"脑涂地"是同类事件的两种表述。两者都较为明确地表

---

① 《文选》又称《昭明文选》,是华夏最早诗文总集,由南梁时萧统组织编选。详见"9 传说及神话篇"第 316 页脚注②。

② 《长生殿》,清初剧作家洪昇创作的传奇戏曲,共二卷,定稿于康熙二十七年(1688 年)。

③ 《文苑英华》,北宋四大部书之一,为古代诗文总集,属文学类书。由宋太宗命李昉等编纂。全书上起萧梁下迄唐五代,选录作家近 2 200 人,文章近 20 000 篇,所收唐代作品最多。

明：脑是一种能够流淌的东西，它可以流出来。同样内容也见于《三国志》卷四十六孙破虏讨逆传第一。

《河东记》：慎微爱念，复过常情。一旦，妻及慎微俱在春庭游戏。庭中有盘石，可为十人之坐，妻抱其子在上，忽谓慎微曰："观君于我，恩爱甚深，今日若不为我发言，便当扑杀君儿。"慎微争其子不胜，妻举手向石扑之，脑髓迸出，慎微痛惜抚膺，不觉失声惊骇，恍然而寤，则在丹灶之前。而向之盘石，乃丹灶也。时洞玄坛上法事方毕，天欲晓矣。俄闻无为叹息之声，忽失丹灶所在。二人相与恸哭，即更炼心修行。后亦不知所终。（见钦定四库全书本《太平广记》卷四十四 萧洞玄，第八页）

按：以上这个事例，把脑是存放在颅骨腔内的物质这一点描写出来了。

《旧唐书》：仁智事思明颇久，意欲活之，却令召入，谓之曰："我任使汝向三十年，今日之事，我不负汝。"仁智大呼曰："人生固有一死，须存忠节。今大夫纳邪说，为反逆之计，纵延旬月，不如早死，请速加斧钺！"思明大怒，乱捶杀之，脑流于地。（钦定四库全书本，卷二百上 列传第一百五十上，第十八、十九页）

《华阳国志》曰：雍闿欲降魏，说夷曰："官欲得乌狗三百头，膺前尽黑，脑三升。汝能得不？"夷皆从闿。（见钦定四库全书本《艺文类聚》卷九十四 兽部上，第二十三页）

《桯史》①：（八阵图诗）我门生人如死人，老了不作一件事。却被猕猴坐御床，执际（视）天王出居泥。既不能跐穿膝暴秦王庭，放声七日哭不已；又不能断脰决腹死社稷，满地淋漓流脑髓。羡它安晋温太真，壮它霸越会稽蠡。（钦定四库全书本，卷十四第六、七页）

《千金要方》：治头破脑出、中风口噤方 大豆一斗熬去腥，勿使太熟，捣末，熟蒸之气遍，合甑下盆中，以酒一斗淋之，温服一升，覆取汗，傅杏仁膏疮上。（《备急千金要方》卷第二十五，中国医药科技出版社 2011 年 441 页）

《清史稿》：春华曰："城不守，死自吾分。汝曹各有父母妻子，归可也，俱死无益！"众感其义，无退者。敌毕登城，乃仰天叹曰："吾志不遂，负国恩矣！然自接战以来，杀敌过当。今日之死，亦无所恨。"以首触陴，脑出，死，年三十五。（续修四库全书本，卷四百九十五 列传二百八十二 忠义九，第五页）

《续子不语》②：（几上弓鞋）都统闻声而入，储即逃至牀（床）下，以手掩面曰："羞死，羞死！我见不得大人了！"都统方为辨白，而储已将牀下一棒自骂自击，脑浆迸裂。都统以为疯狂，急呼医来，则已气绝。（续子不语卷一，上海古籍出版社 2012

① 《桯史》，记载两宋时代朝野见闻的一部史料随笔。其作者岳珂（公元 1183—1243 年）是岳飞之孙、岳霖之子，南宋文学家。字肃之，号亦斋，晚号倦翁，相州汤阴（今属河南）人。

② 《子不语》也称《新齐谐》，清代文学家袁枚（公元 1716—1798 年）撰写的一部文言短篇小说集，大约成书于乾隆五十三年（1788 年）前后。也参见"9 传说及神话篇"第 309 页脚注②。

年 338 页）

"脑沙幕，髓余吾"： 人为制造重大杀戮

"肝脑涂地"中"脑"字的意义还可以引申，即把"脑"字作动词用，有屠杀、杀戮的含义。这样一来，就是用"脑""髓"来形容对社会或地区造成重大伤害的行动。从《汉书》的"脑沙幕，髓余吾"开始，还有"脑日逐，髓月支"，"南脑劲越，西髓刚戎"，"脑乌丸"等。以下是有关引文及笔者评述。

《汉书》①：其后熏鬻作虐，（服虔曰："熏鬻，尧时匈奴也。"）东夷横畔，羌戎睚眦，闽越相乱，遐萌为之不安，华夏蒙被其难。于是圣武勃怒，爰整其旅，乃命骠卫，汾沄沸渭，云合电发，飙腾波流，机骇蠭（蜂）轶，疾如奔星，击如震霆，砰轒辒，破穹庐，脑沙幕，髓余吾。遂猎乎王廷，驱橐它，烧熐蠡，分梨单于，磔裂属国。夷坑谷，拔卤莽，刊山石，蹂尸舆厮，系累老弱。兖铤瘢者、金镞淫夷者数十万人，皆稽颡树领，扶服蛾伏。（钦定四库全书本《前汉书》卷八十七下　扬雄传第五十七，第四十六至四十八页）

按：同样内容也见于《昭明文选》所载扬子云《长杨赋（并序）》，见下文。

《文选》：（扬雄《长杨赋》）脑沙幕，髓余吾。〔……服虔曰：破其头，脑涂沙幕。余吾，水名。《北山经》曰：北鲜之山，多马，鲜水出焉，而北经余吾水。应劭曰：在朔方北。郑氏曰：折其骨，使髓膏水。《通俗文》曰：骨中脂曰髓。〕（日本庆长年间活字印本《文选六十卷》卷九　赋戊　纪行，第六页）

按：以上可见《文选》注对于"脑沙幕，髓余吾"的解释分别是："破其头，脑涂沙幕"和"折其骨，使髓膏水"。

《梁书》②：顾惟不肖，文质无所底，盖困于衣食，迫于饥寒，依隐易农，所志不过钟庚。久为尺板斗食之吏，以从皁（皂）衣黑绶之役，非有奇才绝学，雄略高谟，吐一言可以匡俗振民，动一议可以固邦兴国。全璧归赵，飞矢救燕，偃息藩魏，甘卧安郢，脑日逐③，髓月支，拥十万而横行，提五千而深入，将能执圭裂壤，功勒景钟，锦绣为衣，朱丹被毂，斯大丈夫之志，非吾曹之所能及已。直以章句小才，虫篆末艺，含吐绵缥之上，翻跕樽俎之侧，委曲同之针缕，繁碎譬之米盐，孰致显荣，何能至到？（钦定四库全书本，卷三十三　列传第二十七，第五页）

按：如同"脑沙幕，髓余吾"一样，"脑日逐，髓月支"实际上是用对脑、髓的伤害，来形容造成社会或地区的重大损失。

---

① 《汉书》也称《前汉书》，二十四史之一、前四史之一。作者班固（公元 32—92 年），字孟坚，东汉史学家。
② 《梁书》，二十四史之一，唐初姚察、姚思廉撰。
③ 日逐，匈奴王号。后亦以泛称古代北方少数民族首领。月支即月氏，月氏（yuèzhī，旧读 rùzhī 或 ròuzhī）是匈奴崛起以前居于河西走廊、祁连山的古代游牧民族，亦称"禺知"。

《野客丛书》①：(十万横行)北齐卢询祖表曰："十万横行，樊将军请而受屈；五千深入，李都尉降而不归。"时人以为工。仆谓此八字已先见于梁矣。王僧孺《与何逊书》曰："脑日逐，髓月支，拥十万以横行，提五千而深入。"又《为祖豫州墓志》曰："或欲十万而横行，乍思五千而深入，"又任孝恭《表》曰："深入五千，张空卷(quán，意为弓)而报主；横行十万，勒燕岭以酬君。"何书"脑日逐，髓月支"，即扬子云"脑幕沙，髓余吾"意。宋武帝诏亦曰："南脑劲越，西髓刚戎。"(钦定四库全书本，卷二十六第三、四页)

《宋书》②：宋孝武大明五年四月庚子，诏曰："昔文德在周，明堂崇祀；高烈惟汉，汶邑斯尊。所以职祭罔愆，气令斯正，鸿名称首，济世飞声。朕皇考太祖文皇帝功耀洞元，圣灵昭俗，内穆四门，仁济群品，外薄八荒，威憺殊俗，南脑劲越，西髓刚戎。裁礼兴稼穑之根，张乐协四气之纪。匡饰坟序，引无题之外；旌延宝臣，尽盛德之范。"(钦定四库全书本，卷十六　志第六，第二十、二十一页)

《乐府诗集》：雄名盛李、霍，壮气勇彭、韩。能令石饮羽，复使发冲冠。要功非汗马，报效乃锋端。日没塞云起，风悲胡地寒。西征鹹小月，北去脑乌丸。归报明天子，燕然石复刊。(第六十三卷　杂曲歌辞三　白马篇　徐悱，上海古籍出版社 1998 年 700 页)

按：此诗亦见于《文苑英华》(钦定四库全书本，卷二百九　乐府十八，第九页)。

豆腐脑

豆腐脑是南方许多地方老百姓常吃的豆制品。这里，"脑"用以形容豆腐的物理性状。以下是有关引文。

《清宫十三朝演义》③：这王先生是杭州人，有一天，他忽想起杭州的豆腐脑，十分有味；第二天便吩咐钱厨子，做一碗豆腐脑。年大将军(年羹尧)和王先生是同桌吃饭的，见了这碗豆腐脑，他便勃然大怒，说："豆腐脑是最贱的东西，如何可以这么怠慢先生？"……吓得那王先生忙下位来拦住，说明这碗豆腐脑是自己特意要的。年羹尧才罢休。……后来那钱厨子因家中有事，告假回去，便雇用了一个新厨子，听说王师爷要吃豆腐脑，也照样做了一碗。……后来，那钱厨子假满回来，依旧做一碗豆腐脑，那味儿依旧是十分鲜美。王先生诧异得很，暗地里唤厨子来问时，那钱厨子说：每一碗豆腐脑，用一百个鲫鱼脑子和着，才有这个味儿。(第三册第三十五回，上海新华书局 1949 年 24—25 页)

《扬州画舫录》④：袴缝错伍取窄，谓之棋盘裆。草帽插花，蒲鞋染蜡。卖豆腐

---

① 《野客丛书》，宋代王楙(公元 1151—1213 年)撰。
② 《宋书》，记述南朝刘宋历史的纪传体史书，二十四史之一，南梁沈约撰。
③ 《清宫十三朝演义》，章回体历史小说，近人许啸天撰。
④ 《扬州画舫录》，清代园林风土笔记，乾隆年间李斗撰。

脑、茯苓糕,唤声柔雅,渺渺可听。(乾隆乙卯年镌自然盦藏板,卷十一第十三页)

1.5 脑:对生命重要("鹽其脑,是以惧")

郑僖公二十八年(公元前631年)爆发了晋楚城濮之战。《春秋左氏传》①记述了战争前夕晋文公的一个梦,他梦到楚成王压在他身上,鹽他的脑,文公感到恐惧。故事说明脑对人很重要,当脑受到侵犯时,人为此感到十分害怕。

笔者发现,晋文公的这个梦虽不见于《春秋公羊》《春秋谷梁》两传,却颇为后世所关注。后世之所以关注这个梦,首先是对"鹽"字应作何解释;其次是梦与吉凶、命运的关系;再次,许多文学作品纷纷以梦的意境为题,充分发挥想象力,对千奇百怪的梦境作淋漓尽致的描写,如文学家王延寿和杜颜的《梦赋》,都引用了"晋文鹽脑"的故事。复次,有点出人意料的是:在唐人翻译的佛经中出现了"鹽其脑"这种用词,而且把"鹽其脑"训为可以号令全身,但这仅是孤例。详见"8.12 脑与身体功能调控:'鹽其脑而百体唯吾号令'(释家)"。以下是有关引文及笔者评述。

鹽其脑

《春秋左传正义》②:晋侯梦与楚子搏,〔搏,手搏。○搏音博。〕楚子伏己而鹽其脑,〔鹽,嘬也。○鹽音古。脑,乃老反。嘬,子答反,又所答反,又子甲反。〔疏〕注"鹽,嘬也"。○正义曰:鹽之为嘬,未见正训,盖相传为然。服虔云:"如俗语相骂云:'嘬女脑矣!'"〕是以惧。子犯曰:"吉!我得天,楚伏其罪,吾且柔之矣。"〔晋侯上向故得天,楚子下向地故伏其罪。脑所以柔物。子犯审见事宜,故权言以答梦。○向,或作乡,许亮反,下同。〕(卷第十六 僖二十八年:见《十三经注疏》,北京大学出版社1999年447页)

按:上文的"疏"为唐代孔颖达疏,"正义"为晋代杜预正义。可见,"鹽,嘬也"是孔颖达和杜预都同意的意见,但是杜预补充了"鹽之为嘬,未见正训,盖相传为然"的意见。

以上是对"楚子伏己而鹽其脑,是以惧"的通常解释。笔者认为这个故事的关键是:"楚子伏己而鹽其脑,是以惧。"为什么会惧?这与"鹽"字的字义有很大关系。"鹽"字有多义。"鹽,嘬也。"鹽:即盐,即不坚固。鹽还有其他用法。详见"8.1 鹽字释义"。

• 晋楚城濮之战

《春秋左氏传》:(僖公二十八年)夏四月戊辰,晋侯、宋公、齐国归父、崔夭、秦小

---

① 《春秋左氏传》,孔子同时代人左丘明(公元前502—422年)所著。
② 《春秋左传正义》,春秋左丘明撰,晋杜预(公元222—284年)注,唐孔颖达(公元574—648年)疏。

子慭，次于城濮。楚师背酅而舍，晋侯患之，听舆人之诵，曰："原田每每，舍其旧而新是谋。"公疑焉。子犯曰："战也。战而捷，必得诸侯。若其不捷，表里山河，必无害也。"公曰："若楚惠何？"栾贞子曰："汉阳诸姬，楚实尽之。思小惠而忘大耻，不如战也。"晋侯梦与楚子搏，楚子伏己而盬其脑，是以惧。子犯曰："吉。我得天，楚伏其罪，吾且柔之矣。"

子玉（楚国令尹）使斗勃请战，曰："请与君之士戏，君冯轼而观之，得臣与寓目焉。"晋侯使栾枝对曰："寡君闻命矣。楚君之惠未之敢忘，是以在此。为大夫退，其敢当君乎？既不获命矣，敢烦大夫谓二三子，戒尔车乘，敬尔君事，诘朝将见。"

晋车七百乘，韅、靷、鞅、靽。晋侯登有莘之虚以观师，曰："少长有礼，其可用也。"遂伐其木以益其兵。己巳，晋师陈于莘北，胥臣以下军之佐当陈、蔡。子玉以若敖六卒将中军，曰："今日必无晋矣。"子西（楚国司马）将左，子上（楚国将领）将右。胥臣蒙马以虎皮，先犯陈、蔡。陈、蔡奔，楚右师溃。狐毛设二旆而退之。栾枝使舆曳柴而伪遁，楚师驰之。原轸、郤溱以中军公族横击之。狐毛、狐偃以上军夹攻子西，楚左师溃。楚师败绩。子玉收其卒而止，故不败。（钦定四库全书本《春秋左传注疏》①卷十五第三十二至三十四页）

"盬其脑"与梦

"盬其脑"引发后人关于梦的种种议论，让我们看到了梦的演绎与解释。例如，《论衡》和《潜夫论》都作了梦的详细分析，"盬其脑"也引出了梦和卜占的许多话题。以下是有关引文及笔者评述。

《论衡》②：著书记者，采掇行事，若韩非《饰邪》之篇，明已效之验，毁卜訾筮，非世信用。夫卜筮非不可用，卜筮之人占之误也。《洪范》稽疑，卜筮之变，必问天子卿士，或时审是。夫不能审占，兆数不验，则谓卜筮不可信用。晋文公与楚子战，梦与成王搏，成王在上而盬其脑，占曰"凶"。咎犯曰："吉！君得天，楚伏其罪。盬君之脑者，柔之也。"以战果胜，如咎犯占。夫占梦与占龟同。晋占梦者不见象指，犹周占龟者不见兆者为也。象无不然，兆无不审。人之知暗，论之失实也。传或言武王伐纣，卜之而龟熸，占者曰"凶"。太公曰："龟熸，以祭则凶，以战则胜。"武王从之，卒克纣焉。审若此传，亦复孔子论卦，咎犯占梦之类也。盖兆数无不然，而吉凶失实者，占不巧工也。（卜筮第七十一，上海人民出版社1974年372—373页）

按：以上汉代王充在《论衡》中多次提到了这个故事。当然，《论衡》是从卜筮、吉凶与梦关系的角度引用、讨论这一话题的。

《论衡》：晋文公将与楚成王战于城濮，彗星出楚。楚操其柄，以问咎犯，咎犯对曰："以彗斗，倒之者胜。"文公梦与成王搏，成王在上，盬其脑。问咎犯，咎犯曰："君

---

① 四库全书本《春秋左传注疏》与《春秋左传正义》大体相同，有唐陆德明音义。
② 《论衡》，东汉思想家王充（公元27—97年）所作，现存84篇。

得天而成王伏其罪,战必大胜。"文公从之,大破楚师。向令文公问庸臣,必曰"不胜"。何则? 彗星无吉,搏在上无凶也。(异虚第十八,73页)

按:以上是《论衡》解释"向令文公问庸臣,必曰不胜"。

《潜夫论》:凡梦:有直,有象,有精,有想,有人,有感,有时,有反,有病,有性。

在昔武王,邑姜方震太叔,梦帝谓己:"命尔子虞,而与之唐。"及生,手掌曰"虞",因以为名。成王灭唐,遂以封之。此谓直应之梦也。《诗》云:"维熊维罴,男子之祥;维虺维蛇,女子之祥。""众维鱼矣,实维丰年;旐维旟矣,室家蓁蓁。"此谓象之梦也。孔子生于乱世,日思周公之德,夜即梦之。此谓意精之梦也。人有所思,即梦其到;有忧即梦其事。此谓记想之梦也。今事,贵人梦之即为祥,贱人梦之即为妖,君子梦之即为荣,小人梦之即为辱。此谓人位之梦也。晋文公于城濮之战,梦楚子伏己而盬其脑[原注十二],是大恶也。及战,乃大胜。此谓极反之梦也。阴雨之梦,使人厌迷;阳旱之梦,使人乱离;大寒之梦,使人怨悲;大风之梦,使人飘飞。此谓感气之梦也。春梦发生,夏梦高明,秋冬梦熟藏。此谓应时之梦也。阴病梦寒,阳病梦热,内病梦乱,外病梦发,百病之梦,或散或集。此谓气之梦也。人之情心好恶不同,或以此吉,或以此凶。当各自察,常占所从。此谓性情之梦也。

[原注十二]僖廿八年《左传》。○铎按:疏引服虔注:"如俗语相骂云'嚏汝脑'矣。"伏己,谓伏于己身之上。《论衡》卜筮篇云:"晋文公与楚子战,梦与成王搏,成王在上而盬其脑。"是知晋文在下矣。(《潜夫论笺校正》①卷七 梦列第二十八,中华书局 1985 年 315 页)

按:《潜夫论笺校正》对"梦"大做文章,一口气提了十种梦,"盬其脑"的梦被说成是"极反之梦",因为战争结果与一般对梦的解释截然相反。

盬其脑而百体唯吾号令

这是唐代释家典籍中的一种认识。详见"8.12 脑与身体功能调控:'盬其脑而百体唯吾号令'(释家)"。

1.6 脑:谨慎食用("豚去脑")

脑是否可食?

据笔者查考,本来脑是机体调节和神智的器官,但从古代华夏《礼记·内则》开

---

① 《潜夫论》是东汉思想家王符的作品,凡十卷三十六篇。其内容多数是讨论治国安民之术的政论文章,广泛涉及哲学、政治、经济、法律、军事、教育、历史、思想、文化等多个领域,为我们了解和研究东汉社会提供了珍贵的历史资料。《潜夫论笺校正》是清代汪继培所作的笺注,引证详核。《潜夫论笺校正》着重选收与哲学及思想史研究关系较密切的。个别不属于子部的书如班固的《白虎通义》,因与哲学、思想史的研究关系较密切,也选入。

始一直沿袭下来,脑可食或不可食的问题,成为华夏一个热门话题。《礼记·内则》在规范人的动物食品时,提出了"豚去脑"的原则。但实际上动物脑是在食谱之内的,而且作为药物被《本草》所记载。

动物吃动物脑问题,首先由东晋的郭璞提出来。以后发现,动物吃动物脑的情况确实存在。当然,这里面还有记载不够精确及神话传说渲染等问题。

"脑可食"的问题是在人食动物脑和动物食动物脑的基础上提出的,它还引出了另外两个话题:怪物食死人脑以及人吃人脑。人吃人脑的现象充分暴露了人类求生和残暴的本性。

豚去脑

脑是否可食?据笔者查考,《礼记·内则》说:"豚去脑。"这是说:人不要去吃豚脑。古代医书中,也有不少反对吃脑的说法。其原因何在?后人在注释《礼记》时说:"皆为不利人也。"不利何在?没有说明。某些古代医书有这样的记载:"豚脑损男子阳道,临房不能行事。"但也缺少可靠的证据。以下是《礼记》引文。

《礼记》:大夫燕食,有脍无脯,有脯无脍。(卷第二十七　内则)

不食雏鳖。狼去肠,狗去肾,狸去正脊,兔去尻,狐去首,豚去脑,鱼去乙,鳖去丑。〔皆为不利人也。……〕肉曰"脱之",鱼曰"作之",枣曰"新之",栗曰"撰之",桃曰"胆之",柤梨曰"攒之"。(卷第二十八　内则)(《礼记正义》:见《十三经注疏》,北京大学出版社 1999 年 848—850 页)

笔者想指出,《礼记》讲的主要是动物的哪些部分可以食用或者不可食用,"豚去脑"这一提法从反面提示:有些动物的脑是可以供人食用的。这里,"脑"所指的意思比较清楚,因为前面有了"狐去首",所以"豚去脑"应该是指不要吃猪的脑,而不是指猪的颅骨或头。《礼记》的编定者是西汉礼学家戴德和他的侄子戴圣。戴德生卒年不详,他活跃于汉元帝时(公元前 43—前 33 年)。

为什么有这五个"去"字?《礼记》注疏说:"皆为不利人也。"《云仙杂记》①有类似表述:

方山道人时,元亨炼真厌世三十余年,精唾涕泪俱惜之。七十发不白,走如奔马。宋先生曰:"吾以小术,令此子三日即死。"乃于酒中以羊豕脑一样啖之。元亨不觉也,饮罢便苦头痛下痢,明日便出如剥净鸡头肉者二三升许。又明日,元亨果卒。(见《古今图书集成》明伦汇编　人事典　第二十二卷　便溺部　纪事,中华书局 1934 年 387 册 5 页)

在笔者看来,《云仙杂记》提到吃羊豕脑后致人死亡的一则故事,小说家言,未必句句可靠,如同后面将要看到的那样。即使像清代学术大家袁枚,他的《子不语》中

---

① 《云仙杂记》又名《云仙散录》,旧署后唐冯贽编,是五代时一部记录异闻的古小说集。这部书的内容比较驳杂,主要是有关唐五代时一些名士、隐者和乡绅、显贵之流的逸闻轶事。

所描述的蜈蚣吃蛇,也可能有失实之嫌(详见"9.4 蜈蚣食蛇脑"),更何况在学界评价不是太高的《云仙杂记》里呢?

但食脑不利于人,还数见于其他典籍,以下是有关引文及笔者评述。

《备急千金要方》:黄帝云:凡猪肝肺共鱼鲙食之,作痈疽。猪肝共鲤鱼肠鱼子食之,伤人神。豚脑损男子阳道,临房不能行事。八月勿食猪肺及饴,和食之,至冬发疽。十月勿食猪肉,损人神气。(卷第二十六,中国医药科技出版社 2011 年 459 页)

《备急千金要方》:凡一切羊蹄甲中有珠子白者,名羊悬筋,食之令人癫。白羊黑头,食其脑,作肠痈。羊肚共饭饮常食,久久成反胃,作噎病。甜粥共肚食之,令人多唾,喜吐清水。羊脑猪脑,男子食之损精气,少子。若欲食者,研之如粉,和醋食之,初不如不食佳。青羊肝和小豆食之,令人目少明。一切羊肝生共椒食之,破人五脏,伤心。(卷第二十六,458 页)

《备急千金要方》:黄帝云:白马自死,食其肉害人。白马玄头,食其脑令人癫。白马鞍下乌色彻肉裹者,食之伤人五脏。下利者,食马肉必加剧。白马青蹄,肉不可食。一切马汗气及毛不可入食中,害人。诸食马肉心烦闷者,饮以美酒则解,白酒则剧。五月勿食马肉,伤人神气。(卷第二十六,458 页)

《备急千金要方》:勿食自己本命所属肉,令人魂魄飞扬。勿食一切脑,大损人。(卷第二十七,467 页)

《本草纲目》:〔时珍曰〕《礼记》云:食豚去脑。孙真人《食忌》云:猪脑损男子阳道,临房不能行事,酒后尤不可食。《延寿书》云:今人以盐酒食猪脑,是自引贼也。(下册第五十卷,人民卫生出版社 1982 年 2692 页)

按:以上孙真人就是《千金要方》的作者孙思邈。

《纬略》[1]:(脑能柔物)《左氏》:僖公二十八年,晋文公将与楚战,梦楚子伏,已而盬其脑。子犯曰:"吾且柔之矣。"杜预曰:脑能柔物。《皮氏录》曰:羊脑、猪脑,男子食之损精气。又云:羊脑,食之令五脏消也。(钦定四库全书本,卷九第二十五页)

按:这里把"脑能柔物"与"羊脑猪脑,男子食之损精气"联系了起来,但对个中原因,语焉不详!

《席上腐谈》[2]:《内则》云:狼去肠,狸去赪,兔去尻,狐去首,豚去脑,鱼去乙,鳖去丑。郑氏云:皆为不利人也。《左氏传》云:晋侯梦楚子伏,已而盬其脑。子犯曰:"吉,吾且柔之矣。"杜预注云:脑所以柔物。今人熟皮必用猪脑,欲其柔也。昔有人食猪脑一具,暮年手足软弱,不能下榻,遂成瘫痪。乃知《内则》与《左传》之说皆不诬矣。(钦定四库全书本,卷上第四页)

---

① 《纬略》:南宋高似孙撰。似孙字续古,号疏寮,浙江绍兴人,淳熙进士,历校书郎、会稽主簿、知处州。为贪酷,谄事韩侂胄为人所不齿,退居姚江著书。《纬略》实录原书的做法,使不少今已亡佚的古籍得以略存一二原貌,对后世辑佚及治学功莫大焉。

② 《席上腐谈》,宋俞琰撰。

按：这里把《礼记·内则》的"豚去脑"与《左传》的"鹽其脑"，以如此逻辑联系起来，《纬略》中也有类似的看法（卷九　脑能柔物），但都有点令人费解。

人可以食用动物脑，动物脑入本草

我们今天知道，与《礼记·内则》的告诫相反，人能够吃猪脑、猴脑，可能还有其他动物的脑。这屡见于许多典籍。直到今天，沪上餐厅的菜单上还有"清蒸猪脑"。应该说，脑是一种可食的物品。另外，作为一种药物，华夏历来把动物脑列入本草，这也说明脑是可以食用的（详见"5.5　后古代以来本草中的动物脑"）。以下是有关引文及笔者评述。

《十洲记》曰：炎洲在南海中，地方二千里，去岸九万里。上有风生兽，似豹，青色，大如狸。张网取之，积薪数车以烧之，薪尽而此兽在火中不燃。以铁椎锻其头十数下乃死，以其口向风，须臾便活而起，以石上菖蒲塞即死。取脑以花服之，尽十斤，得寿五百岁。又有火林山，山中有火兽，大如鼠，毛长三四寸，或赤或白。山可二百许里，晦望见山林及此兽，光火照人。乃取其兽毛，绩以为布，名曰火浣布，国人服之。此中布垢污，惟以火烧布两食许，出振之，其垢即去，洁白如雪。（见《太平御览》卷八六八　火部一　火上，中华书局 1960 年 3850 页）

按：以上"取脑以花服之"是指人食用动物脑。不过，这个故事带有神话性质，不一定可信。

《东京梦华录》[①]：(州桥夜市)出朱雀门直至龙津桥。自州桥南去，当街水饭、爊肉、干脯；王楼前獾儿、野狐、肉脯、鸡；梅家鹿家鹅、鸭、鸡、兔、肚、肺、鳝鱼包子、鸡皮、腰肾、鸡碎，每个不过十五文；曹家从食。至朱雀门，旋煎羊、白肠、鲊脯、爊冻鱼头、姜豉䴕子、抹脏、红丝、批切羊头、辣脚子、姜辣萝卜、夏月麻腐鸡皮、麻饮细粉、素签沙糖、冰雪冷元子、水晶角儿、生淹水木瓜、药木瓜、鸡头穰、沙糖绿豆、甘草冰雪凉水、荔枝膏、广芥瓜儿、咸菜、杏片、梅子姜、莴苣笋、芥辣瓜旋儿、细料馉饳儿、香糖果子、间道糖荔枝、越梅、锯刀紫苏膏、金丝党梅、香枨元，皆用梅红匣儿盛贮，冬月盘兔、旋炙猪皮肉、野鸭肉、滴酥水晶鲙、煎角子、猪脏之类，直至龙津桥须脑子肉止，谓之杂嚼，直至三更。（钦定四库全书本，卷二第四、五页）

按：以上讲人食用脑，这是地道的北宋开封城内餐馆菜单！

《随隐漫录》[②]：偶败篋中得上每日赐太子玉食批数纸，司膳内人所书也，如：……生豆腐百宜羹、燥子炸白腰子、酒煎羊二牲、醋脑子清汁杂熝胡鱼肚儿、辣羹酒炊淮白鱼之类。（钦定四库全书本，卷二第十一页）

按：以上说的是人食用动物脑。

---

①　《东京梦华录》，宋代孟元老的笔记体散记文，内容是追述北宋都城东京开封府的城市风貌。

②　《随隐漫录》五卷，宋陈世崇撰，多记南宋故事及诗词。

《草木子》①：洪武戊午春，有司以令甲于二月望，致祭于城隍神。未祭，群吏于后窃饮猪脑酒。县学生发其事。吏惧，浼众为之言，别生复言于分臬。予适至学，亦以株连而就逮。幽忧于狱，恐一旦身先朝露，与草木同腐，实切悲之。因思虞卿以穷愁而著书；左丘以失明，厥有国语；马迁以腐刑，厥有史记。是皆因愤难以摅其思志，庶几托空言存名于天地之间也。圈中独坐，闲而无事，见有旧签簿烂碎，遂以瓦研墨，遇有所得。即书之。日积月累，忽然满卷。（钦定四库全书本，原序第一页）

按：以上说的是人食用"猪脑酒"。

《庚己编》：镇江卫左所军士范某妻患瘵疾濒死，遇道人与之药云："用雀百头，以药米饲之。至三七日，取其脑服之，当差。然一雀莫减也。"范如教买雀养之。有死者，则旋买以充数。未旬日，范以公差出，妻睹叹曰："以吾一人，残物命至百，甚不仁也。吾宁死安忍为此？"开笼放之。夫归怒责其妻，亦不悔。已而病差，初久不产育，是年忽有妊，生一男。男两臂上各有黑志，如雀形，一飞一俯，而啄羽毛分明，不减刻画。盖冥道以此示放雀报云。（见《古今图书集成》明伦汇编 闺媛典第三十一卷 闺淑部 纪事，中华书局 1934 年 397 册 32 页）

按：以上说的是人食用"雀脑"。

现今餐馆菜单上的动物脑

直到今天，一些餐馆的菜单上还有猪脑。笔者曾请教上海市一位猪肉铺掌柜，他说：

以前猪肉摊有猪脑卖，但不卖羊脑、牛脑。现在去火锅店吃火锅，仍然有猪脑作为一味投料，像鱼片、肉片、鱼丸子、肉丸子一样，把生猪脑片投到火锅汤中，烫熟了，捞起来吃。（上海市政通路 131 号副食品市场，2018 年 2 月 12 日）

又曾请教酒店大厨刘师傅，他介绍：

我们酒店有一样菜，叫"清蒸猪脑"，做法是把猪脑的脑膜去掉，加葱、姜后清蒸，像蒸鸡蛋一样。我们没有做过牛脑或羊脑的菜。另外，火锅店吃猪脑，把去掉脑膜的半边猪脑，往火锅汤中放。（上海市杨浦区国和路 486 号榕港酒店-杨浦维也纳酒店厨房，2018 年 2 月 20 日）

按：上述两例均为人食用"猪脑"。

动物食动物脑

据笔者查考，围绕一种动物是否可以吃另一种动物的脑，史、传上有不少记载，如蜈蚣食蛇脑、天铁熊食虎脑、鹳食蛇鳖脑、蛣蝓食动物脑。但其中有的语焉不详；有的有违常理，很难取信。捕食者如何捕获猎物的具体条件和情节很重要，只有把这些问题交代清楚，才能取信。较为可信的是《辽史》记载的"鹅脑饲鹘"，详见"8.5

---

① 《草木子》，明代叶子奇撰，文言笔记小说集。

鹅脑饲鸽"。而把郭璞《尔雅注》的"似蝗而大腹,长角,能食蛇脑"和《庄子》的"蝍蛆甘带"结合在一起,就出现一个"蜈蚣食蛇脑"的话题,详见"9.4 蜈蚣食蛇脑"。

关于"天铁熊食虎脑",《五杂俎》说:

兽之猛者,狮子之下有扶拔,有驳,有天铁熊,皆食虎、豹者。扶拔见诸史书,常与狮子同献,似之而非也。《诗》云:隰有六驳。《易》为驳马。《管子》曰:鹊食猬,猬食骏骐,骏骐食驳,驳食虎。《太平广记》所载:似虎而小,食略虎能尽是已。天铁熊似熊而猛,常挟虎而嚼其脑。唐高宗时,加毗叶国献之,能擒白象。又有酋耳亦食虎。而魏武所遇跳上师子头,与汉武时大宛北胡人所献大如狗者,又不知何兽也。(黄行素刻德聚堂本,卷九 物部一,第七、八页)

猬食死人脑的神话传说

动物或神怪食死人脑的情节,是由唐人在《史记正义》和《史记索隐》中提出来的。这是一个神话故事,但对后世有长远影响。"怪物食人脑"也属于这个范畴(详见"9.3 猬食死人脑")。

人食人脑: 传说、故事

据笔者查考,人食人脑,有的属于故事、传说、神话的范畴,不一定有此事实,如《酉阳杂俎》所记的昆明池龙的传说,据说孙思邈因此获得了许多仙方;有的是故事,如《蝴蝶梦》;也有的虽是正史记载,却不一定可信。另外,人食人脑,有的是人迫于极度饥饿下的无奈。以下是有关引文。

《酉阳杂俎》:孙思邈尝隐终南山,与宣律和尚相接,每来往互参宗旨。时大旱,西域僧请于昆明池结坛祈雨,诏有司备香灯,凡七日,缩水数尺。忽有老人夜诣宣律和尚求救,曰:"弟子昆明池龙也。无雨久,匪由弟子。胡僧利弟子脑,将为药,欺天子言祈雨。命在旦夕,乞和尚法力加护。"宣公辞曰:"贫道持律而已,可求孙先生。"老人因至思邈石室求救。孙谓曰:"我知昆明龙宫有仙方三千首,尔传与予,予将救汝。"老人曰:"此方上帝不许妄传,今急矣,固无所吝。"有顷,捧方而至。孙曰:"尔第还,无虑胡僧也。"自是池水忽涨,数日溢岸,胡僧羞恚而死。孙复著《千金方》三千卷,每卷入一方,人不得晓。及卒后,时有人见之。(前集卷二 玉格,团结出版社 2017 年 43 页)

《鸡肋编》①:颖州亦食鱼油,颇腥气。宣和中,京西大歉,人相食,炼脑为油以食。贩于四方,莫能辨也。(钦定四库全书本,卷上第四十五页)

按:以上说的是饥荒严重情况下,有人食人脑油的记载。以下戏剧《蝴蝶梦》所演的则是一则讽刺故事。

(《蝴蝶梦》)田氏悦王孙之美,浼其从者强王孙赘于家,悉蠲家赀以办婚礼。移

---

① 《鸡肋编》,宋代庄绰编。

周枢于别屋,盛装置酒,以宴王孙。礼成欲就寝,王孙心痛欲绝,其仆曰:"此疾得生人脑食之立愈。"田以周乍没,尚如生人,持斧劈棺,欲取其脑,则周蹶然复生。田大窘,惧周觇(睹)王孙,强扶入卧室,而王孙主仆皆无有。(见《曲海总目提要》①中册卷三十,人民文学出版社 1959 年 1048 页)

按:以上《蝴蝶梦》所演,与《警世通言》卷二及《今古奇观》第二十回"庄子休鼓盆成大道"大体相同。叙述庄周死后,其妻田氏准备劈棺取庄周脑,以满足王孙治心痛病需要的故事,因为这种病"得生人脑食之立愈"。

• "凿己脑和药进饮":未必可信

笔者发现,有些正史上的记载亦未必可信。如《元史》和《新元史》都记载河南宜阳有个孝女为了给父亲治病,凿己脑和药进饮。《钦定续通志》卷五百九十三列女传五、《大清一统志》、《钦定四库全书》卷一百六十四(河南府三)也都收录了这一事例。《元史》和《新元史》写此,其目的显然是为了张扬孝道,但实际并无可能。这些虽都属于正史,但作如此叙述实令人费解。以下是有关引文。

《新元史》:秦氏二女,河南宜阳人,逸其名。父尝有危疾,医云不可治。姊闭户默祷,凿(己)脑和药饮之,遂愈。父后复病欲绝,妹刲股肉置粥中,父小啜即苏。(《新元史》卷二百四十四 列传第一百四十一 列女上,464 页;见《二十五史(8):元史·新元史》,开明书店 1935 年铸版 7062;也见钦定四库全书本《元史》卷二百 列传第八十七 列女一,第五页)

人食人脑: 疯狂和扭曲的人性

前面讲的是一些有关人吃人脑的传说和故事,究竟有无事实,有的难以取信。但在传统史、传中,的确记载有一些生性残酷者,他们以食人脑为乐,如明朝诸王有熺、将军韩雍等;也有人是为发泄极度愤怒而食人脑,如张彦泽死后有仇家怒食其脑。以下是有关引文及笔者评述。

《焦太史编辑国朝献征录》:(周王传)周王橚、秦晋二王,皆高皇后子。……已而又还开封,封其长子有炖为周世子,有勋汝南王,有烜顺阳王,有爝祥符王,有熺新安王,有光永宁王,有爌汝阳王,有𤏳镇平王,有煸宜阳王。……有勋志行故不臧,少与高煦善,建文中尝告父定王反,定王竟囚系除国,靖难后始释,遂乞诛有勋。上遣有勋去云南,居大理。后定王老,始归河南。有熺喜生食人脑肝胆,薄暮每伺人过门,辄诱入杀而食之,以故其邸前日未晡即断行迹,宣宗恶有勋、有熺,免为庶人,留有熺居京师,已复爵。(徐象橒曼山馆刻本,卷之一第十七、十八页;也见于子履准校正本

---

① 《曲海总目提要》是近代武进人董康据《乐府考略》和《传奇汇考》编定的古代戏曲目录提要著作。共 46 卷,著录杂剧、传奇 684 种。

《吾学编》①同姓诸王传第一卷第十八至二十页)

《明外史·韩雍传》：雍字永熙，长洲人。正统七年进士，授御史。负气果敢，以才略称。……雍有雄略，善断，动中事机。每战尝躬亲，矢石不目瞬。尝与僚属论兵辕门，提俘入，手斩数人，探心脑，啖之至尽。见者失色，雍谈笑自若。(见《古今图书集成》明伦汇编 官常典第五百七十八卷 节使部 名臣列传三十，中华书局 1934 年 301 册 47—48 页)

《资治通鉴》：高勋诉张彦泽杀其家人于契丹主，契丹主亦怒彦泽剽掠京城，并傅珠尔锁之。以彦泽之罪宣示百官，问："应死否?"皆言："应死。"百姓亦投牒争疏彦泽罪。己丑，斩彦泽、珠尔于北市，仍命高勋监刑。彦泽前所杀士大夫子孙，皆经杖号哭，随而诟詈，以杖扑之。勋命断腕出锁，剖其心以祭死者。市人争破其脑取髓，脔其肉而食之。(钦定四库全书本，卷二百八十六 后汉纪一，第二、三页)

《新元史》：九月，会师襄阳，进攻郢州。宋人筑新郢，夹江为城。伯颜使阿里海涯将数十骑，觇新郢虚实。宋范、赵两都统伏兵葭林中，阿里海涯奋击，大破之，斩两都统而归，以其脑挠酒饮之。[卷一百六十 列传第五十七，238 页：见《二十五史(8)：元史·新元史》，开明书店 1935 年铸版 6926]

笔者认为这很显然，人吃人脑是人类的一种心理变态行为，也是在极度愤怒时人的一种极端行为。人类行为竟然扭曲和疯狂到如此地步，令人震惊和发指。其实下面《广阳杂记》所述故事，也属于此类。

《广阳杂记》②：辅臣怒骂曰："吴应期，女恃王之犹子，当众辱我。人惧女王子王孙，吾不惧也。吾将食王子王孙之脑髓，而嚼其心肝，挖其眼睛矣。"遂挥拳击食案，案之四足皆折，案上十二磁簋暨菜碟、饭盂、酒杯等，一一应手碎。左右侍从以百数，皆辟易，应期乘间逸去，诸人亦劝辅臣归。(功顺堂丛书本，卷四第二十页)

《广阳杂记》：或有以此言闻之平西(平西王吴三桂)者，词多溢恶，平西不善也。适曲靖差将官入省领饷银，事毕，辞平西归。平西劳之曰："女(汝)归言：吾问尔帅众各营将士无恙。更语而主，前征乌撒时，与吴应期酒后争嚷。少年兄弟，使酒骂座，此其常事。乃至老拳相向，亦复何妨? 谁是妇人，腹有私孕，惧其打落耶? 打即打耳，何必牵引老夫? 乃云'女是王子，吾将食王之脑髓心肝!'此诚何语? 令他人闻之，揿(掩)口笑我曰：'吴三桂老子平日爱惜王辅臣如珍宝，今一旦思食其脑髓，岂不令人寒心!'归语尔帅，今后更无作此等语。"王辅臣闻之，亦怏怏曰："我与女皆朝廷臣，岂女家人，而受制于女? 女自向女之侄，视我为外人。天下无不散之筵席，安能郁郁久居此耶?"乃密遣人持金钱入都，遍赂朝廷左右暨用事者，人人交口王辅臣，上闻之亦耳热矣。(卷四第二十一页)

按：以上"食王之脑髓心肝"这句话是一种比喻，并不是真的食吴三桂脑髓心肝。

---

① 《吾学编》，明代郑晓撰，是记载明洪武至正德年间史事的纪传体本朝史，共 69 卷。

② 《广阳杂记》，清初刘献廷撰，共五卷。

当事人王辅臣是明降清的另一员大将。

1.7　髓　　脑

髓脑释义

笔者归纳起来，"髓脑"的使用可以有三种不同情况。

一是传统史、传和佛教经典中使用的，强调牺牲重大。

二也是在传统史、传中使用的，如"深于骨髓""痛于骨髓"，强调某些事物埋藏得很深。

三是在《黄帝内经》中使用的，意指一些精华的集合，如"脑为髓之海"，其所指对象往往比较抽象。以下是有关各种命题的引文及笔者评述。

"取其髓脑"：　重大打击

《册府元龟》：狄仁杰，则天圣历元年为纳言，安抚河北诸州遭贼之处。是时，河朔间为突厥所迫胁者，贼平后多惧逃散。仁杰上疏曰："……诚以山东雄猛，鲧来重气，一顾之势，至死不回。近缘军机，调发伤重。家户悉破，或至逃亡。剔屋卖田，人不为售。内顾生计，四壁皆空。重以官典侵欺，因事而起，取其髓脑，曾无悔心。修筑城池，缮造兵甲，州县役使，十倍军机。官私不矜，期之必取，枷棒之下，痛切肌肤。事迫情危，不循礼义。愁苦之地，不乐其生。有利则归，且图赊死。"（钦定四库全书本，卷三百十二　宰辅部　谋猷第二，第二十五、二十六页）

"脑为髓之海"：　精华的集合

《黄帝内经·灵枢》[①]：黄帝曰：定之奈何？岐伯曰：胃者水谷之海，其腧上在气街〔冲〕，下至三里。冲脉者为十二经之海，其腧上在于大杼，下出于巨虚之上下廉。膻中者为气之海，其腧上在于柱骨之上下，前在于人迎。脑为髓之海，其腧上在于其盖，下在风府。（卷六　海论第三十三，山西科学技术出版社 2019 年 76—77 页）

"头目髓脑"：　内施舍的标志

释家有内外两种施舍，髓脑是经常被引用的一种内施舍。详见"4　释家与道家篇"第 151—154 页"头目髓脑"。

---

① 《黄帝内经》分《灵枢》《素问》两部分，是中国最早的医学典籍。它是一本综合性的医书，在黄老道家理论基础上建立了中医学上的"阴阳五行学说""脉象学说""藏象学说""经络学说""病因学说""病机学说""病症""诊法""论治"及"养生学""运气学"等学说，从整体观上来论述医学。其基本素材来源于华夏古人对生命现象的观察、临床积累以及简单的解剖学知识。也参见第 173 页"5　医药篇"的"古代华夏医家的脑认识"第二自然段。

髓、脑与深于骨髓、痛于骨髓等

笔者发现,由于髓与脑关系十分密切,在古代华夏著作中,有些讨论髓的话题,实际上就是讨论脑。现在人们知道,脑是负责感觉的,包括痛觉。但在华夏古代典籍上能看到的是:髓可能与感觉功能有关。"痛入骨髓"的说法就说明了这一点。但这里的"骨髓",其含义是人体的深部、深处。所以,"痛入骨髓"的意思就是痛得很厉害,痛到"髓"里面去了。而这个"髓",实际上也有脑的意思。

• "痛入骨髓""病在骨髓"

笔者以为,"痛入骨髓""病在骨髓"等说法,直接把骨髓能够感受的问题摆到了人们面前,也流传到了今天老百姓的话语当中。在笔者家乡浙东的方言里,也有"痛到骨髓里去了"的说法。

当然,由于"脑"跟"心"的混淆,华夏长期以来认为心是司理神智功能的,所以关于"心"和痛的问题也很多,这里暂不讨论。

从现代医学观点看,骨髓是一个造血器官,但古人把它看成一个埋在身体深处的重要器官。所以出现了"痛入骨髓""入于骨髓"这样的提法,从字面上看似乎在讲骨髓,但稍加推敲,就知道实际上是在讲感觉的深度。"痛入骨髓"表示疼痛到了骨髓。骨髓深埋于骨中,脑也是骨内的髓,"脑为髓之海",所以这句话的意思也可理解为:疼痛是可以到脑的。同样,"痛于骨髓"表达这样的意思:"髓"处于深层,"痛于骨髓"表示痛得十分厉害、很深。而且,所有这些所谓"痛",往往是指精神上的痛苦。

在古代乃至后古代的许多史、传典籍中这方面的例子很多。以下是有关引文及笔者评述。

《新序》:扁鹊见齐桓侯。立有间,扁鹊曰:"君有疾,在腠理,不治将恐深。"桓侯曰:"寡人无疾。"扁鹊出,桓侯曰:"医之好利也,欲治不疾以为功。"居十日,扁鹊复见,曰:"君之疾在肌肤,不治将深。"桓侯不应。扁鹊出,桓侯不悦。居十日,扁鹊复见曰:"君之疾在肠胃,不治将深。"桓侯不应。扁鹊出,桓侯不悦。居十日,扁鹊复见,望桓侯而还走。桓侯使人问之,扁鹊曰:"疾在腠理,汤熨之所及也;在肌肤,针石之所及也;在胃肠,大剂之所及也;在骨髓,司命之所无奈何也。今在骨髓,臣是以无请也。"居五日,桓侯体痛,使人索扁鹊,扁鹊已逃之秦国。桓侯遂死。故良医之治疾也,攻之于腠理。此事皆治之于小者也。夫事之祸福,亦有腠理之地,故圣人蚤从事矣。[卷二 杂事第二:见《百子全书(上)》,浙江古籍出版社 1998 年 146 页]

按:以上所讲的"在骨髓",表示部位很深,因此药物作用很难达到。许多史、传典籍中都有类似应用。

《韩非子》①:夫痤疽之痛也,非刺骨髓,则烦心不可支也。非如是,不能使人以

---

① 《韩非子》,战国时期法家思想家韩非(约公元前 280—前 233 年)的论著。

半寸砥石弹之。今人主之于治亦然。[外储说右上第三十四：见《百子全书（上）》,522 页]

《史记》：句践顿首再拜曰："孤尝不料力,乃与吴战,困于会稽,痛入于骨髓,日夜焦唇干舌,徒欲与吴王接踵而死,孤之愿也。"遂问子贡。子贡曰："吴王为人猛暴,群臣不堪；国家敝以数战,士卒弗忍；百姓怨上,大臣内变；子胥以谏死。"（卷六十七,中华书局 2009 年 412 页）

《孔子家语》①：子贡曰："今者吾说吴王以救鲁伐齐,其志欲之而心畏越,曰：'待我伐越而后可。'如此则破越必矣。且无报人之志而令人疑之,拙也；有报人之意而使人知之,殆也；事未发而先闻者,危也。三者举事之大患矣。"越王顿首再拜曰："孤少失前人,内不量力,与吴战困于会稽,痛入于骨髓。日夜焦唇干舌,徒欲与吴王接踵而死,孤之愿也。"[卷八　屈节解第三十七：见《百子全书（上）》,22 页]

按：以上《孔子家语》所讲的故事,与《史记》的相同。

《战国策》：荆轲知太子不忍,乃遂私见樊於期曰："秦之遇将军可谓深矣。父母宗族皆为戮没。今闻购将军之首金千斤、邑万家,将奈何？"樊将军仰天太息流涕曰："吾每念,常痛于骨髓,顾计不知所出耳！"轲曰："今有一言可以解燕国之患而报将军之雠者,何如？"樊於期乃前曰："为之奈何？"荆轲曰："愿得将军之首以献秦,秦王必喜而善见臣。臣左手把其袖,而右手揕其胸,然则将军之仇报而燕国见陵之耻除矣。将军岂有意乎？"（钦定四库全书本《鲍氏战国策注》卷九第四十八页）

《史记》刺客列传记有同样故事,见日本庆长、元和年间活字印本《史记一百三十卷》卷八十六第二十一、二十二页。

按：以上"痛于骨髓"或"痛入于骨髓",可见是当时通行的一个说法。

《春秋谷梁传》：（定公四年）为是欲兴师而伐楚。子胥谏曰："臣闻之,君不为匹夫兴师。"〔……夫资父事君,尊之非异；重服之情,理宜共均。既以天性之重,降于义合之轻,故令忠臣出自孝子,孝子不称忠臣。今子胥称一体之重,忽元首之分,以父被诛,而痛缠骨髓,得耿介之孝,失忠义之臣,而忠孝不得并存。传不善子胥者,两端之间,论忠臣伤孝子之恩,论孝子则失忠臣之义。〕（钦定四库全书本《春秋谷梁注疏》②卷十九第十二、十三页）

《史记》：至新安,项王诈阬秦降卒二十余万,唯独邯、欣、翳得脱,秦父兄怨此三人,痛入骨髓。（卷九十二　淮阴侯列传第三十二,中华书局 2009 年 548 页）

《盐铁论》：文学曰："周道衰,王迹熄,诸侯争强,大小相凌。是以强国务侵,弱国

---

① 《孔子家语》又名《孔氏家语》,或简称《家语》,是一部记录孔子及孔门弟子思想言行的著作。今传本《孔子家语》共十卷四十四篇,三国魏之王肃注,书后附有王肃"序"和"后序"。"后序"实际上分为两部分,前半部分内容是以孔安国的语气所写,一般称为"孔安国序",后半部分内容为孔安国以后的人所写,故称为"后孔安国序",其中收有孔安国孙子孔衍关于《家语》的"奏言"。

② 《春秋谷梁传》,旧题战国时人撰；东晋范宁（公元 339—401 年）著《春秋谷梁传注》；唐杨士勋著《春秋谷梁传疏》。"痛缠骨髓"是《春秋谷梁传疏》的文字。

设备。甲士劳战阵,役于兵革,故君劳而民困苦也。今中国为一统,而方内不安,徭役远而外内烦也。古者无过年之繇,无逾时之役。今近者数千里,远者过万里,历二期。长子不还,父母愁忧,妻子咏叹。愤懑之恨发动于心,慕思之积痛于骨髓。此《杕杜》《采薇》之所为作也。"(繇役第四十九,上海人民出版社 1974 年 103 页)

按:以上"文学"指当时的贤良文学六十多人。

《后汉书》:伏念天下离(罹)王莽之害久矣!……于是江湖之上、海岱之滨,风腾波涌,更相驱藉。四垂之人,肝脑涂地。死亡之数,不啻太半。殃咎之毒,痛入骨髓。匹夫僮妇,咸怀怨怒。(汲古阁本,卷二十八 桓谭冯衍列传第十八上,第六页)

按:古人虽然不知道疼痛是由脑司理的,但知道疼痛可以"痛入骨髓",那是表示很深很深的意思。还应该补充,这里的痛可能是一种情感意义上的痛。

《后汉书》:窦融字周公,扶风平陵人也。……帝深嘉美之,乃赐融以外属图及太史公《五宗》《外戚世家》《魏其侯列传》,诏报曰:"每追念外属,孝景皇帝出自窦氏。定王,景帝之子,朕之所祖。昔魏其一言,继统以正,长君、少君尊奉师傅,修成淑德,施及子孙。此皇太后神灵,上天祐汉也。从天水来者,写将军所让隗嚣书,痛入骨髓。畔臣见之,当股栗惭愧,忠臣则酸鼻流涕,义士则旷若发目蒙。非忠孝悫诚,孰能如此?"……融被诏,即与诸郡守将兵入金城。(卷二十三 窦融列传第十三,第一、四、五页)

按:以上"痛入骨髓"的痛,也是一种情感意义上的痛。

《意林》:(仲长统《昌言》①十卷)妇人有朝哭良人,暮适他士,涉历百庭,颜色不愧。今公侯之宫,美女数百;卿士之家,侍妾数十。昼则以醇酒淋其骨髓,夜则以房室输其血气。(钦定四库全书本,卷五第四页)

《汉书》:且三秦王为秦将,将秦子弟数岁,而所杀亡不可胜计,又欺其众降诸侯。至新安,项王诈坑秦降卒二十余万人,唯独邯、欣、翳脱。秦父兄怨此三人,痛于骨髓。今楚强以威,王此三人,秦民莫爱也。大王之入武关,秋毫亡所害,除秦苛法,与民约法三章耳。秦民亡不欲得大王王秦者。于诸侯之约,大王当王关中,关中民户知之。(钦定四库全书本《前汉书》卷三十四 韩彭英卢吴传第四,第四、五页)

《东观汉记》②:(冯衍)更始时为偏将军,……陈政言事曰:……元元无聊,饥寒并臻,父子流亡,夫妇离散,庐落丘墟,田畴芜秽,疾疫大兴,灾异蜂起。于是江湖之上、海岱之滨,风腾波涌,更相驱藉。四垂之人,肝脑涂地,死亡之数,不啻太半。殃

---

① 《昌言》是东汉末哲学家仲长统的哲学政治著作。《后汉书·仲长统传》载,仲长统"每论说古今及时俗行事,恒发愤叹息。因著论名曰《昌言》,凡三十四篇、十余万言"。原书已佚,《后汉书》本传录有《理乱》《损益》《法诫》三篇。此外,《群书治要》《意林》《齐民要术序》《文选》《太平御览》等书中保存有某些片断。此处所引系《意林》中所存之《昌言》佚文。《意林》,唐代马总撰,杂纂百家之说者,概其要意,多引用儒说。

② 《东观汉记》,记载东汉历史的纪传体断代史巨著,涵盖从光武帝至灵帝一百余年历史,由班固等人编撰。

咎之毒,痛入骨髓,匹夫僮妇,咸怀怨怒。皇帝以圣德威灵,龙兴凤举,率宛、叶之众,将散乱之兵,歃血昆阳,长驱武关,破百万之阵,摧九虎之军,雷震四海,席卷天下,攘除祸乱,诛灭无道,一期之间,海内大定。(钦定四库全书本,卷十四 列传九,第七、八页)

按:以上是东汉冯衍上书的内容,"痛入骨髓"表示百姓的痛苦。

• 音乐的感动,能达骨髓

《汉书》的"礼乐志"等处都讲到,乐能够感动人,深入到骨髓,说明乐对人的感动非常深入。以下是有关引文及笔者评述。

《汉书》:故乐者,圣人之所以感天地,通神明,安万民,成性类者也。……心耳浅薄则邪胜正,故……乐官师瞽抱其器而奔散,或适诸侯,或入河海。

夫乐本情性,浃肌肤而臧骨髓。虽经乎千载,其遗风余烈,尚犹不绝。至春秋时,陈公子完奔齐。陈、舜之后,《韶》乐存焉。故孔子适齐闻《韶》,三月不知肉味,曰:"不图为乐之至于斯!"美之甚也。(钦定四库全书本《前汉书》卷二十二 礼乐志第二,第十二、十三页)

《汉书》:乐者,所以变民风,化民俗也。其变民也易,其化人也著。故声发于和而本于情,接于肌肤,臧于骨髓。故王道虽微缺,而筦(管)弦之声未衰也。(卷五十六 董仲舒传第二十六,第四页)

按:臧,收藏,通"藏"。这里的"臧于骨髓",表示乐的作用很深。前面引《汉书·礼乐志》也讲到音乐能够感动人。

• 恩怨、利害、德,可以深至骨髓

不仅仅痛和音乐,感情也可以深于骨髓,于是"怨入骨髓""深入骨髓""德沦于骨髓""厚德入于骨髓""荷戴恩德沦入骨髓"等等都出来了,这些都意味着人对于事情的感受是很深的。以下是有关引文及笔者评述。

《史记》:孝景帝三年正月甲子,(吴王濞)初起兵于广陵……发使遗诸侯书曰:"……匡正天子,以安高庙。愿王勉之。楚元王子、淮南三王或不沐洗十余年,怨入骨髓,欲一有所出之久矣,寡人未得诸王之意,未敢听。今诸王苟能存亡继绝,振弱伐暴,以安刘氏,社稷之所原也。敝国虽贫,寡人节衣食之用,积金钱,修兵革,聚谷食,夜以继日,三十余年矣。凡为此,愿诸王勉用之。"(卷一百六 吴王濞列传第四十六,中华书局 2009 年 617 页)

按:以上说"怨入骨髓"。

《战国策》:或谓魏王曰:"……秦自四境之内,执法以下至于长挽者,故毕曰:'与嫪氏乎?与吕氏乎?'虽至于门闾之下,廊庙之上,犹之如是也。今王割地以赂秦,以为嫪毒功;卑体以尊秦,以因嫪毒。王以国赞嫪毒,以嫪毒胜矣。王以国赞嫪氏,太后之德王也深于骨髓,王之交最为天下上矣!秦、魏百相交也,百相欺也。今由嫪氏善秦而交为天下上，天下孰不弃吕氏而从嫪氏？天下必舍吕氏而从嫪氏，则王之怨报矣。"（钦定四库全书本《鲍氏战国策注》卷七第六十六、六十七页）

按：以上"德"（感激）可以"深于骨髓"。"髓"处于深层，"太后德王'深于骨髓'"，表示深深感激。一些比较抽象的、情感性的东西，也可以深入到骨髓里面去，这种情况下往往用"深于骨髓"，"骨髓"就代表很深。

《史记》：当是时，晋文公丧尚未葬。太子襄公怒曰："秦侮我孤，因丧破我滑。"遂墨衰绖，发兵遮秦兵于殽，击之，大破秦军，无一人得脱者。虏秦三将以归。文公夫人，秦女也，〔服虔曰：缪公女。〕为秦三囚将请曰："缪公之怨此三人入于骨髓，原令此三人归，令我君得自快烹之。"晋君许之，归秦三将。三将至，缪公素服郊迎，向三人哭曰："孤以不用百里傒、蹇叔言，以辱三子，三子何罪乎？子其悉心雪耻，毋怠。"遂复三人官秩如故，愈益厚之。（日本庆长、元和年间活字印本《史记一百三十卷》卷五秦本纪第五，第十七页）

按：以上说"怨"可以"入于骨髓"。

《汉书》：臣窃料之："能历西山，径长乐，抵未央，攘袂而正议者，独大王耳。上有全亡之功，下有安百姓之名，德沦于骨髓，恩加于无穷，愿大王留意详惟之。"孝王大说，使人驰以闻。济北王得不坐，徙封于淄川。（钦定四库全书本《前汉书》卷五十一贾邹枚路传第二十一，第二十七、二十八页）

按："髓"处于深层，以上"德沦于骨髓"表示德非常深。所以，一些比较抽象的、情感性的东西也可以深入骨髓里面去。

《汉书》：长君者，王美人兄也，后封为盖侯。邹阳留数日，……曰："长君诚能精为上言之，得毋竟梁事，长君必固自结于太后。太后厚德长君，入于骨髓，而长君之弟幸于两宫，金城之固也。又有存亡继绝之功，德布天下，名施无穷。愿长君深自计之。昔者，舜之弟象，日以杀舜为事。及舜立为天子，封之于有卑。夫仁人之于兄弟，无臧怒，无宿怨，厚亲爱而已，是以后世称之。鲁公子庆父使仆人杀子般，狱有所归，季友不探其情而诛焉；庆父亲杀闵公，季子缓追免贼。《春秋》以为亲亲之道也。鲁哀姜薧于夷，孔子曰'齐桓公法而不谲'，以为过也。以是说天子，侥幸梁事不奏。"（卷五十一　贾邹枚路传第二十一，第二十四至二十六页）

按：以上说"厚德"可以"入于骨髓"。

《栾城集》①：右栾城先生家集，校闽、蜀本，篇目间有增损。从郡斋绅绎其故，盖复官谢表后所附益章疏稿有所削也。于政事书、条例司状，见公入朝之始，揆事中远，如汉贾谊；议河流、边事、茶役法，分别君子小人之党，反复利害，深入骨髓，窃比之陆宣公贽。歌诗千数百篇，曾无几微见用舍废兴之异。晚岁杜门颍川，《喜秋稼》句曰："我愿人心似天意，爱惜老弱怜孤贫。"仁民爱物，可谓"中心藏之，何日忘之"矣！伏读敛衽，请事斯语。淳熙六年七月望日，从政郎、充筠州州学教授邓光谨

---

① 《栾城集》，北宋苏辙（公元1039—1112年）的诗文别集。

书。(下册附录四、序跋提要,上海古籍出版社 1987 年 1853 页)

按:以上说"利害"可以"深入骨髓"。

《栾城集》:(乞放市易欠钱状〔二十七日〕)右臣顷曾上言:……伏乞圣慈,以此五事较其利害,断自圣意,特与除放。或因将来明堂赦书行下,或更溥行诸路,则细民荷戴恩德,沦入骨髓。社稷之利,不可胜计。(中册卷之三十九 右司谏论时事十五首,868—869 页)

按:以上说"恩德"可以"沦入骨髓"。

《湛然居士文集》[①]:(和谢昭先韵)……河朔干戈犹未息,西域十年空旅食。贤人退隐予未能,钧衡旷位虚名极。真人应运康世屯,数颁宽诏垂丝纶。沛若恩波沦骨髓,皇皇四海咸蒙春。(卷十,商务印书馆 1937 年 146 页)

按:以上说"恩"可以"沦骨髓"。

脑可能有的感觉功能

下文将会介绍,有"鼻脑疼痛""痛脑连胫"这样的提法。如果说"鼻脑疼痛"的"脑"还可以说是指体位;那么在像"痛脑连胫"这样的提法中就比较难以认为脑是一个体位了。这类用词还有不少,使人隐约感到:古人把感觉功能安放到了脑上面。以下是有关引文及笔者评述。

《香案牍》:司马承祯善金剪刀书。脑中有小儿诵经声,玲玲如振玉,额上小日如钱,耀射一席。(见《古今图书集成》明伦汇编 人事典第九卷 头部 纪事,中华书局 1934 年 385 册 48 页)

按:此说亦见于《夜航船》卷十四 九流部。

《声赋》:(宋·张咏)钳圣愚儒,四海暌孤。刮剥亡命,痛脑连胫。于是民失其业,怨口喋喋;野薄其农,荆榛扬风。刑失其矩,民哀无所。兵革填委,死为怨鬼。故怨之为气也,散为嚣尘,积为屯云。(见《古今图书集成》明伦汇编 人事典第二十八卷 形声部 艺文一,387 册 40 页)

《集仙录》:鲁妙典者,九嶷山女冠也。生即敏慧高洁,不食荤饮酒。十余岁,即谓其母曰:"旦夕闻食物臭浊,往往鼻脑疼痛,愿求不食。"举家怜之。复知服气饵药之法。居十年,常悒悒不乐,因谓母曰:"人之上寿,不过百二十年,哀乐日以相害,况女子之身?岂可复埋没贞性,混于凡俗乎?"(见钦定四库全书本《太平广记》卷六十二 女仙七,第一页)

按:以上将"鼻脑疼痛"和"食物臭浊"相关联,然而故事的作者并没有作出

---

① 《湛然居士文集》为仕元耶律楚材诗文集。耶律楚材(公元 1190—1244 年)字晋卿,法号湛然居士,辽东丹王突欲八世孙。公元 1215 年成吉思汗进中都省,录之为近臣,命随军西征。于戎马倥偬中不废翰墨,创作了大量篇什。窝阔台继位时受任中书令,于经国之暇"惟以吟咏"。据年谱,此诗作于公元 1233—1236 年间。

解释。

《七修类稿》①：(佛顶菊)元人谢伯理居淞之泖湖，富而好礼，构光渌亭，为宴乐之所。九日，会友于其间，有园丁以佛顶菊花方开，献之筵间求诗，众为赋之。时铁笛道人杨廉夫在座，走笔云："莲社渊明手自栽，头颅终不惹尘埃。东篱若为摩挲看，西域亲曾受记来。妙色尽从枝上发，慧香直奔脑门开。明年九月重阳节，再托摩耶圣母胎。"座客顾仲瑛奉觞称曰："先生之作，诚可谓虎穴得子矣。"以今观之，恐亦句句字字未必尽当，况格律亦自卑耶？（明刻本，卷三十 诗文类，第一、二页）

《子不语》：(返魂香)有老妪拜香下，貌甚慈，问周何来，曰："迷路到此。"曰："思归乎？"曰："欲归不得。"妪曰："嗅香即归矣。"周嗅之，觉异香贯脑，一惊而苏，家中僵卧已三日矣。或曰："此即聚窟山之返魂香也。"（卷十九，上海古籍出版社2012年248页）

髓脑： 人体的重要部分

后古代的史、传继承了古代的看法，谈到脑，必然联系到髓；脑、髓密不可分。这里的"髓脑"就是指人体重要的、生命攸关的器官。以下是有关引文及笔者评述。

《册府元龟》：国步始康，民劳未息，诚宜轻徭薄赋，勤恤民隐。诗不云乎？"民亦劳止，迄可小康。惠此中国，以绥四方。"古之帝王，亦有表山刊树，未足尽其意，下辇成宴，讵能穷其情？正足以靡天地之财用，劉(剥)生民之髓脑。是故孔子对叶公以来远，酬哀公以临民。所问虽同，所急异务故也。相如壮《上林》之观，扬雄骋《羽猎》之辞，虽系以隳墙填堑，乱以收罝落网，而言无补于风规，祇足昭其恣度也。（钦定四库全书本，卷六百二十四 卿监部 智识，第十九页）

《文苑英华》：［言河朔人庶疏(武后时)］侵渔因事而起，取其髓脑，曾无媿心。（钦定四库全书本，卷六百九十四第十五页）

《皇明经世文编》：(直陈辽左受病之原疏)微成梁之力，高淮必不得梱载于辽，人必剐刃淮之腹中。两人深相结，辽人逾不可支矣。谣云："辽人无脑，皆淮剜之；辽人无髓，皆淮吸之。"实成梁代剜之、代吸之矣。（崇祯平露堂刻本，卷四百六十七第十七页）

1.8 古埃及脑认识和古希腊脑研究的启示

古埃及的脑认识和古希腊的脑研究

虽然当代西方主要是欧美，但欧美文化的重要来源是古希腊文化，而古希腊文化又和古埃及文化有密切交集。为了在脑认识问题上进行东西方比较，与古代华夏

---

① 《七修类稿》，明代学者郎瑛的一本笔记体著述，是其致力于学问考辨的一部专著。

文化相对应的应该是古希腊文化以及古埃及文化。

公元前 17 世纪,世界上最早的象形文字"脑"字出现于古埃及纸草书(papyrus)中。

在古希腊年代,神智的宝座在脑(希波克拉底,Hippocrates)还是在心(亚里士多德,Aristotle)的争论已经展开,脑的解剖研究已经开始。

西方有记载的文学、科技、艺术大部分是从古希腊开始的。古希腊不是一个国家的概念,而是一个地区的称谓,它位于欧洲东南部、地中海东北部,包括希腊半岛、爱琴海和爱奥尼亚海上的群岛和岛屿、土耳其西南沿岸、意大利东部和西西里岛东部沿岸地区。

古希腊神经科学大事记

公元前 800 年,荷马的创作及以后希腊艺术与文化生活的繁荣,使人们慢慢达成一个看法:世界是可以认识的。

公元前 500 年,古希腊的阿尔克梅翁(Alcmaeon)进行了第一个有记录的人体解剖。他注意到脑,而且发现了视神经。他的老师毕达哥拉斯(Pythagoras)教导他说:脑与推理有关。在其后的一个世纪,有更多人提出了类似的猜测。

公元前 400 年,地中海沿岸城市科斯(Cos)的一帮人称希波克拉底学派(Hippocrates)[①],他们反对迷信及超自然主义,从而引入合理的医学,这需要临床经验的系统积累。希波克拉底学派关于癫痫的描述,直到公元 19—20 世纪英国神经病学家杰克逊(J. H. Jackson)之前,是没有任何人能够超越的。希波克拉底学派的思想被体液学说所主导,该说认为人体功能由四种体液组合起来发生,即血、黏液、黑胆汁、黄胆汁。希波克拉底学派认为脑是智慧和梦的器官,脑分泌黏液,可以使血液冷却下来。

公元前 340 年,亚里士多德系统地进行了比较解剖。在他所写的 19 本书中,高度评价了人类对于自然的知识,他的看法持续到欧洲文艺复兴时期。他认为心是神智的栖息地。他有关脑功能的看法对后人影响甚微。

公元前 300 年,希罗菲勒斯(Herophilus)及埃及亚历山大里亚城的伟大学派做了许多尸体解剖工作,而且事实上从此建立了解剖学。他们区分了感觉神经与运动神经,并且显示,神经把外周与中枢及脊髓连接起来。

公元前 250 年,埃拉西斯特拉图斯(Erasistratus)提出了脑功能机制,认为有两种气在静脉、动脉和神经中流动。气在心脏里面变成活力精灵,在脑室里面变成动物精灵。从脑室开始,精灵通过神经使肌肉伸长或缩短。[参见拙作《神经科学的历史发展和思考》(以下简称《历史发展和思考》)神经科学大事记,上海科学技术出版社 2008 年 410 页]

---

① 有一种观点认为,Hippocrates 实际指科斯岛上的一群医生,他们的看法可能代表了一大批人,而不是希波克拉底一个人。

古埃及《史密斯外科纸草书》中的"脑"字

《史密斯外科纸草书》是古埃及纸草书的一种。这宗埃及文献约在 19 世纪中叶被发现，20 世纪 30 年代初翻译成英文。《外科纸草书》中都是些实际病例的描述，共记载了 48 例外科病例。其中包含对十三例头部损伤病人的描写，有失语症、麻痹、癫痫发作等，而且提示了脑的功能。然而在古埃及的那个时候，疾病仍然被视作一种超自然影响的结果，而且是鬼神范畴的事情。

总体而言，纸草书的出现可能很早。古埃及人大约在公元前 3000 年就会写纸草书，而《外科纸草书》是在公元前 17 世纪时用象形文字抄写下来的。其中的病例 6 描述了一个头颅受损伤的病人。伤势很严重，穿过了颅骨和脑膜。脑已暴露，有高高低低的样子。医生摸其伤口，摸到有东西在跳动着的感觉，其表面好像熔化了的铜。

因为在象形文字中，此字的后面经常跟着"在颅内"的字样，所以把象形文字翻译成现代文字的译者建议："颅内的髓"应是脑的最早的描写（见下图）。

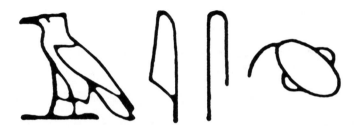

《外科纸草书》中讲了脑的损伤、人麻痹了或者人不能动了，等等。（参见 Gross C G. 1999. Brain，Vision，Memory：Tales in the History of Neuroscience. MIT Press：p27，pp2 - 3）

· 《外科纸草书》中的病例 6

［名称］检查发现他的头部有一个开口的伤口，贯穿并且粉碎了颅骨，使脑暴露出来。

［检查］你如果检查这样一个病人，发现他的头部有一个开口的伤口，贯穿并且粉碎了颅骨，使脑暴露出来。你应该触摸他的创口，你将会发现他颅内的破损处，有一些纹状的东西，有点像熔化了的铜。触及时，你的手指会有那种搏动和脉动的感觉，有点像婴儿头部尚未融合起来的薄弱部位的那种感觉。病人的鼻孔流出血来，他的颈部强直。

［诊断］这种病不能处理。（参见 Gross，1999：pp2 - 3）

按：从以上引文看到，这一记载片段中出现了"脑"字。

· 《外科纸草书》中的病例 31

这是一例颈部脊椎骨移位，病人感觉不到他的两腿和两手。（这说明古埃及人

知道症状与部位有关)(参见 Gross,1999：p3)

古希腊的脑解剖学

早在公元前 500 年,古希腊的阿尔克梅翁已经做了第一例有记录的人体解剖。公元前 3 世纪,古希腊统治下的亚历山大里亚城开展了比较深入的脑解剖。

• 亚历山大里亚城的希罗菲勒斯和埃拉西斯特拉图斯

公元前 3 世纪,早期的学术研究在亚历山大里亚城达到了顶峰。这座城市是在前一个世纪由年轻的亚历山大大帝建立的,他死后在托勒密王朝的统治下。这座城发展起了一套科学研究的办法,允许对人体进行广泛的解剖和研究。

亚历山大里亚城有两位著名的解剖学者,一位名叫希罗菲勒斯(公元前 300 年左右),另一位名叫埃拉西斯特拉图斯(希罗菲勒斯的同时代人)。他俩的著作没有保留下来,但是从后人盖伦(G. Galen)对他俩工作的论述中可以看出一些端倪。他们相信脑是一个智慧的器官,这完全不同于亚里士多德声称的心脏是一个智慧器官的说法。希罗菲勒斯似乎曾经描写侧脑室及其角,还有他称之为"小脑脑室"的部位,实即今之第四脑室。由于"小脑脑室"靠近脊髓和运动神经,因此他考虑:这个脑室可能有一种产生运动的力量。他不仅把灵气(soul,神智)的重点放在脑,具体地说,他还认为神智是在脑室空腔里面,这实际上是建立起了一个"颅内神智定位"的观念。比他稍年轻一点的埃拉西斯特拉图斯继续了这些研究,详细地描写了脑室,但是没有提到脑室的功能。相反,他的描写集中到脑表面的脑回上面。(参见 Marshall L H & Magoun H W. 1998. Discoveries in the Brain：Neuroscience Prehistory, Brain Structure and Function. Humana Press：p28)

希罗菲勒斯和埃拉西斯特拉图斯两个人对脑特别感兴趣,他们给出了关于人脑的详细准确的描写,包括脑室。他们对于脑管理感觉、思想和运动毫不怀疑,希罗菲勒斯认为第四脑室是一个管理中心。但是以后盖伦把它抛弃了,盖伦认为脑实质是重要的。希罗菲勒斯把脑室与写字用的笔所呈现的弯曲性状相比较,把它叫做"写翮",这个词在解剖学里一直沿用到今天。

埃拉西斯特拉图斯认为脑的沟回与小肠很相像,这个看法一直到公元 19 世纪还有影响。公元 19 世纪的书上描写脑回是一种肠子样突起。埃拉西斯特拉图斯比较了动物和人脑回的数量,涉及的动物有兔、猪等。通过比较,他认为人类的智慧高与脑回数量多有关。以后盖伦嘲笑他,说他错了,因为驴子的脑回比人还要多,但它却比人笨。但是,看来盖伦讲的脑回不是大脑的回,而是小脑的回。盖伦对脑与智力有关的观点加以讽刺,这具有深远的影响。直到 16 世纪,1543 年维萨留斯(A. Vesalius)写的书里面还引用了盖伦的观点;一直等到 17 世纪的维利斯(T. Willis)才对脑回产生认真的兴趣。埃拉西斯特拉图斯认为感觉神经、运动神经是到脑子里去的。有报告说他曾经用活人的脑子做过实验,但是没有记录,看来埃

拉西斯特拉图斯是一个喜欢做自然研究的人。(参见 Gross,1999：p27)

古希腊的心、脑之争

在古希腊,曾经发生了与脑认识有重要关系的"神智在心还是在脑"之争。

古希腊医学家希波克拉底(公元前 460 年)认为神智在脑。在他的《论圣病》①(*On the Sacred Disease*)中,发表了其有关脑功能和脑疾病的著名论述(见 8.2　脑心之争)。希波克拉底认为脑是智慧和梦的器官,脑分泌黏液,可以使血液冷却下来。

另一方面,古希腊大学问家亚里士多德(公元前 384—前 322 年)认为神智在心。亚里士多德系统地做动物的比较解剖,他认为心是神智的栖息地。他的脑功能看法对后人影响甚微。参见"8.2　脑心之争"。

● 希波克拉底其人

希波克拉底大约生活在公元前 460—前 377 年,一般认为,希波克拉底生于科斯城,如今是土耳其海岸边上的一个小岛。希波克拉底以他具有非凡洞察力的眼睛走向世界。

希波克拉底的某些著作是关于脑损伤的,在这些著作中,他(或者他的学派)把脑看成神智器官。在《希波克拉底文集》里面有许多关于运动紊乱的描写,包括不同类型的麻痹和痉挛发作。在这本书里正确地把头颅一侧的损伤跟身体对侧的痉挛联系了起来:

从多数情况看,痉挛的抽搐在身体的另外一侧,如损伤位于左侧,那么痉挛就发生在身体的右侧。(参见 Finger S. 2000. Minds behind the Brain — Hippocrates：The Brain as the Organ of Mind//A History of the Pioneers and Their Discoveries. New York：Oxford University Press)

知道了脑的损伤可以引起痉挛或者麻痹之后,希波克拉底警告说:不要去干预脑。书中有时也提到有关语言障碍的内容,例如:有一个病人丧失了语言,同时有身体右侧的麻痹。今天我们知道,神经病学家可以准确地预期:如果左侧大脑半球前部受损害,多数中风病人就会有这种情况发生。

《希波克拉底文集》的内容也涉及脑疾病,包括癫痫。对于早期希腊人来说,这种吓人的抽搐疾病被认为是一种妖狐作祟的结果,是由于信仰丢失造成的。据称大力神赫拉克勒斯(Hercules)也患有癫痫,事实上那时就把癫痫称为"赫拉克勒斯病",后来改称"圣病"。这是一种可怕的疾病。希波克拉底相信,脑是身体的一个主要控制中枢。这种信念代表着对于来自埃及信念的一个重大改变、对于来自《圣经》及早期希腊观点的一个重大改变。在那些观点里面,都认为神智源自心脏。

---

① 所谓圣病(sacred disease)即癫痫。

新的、被抬高的脑的作用在有关"圣病"或"疯癫疾病"（sacred disease）的论述中得到了最好的解释。希波克拉底学派医生把癫痫看成自然发生的脑疾病，从《希波克拉底文集·论圣病》的开始直到最后一行，读者可以感受到完全不同的强调之处：

有关圣病的看法，我认为是不聪明的。你应该把它看成为由自然原因产生的。像其他疾病一样，它有自己的原因。人们把它的性质及原因看成为神圣，这是由于奇怪和无知。（参见 Finger，2000：p30）

- 亚里士多德其人

亚里士多德（公元前 384—前 322 年）关于神经系统的知识其实并不太丰富，他主要是提出了有关生命活动的一些基本概念。亚里士多德的名字是跟哲学联系在一起的，多个世纪以来他被认为是"哲人"。他是古时候处于领导地位的生物学家，也是所有时代最伟大的生物学家之一。他被认为是比较解剖学创始人、第一位胚胎学家、第一位分类学家、第一位进化论专家、第一位生物地理学家、第一位动物行为的系统研究专家。他的著作有四分之一以上是有关生物学的，而且他的生物学工作与他的老师柏拉图保持了明显的距离。除生物学外，他是一个真正包罗万象的天才，他的著作在一些领域里具有永久性的影响，如逻辑学、形而上学、艺术、戏剧、心理学、经济学、政治等，他在物理科学和生理科学领域里的主导性影响，在过去几个世纪中大部分已过时和消失。（参见 Gross，1999：pp18‑19）

古埃及脑认识和古希腊脑研究给华夏的启示

如果让我们作古代华夏与西方脑认识的对比，笔者的体会是：古埃及和古希腊的脑研究已经有了很好的基础，即神经解剖研究；那时候的脑认识已经触及脑功能的实质，即脑是一个神智的器官。

相对而言，华夏古代的脑认识仅仅触及脑的体位及脑的物理性质，根本没有触及脑功能的重点——脑的调节功能、脑的神智功能。

《说文解字》对汉字所作的解释，归纳、反映了整个华夏古代各种古籍中所用汉字的含义，反映了公元 1 世纪及以前华夏学人对汉字的看法。可以认为，古代华夏虽然知道脑对人体很重要，脑在颅骨之内，脑是一种涂浆性质的物质，但还并没有真正认识脑功能的主要方面，即脑的调节功能与神智功能。

古代华夏与西方脑认识的对比给了我们不少启示。

- 启示之一："脑"字出现的年代

古埃及在公元前 1700 年的外科纸草书上已经出现了象形文字的"脑"字。跟它相对应的华夏历史时期是夏朝（约公元前 2070—前 1600 年）的晚期。

现存的华夏甲骨文中没有找到"脑"这个字，现存的金文上面也没有发现"脑"字。甲骨文是商朝（约公元前 17—前 11 世纪）的文化产物。金文应用的年代比甲骨文更晚一些,上自西周早期,下至秦灭六国。

"十三经"的《周礼》《礼记》和《春秋左氏传》中出现了"脑"字(公元前 300 年左右,战国中期),《黄帝内经》中也有"脑"字(约公元前 300—前 100 年,战国中期—西汉早期)。因此,华夏出现"脑"字大致是在周代春秋至战国之际,即约公元前 475 年。这样看来,古埃及(公元前 17 世纪)出现"脑"字比古华夏(公元前 5 世纪)大约要早 1 200 年的样子。详见"1.2　古代华夏'脑'字的出现"。

• 启示之二:脑的功能是什么? 神智在脑还是在心之争

公元前 400 年,古希腊的希波克拉底学派已经明确提出了脑是神智活动底物的观点。比这稍稍晚一点,公元前 340 年,古希腊的亚里士多德与希波克拉底观点不同,认为心和神智有关。

与这些问题发生的时间点相对应的是我们华夏的"十三经"时代,也就是《孟子》讲"心之官则思",《黄帝内经》讲"泣涕者脑也,脑者阴也""精成而脑髓生"的时代。所不同的是,当时华夏没有人出来讲"脑之官"是什么。

试比较一下古华夏与古希腊的情况:在古希腊,过了若干世纪以后,由于神经解剖以及其他领域的发展,亚里士多德有关心脏和神智的观点较早就被否定了;而在华夏,《孟子》的观点并没有被明确否定,《黄帝内经》的观点仍原封不动地被保留下来!(详见"8.2　脑心之争")

• 启示之三:脑的解剖是脑认识的基础

公元前 5 世纪中叶古希腊的阿尔克梅翁做了尸体解剖,描述了视神经,并注意到:视神经到前额后部就合并起来。稍后,亚历山大里亚博物馆的希罗菲勒斯和埃拉西斯特拉图斯进行了系统的人体解剖,他们详细而准确地描写了人脑,包括脑室。他们毫不怀疑脑管理感觉、思想和运动。希罗菲勒斯认为第四脑室是一个管理中心,并把脑室与写字用的笔样的弯曲东西相比较,把它叫做"写翮"。

试比较一下古华夏与古希腊的有关情况:公元前 300—前 250 年间在现今埃及的亚历山大里亚城,已经开始了对人体的尸体解剖;如果我们把清朝王清任作为从事解剖的开端,我们华夏差不多晚了整整 20 个世纪!

从亚历山大里亚城的事迹可以看出:归根到底,对脑的认识与对人体系统的认识密切相关,解剖学是最重要的基础。

• 启示之四:脑认识与医学实践

史密斯发现的古埃及(公元前 17 世纪)纸草书是一种有外科记载的纸草书。医生在检查病人时看到了脑。古希腊(公元前 460 年)医学家希波克拉底(或其学派)认为神智在脑。其主要和著名的论述是在介绍神经疾病——癫痫的时候发表的。

可见,西方文化中的脑认识是伴随着医疗实践而产生的,是伴随着看到脑这个实物而产生的。这很合理,也显示了其应有的优势。

但是,华夏的情况与上述不同。不仅华夏"脑"字的出现要晚得多,而且在一般史、传中,"脑"字的出现大都是与脑作为一个体位联系在一起的;是以颅骨的囟为标志,隔着颅骨而猜测的;是以颅骨破裂后流淌的脑可以涂抹在地上而加以描述的;从来没有见到过有关脑的真正外形、脑的分部、脑与其他结构的连接等的描述。至于在医学书籍《黄帝内经》中,情况也好不了多少。《黄帝内经》把脑放在一个完全没有科学观察、糅合了大量臆想的经络脏腑系统之中,可是对脑的构造如何则一无所知。

2 后古代篇

2.1 概　说

后古代

"后古代"是本书为了叙述脑认识的方便而使用的一个年代时间段,指东汉(公元 25 年)到明朝前期(公元 1368—1500 年)这一段时期,包括东汉、三国、晋、南北朝、隋、唐、五代、宋、辽、金、元以及明前期这些朝代。这一历史时期大致相应于西方的公元初年到公元 1500 年这段时期,是欧洲文艺复兴前的时期,其中包括了所谓的"欧洲中世纪黑暗时期"。

古代华夏脑认识要点回顾

概括前一篇及第五篇,笔者认为,古代华夏脑认识,具体内容有以下几点:
- 脑:人体体位(蠻于髗),详见"1.3　脑:人体体位('蠻于髗'及其他)";
- 脑:涂浆性质(脑涂地),详见"1.4　脑:涂浆性质('脑涂地'等)";
- 脑:对生命重要(鹽其脑,是以惧),详见"1.5　脑:对生命重要('鹽其脑,是以惧')";
- 脑:谨慎食用(豚去脑),详见"1.6　脑:谨慎食用('豚去脑')";
- 髓脑:详见"1.7　髓脑"。
- 古代华夏医家的脑认识:详见第 173 页"5.1　概说"的"古代华夏医家的脑认识"。

后古代华夏脑认识的要点

概括本篇及第五篇,笔者认为,除沿袭古代华夏脑认识外,后古代的华夏脑认识有如下新内容,这些新认识大部分出现在唐以后:
- 脑神、肠肥脑满,详见"2.2　脑神,肠肥脑满";
- 脑:事之主导——精髓、精华,详见"2.3　脑:事之主导——精髓、精华";
- 脑:物之精品——龙脑、樟脑、石脑,详见"2.4　脑:物之精品——龙脑、樟脑、石脑";
- 动物脑:详见"2.5　动物脑";

■ 后古代华夏医家的脑认识：详见"5.4　后古代华夏医家的脑认识"；
■ 后古代本草著作中的动物脑：详见"5.5　后古代以来本草中的动物脑"。

《物理论》《格致余论》两部书中的脑

这两部书是华夏"论物指理"的著作，笔者特别对其进行了考察，其中均未发现"脑"字。

• 《物理论》中没有脑字

据笔者查考，华夏的传统典籍很少有以"物理"两字命名的，晋·杨泉的《物理论》①是其中之一。用"脑""𩕃""腦"三字检索《物理论》，未检得"脑"字。

• 《格致余论》②没有"脑"字

用"脑""𩕃""腦"三字检索《格致余论》，未检得"脑"字。

《玉篇》《广韵》《类篇》中的脑认识

这里将介绍后古代这段时期华夏几本辞书对"脑"字的诠释。我们知道，从《说文解字》到《康熙字典》，中间横跨 16 个世纪，这期间对"脑"的诠释有何发展与变化，值得加以关注。东汉至明之间的重要辞书有：南梁顾野王的《玉篇》、宋朝的《广韵》、宋朝的《类篇》。经查考后，我们看到，上述三部辞书对"脑"字的诠释，与《说文解字》的诠释并无多大区别，但《类篇》把"脑"的偏旁隶属从匕部（《说文解字》）移动到月部，可能反映宋代人与汉代人在脑认识的侧重点上有差别，汉代人比较看重脑与囟的关系，而宋人比较看重脑的脂属性。以下是三部辞书中的有关内容。

---

① 　杨泉的《物理论》继承先秦两汉道家扬雄、王充、张衡的唯物主义传统，讲宇宙发生论。他说："所以立天地者，水也；成天地者，气也。水土之气，升而为天。天者君也（'君'，疑当作'均'。《太平御览》引《物理论》另条说：'天者，旋也，均也。'）。夫地有形而天无体，譬如灰焉：烟在上，灰在下也。"又说："皓天，元气也，皓然而已，无他物焉。"杨泉，字德渊，别名杨子，生卒年不详，西晋梁国（今河南商丘）人。西晋时期哲学家，道家崇有派代表人物。杨泉曾为吴国（今浙江绍兴）处士。太康六年（公元 280 年）西晋灭吴国后，杨泉被征入晋。不久隐居著述，仿扬雄著《太玄经》十四卷，著《物理论》十六卷，又著集二卷。

② 　《格致余论》：元代朱震亨（公元 1347 年）撰，成书于至元七年（公元 1347 年）。格致是华夏古代认识论的一个命题，指穷究事物的道理而求得知识。最早见于《礼记·大学》，宋以后儒者对"格物致知"的解释颇多分歧。程朱学派朱熹认为物心同理，欲明心中之理，不能仅靠反省，而应以格物为方法。近代亦将基础科学称为格致学。《格致余论》因"古人以医为吾儒格物致知一事"而得名。《格致余论》为朱氏的医论集，其著名的"相火论""阳有余阴不足论"等俱载于此书，集中反映了朱氏的学术观点，阐述了相火与人身的关系。书中提出保护阴血为摄生之本，列色欲、茹淡、饮食诸论，强调饮食起居的重要性。在杂病论治方面，朱氏于书中也提出了许多独到见解。

•《玉篇》①中的"脑"字

匘：奴道切，头也，髓也。或作脑，或作腦。（日本庆安四年版《大广益会玉篇》卷二十九　匕部四百四十六，第一页）

•《广韵》②中的"脑"字

《广韵》中的字，按韵分类，所以不存在部首、偏旁隶属的问题。

堖：头堖。奴皓切，九。【语音地位：效开一上皓泥】【校释：堖，段玉裁依《说文》改作"匘"。……《龙龛手鉴·土部》：堖，俗；正作腦也。】[《广韵校释（上）》上声卷第三　堖〔12808〕，岳麓书社 2007 年 0664 页]

剅：亦同（堖、腦），出《周礼》。[《广韵校释（上）》上声卷第三　剅〔12809〕，0664 页]

腦：优皮也。【校释：《集韵·号韵》："腦，瀫泽也。"】【又音：皓韵，奴皓切】[《广韵校释（下）》去声卷第四　腦〔18543〕，0958 页]

•《类篇》③中的"脑"字

笔者发现，与《说文解字》和《玉篇》相比，在《类篇》中出现了一个变化，那就是把"脑"所属的部首从"匕"部转移到了"肉"部。这可能意味着，到了北宋，对脑的认识重点，从它象匕箸、囟形，转变到它具有脂的性质，因而转移到"肉"部，虽然对脑整体的认识未变。《集韵》④虽然也是北宋的书，但因为它按照韵排列字，所以看不出来

---

① 《玉篇》为华夏古代一部按汉字形体分部编排的字书，它仍把匘放在匕部，但增加了一个解释："头也"。《玉篇》为南梁大同九年（公元 543 年）黄门侍郎兼太学博士顾野王所撰。顾野王（公元 519—581 年）字希冯，吴郡吴（今江苏苏州吴中区）人，仕梁、陈两朝。本处引文所用《玉篇》为《大广益会玉篇》。

② 《广韵》全称《大宋重修广韵》，是北宋时代官修的一部韵书，该书于宋真宗大中祥符元年（1008 年）由陈彭年、丘雍等人奉诏根据前代《切韵》《唐韵》等韵书修订而成。本处引文所用《广韵》版本为《广韵校释》。

③ 《类篇》是一部按部首编排的字书。宋仁宗宝元二年（1039 年）十一月丁度等奏称："今修《集韵》添字既多，与顾野王《玉篇》不相参协，欲乞委修韵官将新韵添入，别为《类篇》，与《集韵》相副施行。"仁宗命王洙、胡宿、掌禹锡、张次立等人相继修纂。到英宗治平三年（1066 年）由司马光接代，业已成书。治平四年缮写成功，上之于朝。旧称司马光撰，实际只是由司马光整理成书而已。《类篇》对脑的诠释与《说文解字》并无不同，但《类篇》把"脑"字的部首、偏旁隶属从匕部移到了月部（肉部）。

④ 《集韵》是宋仁宗景祐四年（公元 1037 年）命丁度、宋祁等开始修纂的，到英宗治平四年同为司马光编定成书。《集韵》按韵编字，《类篇》按部首编字，两书相辅而行。《类篇》依据《说文解字》分为十四篇，又目录一篇，共十五篇。每篇又各分上、中、下，合为四十五卷。全书的部首为五百四十部，与《说文解字》相同；部首排列的次序也很少变动。本书是直接承接《说文解字》和《玉篇》的一部字书。所收字数 31 319 字，比原本《玉篇》增多一倍。体例比较严谨。每字下先列反切，后出训解；如字有异音异义则分别举出。且书中收有唐宋之间产生的不少字，故为研究文字发展的重要参考资料。旧版有清代曹寅所刻《楝亭五种本》，现在通用的是后来姚觐元的翻刻本，即一般所说的《姚刻三韵本》。

"脑"的部首应排在哪一部首下。

脑腦腦：乃老切，头髓也，或作腦、腝、腦。又乃到切，优泽也。（钦定四库全书本《类篇》卷十二　肉部，第十一页）

腦：奴皓切。《说文》：头髓也，从匕，匕相匕箸也。《《象发，囟象腦形。（钦定四库全书本《类篇》卷二十三　文七　重音一，第一页）

囟：头会腦也，象形。凡囟之类皆从囟。或作膟、囟。〔息进切，又思忍切，又息利切。〕（《类篇》卷二十九　文五　重音三，第二十九页；并参校《说文解字》，中华书局 1963 年 216 页）

2.2　脑神，肠肥脑满

脑与神智挂钩

据笔者考辨，一般说来，东汉到明的史、传中的"脑"，其内涵仍与西汉及以前的脑认识相同。但是从北齐-初唐开始，出现了脑与神智挂钩的表述，详见下述"肠肥脑满"条；晚唐曾经有"脑神"的表述。以下是有关引文及笔者评述。

- 肠肥脑满

据笔者考辨，《北齐书》描写高俨"肠肥脑满"，可能是最早把"脑"字应用于脑神（脑的神智功能）的一个实例。"脑满"的意思是"无所用心"，而"无所用心"就是一个神智问题。

《北齐书》[①]：帝率宿卫者步骑四百，授甲将出战。光曰："小儿辈弄兵，与交手即乱。鄙谚云：'奴见大家心死。'至尊宜自至千秋门，琅邪必不敢动。"皮景和亦以为然，后主从之。光步道，使人走出曰："大家来！"俨徒骇散。帝驻马桥上，遥呼之，俨犹立不进。光就谓曰："天子弟杀一汉，何所苦？"执其手，强引以前，请帝曰："琅邪王年少，肠肥脑满，轻为举措，长大自不复然。愿宽其罪。"（钦定四库全书本，卷十二　列传第四　文宣四王，第十一页）

按：以上同一故事也见于《资治通鉴》卷一百七十　陈纪四；《古今图书集成》明伦汇编　官常典第八十四卷　宗藩部　列传二十八。

又按：北齐皇帝高姓。文中的帝，即北齐后主高纬，也即当时的皇帝——齐后主（公元 565—576 年在位）。高纬，字仁纲，武成帝高湛次子。琅邪王高俨（公元 558—571 年）的母亲是北齐胡皇后。高俨字仁威，高湛第三子，是北齐后主高纬的

---

① 《北齐书》：唐人李百药（公元 564—648 年）所撰。"肠肥脑满"是反映了高俨（公元 558—571 年）时的用语习惯，还是反映了李百药（公元 564—648 年）时的用语习惯，不可考，但相差也仅数十年而已。

同母胞弟。高俨得罪了皇帝,皇帝要亲自带兵抓捕高俨。此时,大臣斛律光用了一句话为高俨解脱:"肠肥脑满",意在强调高俨"饱食终日,无所用心"的一面,因为他接着说了:"轻为举措,长大自不复然,愿宽其罪。"

唐代以后其他典籍中也有使用"肠肥脑满"的情况。以下是有关引文。

《方诸馆曲律》①:词曲虽小道哉,然非多读书以博其见闻、发其旨趣,终非大雅。须自《国风》《离骚》、古乐府,及汉、魏、六朝、三唐诸诗,下迨《花间》《草堂》诸词,金、元杂剧诸曲,又至古今诸部类书,俱博蒐(搜)精采,蓄之胸中,于抽毫时,掇取其神情标韵,写之律吕,令声乐自肥肠满脑中流出,自然纵横该洽,与剿袭口耳者不同。胜国诸贤,及实甫、则诚辈,皆读书人,其下笔有许多典故、许多好语衬副,所以其制作千古不磨。至卖弄学问,堆垛陈腐,以吓三家村人,又是种种恶道!古云:"作诗原是读书人,不用书中一个字。"吾于词曲亦云。(续修四库全书本,卷第二　论须读书第十三,第二十五页)

《画舫余谭》:酒楼废而茶园兴,岂肥肠满脑者,餍饫既深,亦思乞灵于七碗耶?鸿福园、春和园,皆在文星阁东首,各据一河之胜。日色亭午,座客常满。[见《香艳丛书(第九册)》②,上海书店出版社 2014 年 330 页]

• 脑神

罗隐(公元 833—909 年)是唐末五代时期的诗人、文学家、思想家,字昭谏,杭州新城(今浙江省杭州市富阳区新登镇)人。在他的诗里,直截了当地把"脑"和"神"关联在一起,但这是很少见的例子。

《全唐诗》:(罗隐《寄第五尊师》)苕溪烟月久因循,野鹤衣裳独茧纶。只说泊船无定处,不知携手是何人。朱黄拣日囚尸鬼,青白临时注脑神。欲访先生问经诀,世间难得不由身。(钦定四库全书本《御定全唐诗》卷六百五十九第十、十一页)

• 脑与神智有关的其他表述

据笔者查考,从唐代开始,口语中的头脑及文书中的"头""脑"联用变得较为常见(详见"7.2　唐代口语中的头脑及文书中的'头''脑'联用""7.3　宋代以后'头''脑'联用的词语")。

表述脑与神智有关的词句多种多样。宋以后史、传中表达脑神的词组也很多,如"以手拍脑"(《太平广记》);"李林甫议事,如醉汉脑语"(《开元天宝遗事》);"奇癫眼脑醉冬烘"(《桯史》);"我的脑子做不的主"(《全元曲》);"揆之心脑"(《永乐大

---

① 《曲律》:明代王骥德(公元 1540—1623 年)撰。
② 《香艳丛书》,刊刻于清宣统年间的一套丛书,辑录者署名虫天子,所选内容涉及闺情、艳遇、景胜、清玩、花草等,共分二十集八十卷,收书 335 种。《画舫余谭》是《香艳丛书》所收的一种,署名清捧花生撰。

典》）；"万物无声月色鲜，客醒薰脑思"（《永乐大典》）；"人人道好，须防一人着脑"（《菜根谭》）；"摇曳心旌，频搔脑袋"（《恨家铭》），等等。

"脑后"本来是描写脑部位的一个术语，但在这里演变为一种带有神智含义的讽刺性暗喻，表示"置之脑后"的意思。详见"8.4　置之脑后"。

这些词语都用头脑的某一状态、姿势反映人的神智状态，虽非直接阐述，却富有暗示性。以下是各个命题的有关引文及笔者评述。

（薛调①《无双传》）唐王仙客者，建中中朝臣刘震之甥也。初，仙客父亡，与母同归外氏。震有女曰无双，小仙客数岁，皆幼稚，戏弄相狎，震之妻常戏呼仙客为王郎子。……古生忽来，谓仙客曰："洪一武夫，年且老，何所用？郎君于某竭分，察郎君之意，将有求于老夫。老夫乃一片有心人也，感郎君之深恩，愿粉身以答效。"仙客泣拜，以实告古生。古生仰天，以手拍脑数四曰："此事大不易，然与郎君试求，不可朝夕便望。"（钦定四库全书本《太平广记》卷四百八十六　杂传记三，第七、十二页）

按：《无双传》的这个故事发生在唐朝中晚期，故事中说"以手拍脑数四曰：'此事大不易'"，这里的拍脑动作，意思是使得脑可以拿出好的主意来，所以这是指脑的神智功能。值得注意的是，这种用法又出现在人物口语的场合。详见"7　口语中的脑认识篇"。

《开元天宝遗事》②：（醉语）李林甫每与同僚议及公直之事，则如痴醉之人，未尝问答；或语及阿徇之事，则响应如流。张曲江尝谓宾客曰："李林甫议事，如醉汉脑语也，不足可言。"［卷下28页；见《丛书集成初编（6种）》，商务印书馆1940年］

《桯史》：（八阵图诗）君不见，陛下神武如太宗，万全制陈将平戎。倚闻献馘平江宫，坐使四海开春容。六骒还自江之东，光复旧京如转蓬。蜀花千枝万枝红，辄莫取次随东风。奇癫眼脑醉冬烘，东向舞蹈寿乃翁。醉醒聊作《竹枝曲》，乞与勢礉歌巴童。（钦定四库全书本，卷十四第七、八页）

《狄青复夺衣袄车》：〔狄青同正末躧马儿领卒子上〕〔狄青云〕某乃狄青是也。刘庆，俺行动些！〔正末云〕阿哥，来到这杏子河边也。你见么？兀那一个番将，敲冰饮马哩。〔狄青云〕他是谁？〔正末云〕他是番将昝雄。〔狄青云〕他是昝雄？我射他一箭！〔正末云〕阿哥，你休射他！倘射的着他，万事都休；若射不着他，你骑着龙也似快的马，你便走了，他拿住我呵，我的脑子做不的主也！［第一折：见《元曲选外编（下）》③，中华书局1959年858—859页］

---

①　薛调（约公元829—872年），唐代河中宝鼎（今山西万荣）人，唐代传奇小说作家，著有传奇小说《无双传》等。

②　《开元天宝遗事》是一本笔记小说，作者是五代王仁裕。主要讲述了唐朝开元、天宝年间的逸闻遗事，内容以记述奇异物品、传说事迹为主。其中记唐代宫中七夕、寒食等节日习俗以及豪支、传书燕等事有一定的社会史料价值。

③　《元曲选外编》，元代杂剧剧本集，近人隋树森编，收入臧懋循《元曲选》之外的元代杂剧62种。《狄青复夺衣袄车》，元杂剧，作者不详。

《永乐大典》:【王直讲集】《自鹿邑乘月还局口号戏王永甫》万物无声月色鲜,□□客醒薰脑思。自嗟不及吴蚕乐,暖抱柔桑叶下眠。(卷一九七八二 石棋局,国学大师网在线阅读文本)

《菜根谭》①:酷烈之祸,多起于玩忽之人;盛满之功,常败于细微之事。故语云:"人人道好,须防一人着脑;事事有功,须防一事不终。"(应酬,中华书局 2018 年 40 页)

《恨冢铭(并序)》②:既贪且慕,似醉如痴。拟伴醉而自留,恐讥色渴;欲乍飏而远举,又被情牵。摇曳心旌,频搔脑袋,只作鹭鸶笑,样样逢迎,爱听鹧鸪啼,声声唤住。女知其情魔已急,捣鬼堪怜,乃灭烛以留髡,至牵衣而揽臂。[见《香艳丛书(第四册)》,上海书店出版社 2014 年 50 页]

2.3 脑:事之主导——精髓、精华

隋、唐之际开始出现"脑"字转义应用的情况。这种转义应用是基于脑对人体的重要性衍生而来。

脑的重要性不言而喻,脑长在头上,砍头或者说斩首就是死刑,打仗时计算战绩用斩首多少级。前面曾经分析过,"盬其脑"使晋文公害怕,原因就在于脑很重要。

脑的转义可应用于两个方面。在物的方面,脑的转义应用是"物之精品"(见后文)。在事的方面,脑的转义应用主要是表示"主导""要领""精华"。例如在文书上,"髓""脑"表示书籍或文章的"要领""精华";又如,在宋、明理学家朱熹、王阳明等的语录性著作里,使用了大量的"头脑""总脑""主脑"之类表述,这里"脑"的要义仍然是"主导""精髓"的意思。详见"7.4 《朱子语类》及理学家著作中的'头脑'"。

据笔者考辨,含有"脑"字的所有这些词语的应用方式,在魏、晋以前没有被发现过。

脑: 事之精髓

笔者的体会是,脑和髓历来相伴而行,因为"脑:头髓也"。髓藏在骨的深部,一定不是肤浅的东西,更何况脑是深藏在头骨中的髓,因此很可能是事物的精髓所在。

隋、唐之际的一些书籍用"脑"命名,如《隋书·经籍志》著录有《周易髓脑》《易脑经》;《旧唐书·经籍志》著录有《易髓》《易脑》;《新唐书·艺文志》著录有郭氏《易脑》。

唐人元兢著有《诗髓脑》一卷,国内已失传,但该书在唐代已传入日本,日本尚存有此书。

又,宋人笔记中提到"脑词",相当于关键词(key word)或要点的意思。

① 《菜根谭》,明朝洪应明编著的一部论述人生修养的语录集。
② 《恨冢铭》,清·文冲旧侣陆伯周撰,被收入《香艳丛书》。

髓脑：书籍名

以下是有关引文。

《隋书》①：《周易髓脑》二卷○《易脑经》一卷〔郑氏撰〕（钦定四库全书本，卷三十四 志第二十九 经籍三，第三十一页）

《旧唐书》：《易髓》一卷

《易脑》一卷〔郭氏撰〕。（钦定四库全书本，卷四十七 志第二十七 经籍下，第十九页）

《新唐书》②：郭璞《周易洞林解》三卷；……郭氏《易脑》一卷；《周易立成占》六卷；《易林》十四卷。（钦定四库全书本，卷五十九 志第四十九 艺文三，第三十一、三十二页）

脑词：文章要点

以下是有关引文及笔者简评。

《四六谈尘》云：王荆公拜相麻，世所称工。然脑词乃云："若砺于舟，世莫先于汝作；有衮及绣，人久伫于公归。"或以为先后失伦。（耘经楼藏板《苕溪渔隐丛话》③后集卷第三十五第七页）

按：麻，指唐宋时的一种诏书，因为是用黄、白麻纸写的，故名。

《容斋四笔》④：淳化二年（李文正公昉）复归旧厅，四年又罢，优加左仆射。学士张泊言："近者霖霆百余日。昉职在燮和阴阳，不能决意引退。仆射之重，右减于左，位望不侔，因而授之，何以示劝？"上批泊奏尾，止令罢守本官。泊遂草制峻诋脑词云："燮和阴阳，辅相天地，此宰相之任也。苟或依违在位，启沃无闻，虽居廊庙之崇，莫著弥纶之效，宜敷朝旨，用罢鼎司。昉自处机衡，曾无规画，拥化源而滋久，孤物望以何深！俾长中台，尚为优渥，可依前尚书右仆射，罢知政事。"历考前后制麻，只言可某官，其云罢知政事者，泊创增之也。国史《昉传》云："昉厚善泊，及昉罢，泊草制乃如此。"绍兴二十九年，沈该罢制。学士周麟之于结句后，添入可罢尚书左仆射同平章事，盖用此云。（钦定四库全书本，卷十二 李文正两罢相，第十四、十五页）

《文心雕龙》⑤：三极彝训，其书言经。经也者，恒久之至道，不刊之鸿教也。故

---

① 《隋书》，"二十四史"之一。唐代魏征主编的纪传体史书。
② 《新唐书》，北宋欧阳修、宋祁、范镇、吕夏卿等合撰。
③ 《苕溪渔隐丛话》，宋胡仔撰。
④ 《容斋随笔》，南宋洪迈（公元 1123—1202 年）编著的一部史料笔记，有多个续编，《容斋四笔》是其中之一。《容斋随笔》内容繁富，议论精当。有对宋代典章制度、官场见闻、社会风尚的记述，对宋以前王朝废兴、人物轶事、制度沿革的记述，还有去伪存真的考订、入情入理的分析。其中对一些历史经验的总结颇有见地，许多资料为官方史志所不载，是我国古代笔记中不可多得的珍品。
⑤ 《文心雕龙》，中国最早一部有系统的文学理论著作。南朝梁刘勰（约公元 465—532 年）著。共五十篇，提出许多重要的文学批评观点。

象天地,效鬼神,参物序,制人纪,洞性灵之奥区,极文章之骨髓者也。自夫子刊述而大宝咸耀,于是《易》张《十翼》,《书》标七观,《诗》列四始,《礼》正五经,《春秋》五例。义既极乎性情,辞亦匠于文理,故能开学养正,昭明有融。然而道心惟微,圣谟卓绝,墙宇重峻,而吐纳自深,譬万钧之洪钟,无铮铮之细响矣。(卷一 宗经第三,商务印书馆 1937 年 5 页)

按:以上讲"骨髓",其实也就是脑,其要害是"髓"。"髓"是精髓,是深层次的东西。

书脑

书的装订线一侧用于提书,此侧称为书脑。以下是有关引文。

《宋稗类钞》:司马温公独乐园之读书堂,文史万余卷,晨夕缪阅,虽累数十年皆新,若手未触者。尝谓其子公休曰:"贾竖藏货贝,儒家惟此耳,然当知宝惜。吾每岁以上伏及重阳间,视天气晴明日,即设几案于当日所侧群书其上,以曝其脑。所以年月虽深,终不损动。至于启卷,必先视几案洁净,藉以茵褥,然后端坐看之。或欲行看,即承以方版,未尝敢空手捧之。非惟手汗渍及,亦虑触动其脑。每至看竟一版,即侧右手大指面衬其沿,随覆以次指面捻而挟过,故得不至揉熟其纸。每见汝辈多以指爪撮起,甚非吾意。今浮屠老氏犹知尊敬其书,岂以吾儒反不如乎?当宜志之。"(钦定四库全书本,卷三十六 搜遗第六十,第十四页)

《古籍版本知识》:书脑,线装书订线的一边。书脊线装书订线的侧面,相当于现代图书的书背。(载于中华古籍全录网:http://guji.artx.cn/article/7358.html,2018-09-19)

宋、明理学家的"头脑"

宋、明理学家朱熹、王阳明的语录性著作里,大量使用了"头脑""总脑""主脑"等表述,这里"脑"的要义是指"主导""精髓"。详见"7.4 《朱子语类》及理学家著作中的'头脑'"。

2.4 脑:物之精品——龙脑、樟脑、石脑

据笔者考辨,脑的另一转义应用是"物之精品"。脑在体内起主导作用,而且又是精髓所在,因此它必然是全身的精华。在植物、矿物的组成,精美物品、器物的命名方面,有许多都借用了"脑"字的这个转义,以表示该项成分或者物品非常高贵、珍奇,譬如凤脑、龙脑、樟脑、石脑。但凤脑实际上并不存在,仅存在于神话传说之中。也有一些物品据认为很像动物脑,如马脑(玛瑙)。关于凤脑、马脑,详见"9.1 凤脑、马脑"。

龙脑、龙脑香

　　龙脑是真实存在的物品,是从树木中提炼出来的一种高档香料。人们把它用于熏烘衣、物,以增加人体及环境的芳香与华贵感。龙本来就是神兽,脑又是动物身体的精华,龙脑当然更是宝中之宝了。龙脑香最早见于隋炀帝的出使使者所收受礼品的记载,以及唐太宗时外国进贡物品的目录。龙脑和龙脑香的产地主要在西域。龙脑也可作为佐料,少量添加于食品,用以增加芬芳。但是它有毒性,过多服用会中毒。龙脑可以入药。

　　●《葬书》中首见龙脑

　　以下是有关引文及笔者评述。

　　《葬书》①:(夫土欲细而坚,润而不泽,裁肪切玉,备具五色)土山石穴,亦有如金如玉者,或如象牙、龙脑、珊瑚、琥珀、玛瑙、车渠、朱砂、紫粉花、细石膏、水晶、云母、禹余、粮石、中黄、紫石英之类,及石中有锁子文、槟榔文,中点点杂出而具五色者,皆脆嫩温润,似石而非石也。(钦定四库全书本,内篇第三十二页)

　　按:以上,龙脑的最早记载见于东晋郭璞的《葬书》。这里"龙脑"是指石穴中那些似石而非石的物品。

　　●龙脑的早期传入

　　龙脑的早期传入在隋、唐之际。以下是有关引文及笔者评述。

　　《隋书》:炀帝即位,募能通绝域者。大业三年,屯田主事常骏、虞部主事王君政等请使赤土,帝大悦……(骏等)月余至其都,王遣其子那邪迦请与骏等礼见……寻遣那邪迦随骏贡方物,并献金芙蓉冠、龙脑香。以铸金为多罗叶,隐起成文以为表,金函封之。令婆罗门以香花奏蠡鼓而送之。(钦定四库全书本,卷八十二　列传第四十七　南蛮,第五、六页)

　　《册府元龟》:(太宗)贞观十六年春正月吐蕃、于阗、百济、高丽、新罗、康国、龟兹、吐谷浑、曹国、贺国、史国、婆罗国、昙陵、参半,四月俱密国,五月林邑国,十一月朱陁国、乌苌国遣使献方物。乌苌自古未通中国,其王达摩因陁诃斯遣使奉表曰:"大福德至尊一切王中,上乘天宝车,破诸黑暗,譬如帝释,能伏阿修罗王奴,宿种善根,得生释种,拜至尊。"因献龙脑香。帝嘉其远至,降玺书以答慰之。(钦定四库全书本,卷九百七十　外臣部　朝贡第三,第十一页)

　　按:引文中"参半"为古代国名。

　　又按:《新唐书》亦有此条文,见钦定四库全书本,卷二百二十一　列传第一百四十六上　西域。

---

　　①　《葬书》,东晋著名学者郭璞著,书中系统阐述了风水理论。

《太平御览》:《唐书》曰:贞观中,乌荼国遣使献龙脑香。《本草》曰:龙脑香,味苦,微寒,主心腹邪气、风湿积聚。出婆律国,形似白松脂,作杉木气,明净者善。云:合粳米灰、相思子贮之,则不耗。〔树似杉。言婆律膏是树根下清脂,龙脑是树中干脂。子似豆蔻。〕(卷九八一 香部一 龙脑,中华书局 1960 年 4346 页)

• 龙脑香产自龙脑香树

据笔者考辨,龙脑、片脑、冰片、梅花、脑油、冰片脑、梅花脑、米脑、速脑、金脚脑、苍龙脑等名称都是龙脑的别名或同源物名称。它产自龙脑香树。以下是有关引文及笔者评述。

《酉阳杂俎》:龙脑香树,出婆利国①,婆利呼为固不婆律。亦出波斯国。树高八九丈,大可六七围,叶圆而背白,无花实。其树有肥有瘦,瘦者有婆律膏香,一曰瘦者出龙脑香,肥者出婆律膏也。在木心中,断其树劈取之。膏于树端流出,斫树作坎而承之。入药用,别有法。(前集卷十八 广动植之三 木篇,团结出版社 2017 年 372 页)

按:相同内容亦见于钦定四库全书本《太平广记》卷第四百十四 草木九 龙脑香。

(望燎)先公《遗老斋杂志》:景定庚申秋,大享明堂,以余为殿中监,进接圭官明堂之礼,主上执大圭以行事,奠镇圭以礼神。圭之为性润滑,上所执处以锦缠之,供奉官则以脑子粉泽手,防滑坠也。(钦定四库全书本《文献通考》卷九十九 宗庙考九,第二十八页)

• 龙脑香

《本草纲目》对龙脑香有详细介绍,以下是引文。

《本草纲目》:【释名】片脑〔《纲目》〕 羯婆罗香〔《衍义》〕 膏名婆律香

〔时珍曰〕龙脑者,因其状加贵重之称也。以白莹如冰,及作梅花片者为良,故俗呼为冰片脑,或云梅花脑。番中又有米脑、速脑、金脚脑、苍龙脑等称,皆因形色命名,不及冰片、梅花者也。清者名脑油,《金光明经》谓之羯婆罗香。

〔恭曰〕龙脑是树根中干脂。婆律香是根下清脂。旧出婆律国,因以为名也。

【集解】②〔恭曰〕龙脑香及膏香出婆律国。树形似杉木。脑形似白松脂,作杉木气,明净者善。久经风日或如雀屎者不佳。或云:子似豆蔻,皮有错甲,即杉脂也。今江南有杉木,未经试。或方土无脂,犹甘蔗之无实也。

---

① 婆利国,古国名。故地或以为在今印度尼西亚加里曼丹岛,或以为在今印度尼西亚巴厘岛。公元六世纪初至七世纪后期就和隋王朝、唐王朝有往来。

② 【释名】【集解】是《本草纲目》书内规范用的分标题名称;《纲目》《衍义》《金光明经》《酉阳杂俎》《西域记》《香录》《宋史》《江南异闻录》是《本草纲目》所引用的著作名称;〔恭曰〕〔颂曰〕〔珣曰〕〔宗奭曰〕指《本草纲目》引用的作者文章内容;〔时珍曰〕指《本草纲目》作者李时珍本人的文章内容。其中〔恭曰〕指苏恭,为《唐本草》的订注者苏敬(公元 599—674 年),宋时因避皇家先祖讳,改为苏恭或苏鉴。陈州淮阳(今河南省淮阳县)人,中国唐代药学家。

〔颂曰〕今惟南海番舶贾客货之。南海山中亦有之。相传云：其木高七八丈，大可六七围，如积年杉木状，旁生枝，其叶正圆而背白，结实如豆蔻，皮有甲错，香即木中脂也。膏即根下清液，谓之婆律膏。按段成式《酉阳杂俎》云：龙脑香树名固不婆律，无花实。其树有肥有瘦，瘦者出龙脑，肥者出婆律膏。香在木心中。波斯国亦出之。断其树剪取之，其膏于树端流出，斫树作坎而承之。两说大同小异。唐天宝中交趾贡龙脑，皆如蝉、蚕之形。彼人云：老树根节方有之，然极难得。禁中为瑞龙脑，带之衣衿，香闻十余步外，后不复有此。今海南龙脑，多用火煏成片，其中亦容杂伪。入药惟贵者，状若梅花片，甚佳也。

〔珣曰〕是西海波律国波律树中脂也，状如白胶香。其龙脑油本出佛誓国，从树取之。

〔宗奭曰〕《西域记》云：西方秣罗矩吒国，在南印度境。有羯布罗香树，干如松株而叶异，花果亦异，湿时无香。木干之后，循理析之，中有香，状类云母，色如冰雪，即龙脑香也。

〔时珍曰〕龙脑香，南番诸国皆有之。叶廷珪《香录》云：乃深山穷谷中千年老杉树，其枝干不曾损动者，则有香。若损动，则气泄无脑矣。土人解作板，板缝有脑出，乃劈取之。大者成片如花瓣，清者名脑油。《江南异闻录》云：南唐保大中贡龙脑浆，云以缣囊贮龙脑，悬于琉璃瓶中，少顷滴沥成水，香气馥烈，大补益元气。按此浆与脑油稍异，盖亦其类尔。《宋史》熙宁九年，英州雷震，一山梓树尽枯，中皆化为龙脑。此虽怪异，可见龙脑亦有变成者也。（下册第三十四卷，人民卫生出版社1982年1965—1966页）

按：以上"土人解作板，板缝有脑出"这句话值得注意。这里的"脑"字就含有涂浆性质的意思。也就是说，龙脑是龙脑树中淌出来的涂浆状物质。

• 华夏本土有龙脑香树

以下是有关引文。

《齐民要术》①：盛弘之《荆州记》曰：巴陵县南有寺，僧房床下忽生一木。随生旬日，势凌轩栋。道人移房避之，木长便迟，但极晚秀。有外国（《太平御览·卷九百六十一　木部十》引盛宏之《荆州记》："外国"作"西域"，其余略同，个别字有出入）沙门见之，名为"娑罗"②也。彼僧所憩之荫，常着花，细白如雪。元嘉十一年，忽生一花，

---

① 《齐民要术》大约成书于北魏末年（公元533—544年），是由贾思勰所撰著的一部综合性农学著作，也是世界农学史上专著之一，是中国现存最早的一部完整的农书。全书10卷92篇，系统地总结了6世纪以前黄河中下游地区劳动人民农牧业生产经验、食品的加工与贮藏、野生植物的利用，以及治荒的方法，详细介绍了季节、气候以及不同土壤与不同农作物的关系，被誉为"中国古代农业百科全书"。

② "娑罗"属龙脑香科。其木材俗名柳桉木，在印度等地是次于柚木的重要木材。其树脂可作沥青的代用品。清道光年间《海昌丛载》："安国寺……有娑罗树两株，俗名娑婆树。……大逾抱，高六七丈，……皮干黝黑坚致，枝叶茂密，叶多七片，间亦有四五片者。结子累累，类数百年物。"海昌：今浙江省海宁县。《荆州记》及《海昌丛载》所记，未知是否同属此种。

状如芙蓉。［卷十：见《百子全书(上)》,浙江古籍出版社 1998 年 595—596 页］

《宋稗类钞》①：英州雷震一山,梓树尽枯而生龙脑,京师龙脑为之顿贱,时熙宁元年七月也。王禹玉言于司马文正公,使人就市买之,信然,一两直钱千四百,味苦而香酷烈。又言潭州益阳雷震山裂,出米可数十万斛。炊之成饭,而腥不可食。有贾其米至京师者,禹玉以相贻。其状信米也,而色黑如炭。又言荆襄之间天雨白牦如马尾,长者尺余,弥漫山谷。亦有贾至京师者,管辂所谓"天雨毛",贤人逃者也。(钦定四库全书本,卷三十六 搜遗第六十,第十一页)

《香本纪》②：减阳山,有神农鞭药处。山上紫阳观中,有千年龙脑。叶圆而背白,无花实,香在树心中。断其树,膏流出,作坎以承之,清香为百药之祖。西方林罗短吒国,有羯布罗香,干如松桃,叶异,温时无香,干后折之,状如云母,色如冰雪,亦名龙脑。［见《香艳丛书(第三册)》,上海书店出版社 2014 年 209 页］

按：以上,据《宋稗类钞》等书籍记载,华夏本土也有龙脑香树。

• 龙脑香、瑞脑香是皇宫贵族的生活奢侈品

可以想见,龙脑或龙脑香是皇家贵胄、达官显宦所乐于享用的,也是靓男妙女的最好装饰品。闺房中鸭形香壶所喷出的袅袅瑞脑烟香,一定会引起人们飘飘欲仙的感觉。以下是有关引文及笔者评述。

《独异志》③：玄宗偶与宁王博,召太真妃立观。俄而风冒妃帔,覆乐人贺怀智巾帻,香气馥郁不灭。后幸蜀归,怀智以其巾进于上,上执之潸然而泣,曰："此吾在位时,西国有献香三丸,赐太真,谓之瑞龙脑。"(卷上,商务印书馆 1937 年 48 页)

按：由上可见在唐朝,龙脑香是非常高贵的物品,只有杨贵妃这样的人物才能够享用。

《酉阳杂俎》：天宝末,交趾贡龙脑,如蝉蚕形。波斯言老龙脑树节方有,禁中呼为瑞龙脑。上唯赐贵妃十枚,香气彻十余步。上夏日尝与亲王棋,令贺怀智独弹琵琶,贵妃立于局前观之。上数子将输,贵妃放康国猧子于坐侧,猧子乃上局,局子乱,上大悦。时风吹贵妃领巾于贺怀智巾上,良久,回身方落。贺怀智归,觉满身香气非常,乃卸幞头贮于锦囊中。及二皇复宫阙,追思贵妃不已,怀智乃进所贮幞头,具奏它日事。上皇发囊,泣曰："此瑞龙脑香也。"(前集卷一 忠志,团结出版社 2017 年 9—10 页)

按：以上说龙脑香很香,香气彻十余步！

《玉堂闲话》：唐懿宗用文理天下,海内晏清。多变服私游寺观。民间有奸猾者,

① 《宋稗类钞》,小说笔记类丛书。作者是清初的李宗孔,一说是潘永因。共三十六卷,一说为八卷。虽然《宋稗类钞》讲的都是宋朝的故事,因为编纂者是清人,又没有注明原文出处,所以很难确定故事的原作者究竟是谁。

② 《香本纪》,清代吴从先撰,被收入《香艳丛书》。

③ 《独异志》,唐代李亢撰。

闻大安国寺有江淮进奏官寄吴绫千匹在院,于是暗集其群,就内选一人肖上之状者,衣上私行之服,多以龙脑诸香薰裹,引二三小仆,潜入寄绫之院。其时有丐者一二人至,假服者遗之而去。逡巡,诸色丐求之人,接迹而至,给之不暇。假服者谓院僧曰:"院中有何物? 可借之。"僧未诺间,小仆掷眼向僧。僧惊骇曰:"柜内有人寄绫千匹,唯命是听。"于是启柜,罄而给之。小仆谓僧曰:"来日早,于朝门相觅,可奉引入内,所酬不轻。"假服者遂跨卫而去。僧自是经日访于内门,杳无所见,方知群丐并是奸人之党焉。(见钦定四库全书本《太平广记》卷二百三十八 诡诈,第七、八页)

按:从以上所述故事,一个人穿上用龙脑香薰的衣服,成为"假服者"(假皇帝)。其他人闻到这种香味,便以为是皇帝来了。于是,有的人甚至可以借假扮的皇帝骗取价值不菲的财物。这充分说明龙脑香散发芬芳和它具有渲染高贵人物特征的独特作用。

《杜阳杂编》①:咸通九年,同昌公主出降,宅于广化里。赐钱五百万贯,仍罄内库宝货以实其宅……逮诸珍异,不可具载。自两汉至皇唐,公主出降之盛,未之有也。公主乘七宝步辇,四面缀五色香囊,囊中贮辟寒香、辟邪香、瑞麟香、金凤香。此香异国所献也,仍杂以龙脑金屑。刻镂水精、马脑、辟尘犀为龙凤花,其上仍络以真珠玳瑁,又金丝为流苏,雕轻玉为浮动。每一出游,则芬馥满路,晶荧照灼,观者眩惑其目。是时中贵人买酒于广化旗亭,忽相谓曰:"坐来香气何太异也!"同席曰:"岂非龙脑耶?"曰:"非也。余幼给事于嫔御宫,故常闻此。未知今日由何而致。"因顾问当垆者,遂云:"公主步辇夫以锦衣换酒于此也。"中贵人共视之,益叹其异。(钦定四库全书本,卷下第九、十一页)

按:这个故事也被《古今图书集成》收录,见该书"明伦汇编 宫闱典卷九十一 公主驸马部 列传九"所引的苏鹗《同昌公主传》。龙脑香是非常宝贵的物品,在南北朝乃至唐朝都是如此。整个故事说,公主的步辇夫以锦衣换酒,因此酒店就飘出芬芳的香气。香气缘何而来? 就因为辇夫所抬公主步辇的囊中有各种香料,包括龙脑。这则故事渲染了公主的华贵,也渲染了所用香料的华贵,包括龙脑。

• 龙脑是皇帝赏赐臣下的珍贵礼品

龙脑是皇帝赏赐给爱卿、宠臣的最好礼物。当重臣去世后,作为优渥礼品,皇帝会赐予龙脑香以助殓葬,这想必既增加了殓场的芳香,更表明了皇帝对臣子的褒扬之意。以下是有关引文及笔者评述。

《续资治通鉴长编》:九月丙辰朔,正议大夫、守尚书左仆射兼门下侍郎司马光卒。光为政踰年而病居其半,每欲以身徇社稷,躬亲庶务,不舍昼夜。宾客见其体羸,曰:"诸葛孔明二十罚以上皆亲之,以此致疾,公不可以不戒。"光曰:"死生,命也。"为之益力。病革,谆谆不复自觉,如梦中语,然皆朝廷天下事也。既没,其家得

---

① 《杜阳杂编》,唐代笔记小说集,苏鹗撰。

遗奏八纸上之,皆手札论当世要务。太皇太后闻,哭之恸,上亦感涕不已。明堂礼毕,皆临奠致哀,辍视朝。赠太师、温国公,襚以一品礼服,谥曰"文正"。赠银三千两、绢四千匹,赐龙脑、水银以敛。命户部侍郎赵瞻、内侍省押班冯宗道护其丧,归葬夏县。(钦定四库全书本,卷三百八十七第一页)

按:以上说司马光去世,皇帝的赐予非常丰厚,其中相当特殊的就是龙脑。把龙脑放在遗体旁,一定可以增加葬礼的华贵、肃穆气氛。到了南宋,这个传统依然保留,如宋高宗对张俊、韩世忠葬礼的赐赠也是如此。

• 龙脑用作调味品

龙脑、龙脑香是美味佳肴和养生珍品的调味品。龙脑的调味食用与各地饮食习惯有关。以下是有关引文。

《桯史》:番禺有海獠会。食不置匕箸,用金银为巨槽,合鲑炙、粱米为一,洒以蔷薇露,散以冰脑。坐者皆置右手褥下不用,曰"此为触手",惟以溷而已。群以左手攫取。饱而涤之,复入于堂以谢。(见《古今图书集成》明伦汇编 人事典第十八卷 手部 纪事,中华书局 1934 年 386 册 37 页)

《萍洲可谈》:闽、浙人食蛙,湖、湘人食蛤蚧——大蛙也。中州人每笑东南食蛙。有宗子任浙官,取蛙两股脯之,绐其族人为鹑腊。既食,然后告之。由是东南谤少息。或云蛙变为黄鸽。广南食蛇,市中鬻蛇羹,东坡妾朝云随谪惠州,尝遣老兵买食之。意谓海鲜,问其名,乃蛇也。哇之,病数月,竟死。琼管夷人食动物,凡蝇蚋、草虫、蚯蚓尽捕之,入截竹中炊熟,破竹而食。顷年在广州,蕃坊献食,多用糖蜜脑麝,有鱼虽甘旨,而腥臭自若也。唯烧笋菹一味可食。先公使辽,日供乳粥一椀甚珍,但沃以生油,不可入口。谕之使去油,不听,因给令以他器贮油,使自酌用之,乃许。自后遂得淡粥。大率南食多盐,北食多酸,四夷及村落人食甘,中州及城市人食淡。五味中唯苦不可食。(钦定四库全书本,卷二第八、九页)

《元氏掖庭记》:酒有翠涛饮、露囊饮、琼华汁、玉团春、石凉春、葡萄春、凤子脑、蔷薇露、绿膏浆;……油有苏合油、片脑油、腽肭脐油、猛火油,得水愈炽。(见《古今图书集成》明伦汇编 宫闱典第六卷 宫闱总部 纪事,中华书局 1934 年 245 册 34 页)

• 龙脑茶

龙脑、龙脑香是宋代制作高级茶的重要调料。以下是有关引文。

《苕溪渔隐》:其间贡新试新龙团、胜雪、白茶、御苑、玉芽,此五品乃水拣,为第一。余乃生拣,次之。又有粗色茶七纲,凡五品。大小龙凤并拣芽,悉入龙脑和膏为团饼茶,共四万余饼。(见四部丛刊初编本《百家诗话总龟后集》①卷之二十九第三页)

---

① 《百家诗话总龟后集》是北宋阮阅创作的文学理论类专著。

《续资治通鉴长编》：乙巳，福建路转运使贾青言："准朝旨相度年额外增造龙凤茶，今度地力可以增造五七百斤。仍乞如民间简牙，别造三二十斤入进。"诏增额外五百斤，龙凤各半，别计纲进。又言："所乞造简牙茶，别制小龙团，斤为四十饼，不入龙脑。"从之。（钦定四库全书本，卷三百二十二第十页）

《册府元龟》：十月，两浙钱弘佐进谢恩授守太尉册命银五千两、绫五千匹、绢一万匹，又茶一万八百斤、脑源茶三万四千斤；又进乳香、黄散香共一千斤；又进干姜三万斤、苏木三万斤、箭笴一万茎，诸色戎仗等物。又进启圣节金大排方座龙腰带一条、御衣一袭、十六事金花银器一千五百两、御服锦绮绫罗五百匹。（钦定四库全书本，卷一百六十九　帝王部　纳贡献，第二十四页）

• 龙脑：药用和毒性

据笔者考辨，龙脑入本草，可作药用。脑、麝、沉、檀、白花蛇等都是药。片脑、冰脑有毒，能致人死命。古人服冰脑自杀，宋文天祥、贾似道皆服脑子求死不得，惟廖莹中以热酒服数撮，九窍流血而死。又，冰脑能够解毒。以下是有关引文及笔者评述。

《四朝闻见录》[①]：○庆元丞相

嘉定初，赵忠定赐谥曰"忠愍"。大臣死非其罪，故以"愍"易名。其家上疏自列，以为子孙所不忍闻，改"愍"为"定"〔公为胄所挤，至贬所服脑〕，然没其实矣。家集欲以"庆元丞相"为名，又以"庆元"亦有他相，故但曰《赵忠定集》。其家又列于朝，乞毁龚颐正《续稽古录》。又以其录传播四裔已久，乞特削其官，刊定正史。朝廷皆从之。（钦定四库全书本，卷四　丁集，第三、四页）

《宋稗类钞》：秋壑丧师，陈静观诸公欲置之死，遂寻其平日极仇者监押，虎臣遂请行。乃假以武功大夫押解，一路备见凌辱。至漳州木棉菴（庵），病泄。虎臣知其服脑子求死，乃云："好教你只恁地死！"遂趋数下而殂。（钦定四库全书本，卷四　诛谪第七，第十三页）

《七修类稿》：廖莹中，字群玉，贾似道客也，博学能文。贾之师溃待罪之日，诸客皆去，莹中独依之。一日，对饮泣别，归时诰姬妾曰："我从丞相，情无间然，今相必南行。"又曰："吾平生不敢负人，天地必能鉴之。"即服片脑死。噫！廖从数十年，岂不知贾之负朝廷哉？既无间然，又岂不能尽言以规哉？今日之死，谅己亦不可免，故死之耳。大言欺妻妾，人谁信哉！不然，亦轻死矣，孰使从之谬哉！《癸辛杂志》特细记之。予每见其题名湖山，因感而跋出。（明刻本，卷四十一　事物类，第八页）

《宋稗类钞》：似道褫职之夕，与莹中相对痛饮，悲歌雨泣，五鼓方罢。归舍不复寝，命爱姬煎茶，服冰脑数撮。姬觉之，急夺救，已无及矣。持其妾而泣曰："勿哭！勿哭！我从丞相二十年，一日倾败，得善死足矣。"言毕而死。莹中尝为园湖滨，有世

---

①　《四朝闻见录》，南宋叶绍翁撰。

彩堂、在勤堂、芳菲径、红紫庄，桃花流水之曲，绿荫芳草之间。（卷五　诌媚第九，第十四页）

《续资治通鉴》①：文天祥屯潮阳，邹澐、刘子俊皆集师会之，遂讨剧盗陈懿、刘兴于潮。兴死，懿遁，以海舟导张弘范兵济潮阳。天祥帅麾下走海丰，先锋将张弘正追之。天祥方饭五坡岭，弘正兵突至，众不及战，天祥遂被执，吞脑子，不死。邹澐自到。刘子俊自诡为天祥，冀天祥可间走也！别队执天祥至，相遇于途，各争真伪，得实，遂烹子俊。天祥至潮阳，见弘范。左右命之拜，天祥不屈。弘范曰："忠义人也。"释其缚，以客礼之。天祥固请死，弘范不许，处之舟中。族属被俘者悉还之。子俊，庐陵人也。（续修四库全书本，卷一百八十四　元纪二，第六、七页）

《宣和遗事》②：金主自皇后上仙之后，喜怒不常，带刀剑宫中，有忤旨者，必手刃杀之。是时止有赵妃当宠，累欲以阴计中金主，以雪国耻。又因暑月，常以冰雪调脑子以进，因此金主亦疾。（后集　天辅十四年，158页：见《宣和遗事插增田虎王庆忠义水浒传》，上海古籍出版社1991年）

《明史》：钱塘张氏，鄞县举人杨文瓒妻。国变后，文瓒与兄文琦，友华夏、屠献宸，俱坐死。张纫簟联其首。棺殓毕，即盛服题绝命诗，遍拜族戚。吞脑子不死，以佩带自缢而卒。文琦妻沈氏亦自缢。夏继妻陆氏结帨于梁，引颈就缢。身肥重，帨绝堕地。时炎暑，流汗沾衣，乃坐而摇扇，谓其人曰："余且一凉。"既复取帨结之而尽。有司闻杨、华三妇之缢，遣丐妇四人至献宸家，防其妻朱氏甚严。朱不得间，阳为欢笑以接之，且时时诮三妇之徒自苦也。数日，防者稍懈，因谓之曰："我将一浴，汝侪可暂屏。"丐妇听之，阖户自尽。时称"甬上四烈妇"。（钦定四库全书本，卷三百三　列传第一百九十一　列女三，第二十九页）

• 龙脑解河豚毒

以下是有关引文。

《苕溪渔隐丛话》：《艺苑雌黄》云：河豚，《新附本草》云："味甘温，无毒。"《日华子》云："有毒。"予按《倦游杂录》云："河豚鱼，有大毒，肝与卵，人食之必死。暮春柳花飞，此鱼大肥。江淮人以为时珍，更相赠遗。脔其肉，杂蒌蒿、荻芽，瀹而为羹。或不甚熟，亦能害人。岁有被毒而死者。"然南人嗜之不已，故圣俞诗："春洲生荻芽，春岸飞杨花。河豚当此时，贵不数鱼虾。"而其后又云："炮煎苟失所，转喉为莫邪。"则其毒可知。《本草》以为无毒，盖误矣。及观张文潜《明道杂志》，则又云："河豚，水族之奇味，世传以为有毒，能杀人。余守丹阳及宣城，见土人户食之，其烹煮亦无法，但用蒌蒿、荻芽、菘菜三物，而未尝见死者。"若以为土人习之，故不伤，苏子瞻，蜀人，守

---

① 《续资治通鉴》，编年体史书，二百二十卷，清毕沅撰。
② 《宣和遗事》又称《大宋宣和遗事》，为讲史话本，宋代无名氏所作，元人或有增益。成书于元代。

扬州,晁无咎,济南人,作倅,每日食之,了无所觉。南人云:"鱼无颊、无鳞,与目能开阖及作声者,有大毒。"河豚备此四者,故人畏之。而此鱼自有二种,色淡黑、有文点,谓之斑子,云能毒人,土人亦不甚捕也。子瞻在资善堂,尝与人谈河豚之美者,云:"也直那一死。"其美可知。或云,子(鱼籽)不可食,其大才一粟,浸之经宿,如弹丸。人有中其毒者,以水调炒槐花末及龙脑,皆可解。予尝见渔者说所以取之之由,曰:"河豚盛气易怒,每伏水底。必设网于上,故以物就而触之,彼将奋怒而上,遂为所获。"吴人珍之,目其腹腴为西施乳。予尝戏作绝句云:"蒌蒿短短荻芽肥,正是河豚欲上时。甘美远胜西子乳,吴王当日未曾知。"虽然,甚美必甚恶。河豚,味之美也,吴人嗜之以丧其躯;西施,色之美也,吴王嗜之以亡其国。兹可以为来者之戒。(耕经楼藏板,后集卷第二十四　梅都官,第一页)

- 龙脑浆有补男子作用

以下是有关引文。

《南唐书》:耿先生者,父云军大校。耿少为女道士,玉貌鸟爪,常着碧霞帔,自称比丘先生。始因宋齐丘进,尝见官婢持粪埠,谓元宗曰:"此物可惜,勿令弃之。取置铛中,烹炼良久,皆成白金。"尝遇雪,拥炉索金盆贮雪,令宫人握雪成锭投火中,徐举出之,皆成白金,指痕犹在。又能爇麦粒成圆珠,光彩粲然夺真。大食国进龙脑油,元宗秘爱。耿视之曰:"此未为佳者。"以夹缬囊贮白龙脑数斤,悬之有顷,沥液如注,香味逾于所进。遂得幸于元宗。有娠,将产之夕,雷雨震电。及霁,娠已失矣。久之,宫中忽失元敬宋太后所在,耿亦隐去几月余,中外大骇。有告者云:"在都城外二十里方山宝华宫。"元宗亟命齐王景遂往迎太后,见与数道士方酣饮,乃迎还宫,道士皆诛死。耿亦不复得入宫中。然犹往来江淮,后不知所终。金陵好事家至今犹有耿先生写真云。(钦定四库全书本,卷十七　杂艺方士节义列传第十四,第四、五页)

- 龙脑用于命名花草,掺入墨制品

以下是有关引文。

《范村菊谱》①:木香菊,多叶略似御衣黄,初开浅鹅黄,久则一白花,叶尖薄,盛开则微卷,芳气最烈,一名脑子菊。(钦定四库全书本,第六页)

《刘氏菊谱》②:龙脑,一名小银台。出京师,开以九月末。类金万铃而叶尖,谓花上叶。色类人间染郁金,而外叶纯白。夫黄菊有深浅色两种,而是花独得深浅之中。又其香气芬烈,甚似龙脑,是花与香色俱可贵也。诸菊或以态度争先者,然标致高远,譬如大人君子,雍容雅淡,识与不识,固将见而悦之,诚未易以妖冶妩媚为胜也。(钦定四库全书本,龙脑第一,第五页)

---

① 《范村菊谱》一卷,宋范成大撰。
② 《刘氏菊谱》,北宋刘蒙撰。

《史氏菊谱》①：脑子菊：花瓣微皱缩，如脑子状。（钦定四库全书本，第五页）

《宋稗类钞》：上古无墨，竹挺点漆而书。中古方以石磨汁，或云是廷安石液。至魏晋时始有墨丸，乃漆烟松煤夹和为之。所以晋人用凹心砚，欲磨墨贮沈耳。自后有螺子墨，亦墨丸之遗制。唐高丽岁贡松烟墨，用多年老松烟和麋鹿胶造成。至唐末，墨工奚超与其子廷珪，自易水渡江，迁居歙州，南唐赐姓李氏。廷珪父子之墨，始集大成，然亦尚用松烟。廷珪初名廷邦，故世有奚廷邦墨，又有李廷珪墨。或有作庭珪字者，伪也，墨亦不精。熙丰间张遇供御墨，用油烟入脑麝金箔，谓之龙香剂。元祐间，潘谷墨见称于时。自后蜀中蒲大韶、梁杲、徐伯常，及雪斋、齐峰、叶茂实、翁彦卿等出，世不乏墨。惟茂实得法，清黑不凝滞，彦卿莫能及。中统至元以来，各有所传，可以仿古。（钦定四库全书本，卷三十二 古玩第五十五，第三十一、三十二页）

《墨法集要》②：（丸擀）以鎚鍊（炼）成熟剂子。于光滑硬木桌上，抟揉软，逐块旋入脑麝，再加抟揉匀，方可丸擀。所贵一气搓得成就为善。若搓不熟，则生硬核，或开裂缝，犹如炭纹。剂不可冷，冷则干硬难搓，不能霑黏成就。剂大难搓，假如四两重者，须分作两块，各人搓一块，候搓得熟，却并作一块再搓，方可丸擀。急手为光剂，缓手为皴剂，一丸即成，不利于再。必搓得如弹子圆滑，无丝毫摺缝，方以抟板擀成形制，端正捺平，乃上印脱，更入后项香料，久远研磨，香韵不退。蔷薇露、麝香片脑，右为细末，再乳如粉，无声为度。每入少许，丸擀。（钦定四库全书本，第三十三页）

《永乐大典》：画眉集香丸：真麻油一盏，多着灯心搓紧，将油盏置器水中焚之，覆以小器，令烟凝上，随得扫下。预于三日前，用脑麝别浸少油，倾入烟内和调匀，其黑可逾漆。一法，旋剪麻油灯花用尤佳。（第三册卷六五二三 闺妆，中华书局1986年2592页）

《墨史》③：其胶法甚奇，内紫矿、秦皮、木贼草、当归、脑子之类，皆治胶之药。（钦定四库全书本，卷下第六、七页）

《春渚纪闻》④：（端溪龙香砚）临汝史君黄莘任道所宝龙香砚，端溪石也。史君与其父孝绰字逸老，皆有能书名，故文房所蓄，多臻妙美。砚深紫色，古斗样，每贮水磨濡久之，则香气袭人，如龙脑者。云先代御府中物。任道既终，其子材纳之圹中。（钦定四库全书本，卷九第一页）

• 外事交往活动中的龙脑香

龙脑多为外邦进贡之物。笔者根据《大明会典》等书籍为主的记述，发现进贡龙

---

① 《史氏菊谱》，宋代史正志撰。
② 《墨法集要》，明代沈继孙撰。
③ 《墨史》，元代陆友撰。
④ 《春渚纪闻》，宋代何薳撰。

脑的有：阿鲁国、浡泥国、朝鲜、堕婆登国、忽鲁谟斯国、交趾、罗斛国、满剌加国、秣罗矩咤国、彭亨国、彭坑国、婆登国、柔佛、三佛齐、室利佛逝、苏禄国、乌笃国、暹罗国、占城国、爪哇国、真腊国、注辇国等。又：龙脑、龙脑香等珍稀宝物，还迎来频繁的外事交往活动，带来外邦风俗习惯的传闻。

樟脑、韶脑

樟脑是樟树的脂膏，韶州出樟脑，故亦称为韶脑。《本草纲目》等对此有详细介绍。以下是有关引文。

《本草纲目》：【释名】樟脑

【集解】〔时珍曰〕樟脑出韶州、漳州。状似龙脑，白色如雪，樟树脂膏也。胡演升《炼方》云：煎樟脑法：用樟木新者切片，以井水浸三日三夜，入锅煎之，柳木频搅。待汁减半，柳上有白霜，即滤去滓，倾汁入瓦盆内。经宿，自然结成块也。他处虽有樟木，不解取脑。又炼樟脑法：用铜盆，以陈壁土为粉糁之，却糁樟脑一重，又糁壁土，如此四五重。以薄荷安土上，再用一盆覆之，黄泥封固，于火上款款炙之。须以意度之，不可太过、不及。勿令走气。候冷取出，则脑皆升于上盆。如此升两三次，可充片脑也。

【修治】〔时珍曰〕凡用，每一两以二碗合住，湿纸糊口，文武火熁之。半时许取出，冷定用。又法：每一两，用黄连、薄荷六钱，白芷、细辛四钱，荆芥、密蒙花二钱，当归、槐花一钱。以新土碗铺杉木片于底，安药在上，入水半盏，洒脑于上，再以一碗合住，糊口，安火煨之。待水干取开，其脑自升于上。以翎扫下，形似松脂，可入风热眼药。人亦多以乱片脑，不可不辨。

【气味】辛，热，无毒。

【主治】通关窍，利滞气，治中恶邪气，霍乱心腹痛，寒湿脚气，疥癣风瘙，龋齿，杀虫辟蠹。着鞋中，去脚气。〔时珍〕

【发明】〔时珍曰〕樟脑纯阳，与焰消同性，水中生火，其焰益炽，今丹炉及烟火家多用之。辛热香窜，禀龙火之气，去湿杀虫，此其所长。故烧烟熏衣筐席簟，能辟壁虱、虫蛀。李石《续博物志》云：脚弱病人，用杉木为桶濯足，排樟脑于两股间，用帛绷定，月余甚妙。王玺《医林集要方》：治脚气肿痛。用樟脑二两、乌头三两，为末，醋糊丸弹子大。每置一丸于足心踏之，下以微火烘之，衣被围覆，汗出如涎为效。（下册第三十四卷，人民卫生出版社 1982 年 1968—1969 页）

《安溪县志》①：（土产， 第四十页）樟〔树高大，叶密，材可为器皿。其气辛烈，熬其汁可为脑，置水上火燃不熄。《日华子》云：煎服之，可治脚气、水肿……〕

（贡赋， 第六十页）药味〔樟脑三十五斤、三赖子四十斤。弘治间无查，正德十一年征银一十一两，余年及嘉靖以来俱同。〕（卷之一，上海古籍书店 1963 年）

---

① 《安溪县志》，八卷，明代林有年纂修。

石脑、石脑油

石脑是一种矿石，石脑油就是石油。《本草纲目》等对此有详细介绍。以下是有关引文。

《本草纲目》：〔时珍曰〕石油所出不一，出陕之肃州、鄜州、延州、延长，广之南雄，以及缅甸者，自石岩流出，与泉水相杂，汪汪而出，肥如肉汁。土人以草挹入缶中，黑色颇似淳漆，作雄硫气。土人多以然灯甚明，得水愈炽，不可入食。其烟甚浓，沈存中宦西时，扫其煤作墨，光黑如漆，胜于松烟。张华《博物志》载：延寿县南山石泉注为沟，其水有脂，挹取著器中，始黄后黑如凝膏，然之极明，谓之石漆。段成式《酉阳杂俎》载：高奴县有石脂水，腻浮水上如漆，采以膏车及然灯。康誉之《昨梦录》载：猛火油出高丽东，日烘石热所出液也，惟真琉璃器可贮之。入水涓滴，烈焰遽发；余力入水，鱼鳖皆死。边人用以御敌。此数说，皆石脑油也。国朝正德末年，嘉州开盐井，偶得油水，可以照夜，其光加倍。沃之以水则焰弥甚，扑之以灰则灭。作雄硫气，土人呼为雄黄油，亦曰硫黄油。近复开出数井，官司主之。此亦石油，但出于井尔。盖皆地产雄、硫、石脂诸石，源脉相通，故有此物。王冰谓龙火得湿而焰，遇水而燔，光焰诣天，物穷方止，正是此类，皆阴火也。（上册第九卷，570 页）

《本草纲目》：【集解】〔恭曰〕握雪礜石出徐州宋里山。入土丈余，于烂土石间得之。细散如面，黄白色。土人号为握雪礜石，一名化公石，一名石脑，云服之长生。

〔时珍曰〕谨按独孤滔《丹房镜源》云：握雪礜石出曲滩泽。盛寒时有髓生于石上，可采。一分结汞十两。又按：南宫从《岣嵝神书》云：石液，即丹矾之脂液也。此石出襄阳曲滩泽中，或在山，或在水，色白而粗糯。至冬月有脂液出其上，旦则见日而伏。当于日未出时，以铜刀刮置器内，火煅通赤，取出，楮汁为丸，其液沾处便如铁色。以液一铢，制水银四两，器中火之立干。但此液亦不多有，乃神理所惜，采时须用白鸡、清酒祭之。此石华山、嵩山皆出，而有脂液者，惟此曲滩。又熊太古《冀越集》亦言：丹山矾十两，可干汞十两。此乃人格物之精，发天地之秘也。据三书所引，则握雪礜石乃石之液，非土中石脑也。苏恭所说，自是石脑。其说与《别录》及陶弘景所注石脑相合，不当复注于此。又按：诸书或作礜石，或作矾石，未知孰是。古书二字每每讹混。以理推之，似是矾石。礜石有毒，矾石无毒故也。（上册第十卷，605—606 页）

《酉阳杂俎》：仙药：钟山白胶、阆风石脑、黑河蔡瑚、太微紫麻、太极井泉、夜津日草、青津碧荻、圆丘紫柰、白水灵蛤、八天赤薤、高丘余粮、沧浪青钱、三十六芝、龙胎醴、九鼎鱼、火枣交梨、凤林鸣醅、中央紫蜜、崩岳电柳、玄郭绮葱、夜牛伏骨、神吾黄藻、炎山夜日、玄霜绛雪、环刚树子、赤树白子、徊水玉精、白琅霜、紫酱〔一曰浆〕、月醴、虹丹、鸿丹。（前集卷二　玉格，团结出版社 2017 年 33 页）

《集仙录》：又曰：得道去世，或显或隐。托体遗迹者，道之隐也。昔有再酣琼液而叩棺；一服刀圭而尸烂；鹿皮公吞玉华而流虫出户；贾季子咽金液而臭闻百里；黄帝火九鼎于荆山,尚有乔岭之墓;李玉服云散以潜升,犹头足异处;墨狄饮虹丹以没水;宁生服石脑而赴火;务光蕲薤以入清冷之泉;柏成纳气而肠胃三腐。如此之比,不可胜纪。微乎得道,趣舍之迹,固无常矣。(见钦定四库全书本《太平广记》卷五十八 女仙三,第七页)

《酉阳杂俎》:又曰白日尸解自是仙,非尸解也。鹿皮公吞玉华而流虫出尸,王西城漱龙胎而死诀,饮琼精而扣棺。仇季子咽金液而臭彻百里,季主服霜散以潜升,而头足异处。黑狄咽虹丹而投水,宁生服石脑而赴火,柏成纳气而胃肠三腐。(前集卷二 玉格,36—37页)

2.5 动 物 脑

据笔者查考,华夏传统史、传中所涉及的动物脑,主要是把脑作为动物的一个体位,用它来定位所描述事件的作用部位,或从该部位所发挥的作用。

人们本来期望,在对动物脑的描述中有可能接触动物脑的解剖学,但遗憾的是,我们从中看不到任何有关动物脑解剖学的描写。我们所能看到的有:玛瑙石优劣与马脑颜色有关的神话、鹊脑令人相思的传说,这些终究只不过是传说或神话而已。

脑: 动物体位

对蟹、鱼、蟾蜍、鸟等多种动物,把脑作为动物的体位应用于各种描述。以下是有关引文及笔者评述。

• 虾脑壳

《岭表录异》①:海虾,皮壳嫩红色,就中脑壳与前双脚有钳者,其色如朱。余尝登海舸,忽见窗版悬二巨虾壳,头尾钳足俱全,各七八尺。首占其一分,嘴尖如锋刃,嘴上有须,如红筋,各长二三尺,前双脚有钳。云以此捉食,钳粗如人大指,长三尺余,上有芒刺如蔷薇枝,赤而铦硬,手不可触。脑壳烘透,弯环尺余,何止于杯盂也!〔按《太平广记》卷四百六十五引此条云:《北户录》云:滕恂为广州刺史,有客语恂曰:"虾须有一丈者,堪为拄杖。"恂不信,客去东海,取须四尺以示恂,方服其异。凡九句为此书所无。又按,《海录碎事》引此书云:海中有大虾须可为杖,长丈余。与此书所云"须如红筋,各长二三尺"二语不同。〕(钦定四库全书本,卷中第十、十一页)

按:虾是甲壳动物。这里所说虾的脑壳,实际上是虾的头部,而不是虾的脑或神经系统。虾的神经系统在虾体的腹侧。所谓"脑壳烘透"云云,实际上与脑(神经系统)没有关系。

---

① 《岭表录异》三卷,旧本题唐刘恂撰。宋僧赞宁《笋谱》称恂于唐昭宗(李晔,公元867—904年)朝出为广州司马。

• 虾脑

《本草纲目》:【释名】〔时珍曰〕鰕音霞(俗作虾),入汤则红色如霞也。

【集解】〔时珍曰〕江湖出者大而色白,溪池出者小而色青。皆骹须钺鼻,背有断节,尾有硬鳞,多足而好跃,其肠属脑,其子在腹外。凡有数种:米虾、糠虾,以精粗名也;青虾、白虾,以色名也;梅虾,以梅雨时有也;泥虾、海虾,以出产名也。岭南有天虾,其虫大如蚁,秋社后,群堕水中化为虾,人以作鲊食。凡虾之大者,蒸曝去壳,谓之虾米,食以姜、醋,馔品所珍。(下册第四十四卷,人民卫生出版社 1982 年 2478 页)

按:以上所说的"其肠属脑"不知应该作何解释。

• 蟹脑

《本草纲目》:〔时珍曰〕蟹,横行甲虫也。外刚内柔,于卦象离。骨眼蜩腹,蚆脑鲎足,二螯八跪,利钳尖爪,壳脆而坚,有十二星点。雄者脐长,雌者脐团。腹中之黄,应月盈亏。其性多躁,引声噀沫,至死乃已。生于流水者,色黄而腥;生于止水者,色绀而馨。(下册第四十五卷,2511 页)

按:蟹属节肢动物甲壳类。这里所说蟹的脑,可能指蟹体部的神经节。蟹的中枢神经系统分脑、食管下神经节和腹神经链三部分。脑较发达,由原头部前三对神经节融合而成,以围食管神经与食管下神经节相连。食管下神经节由原头部后三对神经节和原胸部前三对神经节融合而成。

• 鱼脑

《岭表录异》:鲌鱼,形似鳊鱼,而脑上突起连背,而圆身,肉甚厚。肉白如凝脂,止有一脊骨。治之以姜葱焄〔音缶,蒸也〕之粳米,其骨自软,食者无所弃。鄙俚谓之"狗瞌睡鱼"。以其犬在盘下,难伺其骨,故云"狗瞌睡鱼"也。(钦定四库全书本,卷中第九页)

按:鱼类是最古老的脊椎动物。这里所说的"脑上突起"应该是指鱼头上的突起。神经系统对鱼类的生命活动很重要,它由脑、脑神经、脊髓与脊神经构成,脑和脊髓为中枢神经。鱼类的脑在头骨内。

《酉阳杂俎》:黄魟〔音烘〕鱼,色黄无鳞,头尖,身似大槲叶。口在颌下,眼后有耳,窍通于脑。尾长一尺,末三刺甚毒。(续集卷八 支动,团结出版社 2017 年 561 页)

按:以上所说的"窍通于脑",应是指耳与头骨的交通。

《本草纲目》:金鱼《纲目》

【集解】〔时珍曰〕金鱼有鲤、鲫、鳅、鳘数种,鳅、鳘尤难得,独金鲫耐久,前古罕知。惟《北户录》云:出邛婆塞江,脑中有金。盖亦讹传。《述异记》载:晋桓冲游庐山,见湖中有赤鳞鱼。即此也。自宋始有畜者,今则处处人家养玩矣。春末生子于草上,好自吞啖,亦易化生。初出黑色,久乃变红。又或变白者,名银鱼。亦有红、白、黑斑相间无常者。其肉味短而韧。《物类相感志》云：金鱼食橄榄渣、服皂水即死。得白杨皮不生虱。又有丹鱼，不审即此类否。今附于下。（下册第四十四卷，人民卫生出版社 1982 年 2450—2451 页）

按：以上所说的"脑中有金"应是指头部有金。

• 蟾脑

《本草纲目》：蛤蚧
【释名】蛤蟹〔《日华》〕　仙蟾
……

〔颂曰〕人欲得首尾全者，以两股长柄铁叉，如粘黐竿状，伺于榕木间，以叉刺之，一股中脑，一股着尾，故不能啮也。入药须雌雄两用。或云阳人用雌，阴人用雄。

〔斅曰〕雄为蛤，皮粗口大，身小尾粗；雌为蚧，皮细口尖，身大尾小。

〔时珍曰〕按段公路《北户录》云：其首如蟾蜍，背浅绿色，上有土黄斑点，如古锦纹，长尺许，尾短，其声最大，多居木窍间，亦守宫、蜥蜴之类也。又顾玠《海槎录》云：广西横州甚多蛤蚧，牝牡上下相呼，累日，情洽乃交，两相抱负，自堕于地。人往捕之，亦不知觉，以手分劈，虽死不开。乃用熟稿草细缠，蒸过曝干售之，炼为房中之药甚效。寻常捕者，不论牝牡，但可为杂药及兽医方中之用耳。（下册第四十三卷，2392—2393 页）

按：蛤蟹是爬行纲（Reptilia）动物，为壁虎科中最大的一种，全长 30 厘米左右，体长与尾长略相等或尾略长。这里所说"一股中脑"的蛤蚧脑，实际上就是指蛤蚧的头部，而不是指蛤蚧的脑或神经系统。

• 十二时虫脑

《岭表录异》：十二时虫，则蛇师、蜥蜴之类也。土色者，身尾长尺余，脑上连背有鬐鬣，草树上行极迅速，亦多在人家篱落间。俗传云：一日随十二时变色，因名之。（钦定四库全书本，卷中第八页）

按：蜥蜴是爬行类（爬虫类）中种类最多的族群。这里所说"脑上连背"应是指头和身体的背部。鬐鬣指鱼的脊鳍，是指十二时虫的头背部有类似脊鳍样突起。

《本草纲目》：【附录】十二时虫

〔时珍曰〕十二时虫，一名避役，出容州、交州诸处，生人家篱壁、树木间，守宫之类也。大小如指，状同守宫，而脑上连背有肉鬣如冠帻，长颈长足，身青色，大者长尺许，尾与身等，啮人不可疗。《岭南异物志》言：其首随十二时变色，见者主有喜庆。《博物志》言：在阴多缃绿，日中变易，或青或绿，或丹或黄。《北户录》言：不能变十二色，但黄、褐、青、赤四色而已。

窃按陶弘景言石龙五色者为蜥蜴。陆佃言：蜥蜴能十二时变易，故得易名。若然，则此虫亦蜥蜴矣，而生篱壁间，盖五色守宫尔。陶氏所谓守宫螫人必死，及点臂

成志者,恐是此物。若寻常守宫,既不堪点臂,亦未有螫人至死者也。(下册第四十三卷,2389—2390 页)

• 白花蛇脑

《本草纲目》:故罗愿《尔雅翼》云:蛇死目皆闭,惟蕲州花蛇目开。如生舒、蕲两界间者,则一开一闭。故人以此验之。又按元稹《长庆集》云:巴蛇凡百类,惟褰鼻白花蛇,人常不见之。毒人则毛发竖立,饮于溪涧则泥沙尽沸。鹖鸟能食其小者。巴人亦用禁术制之,熏以雄黄烟则脑裂也。此说与苏颂所说黔蛇相合。然今蕲蛇亦不甚毒,则黔、蜀之蛇虽同有白花,而类性不同,故入药独取蕲产者也。(下册第四十三卷,2401 页)

按:蛇属于爬行类动物。这里所说的"脑裂"的脑应是指头部开裂;但头部是否能开裂,则是另一问题。

• 秦吉了脑

《岭表录异》:容管廉白州产秦吉了,大约似鹦鹉,嘴、脚皆红,两眼后夹脑有黄肉冠。善效人言,语音雄大,分明于鹦鹉。以熟鸡子和饭如枣饲之。或云容州有纯白色者,俱未见也。(钦定四库全书本,卷中第十二页)

按:"秦吉了"属于鸟类。

《本草纲目》:【附录】秦吉了 〔时珍曰〕即了哥也,《唐书》作结辽鸟,番音也。出岭南容、管、廉、邕诸州峒中。大如鹦鹉,绀黑色,夹脑有黄肉冠,如人耳。丹咮黄距,人舌人目,目下连颈有深黄文,顶尾有分缝。能效人言,音颇雄重。用熟鸡子和饭饲之。亦有白色者。

乌凤 按范成大《虞衡志》云:乌凤出桂海左右两江峒中。大如喜鹊,绀碧色。项毛似雄鸡,头上有冠。尾垂二弱骨,长一尺四五寸,至秒始有毛。其形略似凤。音声清越如笙箫,能度小曲合宫商,又能为百鸟之音。彼处亦自难得。(下册第四十九卷,2666—2667 页)

按:以上所说"夹脑有黄肉冠"的"脑"应是指头部。

• 鹤顶鸟脑

《殊域周咨录》①:(三佛齐)鹤顶鸟大于鸭,脑骨厚寸余,外黄内赤,鲜丽可爱。火鸡大于鹤,颈足亦似鹤,软红冠、锐嘴,毛如青羊色。爪甚利,伤人腹致死。食炭。神鹿大如巨豕,高可三尺,短毛喙,啼三跐。(明万历刻本,卷之八第二十二页)

按:鹤顶鸟属于鸟类。这里所说的"脑"应是指头;但"脑骨厚寸余"的说法不知

① 《殊域周咨录》,记载明代关于邻近及有交往各国和地区以及边疆民族状况的著作,作者严从简。

其所指为何物。

《瀛涯胜览》①：鹤顶鸟大如鸭，毛黑，颈长，嘴尖。其脑盖骨厚寸余，外红，里如黄蜡之娇，甚可爱，谓之鹤顶，堪作腰刀靶鞘挤机之类。（旧港国，商务印书馆 1937 年 27 页）

• 鸟类脑

《湘山野录》②：江南徐知谔，为润州节度使温之少子也。美姿度，喜畜奇玩。蛮商得一凤头，乃飞禽之枯骨也，彩翠夺目，朱冠绀毛，金嘴如生，正类大雄鸡。广五寸，其脑平正，可为枕。谔偿钱五十万。又得画牛一轴，昼则啮草栏外，夜则归卧栏中。谔献后主煜，煜持贡阙下。太宗张后苑以示群臣，俱无知者。惟僧录赞宁曰："南倭〔乌和反〕海水或减，则滩碛微露，倭人拾方诸蚌，胎中有余泪数滴者，得之和色著物，则昼隐而夜显。沃焦山时或风挠飘击，忽有石落海岸，得之滴水磨色染物，则昼显而夜晦。"诸学士皆以为无稽，宁曰："见张骞《海外异记》。"后杜镐检《三馆书目》，果见于六朝旧本书中载之。（钦定四库全书本，卷下第二十三页）

按：这里所说"其脑平正"的"脑"很明显就是指颅骨。

《抱朴子·内篇》③：或难曰："龟、鹤长寿，盖世间之空言耳，谁与二物终始相随而得知之也？"抱朴子曰："苟得其要，则八极之外，如在指掌；百代之远，有若同时；不必在乎庭宇之左右，俟乎瞻视之所及，然后知之也。《玉策记》曰：'千岁之龟，五色具焉，其额上两骨起，似角，解人之言，浮于莲叶之上，或在丛蓍之下，其上时有白云蟠蛇。千岁之鹤，随时而鸣，能登于木，其未千载者，终不集于树上也，色纯白而脑尽成丹。"（对俗卷三，中华书局 2011 年 79 页）

脑： 头的结构、功能

所谓的脑部结构、功能，实际上都是指头部的结构、功能。以下是有关引文及笔者评述。

• 鱼脑

按：所谓的"鱼脑"即鱼的头部，例如头部有石子、穴等。

《酉阳杂俎》：井鱼，井鱼脑有穴，每翕水辄于脑穴蹙出，如飞泉散落海中，舟人竟

---

① 《瀛涯胜览》，明人记述 15 世纪中外交通的史籍，马欢著，郭崇礼协助编撰。
② 《湘山野录》，北宋僧文莹撰。
③ 《抱朴子内篇》是魏晋神仙道教的代表作，也是集魏晋道教理论、方术之大成的重要典籍。晋葛洪著。葛洪号抱朴子，因以名书。西晋光熙元年（公元 306 年），葛洪避兵南土，羁留广州，开始着手写作《抱朴子》，于东晋建武元年（公元 317 年）成书。清人孙星衍有校刊本行世，今人王明有《抱朴子内篇校释》一书刊行。全书二十卷，每卷一篇，皆有题目。葛洪自称"内篇言神仙方药、鬼怪变化、养生延年、禳邪却祸之事，属道家"。

以空器贮之。海水咸苦,经鱼脑穴出反淡,如泉水焉。成式见梵僧菩提胜说。(前集卷十七 广动植之二,团结出版社 2017 年 340 页)

《岭表录异》:石头鱼状如鳙鱼,随其大小,脑中有二石子,如荞麦,莹白如玉。有好奇者,多市鱼之小者,贮于竹器,任其坏烂,即淘之,取其鱼脑石子,以植酒筹,颇为脱俗。(钦定四库全书本,卷上第六页)

按:以上所说的"鱼脑石子"应是指鱼头部的石子。

《集异记》及《仙传拾遗》:法善顾舟人曰:"尔可广召宗侣,沿(沿)流十里之间,或芦洲荻渚,有巨鳞在焉。尔可取之,当大获其资矣。"舟人承教。不数里,果有白鱼,长百尺许,周三十余围,僵暴沙上。就而视,脑有穴嵌然流膏。舟人因啇割载归,左近村间,食鱼累月。(见钦定四库全书本《太平广记》卷二十六 神仙二十六,第八页)

按:以上所说的"脑有穴嵌然流膏"应是指鱼的头部有流膏。

• 蝙蝠脑

《抱朴子·内篇》:肉芝者,谓万岁蟾蜍,头上有角,颔下有丹书八字再重。以五月五日,日中时取之,阴干百日。以其左足画地,即为流水,带其左手于身,辟五兵,若敌人射己者,弓弩矢皆反还自向也。千岁蝙蝠,色白如雪,集则倒县,脑重故也。此二物得而阴干,末服之,令人寿四万岁。千岁灵龟,五色具焉,其雄额上两骨起似角,以羊血浴之,乃剔取其甲,火炙捣服方寸匕,日三,尽一具,寿千岁。行山中,见小人乘车马,长七八寸者,肉芝也,捉取服之,即仙矣。(仙药卷十一,中华书局 2011年 354—355 页)

按:蝙蝠属于哺乳类动物。"脑重"实为头重。

《水经注疏》[①]:《玄中记》曰:蝙蝠百岁者倒悬,得而服之,使人神仙。〔按《御览》九百四十六引《玄中记》:百岁伏翼,[即蝙蝠。]其色赤,止则倒悬。千岁伏翼,色白,得食之,寿万岁。又崔豹《古今注》:蝙蝠五百岁,色白脑重,集则头垂,故谓之倒折,食之神仙。〕(下册卷三十七,江苏古籍出版社 1989 年 3062 页)

按:以上所说的"蝙蝠脑重"应是指头重;因为头重,所以倒悬。这种说法在多处出现,如《古今注》《抱朴子内篇》《拾遗记》,但真实情况是否如此还值得探讨。

《拾遗记》[②]:(岱舆山)梁有五色蝙蝠,黄者无肠,倒飞,腹向天。白者脑重,头垂自挂;黑者如乌,至千岁形变如小燕;青者毫毛长二寸,色如翠;赤者止于石穴,穴上入天,视日出入,恒在其上。〔卷十:见《百子全书(下)》,浙江古籍出版社 1998

---

① 《水经注》,华夏第一部以记载河道水系为主题的综合性地理著作,北魏郦道元(公元? —527 年)著。《水经注疏》,清代学者杨守敬(公元 1839—1915 年)及其学生对《水经注》进行研究、阐释、插绘的权威性专著。

② 《拾遗记》又名《拾遗录》《王子年拾遗记》,华夏神话志怪小说集。作者是东晋王嘉(公元? —390 年),字子年,陇西安阳(今甘肃渭源)人。他是东晋时期的一个方士,滑稽好语笑。《晋书》第九十五卷有传。今传本大约经过南朝梁宗室萧绮的整理。

年 1254 页]

《古今注》①：蝙蝠，一名仙鼠，一名飞鼠。五百岁则色白。脑重，集则头垂，故谓之倒折。食之神仙。[卷中　鱼虫第五：见《百子全书(下)》，1998 年 1103 页]

- 海豚脑

《本草纲目》：【集解】〔藏器曰〕海豚②生海中，候风潮出没。形如豚，鼻在脑上作声，喷水直上，百数为群。其子如蠡鱼子，数万随母而行。人取子系水中，其母自来就而取之。江豚生江中，状如海豚而小，出没水上，舟人候之占风。其中有油脂，点灯照樗蒱即明，照读书工作即暗，俗言懒妇所化也。〔时珍曰〕其状大如数百斤猪，形色青黑如鲇鱼，有两乳，有雌雄，类人。数枚同行，一浮一没，谓之拜风。其骨硬，其肉肥，不中食。其膏最多，和石灰艌船良。(下册第四十四卷，人民卫生出版社 1982 年 2467 页)

按：以上所说"鼻在脑上"的"脑"应是指头部。

- 鹿脑

《本草纲目》：犀无水陆二种，但以精粗言之。通天者脑上之角，经千岁，长且锐，白星彻端，能出气通天，则能通神、破水、骇鸡，故曰通天。《抱朴子》言"此犀刻为鱼，衔之入水，水开三尺"是也。

……

鹿髓，近方稀用者。《删繁方》：治肺虚毛悴，酥髓汤用之。《御药院方》：滋补药，用其脊髓和酒熬膏丸药，甚为有理。白飞霞《医通》云：取鹿脑及诸骨髓炼成膏，每一两，加炼蜜二两炼匀，瓷器密收，用和滋补丸药剂甚妙。凡腰痛属肾虚寒者，以和古方摩腰膏，姜汁化一粒擦肾俞，则暖气透入丹田如火，大补元阳。此法甚佳，人鲜知之。(下册第五十一卷，2829、2857 页)

- 风生兽(风猩)破脑不复生

《抱朴子·内篇》：风生兽似貂，青色，大如狸，生于南海大林中，张网取之，积薪数车以烧之，薪尽而此兽在灰中不然，其毛不焦，斫刺不入，打之如皮囊，以铁锤锻其头数十下乃死。死而张其口以向风，须臾便活而起走，以石上菖蒲塞其鼻即死。取其脑以和菊花服之，尽十斤，得五百岁也。又千岁鷰，其窠户北向，其色多白而尾掘，取阴干，末服一头五百岁。凡此又百二十种，此皆肉芝也。(仙药卷十一，中华书

---

① 《古今注》，三卷，晋崔豹撰。此书是一部对古代和当时各类事物进行解说诠释的著作。

② 海豚(学名 Delphinidae)是与鲸和鼠海豚密切相关的水生哺乳动物，具有齿鲸类典型的形态学性状：纺锤形身体；单个新月形呼吸孔；头骨套叠，上颌骨向后扩展与额骨重叠；呈颅顶偏左的不对称；圆锥形齿或钉状齿等。

局 2011 年 355 页）

按：风生兽是传说中的神兽名，文中的描述难以置信。这里所说的"取其脑"应是指颅骨内所包含的"脑"而不是颅骨。

《十洲记》[1]曰：炎洲在南海中，地方二千里，去崖九万里。上有风生兽，似豹青色，大如狸。张取之，积薪数车以烧之，薪尽而此兽在火中。燃其毛不燋，斫刺不入，打之如皮囊。以铁椎锻其头数十下，乃死。以其口向风，须臾便活而起。以石上菖蒲塞其鼻，即死。取其脑，菊花服之，尽十斤，得寿五百岁。（见钦定四库全书本《艺文类聚》卷八十　火部，第五、六页）

《岭南异物志》：风狸如猿猴而小，昼日蜷伏不能动，夜则腾跃甚疾。好食蜘蛛虫。打杀，以口向风复活，惟破脑不复生矣。以酒浸，愈风疾。南人相传，云此兽常持一小杖，遇物则指，飞走悉不能去。人有得之者，所指必有获。夷人施罝网，既得其兽，不复见其杖。杖之数百，乃肯为人取。或云邕州首领宁洄得之。洄资产巨万，僮伎数百。洄甚秘其事。（见《太平御览》卷九〇八　兽部二十　风母，中华书局 1960 年 4026 页）

按：《岭南异物志》及"风狸"目前均无法查考。《本草纲目》认为，风狸即风狸。见下文。

《本草纲目》：【集解】〔藏器曰〕风狸生邕州以南。似兔而短，栖息高树上，候风而吹至他树，食果子。其尿如乳，甚难得，人取养之乃可得。

〔时珍曰〕今考《十洲记》之风生兽、《南州异物志》之平猴、《岭南异物志》之风狸、《酉阳杂俎》之猱猦、《虞衡志》之风狸，皆一物也，但文有大同小异尔。其兽生岭南及蜀西徼外山林中，其大如狸如獭，其状如猿猴而小，其目赤，其尾短如无，其色青黄而黑，其文如豹。或云一身无毛，惟自鼻至尾一道有青毛，广寸许，长三四分。其尿如乳汁，其性食蜘蛛，亦啖薰陆香，昼则蜷伏不动如猬，夜则因风腾跃甚捷，越岩过树，如鸟飞空中。人网得之，见人则如羞而叩头乞怜之态。人挝击之，倏然死矣，以口向风，须臾复活。惟碎其骨、破其脑乃死。一云刀斫不入，火焚不焦，打之如皮囊，虽铁击其头破，得风复起；惟石菖蒲塞其鼻，即死也。一云此兽常持一杖，遇物则指，飞走悉不能去，见人则弃之。人获得击打至极，乃指示人。人取以指物，令所欲如意也。二说见《十洲记》及《岭南志》，未审然否。（下册第五十一卷，人民卫生出版社 1982 年 2877 页）

按：以上《本草纲目》作了考证，风狸即风生兽，即风狸，即平猴，即猱猦。这里所说的"惟碎其骨、破其脑乃死"的"脑"，应该是指颅骨内所包含的脑，而不是颅骨。

---

① 《十洲记》：古代志怪小说集，一卷，又称《海内十洲记》。旧本题汉东方朔撰。《十洲记》记载汉武帝听西王母说大海中有祖洲、瀛洲、玄洲、炎洲、长洲、元洲、流洲、生洲、凤麟洲、聚窟洲等十洲，便召见东方朔问十洲所有的异物，后附沧海岛、方丈洲、扶桑、蓬丘、昆仑五条，明显地模仿《山海经》。

• 鹊脑

鹊脑令人相思,详见"8.6 鹊脑令人相思"。

• 马脑

详见"9.1 凤脑、马脑"。

脑: 物理性状

笔者认为,在华夏传统史、传中,对脑的物理性状有所涉及,它所提供的信息量比"脑涂地""肝脑涂地"要多一些。对入药动物脑的物理性状或大体轮廓也有描写。例如"冻如鱼脑"显然是指物体的物理性状像鱼脑;"豚脑皱""状似羊脑"显然是指物体的外形像羊脑。以下是有关引文及笔者评述。

• 豚脑皱

《齐民要术》:煮杏酪粥法

用宿穑麦,其春种者则不中。预前一月事麦,折令精细,簸拣作五六等。必使别均调,勿令粗细相杂。其大如胡豆者,粗细正得所。曝令极干。如上治釜讫,先釜煮一釜粗粥,然后净洗用之。打取杏仁,以汤脱去黄皮,熟研,以水和之,绢滤取汁。汁唯淳浓便美,水多则味薄。用干牛粪燃火,先煮杏仁汁数升,上作豚脑皱,然后下穑麦米。唯须缓火,以匕徐徐搅之,勿令住。煮令极熟,刚淖得所,然后出之。预前多买新瓦盆子容受二斗者,抒粥着盆子中,仰头勿盖。粥色白如凝脂,米粒有类青玉,停至四月八日亦不动。渝釜令粥黑,火急则焦苦,旧盆则不渗水,覆盖则解离。其大盆盛者,数卷〔居万切〕亦生水也。[卷九:见《百子全书(上)》,浙江古籍出版社1998年582—583页]

按:以上在对"煮杏酪粥"方法的描写中,作者提到粥的表面作"豚脑皱",说明作者知道豚脑是有皱纹的。

《备急千金要方》:便如烂瓜,下如豚脑,但坐发汗故也。其病欲咳不得咳,咳出干沫,久久小便不利,其脉平弱。肺痿,吐涎沫而不咳者,其人不渴,必遗溺,小便数,所以然者,上虚不能制下故也,此为肺中冷,必眩。师曰:肺痿咳唾,咽燥欲者,自愈。自张口者,短气也。(卷第十七,中国医药科技出版社2011年303页)

• 如鱼脑状

按:如鱼脑状的描述主要见于医药类书籍,如:《本草纲目》《备急千金要方》《千金翼方》等。以下是有关引文。

《本草纲目》:冷痢腹痛,下白冻如鱼脑。(上册第九卷,人民卫生出版社1982年557页)

《本草纲目》:大风癞疮 大黄煨一两,皂角刺一两,为末。每服方寸匕,空心温酒下,取出恶毒物如鱼脑状。未下再服,即取下如乱发之虫。取尽,乃服雄黄花蛇药。名通天再造散。〔《十便良方》〕(上册第十七卷,1122 页)

《本草纲目》:酒痢便血〔腹痛,或如鱼脑五色者〕(下册第二十八卷,1703 页)

《备急千金要方》:治诸热毒下黄汁,赤如烂血,滞如鱼脑,腹痛壮热方。(卷第十五下,中国医药科技出版社 2011 年 269 页)

《备急千金要方》:驻车丸 治大冷洞痢肠滑,下赤白如鱼脑,日夜无节度,腹痛不可堪忍者方。(卷第十五下,271 页)

《备急千金要方》:下血如鱼脑者,服之良方

......

治中结阳丸 断冷滞下赤白青色如鱼脑,脱肛出,积日腹痛,经时不断者方。(卷第十五下,276 页)

《备急千金要方》:治下焦热,毒痢鱼脑,杂痢赤血,脐下少腹绞痛不可忍,欲痢不出,香豉汤方。(卷第二十,353 页)

《备急千金要方》:治妊娠患脓血赤滞,鱼脑白滞,脐腹绞痛不可忍者方。(卷第二,29 页)

《备急千金要方》:除热结肠丸 断小儿热,下黄赤汁沫及鱼脑杂血,肛中疮烂。(卷第五下,95 页)

《千金翼方》[①]:黄虫似地黄色;赤虫似碎肉凝血色;白虫似人涕唾,或似鱼脑,或似姜豉汁;青虫似绿,或似芫青色;黑虫似墨色,或似烂椹,又似黑豆豉。(卷之二十一 万病,人民卫生出版社 2014 年 538 页)

• 状似羊脑

按:看来,古人是知道羊脑外形的。以下是有关引文。

《本草纲目》:【集解】〔时珍曰〕炉甘石所在坑冶处皆有,川蜀、湘东最多,而太原、泽州、阳城、高平、灵丘、融县及云南者为胜,金银之苗也。其块大小不一,状似羊脑,松如石脂,亦粘舌。产于金坑者,其色微黄,为上。(上册第九卷,人民卫生出版社 1982 年 558 页)

笔者要提出一个问题:炉甘石的外形像羊脑,那么羊脑的形状又如何呢?这跟前面讲的"冻如鱼脑"不一样,冻如鱼脑形容排出物的物理性状;而"状似羊脑"指的是石头的解剖形态,这就牵涉到羊脑的解剖了!

《本草纲目》:目中诸病 石连光明散:治眼中五轮八廓诸证,神效。炉甘石半斤,取如羊脑、鸭头色者,以桑柴灰一斗,火煅赤研末,用雅州黄连各四两,切片,煎水

---

① 《千金翼方》,唐代孙思邈著,三十卷,是《千金要方》的补编,主要内容有药物、伤寒、妇人、小儿、杂病、色脉、针灸等,伤寒部分增加了张仲景《伤寒论》别本。

浸石,澄取粉,晒干。用铅粉二定,以二连水浸过,炒之。(上册第九卷,559 页)

2.6 《太平御览》等类书中的脑、髓

《太平御览》中的脑

《太平御览》是北宋初的一部重要的类书。《太平御览》有"脑"条目,其中所引用的《左传》《春秋元命苞》《韩诗外传》《史记》等,均属于西汉以前的典籍。《太平御览》成书于北宋初,从中可以看出当时学者对脑的看法,在此引用作为参考。

《左传·僖下》曰:晋文公梦与楚王搏,楚子伏,已而盬其脑。子犯曰:"吉。我得天,楚伏其罪,吾且柔之矣。"〔杜预注云:脑能柔物。〕

《春秋元命苞》曰:脑之为言在也,人精在脑。

《韩诗外传》曰:禽息,秦大夫,荐百里奚,不见纳。缪公出,当车以头击闑〔五结切〕,脑乃精出,曰:"臣生无补于国,不如死也!"缪公感寤而用百里奚,秦以大化。

《史记》曰:昔赵襄子以其姊为代王妻。后与王遇于句注之塞,厨人进斟,因反斗以击代王,杀之,王脑涂地。

《三国典略》曰:齐南阳王绰与齐王俱五月五日生,武成以绰母李夫人非嫡,故贬之为弟。俗云:其日生者,脑不坏烂,死后逾一年方许收殓,毛发不落,如生人焉。

《神异经》①曰:西荒中有人,长短如人,着百结败衣,手足虎爪,名模豹。见人独自,辄就人欲食脑,先捕虱。人伺其卧,舌出盘地丈余,便烧石投其舌,于是绝气而死。若不如此,寤而辄食人脑。

《列异传》曰:陈仓有得异物,其形不类猪,不似羊,莫能名。以献秦穆公。道遇二童子,曰:"此名为蝹,述常在地下食死人脑。若欲杀之,以柏烧其头。"〔蝹音袄〕

《西京杂记》曰:广陵王胥有勇力,恒于别圃学格熊,后遂空手搏之,陷脑而死。(见《太平御览》卷三七五 人事部一六 脑,中华书局 1960 年 1731 页)

在唐代徐坚《初学记》、唐代欧阳询《艺文类聚》、宋代王钦若等《册府元龟》、明代解缙等《永乐大典残卷》等类书中,均未发现有涉及"脑""髓"的条目。

又按:《春秋元命苞》有"人精在脑"的说法,可惜"全书已佚",无法查考!

《太平御览》中的髓

按:"髓"有两方面的含意,一是"骨中脂",指具体的骨髓;二是抽象化的,指某物

---

① 《神异经》是古代华夏的神话志怪小说集,共一卷、四十七条。旧本题汉代东方朔撰。《列异传》是魏文帝曹丕所写的一部志怪小说集。《三国典略》是一部由唐玄宗时期学者丘悦编写的编年体史书,记录了西魏和北周、东魏和北齐、梁和陈三方面的重要历史。《西京杂记》是古代历史笔记集,"西京"指西汉首都长安,写的是西汉的杂史,汉代刘歆著,东晋葛洪辑抄。

的深部。这两个方面《太平御览》都有涉及。

《太平御览》：《说文》曰：髓，骨中脂也。

《史记》曰：扁鹊过齐，桓侯客之。后五日复见，望桓侯而退走。桓侯使人问其故，扁鹊曰："疾之居腠理也，汤熨之所能及；在血脉，针石所能及；在肠胃，酒醪之所能及；其在骨髓，虽司命无奈之何也。今疾在骨髓，臣是以无请也。"后五日，桓侯体病，使人召扁鹊，鹊已逃去。桓侯遂死。

又曰：勾践顿首再拜，答子贡曰："孤尝不料力，乃与吴战，困于会稽，痛入于骨髓。"

《帝王世纪》曰：纣斩朝涉之胫而观其髓。郦善长《水经注》曰：淇水历汲郡西南，出朝歌城西北，东南迳朝歌台下，俗谓之阳河水也。纣在台见老人晨将渡水，而沉吟难济，纣问其故，左右曰：老者髓不实，故畏寒。纣乃于此斩胫而视髓。（卷三七五　人事部一六　髓，中华书局 1960 年 1730—1731 页）

2.7　公元初至 15 世纪西方脑研究的启示

公元初至公元 15 世纪的欧洲文化背景[①]

笔者认为，在公元初以后漫长的 1 500 年历史过程中，西方的脑研究总体上处于迟滞状态，但这种迟滞是在西方公元前脑研究基础上的停滞，对脑神智功能的看法倾向于希波克拉底学派的观点；而且在公元 1—2 世纪，罗马帝国帕加玛（Pergamon）的盖伦已经大踏步推进了脑认识。

公元 1 世纪，罗马帝国为克劳狄王朝。2 世纪时，罗马帝国成为地跨亚非欧三洲的大帝国，公元 135 年，犹太人被罗马帝国驱逐出巴勒斯坦。3 世纪时，罗马帝国的皇帝频繁更迭。4 世纪时，波斯帝国为萨珊王朝，罗马帝国为君士坦丁王朝。公元 5世纪初，古代文明、古代哲学、古代政治和法律随着罗马帝国的灭亡而毁灭。基督教作为古代近东文化和"两希文明"（希伯来与希腊文明）的承继者，理所当然地成为西欧文明的载体和古代文化的传承者。当时，只有教会拥有文化财富，只有教士僧侣才掌握知识。到了公元 6 世纪时，西欧卡西奥多隐修院的修士们已将古代罗马学校设立的课程——文法、修辞和逻辑这"三艺"与算术、几何、音乐、天文"四艺"合并为"自由七艺"（the seven liberal arts 或 septem artes liberales）。

中世纪（the Middle Ages）从公元 5 世纪持续到公元 15 世纪，是欧洲历史三大传统划分的一个中间时期。中世纪始于西罗马帝国灭亡（公元 476 年），最终融入文艺复兴和探索时代（地理大发现时期）。中世纪的文明发展缓慢，有时也被称为"黑暗

---

①　在公元初至公元 15 世纪的时期，罗马是欧洲文化中心。这段时期大致在欧洲文艺复兴之前。文艺复兴（Renaissance）是指发生在 14 到 17 世纪欧洲、反映新兴资产阶级要求的一场思想文化运动。

的中世纪"。

盖伦（公元 129—199 年）的脑研究

克劳迪亚斯·盖伦纳斯（Claudius Galenus，公元 129—199 年），也称"帕加玛的盖伦"（Galen of Pergamum）或者盖伦（Galen），被认为是西方医学界仅次于希波克拉底的泰斗。

盖伦的主要贡献是开创了医学实验研究，但他对脑认识也作出了重要贡献，后者是要在这里介绍的。盖伦生活的年代正好是在欧洲中世纪黑暗来临之前，所以他在欧洲的影响非常深远，一直延伸到 14 世纪欧洲文艺复兴到来之前。

盖伦出生于希腊殖民地帕加玛，他是学医的，他居住得最久的地方是亚历山大里亚，在那里住了五年，28 岁时他回到家乡。公元 159—168 年他服务于角斗场，所以他有治疗受伤角斗士的医生经验，但是他也解剖动物。盖伦是一位好医生，他认为要成为一名好医生，必须具有解剖学和生理学的知识。（参阅 Finger，2000：pp39 - 41）

• 盖伦解剖牛脑

盖伦同意亚里士多德的观点，必须通过自己亲身的感觉和经验，才能够认识任何东西。当盖伦仅 20 岁时，他在那本《关于医学经验》（*On Medical Experience*）的著作里写道：

我是这样一个人：我只关心、专注于用我自己感觉能够感知的东西。除非通过我自己的感觉可以确定的以外，我不能认识任何东西。我所感觉的还可以通过观察留在记忆里面。我不走远一步，去作其他任何理论上的概括。（Finger，2000：p41）

盖伦有一篇《关于脑》（*On the Brain*）的精彩演讲（公元 177 年）。在这篇演讲中，他告诉医学学生，应该如何系统地解剖牛的脑。

牛脑应预先很好地准备，把它前面一部分刮掉。一般在大城市里面都可以买到牛脑，如果你嫌骨头太多，可以要求屠夫把骨头拿掉。准备好了以后，你可以看到硬脑膜。可以用刀拉一条直线，一直切到脑室，马上就可以考察一下把左边和右边脑室隔开的膜，这就是隔，其性质与脑相似。如果你切得太重，很容易把它拉破。当前面各部分都暴露了以后，你可以看到第三脑室，其位置在两个前脑室之间。第三脑室的后面有第四脑室。在中间脑室的上面你可以看到松果腺。（Finger，2000：p42）

盖伦主张：要实践，要解剖。但盖伦的解剖不包括人体解剖，因为宗教的束缚使得做尸体解剖（autopsy）成为不可能。那时候，罗马帝国的宗教约束很强。此外，罗马法律系统也不允许用刀去切割尸体。由于人体解剖困难，盖伦只好转向动物。盖伦认为最好是解剖那些与人类接近的动物，例如无尾的猕猴。他也解剖过一些圈养的动物，如猫、狗、鼬（weasel）、骆驼、狮子、狐狸，熊、小鼠甚至大象。在进化阶梯上离开哺乳动物很远的低等动物如鱼、鸟，以及一些古里古怪的昆虫，他都解剖过。（参

阅 Finger,2000：pp41－42)

• 盖伦做动物活体解剖实验,发现喉返神经

盖伦做过一个实验,其目的是想要找出支配肺的神经。他发现当把猪胸部的一对神经切断之后,挣扎着的动物虽然仍有呼吸,但是它的叫声停止了。关于这个惊人的发现,盖伦在其他动物中也得到了验证,如山羊、狗,甚至吼叫的狮子。所以,他发现了发音的神经。我们现在知道,这就是喉返神经,为了纪念他,有时候也称之为盖伦神经。

这个发现使得盖伦想到,这可以用来解释对粗脖子病病人做手术的后果。关于这个问题,他写道:

一个外科医生在切除颈部腺体肿胀而进行手术时,如果他不知道手术会损伤喉返神经,则其结果是病人术后不会发音了,虽然这个病人腺肿大的病痛是治好了。另一个医生用同样而类似的方法治疗另一个病人,而他的治疗结果是病人还能保留发声音,因为仅损伤了喉返神经中的一根。这种结果似乎令人难堪,因为看起来喉头和器官都是完好的,并未受损伤,但是发声音却深深地受了影响。当我把我所做的发音神经解剖演示给他们看时,他们就不感觉到难堪了。(参阅 Finger,2000：pp43－44)

• 盖伦认为是"脑神",而不是"心神"

盖伦非常崇拜希波克拉底,认为希波克拉底的话就是上帝的声音。盖伦说,希波克拉底从来没有写过不正确、违反事实的东西。盖伦曾经说,他有信心他的灵魂可以升到天堂,他希望死后能够见到希波克拉底。

他也尊重亚里士多德,这是希腊黄金时期最出名的自然哲学家。虽然盖伦赞赏亚里士多德的成就、经验以及他那种追求真理的态度,但是盖伦不能够接受亚里士多德的一个论断。亚里士多德认为:脑的功能就是把心脏的激动冷却下来,认为心脏发出神经。盖伦认为:亚里士多德的这些说法都是毫无意义的和错误的。

盖伦扬弃亚里士多德理论的另一个原因是:他追踪了各种神经从感觉器官到脑的行程,发现神经不是走向心脏,而是走向脑。前面已谈到过,他发现了管理声音的神经,这一结果也不符合那种认为心脏管理发音的想法。但是盖伦并没有到此为止,他观察到:压迫脑可以造成愚笨。他指出,人头部损伤后可以发生感觉、知觉和认知的变化。(参阅 Finger,2000：pp44－45)

• 盖伦区分了运动神经和感觉神经

盖伦区分了运动和感觉神经,并认为眼睛中既有感觉神经又有运动神经。他解剖了视神经,看到了视神经的走向,认为视神经是中空的。他也看到了视交叉,认为它是脑的一个结构,并给了它一个名字,因为这个地方很像希腊字母 χ,所以叫视交

叉(optic chiasm)。盖伦并不认为视神经中所有纤维都通过交叉走到对面。现在我们知道,在人类里面有一半视神经是交叉的,还有一半是不交叉的。他推理认为,视交叉仅仅是精神(spirit)进入脑,在左眼和右眼互相交换的地方,这样就使得成像为一个像,而不是两个不同的像。

盖伦也研究了交感神经系统。我们现在知道,这些神经与内脏器官的调控有关,在"战斗或者逃跑"(fight or flight)中起重要的作用。盖伦描写了脊髓两旁的交感链及主要的交感神经节。他正确地猜测:交感神经系统是以整体起作用的,它作用准确性不太高。但他不认为交感神经是传出神经,是到平滑肌去的;他反倒认为,这种神经的作用在于内脏器官的互相交流。他推理说:在神经里面可以有广泛的相互交流,这样使得精神可以从一个内脏器官到另一个内脏器官,从而使所有器官都可以感受所发生的变化。自主神经系统的交感部分得到了这样一个奇怪的名称——sympathetic,是由于早期的看法认为:这种神经参与了"同情心"(sympathy)或共享。(参阅 Finger,2000:pp45-46)

• 盖伦做实验:切断动物脊髓

盖伦做了在不同平面切断脊髓的一系列实验,其目的之一是希望确定:切断面以下的哪一侧身体是麻痹的。他用了不同种的动物来做脊髓半边切断的实验。他注意到:麻痹发生在切断同侧。在用猴子做切断一侧脊髓的实验之后,他写道:

在我们的解剖中,如果进行不超过脊髓中心的半横切,您可以看到:这种切割并不引起身体所有部分的麻痹,而仅使切割平面以下的身体麻痹。如果切的是右侧,那么右侧切割平面以下麻痹;相反,切割左侧就使左侧麻痹。

在另一项实验中他显示:如果在颅骨附近把脊髓切断,那么呼吸就停止了;如果切割稍微低一点,那么膈仍然是有功能的。这些发现提供了一种知识:为什么一个角斗士在颈部损伤后会立即死亡,而另一个角斗士如果所受的剑伤稍稍靠下一点,仍可以继续呼吸。(参阅 Finger,2000:p44)

笔者以为,实验研究是科学发展中一个极为重要的环节。对此,古希腊人早已知道了并且做了。再回头看看华夏的一些不着边际的论述,如"月虚而鱼脑减"(《淮南子》卷三　天文训);"脾生隔,肺生骨,肾生脑,肝生革,心生肉"(《管子》水地　第三十九)。那真是有点令人汗颜啊!

• 盖伦研究中风和癫痫

盖伦还研究过中风和头痛等与神经有关的问题。盖伦把特定器官的病变与内科病联系起来。他的看法与希波克拉底不一样:希波克拉底把人看成整体,盖伦则认为一定的器官病变导致一定的病。盖伦是更加进步的。但是跟好多罗马医生一样,盖伦仍然接受希波克拉底的教条,他用体液理论指导医生的实践。(参阅 Finger,2000:pp47-48)

公元初至公元 1500 年间的欧洲脑研究

公元初至公元 15 世纪这一时期的西方脑认识,处于迟滞状态。即令如此,公元 1—2 世纪盖伦的脑研究还是重申了希波克拉底"脑是神智宝座"的观点,他本人还有所推进。

• 公元初至 1500 年欧洲脑研究大事记

公元 200 年　　盖伦确定脑是一个脑力器官。盖伦达到了古典时期的高峰,他的著作超过 400 种,是千年中的伟大人物。今天我们肉眼所能看到的神经系统解剖,都已经被他发现,包括多数脑神经。在有关脑功能的少数进展中,他描写了低等哺乳动物被切断一侧脊髓后出现的症状。

公元 400—800 年　　黑暗时期持续超过 12 代,欧洲忘记了希腊。人们不问为什么要了解自己和自然,超自然的或宗教意义的看法占了上风。

公元 600—1200 年　　伊斯兰教从小亚细亚扩展到西班牙,把本来基督教世界不知道的希腊知识传播给他们。犹太商人把阿拉伯译文传入欧洲,于是使得在专制统治下长期被埋没的拉丁文版希腊书籍重新得到发现。即便如此,人们仍然不追问自然。

公元 1200—1300 年　　学习书籍和新知识的兴趣逐步发扬起来,十字军东征后期开办了很多大学。

公元 1400—1500 年　　西方由于发明活字版而刺激了印刷技术,探险航行表明了对发现新事物的态度。

公元 1478 年　　蒙迪诺(Mondino de'Luzzi)的工作代表了经典权威性盖伦解剖学的高峰。他的书插图粗糙,书中幻想脑功能属于侧脑室前部,虽有实际解剖结果,却无法影响他的手册,这种书籍还使用了两百年。(参阅《历史发展和思考》附录神经科学大事记,上海科学技术出版社 2008 年 410—411 页)

公元初到公元 15 世纪西方脑研究给华夏的启示

笔者认为,公元初到公元 15 世纪西方的脑研究,给我们的启示是多方面的。

• 启示之一:公元初到公元 15 世纪的西方脑研究是以古埃及和古希腊的脑认识与脑研究为背景的

古埃及和古希腊的脑认识与脑研究是具有一定基础的。仅仅所获得的神经解剖学知识就是巨大的文化财富。可是,我们华夏人没有这样一份财富。《黄帝内经》告诉我们的脑,是一个难以捉摸的东西;《孟子》又用"心之官则思"来误导我们。我们的基础不够好。

• 启示之二：盖伦对脑认识的推动是巨大的

这一段时期西方出了一个盖伦，盖伦对脑认识和脑研究的推动是巨大的。这一段时期，我们华夏找不到这样的人物。从东汉到宋元明，华夏学者把相当多的精力用在注疏"十三经"上面。特别是宋明理学，受其影响，没有人去做实地研究。与盖伦的崇尚实际相比，华夏是有欠缺的。

我们的脑认识停留在这样一个水平上：虽然华夏对于脑的重要性有高度评价，把它看作人体和事的精华、物的精品，但对其基础是什么并不清楚；在"脑神"还是"心神"的争论中，华夏长期以来倾向于心神。华夏的脑认识偏重于脑的外部体位、脑的物理性状、脑是否可以食用等。

西方的脑认识则不然：在"脑神"还是"心神"的争论中，虽然公元前有两种不同的声音，但到了盖伦以后，基本明确了"脑神"的看法；以后是脑实质抑或脑室之争了。盖伦加强了希波克拉底的脑神观点，并且还在几个方面加以推进，如增强了神经和脑关系的证据等。盖伦还明确提出：要运用以事实为基础的思维方法，在方法学上要采取实验的方法。

通过对比可以看出，从对脑功能主要包括神智和调节两个主要方面的观点看，华夏的脑认识明显不及西方的脑认识。

从公元初年以后的 14 个世纪，西方脑认识长期处于停滞状态。同期的华夏脑认识也没有向前迈进的表现。总体上看，主导东汉以来华夏学术思想的是儒学，其间魏、晋、南北朝有玄学的掺入，而宋朝的理学则是儒学的高峰，因而孟子"心之官则思"的思想是没有人敢反对的。

从盖伦的脑认识到以达·芬奇为代表的文艺复兴时期的脑认识，恰恰对应于华夏从东汉到明朝时期的脑认识。我们在上面比较详细地介绍了盖伦的脑研究，为的是说明：在公元 150 年前后，希腊-罗马帝国时期的脑认识达到了何等水平。盖伦的脑认识反映了公元 150 年直到文艺复兴之前欧洲脑认识的水平。

• 启示之三：中世纪黑暗时期对西方脑研究是一个很大的不利条件，但终于迎来了欧洲文艺复兴

在欧洲，中世纪黑暗时期过去之后，总算迎来了欧洲文艺复兴及其后的产业革命。然而华夏没有这个条件，我们还是处在思想禁锢之中，没有人对"心之官则思"提出过讨论和异议；后古代的众多医家从来不讨论经络学说有何不妥之处，仅宋朝苏辙在《龙川略志》中介绍了一位学者对"三焦"的质疑。

3 明清之际篇

3.1 概　说

明清之际及此时期华夏脑认识的特点

明清之际①（公元 1500—1911 年）相当于西方的欧洲文艺复兴及其后产业革命的时期，这个时期是华夏脑认识在西方脑认识与脑研究影响下发生嬗变的时期。明清之际的华夏脑认识包含两个明显不同的成分：一是传统的华夏脑认识，另一是西潮影响下的脑认识。嬗变来自两个方面：一是由华夏本身对传统脑认识的反思所致，另一是由西潮的影响所致。

在华夏，明清之际的后期是西学东渐开始的时期。公元 1842 年鸦片战争②及 1894 年甲午战争，强行打开了清王朝的大门，欧美的文化通过商人、传教士、外交人员等，强势进入华夏大地。这段时期也可以说是西潮影响的时期。

两次鸦片战争中清王朝的惨败，促使清政府从 19 世纪 60 年代开始推行洋务运动，这也促使了西方的科学技术进一步传入华夏。当时的洋务派人士主要采取"中学为体，西学为用"的态度来对待西学，而主要关注的是接受西方的先进武器以及相关器械等，而未试图对西方的学术思想加以吸纳，因此在这期间，学术思想方面的传入主要是通过西方传教士创办的媒体，以及洋务机构中为军事目的而顺道译介的书籍。

甲午战争以后，由于华夏当时面临着国破家亡的命运，许多有识之士开始更为积极全面地向西方学习，出现了梁启超、康有为、谭嗣同和严复等一批思想家。他们向西方学习大量的自然科学与社会科学知识，政治上也要求改革。这一时期大量的西方知识传入华夏，影响非常广泛。许多人通过转译日本人所著的西学书籍来接受西学。留学生和科学书籍则引进了相对更为先进的脑认识。

明清之际延续了后古代以来的华夏传统脑认识

笔者认为，明清之际的传统华夏脑认识，延续了古代及后古代的华夏脑认识。

---

①　明清之际与近古略有不同。近古，多指宋元到鸦片战争这段时间。

②　第一次鸦片战争（First Opium War）是公元 1840—1842 年英国对华夏发动的一场侵略战争，也是华夏近代史的开端。

这段时期华夏脑认识的比较明显的特点是：较前更多地记述了脑的神智功能。

在此时期，华夏自身也向传统脑认识提出了挑战，如清康熙年间的朱方旦教案。在医家中，清道光十年（公元 1830 年），王清任（公元 1768—1831 年）的《医林改错》问世。他实地进行人体解剖，观察人体内脏，提出了"灵机记性不在心在脑"的看法。虽然《医林改错》的总体脑认识并未脱离《黄帝内经》的窠臼，与认识脑的真正功能尚有很大差距，但这个认识转变是来之不易的。

明清之际的权威辞书是清朝的《康熙辞典》。《康熙字典》以及段注《说文解字》中的脑认识，与东汉时期的《说文解字》相比并无大的变化。

明清之际在西潮影响下发生的脑认识嬗变

笔者认为，西潮影响包括两个主要方面：一是西学东渐的影响；二是 1842 年中英鸦片战争及 1894 年中日甲午战争对华夏民族刻骨铭心刺痛所带来的影响。

西学东渐，是指从明朝末年到近代的西方学术思想向华夏传播的历史过程。虽然它也可以泛指自上古以来一直到当代的各种西方事物传入华夏，但通常是指在明末清初以及晚清民初两个时期之中，欧洲及美国等地学术思想的传入。有人认为，西学东渐的标志是利玛窦来华，"西学东渐"这个说法源自晚清维新人物容闳（公元 1828—1912 年）一本回忆录的书名《西学东渐记》，西学东渐形成规模是在鸦片战争以后。

这段时期，以来华西人、出洋华人、书籍和新式教育等为媒介，以香港、华夏其他通商口岸及日本等作为重要窗口，西方的哲学、天文、物理、化学、医学、生物学、地理、政治学、社会学、经济学、法学、应用科技、史学、文学、艺术等大量传入华夏，对于华夏的学术、思想、政治和社会经济都产生重大影响。

在此时期，西方的影响越来越明显，通过各种渠道挑战华夏的传统脑认识。为了更清晰地呈现脑认识的变化轨迹，下面将对个别事件中反映的脑认识，分别进行介绍，其中有通过传教士著作的，如《灵言蠡勺》（公元 1624 年）、《主制群征》（公元 1629 年）；有通过译著的，如严复译的《天演论》（公元 1897 年）；有通过西医传播的，如合信（B. Hobsen）著、陈修堂译的《全体新论》（公元 1851 年）；有通过写作专著的，如谭嗣同著的《仁学》（公元 1897 年）；有通过编辑系列专著以反映舆论的，如《皇朝经世文编系列》。在鸦片战争、甲午战争以后，国内学者著书立说，要求向西方学习和进行维新，提出了"经世致用"的文化要求。从公元 1848 年到公元 1902 年间，陆续编辑出版了各集《皇朝经世文编》。在这些汇刊中，不乏新鲜的脑认识内容。

嬗变中脑认识的要点

笔者认为嬗变中脑认识的内涵是产生了许多新的认识：① 脑气筋、神经；② 脑的分部：大脑、小脑、脊髓；③ 脑与电，脑与物质、元素；④ 脑与人类智力、脑与人种优劣等。

这些内容散见于本篇各节，还有"8.10　嬗变中的脑认识：大脑、小脑""8.11　嬗变中的脑认识：脑气筋、神经"。

《康熙字典》中的脑、髓

《康熙字典》中有"腦（脑）""髓""𩪦"三个字。《康熙字典》中"脑""髓"的释义是：脑，"头髓也"；髓，"骨中脂"。这些与《说文解字》没有区别，它的文献引用与段注《说文解字》也无多大区别。《康熙字典》仅多引用了两条：班固《汉书》的《郊祀志》与《礼乐志》。如同《类篇》一样，《康熙字典》也把"脑"摆在"肉"部。

腦

《康熙字典》：【广韵】奴皓切。【集韵】【韵会】【正韵】乃老切，𠀤（并）音恼。【说文】本作𡿺。头髓也。又：【广韵】那到切。【集韵】乃到切，𠀤音脁。【广韵】优皮也。【集韵】漫泽也。又：【韵会】或作𦜕。【周礼·冬官考工记·弓人】角之本蹙于𦜕。【广韵】同𡌫，或从𡿺。【集韵】或作𦝣、脓。［《康熙字典（检索本）》①未集下　肉部，中华书局 2010 年 988 页］

髓

《康熙字典》：【唐韵】【韵会】【正韵】悉委切。【集韵】选委切，𠀤音瀡。【说文】骨中脂也。【前汉·郊祀志】先鬻鹤髓毒冒犀玉二十余物渍种。【集韵】或作𩪦、䯝、𩪲、膸、隋。【篇海】亦作𩪨、𩪦。［《康熙字典（检索本）》亥集上　骨部，1451 页］

𩪦

《康熙字典》：【集韵】同上（即同髓）。【释名】髓，遗也，遗滴也。【前汉·礼乐志】浃肌肤而臧骨髓。［《康熙字典（检索本）》亥集上　骨部，1451 页］

《康熙字典》对于"脑"的解释表明，华夏对"脑"的认识，保持延续了近 16 个世纪之久。

从《说文解字》到《康熙字典》

据笔者查考，在《说文解字》和《康熙字典》之间横跨了 16 个世纪，两者之间还有六朝梁代顾野王编的《玉篇》、宋代的字典《广韵》《类编》以及其他各种字（词）典。但从这期间的辞书上看，华夏的脑认识非常保守，维持不变，这令人吃惊。

从现代的观点看脑，不能回避的问题有二：其一，从功能上看，脑与神智的关系

---

① 《康熙字典》，大型字典。清张玉书（公元 1642—1711 年）等奉诏编撰。收 47 035 字，按部首笔画排列，用反切和直音注音，载古文以溯其字源，列俗体以著其变迁，释义详细，书证丰富。康熙五十五年（1716 年）初刻，后流传较广。

问题;其二,从解剖上看,脑与神经系统的关系问题。《康熙字典》没有提及脑与神智的关系,是一个败笔。其实从唐代书籍中已经可以看到这方面的论述和记载,以后在唐、宋、明、清也有大量关于脑与神智关系的推测与议论,不过也仅是说说而已,谈不上有什么科学依据。谈到脑和神经系统的关系问题,就要涉及脑的解剖,而华夏的解剖研究迟迟不能开展,这又是华夏的短板,将另行分析。

如此看来,我们今天对脑的正确认识,主要源于接受外来的、西方的影响,详见后述。

明清两代社会、政治制度背景下的脑认识

笔者认为,一个社会的脑认识如何,显然不能离开当时的社会政治背景。"科举制度"就是其中之一,据百度百科介绍:"科举制度是隋以后各封建王朝设科考试选拔官吏的制度,1905 年 9 月 2 日,袁世凯、张之洞奏请立停科举,以便推广学堂,咸趋实学。清廷诏准自 1906 年开始,所有乡会试一律停止,各省岁科考试亦即停止,并令学务大臣迅速颁发各种教科书。"(见"科举制度废除日"词条)试想,要是每年的科举考试还在按例进行,考的就是四书五经,那么《全体新论》再好,《天演论》再好,《仁学》再好,它们如何能够进入文化人的头脑? 更何况,弄得不好,还会招致类似于朱方旦教案(详见后述)这样的杀头之灾。到了公元 1906 年,科举制度废除了,可以开办学堂了,可以编撰新教科书了,可以更广泛地进行中西学术交流了,这样,华夏脑认识才能够跟上西方发展的步伐。

3.2 明清之际的传统华夏脑认识

笔者以为,明清之际脑认识保留与延续了华夏古代、后古代的所有脑认识。

明清之际延续后古代的用词习惯是有所发展的。特别是当章回小说兴起后,口语式用词更多地在书籍中出现,平民百姓的直觉经验也更多地进入书面文字,其所表达的内容则更多地表现脑的神智特点。详见下文:"明清之际笔记、小说中关于脑神的表述"。

此外,明末方以智《物理小识》中的部分内容,是传统华夏脑认识的延续,详见"3.3 《物理小识》的脑认识"。清康熙年间的朱方旦教案,可能与他所持的脑认识违反传统有关;而清道光年间王清任的脑认识,则是一种崭新的见解,详见"5.7 《医林改错》(清)的'灵机记性不在心在脑'"。

明清之际笔记、小说中关于脑神的表述

在晚明以后的章回小说中,表达神智特征的脑认识非常多见,特别是在以"头""脑"联用的成语形式出现的表述中。这些实际上都是后古代口语中"头""脑"用词的延续,详见"7 口语中的脑认识篇"。

除上述外,明清之际的笔记、小说中,还有许多具体的脑神叙述,例如"头脑""焦先生脑库茹纳万有";"另有脑筋,不同肺腑";"君恐脑少";"急色儿谁非馋眼脑者";"我的脑子里是全空虚的",等等。以下是有关引文及笔者评述。

《孽海花》①:花哥又是飞云队的头脑,不但我们比不上,只怕是世上无双,所以刘将军离不了她了。(第六回,上海古籍出版社 2011 年 40 页)

《西太后艳史演义》②:要论革命的两个大头脑,一是黄兴,一是孙文。(第三十二回,时代文艺出版社 2003 年 322 页)

《红楼梦》③:李贵劝道:"哥儿不要性急。太爷既有事回家去了,这会子为这点子事去聒噪他老人家,倒显的咱们没礼似的。依我的主意,那里的事情那里了结,何必惊动他老人家。这都是瑞大爷的不是,太爷不在这里,你老人家就是这学里的头脑了,众人看你行事。众人有了不是,该打的打,该罚的罚,如何等闲到这步田地还不管?"(卷九,中华书局 2005 年 68 页)

《春明梦余录》:故事:自冬至后至春日,殿前将军甲士赐酒肉,名曰"头脑酒"。(见《古今图书集成》明伦汇编 官常典第三百七十六卷 光禄寺部 纪事,中华书局 1934 年 286 册 11 页)

《古今图书集成》:第四器名"崔郎中"。云亦别无事,但何必要到处出头脑,白踉跄,仆于下座竟不饮而去。坐中有笑者,有缩头者,但不知此官人今日起得未。(明伦汇编 交谊典第五十九卷 宴集部 纪事一,中华书局 1934 年 335 册 59 页)

《玉堂丛语》:夫国家二百年来,名臣硕老,强半出自玉堂精选。以故得其寸楮只字、一事片语者,信之若著蔡,珍之若夜光。笺笺世儒,安所得全帙一庄诵乎? 焦先生脑库茹纳万有,邺架珍藏万卷,能哀集,更能衷裁。抽精骑于什伍,拣粹腋于众白。都内好事者,往往祈得而梓行之,俾千古后学,不致慨我明馆阁无成书,因而补苴国史之弗备也。先生之功,于是为大。(曼山馆刻本,④郭一鹗序,第三、四页)

《恨冢铭(并序)》:至于笔墨之能工,管弦之精妙,绝无自负,视作等闲,是盖另有脑筋、不同肺腑者欤?[见《香艳丛书(第四册)》,上海书店出版社 2014 年 46 页]

《淞滨琐话》⑤:俄有二人笼灯飞至,高呼"落海人!"任遥应之,其人踪迹而至,端视曰:"汝即遇怪者耶?"曰:"然。"曰:"读书否?"曰:"孝廉也。"一人笑抚任首曰:"君恐脑少。"一人曰:"且去见公主,欲如何,便如何也。"遂负之而行。山路曲折,不知几十里。任闻二人语,知不能生,然事已如斯,亦不复畏。(卷七 粉城公主,商务印书馆 1932 年 113 页)

---

① 《孽海花》,晚清四大谴责小说之一,曾朴著,全书共三十五回。

② 《西太后艳史演义》,民初小说,李伯通著。

③ 《红楼梦》,中国古代章回体长篇小说,中国古典小说四大名著之一,一般认为是由清代作家曹雪芹(约公元 1715—约 1763 年)、高鹗(公元 1758—约 1815 年)所著。

④ 《玉堂丛语》是 1981 年 7 月中华书局出版的一本图书,作者是明代焦竑。

⑤ 《淞滨琐话》,清代文言短篇传奇小说集。十二卷六十八篇,王韬(公元 1828—1897 年)著。

《淞滨琐话》：越十余日，见一车驶至，绣幰朱缨，后二婢跨款段从，匆匆而过。生知贵族，就近逼视。婢趋前要遮叱曰："何处狂且，窃窥宫眷，将谓茕弱不足畏耶？"径以策挝生首。即见车中人搴帘呼曰："阿英去休。急色儿谁非馋眼脑者，斤斤计较何为？"生睨之，则前日之控卫人也。（卷七　粉城公主，115 页）

《孽海花》：哥哥是很聪明，可惜聪明过了界，一言一动，不免有些疯癫了。不过不是直率的疯癫，是带些乖觉的疯癫。他自己常说："我的脑子里是全空虚的，只等着人家的好主意，就抓来发狂似的干。"（第二十八回，上海古籍出版社 2011 年 212 页）

《格致镜原》中的"脑"

据笔者查考，《格致镜原》①中的"脑"字出现在以下场合：

"龙脑"（5 处）；"鸱脑酒令人久醉健忘"（2 处）；"凤子脑、蔷薇露、绿膏浆"；"鱼脑（亦名先脑，交人所重汤）"；"马脑"；"沉脑"（3 处）；"樟脑"；"脑令人发不白而长生"；"沙梛脑"；"石脑"；"脑麝作香囊"；"龙脑菊"（2 处）；"脑尽成骨"；"夹脑有黄肉冠"；"击中其脑以死"；"鹊脑令人相思"；"布谷脑骨"；"饴以真珠饮以脑"；"取其脑和菊花服之"；"脑中有骨如白石，号为石首鱼"；"取其鱼脑石子"；"而脑上突起连背而圆"；"濒江之人，餍食其肉，世以爲海神，凿脑取珠，因以致毙"；"千岁蝙蝠，色如白雪，集则倒悬，脑重故也"。

朱方旦教案

朱方旦教案是清康熙年间的一个政治案件。据笔者查考，朱方旦，清康熙时湖北汉阳人，号尔玫，自称二眉道人，名医，幼攻读经史，又苦练气功，皆有所得。曾入大将军勒尔锦幕府，后游历江浙各地。康熙二十年（公元 1681 年），时任翰林院编修王鸿绪得到了朱方旦所刊发的《中质秘书》，向朝廷告发，列举"诬罔君上、悖逆圣道、摇惑人心"（欺君、邪教、煽动）三大罪状。康熙二十一年（公元 1682 年），朱方旦以"诡立邪说，煽惑愚民"罪名被捕处死。此被称为朱方旦教案。

• 朱方旦的脑认识：中道在鼻梁之上

朱方旦认为："中道在我山根之上、两眉之间"②。以下是有关引文。

《三冈识略》③：（左道伏法）楚人朱方旦，以左道惑众，自号"二眉道人"。美田宅，广仆从，拥妻妾子女，如富家翁。诡言有奇术，妄谈休咎。前楚抚参处下狱，幸

---

① 《格致镜原》，类书，广记一般博物之属。清康熙间陈元龙编。共一百卷，分乾象、坤舆等三十类，类下分目，共八百八十六目，汇辑古籍中有关博物和工艺的记载，包括天文、地理、建筑、器用、动植物等。"采撷极博"，体例井然，为研究华夏古代科学技术和文化史的重要参考书。

② 中道即神智，山根即鼻梁。

③ 《三冈识略》，清初董含所撰的笔记。

脱,愈肆行无忌。其党推为圣人复出,督抚藩臬及士大夫无识者,皆投贽执弟子礼。王侍读鸿绪特疏参之曰:"妖人朱方旦,阳托修炼之名,阴挟欺世之术,广招朋党,私刻秘书。其书有曰:'古号为圣贤者,安知中道?中道在我山根之上、两眉之间。'其徒互相标榜。有顾齐弘者,则曰'古之尼山、今之眉山也',陆光旭则曰'孔子后二千二百余年,而有吾师眉山夫子。朱、程精理而不精数,大儒之用小;老庄言道而不言功,神仙之术虚'等语。皆刊书流布,蛊惑庸愚,侮慢先圣。乞正典刑,以维世道。"上震怒,方旦立斩,翟凤彩、顾齐宏秋后处决,光旭后放归。陆君登两榜,有名,惟喜术数,故与斯祸。厥后又有钦天监南怀仁者,上所著《穷理学》一书,其言以灵魂为性,谓一切知识记忆,不在于心而在头脑之内。语既不经,旨极刺谬,命立焚之。(清抄本,卷八第十二、十三页)

● 朱方旦案的正史记载

以下是有关引文。

《清史稿》:(二十一年)妖人朱方旦伏诛。(续修四库全书本,卷七 本纪七 圣祖本纪二,第一页)

《清鉴易知录》①: 纲 康熙二十一年,壬戌,春,正月。杀耿精忠,灭其族。 目 精忠凌迟枭示,并斩其子耿显祚,及曾养性、刘进忠等。精忠反时,有闽人陈梦雷者,以编修在籍,被迫受职。尝私以消息密告其友李光地〔字晋卿,福建安溪人,谥文贞〕,光地据以奏闻。及乱平,光地蒙优擢,而梦雷被逮下诏狱,光地始出疏救之,从宽免死。梦雷以光地不先言之,发愤作书绝交。

纲 二月,以文字狱杀朱方旦等。 目 楚人朱方旦刊刻秘书,其徒顾齐宏、陆光旭等,互相标榜,比之宣圣。命有司捕杀之。大将军勒尔锦统兵在荆州,尝匾其堂曰"圣人堂",里曰"至人里"。帝以勒尔锦方以他罪羁禁,特予免议。

纲 癸巳,上以云南平谒陵祭告。辛丑,出山海关。(正编四,北京古籍出版社 1987 年 108 页)

《清实录》②:○宗人府题:闲散宗室勒尔锦,赠朱方旦"至人里""圣人堂"扁(匾)额,原任湖广巡抚张朝珍赠"圣教帝师"扁额,应行文巡抚王新命,查其果有凭据否。或系朱方旦自行标榜,俟问明具题,到日再议。上谕大学士等曰:"此事无庸行查。前勒尔锦领兵在荆州时,朕已闻此等事,曾谕彼时差去之人:'朕知朱方旦系狂妄小人,军机大事,万不可听其蛊惑!'又,对秦遗往军前,回时路经武昌,原任巡抚张朝珍向对秦云:'朱方旦果一奇异神人,尔宜相会。'遂接见,以宾礼优待。由此观之,勒尔锦等所赠扁额是真。着即议结。"寻议:勒尔锦见在羁禁,张朝珍已经病故,俱无庸

---

① 《清鉴易知录》,民国初年许国英为《纲鉴易知录》所写的续编。
② 《清实录》,清代官修的编年体史料长编。

议。得旨：张朝珍所剩世袭官革去。

……

〇九卿詹事科道等议覆：翰林院侍讲王鸿绪疏参楚人朱方旦诡立邪说，妄言休咎，煽惑愚民，诬罔悖逆。经湖广巡抚王新命审实具题：朱方旦应立斩。顾齐弘、陆光旭、翟凤彩甘称弟子，造刻邪书，传播中外，俱应斩监候。从之。[第五册　圣祖仁皇帝实录(二)，中华书局1985年11、14页]

《清史稿》：王鸿绪，初名度心，字季友，江南娄县人。康熙十二年一甲二名进士，授编修。十四年，主顺天乡试。充日讲起居注官，累迁翰林院侍讲。十九年，圣祖谕奖讲官勤劳，加鸿绪侍读学士衔。时湖广有朱方旦者，自号二眉山人。造《中说补》，聚徒横议，常至数千人。自诩前知，与人决休咎。巡抚董国兴劾其左道惑众，逮至京，得旨宽释。及吴三桂反，顺承郡王勒尔锦驻师荆州。方旦以占验出入军营，巡抚张朝珍亦称为异人。上密戒勒尔锦勿为所惑，方旦乃避走江、浙。会鸿绪得其所刊《中质秘书》，遂以奏进，列其诬罔君上、悖逆圣道、摇惑人心三大罪。方旦坐诛。(续修四库全书本，卷二百七十一　列传五十八，第三页)

按：以上所讲王鸿绪，是向康熙皇帝进言，积极要求惩办朱方旦的官员。

• 《清稗类钞》关于朱方旦案的评述

《清稗类钞》[①]：(朱方旦教案)士大夫谈轶事者，往往及朱方旦之名，然但以妖人目之，视为王好贤、徐鸿儒之类。此缘专制时代官文书所束缚，又政教不分，学问中禁阏自由思想，动辄以大逆不道戮人。一经遭戮，传者遂加甚其词，印定耳目，无能言其真相者矣。如光、宣间四川井研之廖平，经学使吴蔚若、侍郎郁生奏参，几罹于法，尚是专制束缚之余习。迹方旦所犯，并无罪名，当时侍讲王鸿绪所参三大罪，一则谈传教信仰，具出世法，略去帝王臣庶之阶级也；二则信徒之多也；三则发明记忆在脑不在心，以为立说新异也。由今观之，前二者皆宗教家面目，其后一端，所谓新发明之脑力作用，尤为生理之定义，学界之雅言。若以为大罪，则今日之书籍皆当焚禁，学校皆当封毁矣。

有宗教之形似，而不从异域之梵、释、耶、回各教脱胎者，除鄙背秘密各杂派外，其缘饰以儒学，出入于九流者，厥惟大成教。方旦教旨，信者多读书通文义之士，所比拟者，皆孔子、程、朱、老庄之伦，所著《中说补》，发明脑之功用，当时虽已有利玛窦等挈西学以东来，然方旦不言与耶教有关，且能著书立说，必自有心得，非拾人牙慧者可比。时人崇拜方旦，诩为前知，必自有异术，如泰西各国之预言家。又据参案，谓其书所言皆修养炼气之术，则必于生理学别有会悟者。舍是诸端，若妻妾田宅子弟入官，不能指为罪状，又可知其无秘密结合妨害治安之处也。

当时所传述者，则谓康熙庚申，湖广有朱方旦者，自号二眉山人，聚徒横议，造

---

① 《清稗类钞》，民国时期徐珂创作的清代掌故遗闻的汇编。

《中说补》，谓中道在两眉之间山根之上。又自诩前知，与人决休咎。初为湖广巡抚董国兴以左道惑众劾奏，逮至京，得旨宽释。及吴三桂反，顺承郡王勒尔锦统师驻荆州，方旦以占验出入军营，巡抚张朝珍称为奇异神人。圣祖密谕勒尔锦，军机大事，勿为蛊惑，方旦乃往江南、浙江。辛酉七月，侍讲王鸿绪得方旦所刻《中质秘书》，遂以奏进，指摘其与徒问答语，有诬罔君上、悖逆圣道、摇惑民心三大罪。言："方旦拥妻妾，广田宅，为子纳官，交结势要。其所造《中说补》不外坐功炼气之术，而妖党互相标榜，谓今之眉山，古之尼山。方旦亦全无畏忌，居之不疑，刊书流播。向在荆州军前，煽惑兵事，后复徧（遍）游江浙，乘舆张盖，徒党如云，远近奔走，祈问吉凶，常聚至数千人。辄以小信小惠，勾连入教，虽汉之张角、元之刘福通，亦不过以是术酿乱。臣叨恩侍从，本无言责，因见邪教横行，不胜愤激，具疏纠劾。"得旨："朱方旦以市井匪人，妄言休咎，诡立邪说，招致羽党，诬罔悖逆，摇惑民心，情罪重大。此疏所劾俱实，着湖广巡抚严拿究拟。在外督抚不先究治，在内言官未曾纠劾，并严行申饬。"

壬戌二月，九卿等议覆："翰林院侍讲王鸿绪疏参楚朱方旦，自号二眉道人，阳托修炼之名，阴挟欺世之术，广招党羽，私刻秘书。其书有曰：'古号为圣贤者，安知中道？中道在我山根之上、两眉之间。'其徒互相标榜，有顾宏齐者曰：'古之尼山，今之眉山也。'陆光旭则曰：'孔子后二千二百余年，而有吾师眉山夫子，朱、程精理而不精数，大儒之用小，老、庄言道而不言功，神仙之术虚'等语，皆刊书流布，蛊惑庸愚，侮慢先圣。乞正典刑，以维世道。"经湖广总督王新命审实具题："朱方旦诡立邪说，妄言休咎，煽惑愚民，诬罔悖逆，应立斩。顾宏齐、陆光旭、翟凤彩甘称弟子，造刻邪书，俱斩监候。"从之。又宗人府题："闲散宗室勒尔锦赠朱方旦'至人里''圣人堂'匾额，原任湖广巡抚张朝珍赠'圣教帝师'匾额，应行文巡抚王新命，查其果有凭据否，或系朱方旦自行标榜，俟问明具题到日再议。"上谕大学士等："此事无庸行查，前勒尔锦领兵在荆州时，朕已闻此等事，曾谕彼时差去之人，朕知朱方旦系狂妄小人，军机大事，万不可听其蛊惑。又对秦遣往军前，回时路经武昌，原任巡抚张朝珍向对秦云：'朱方旦果一奇异神人，尔宜相会。'遂接见，以宾礼优待。由此观之，勒尔锦等所赠匾额是真，着即议结。"寻议勒尔锦见在羁禁，张朝珍已经病故，俱无庸议。得旨："张朝珍所荫世袭官革去，方旦既斩，其徒翟凤彩、顾宏齐亦于秋后处决，陆光旭放归。"盖以宏齐尝言"今之眉山古之尼山"，光旭尝言"孔子后二千二百余年而有我师眉山夫子，朱、程精理而不精数，大儒之用小，老、庄言道而不言功，神仙之术虚"也。

西学东渐，新说渐盛，于生理，则发明思虑在脑，于推步，则发明地球绕日而行，已成定论，而当时以为悖逆。盖思虑在脑，则道学家之心学为两歧，地绕日行，则天圆地方地静不动之旧说皆废。故历法早从西说，且世以西人为钦天监监正，然地动之说，则必以非圣无法绝之，可见当时我国儒者之心理矣。厥后又有钦天监南怀仁奏上所著《穷理学》一书，其言以灵魂为性，谓一切知识记忆，不在于心，而在于头脑之内，语既不经，旨极刺谬，命立焚之。怀仁书之见焚，方旦身之见杀，其故一也。

方旦于未被戮前，漫游江浙，汪懋麟尝著《辨道论》以辟之，可见方旦声势之盛，而文人不从其教者,辨驳之不能已也。文作于逮京出狱之时,及方旦得罪,自以《辨道论》为有先见,实亦专制锢习,视时君之喜怒,为文字之声价耳。[《清稗类钞(第三册)》狱讼类,中华书局 1984 年 1003—1006 页]

由上可见,朱方旦案的罪名是"诡立邪说,妄言休咎,煽惑愚民,诬罔悖逆",其中包含有他的脑认识。朱方旦的原著《中质秘书》与《中补说》现均无法获得,仅能从个别文献的引用中看到一点踪影。以上是民国时代徐珂(公元 1869—1928 年)所编的《清稗类钞》为朱方旦案所作大篇幅辩护。

- 誉之者称其神奇有先见

按:当时许多人称赞朱方旦是因为他言事奇验,并没有称赞他的脑认识。以下是有关引文及笔者评述

《柳南随笔》①:家西涧先生〔材任〕说:张之杜中顺治辛卯举人,连上公车不第。因就朱方旦问之,方旦书示云:"正心诚意,道德仁义,方可看长安春色。"至己亥岁,张又入闱,"正心诚意"者,闱中首题为"欲修其身"六句也;"道德仁义"者,次题为"道之以德"二句,三题为"为人臣者怀仁义以事其君"八句也。(乾隆庚申刻本,卷二第三页)

《柳南随笔》:汉阳人朱方旦,号尔玫。其妻本狐也,衣襦履袜之属,皆以红为之。方旦挟术游公卿间,多奇中,皆其妇出神告之。徐先生水南〔淑〕云:方旦以符水济人,人趋之者日以千计。湖抚董国兴恐其为变,执而下之狱,递解至京师。临发,送者尚数百人。方旦挥使去,曰:"无害,此行主得财也。"果不死。后董以疾乞休在京,方旦执礼往叩,董愧谢不遑。方旦曰:"公为国大臣,谊当持正,某岂敢怨? 闻公抱恙,敬来相疗,勿疑也。"董大喜,因命取无根水一杯,以朱笔画符水面,而朱不散,董服之即愈。且曰:"公运当稍滞,三年后必复起用。"后果如其言。又裕亲王妃产,三日不下。王忧惧,延方旦治之。方旦携王手入别殿静坐。有顷,王心恐甚,数欲起。方旦曰:"无容少间,当有物来助也。"逾时,内侍来报:"有白鹤翔于正殿。"方旦曰:"未也,再觇之!"又逾时,报云:"多至数十矣!"方旦曰:"更觇之!"少顷,又报云:"多至百余矣!"方旦乃起贺王曰:"此即向所云来助者。"王入内而妃已娩矣。其神异如此。一时礼之为师者,自王而下,朝贵至数十人。

方旦羽翼既众,潜谋夺龙虎山张真人所居。一旦,张之祖道陵降神于其徒曰:"妖狐谋不利于我,已殛之矣!"朱妇果震死。自其妇死,朱懵无所知,有司捕下狱,寻弃市。(卷三第六、七页)

《榕村语录》②:朱方旦初至京,倾动一时。猗氏卫先生在朝班,极诋之。

适史子修联坐,色殊不怿,猗氏竝(并)责之。子修曰:"我非孟浪信从其教者。

---

① 《柳南随笔》,清代王应奎撰。
② 《榕村语录》,三十卷,清李光地(公元 1642—1718 年)撰,徐用锡、李清植辑。该书为李光地学术言论汇编。

彼实能起死人而生之,虽欲不信从,得乎?"猗氏询其详,子修曰:"吾妻病已三年,委床待毙。闻朱至往叩之,朱曰:'俟吾察其命尽与否,君姑还。'余即至某,问:'先生能遽来耶?'朱曰:'不须余来,病者自知。'是夜,妻竟安卧,又闻室中有异香。至鸡鸣时,妻欠伸而觉曰:'汗透矣。'索衣易之,劝其少间,妻曰:'我愈矣。适梦至一公廨,有大官命吏捡簿,须史吏白曰:"史鹤龄妻寿限未尽,但灾厄甚重。"忽闻屏后有人曰:"既寿限未尽,令其夫妇皈依道教,以禳解其灾,可乎?"大官起立拱诺曰:"受朱先生教。"因命余归。'遂蹶然而起。"猗氏闻言悚然,遂与子修俱诣朱。朱曰:"余闭目见诸贤圣,开目见天,注想既久,自然与天地贤圣同归。公辈读书而不知其何义,顾謏天之明命,非此之谓耶?"猗氏遂亦大服。

尝邀某同往修谒,某先索方旦所著书观之,得其《中说》《质言》二种,书中别字无数。想来天上无不识字的神仙,遂坚辞不往。后方旦被罪,行刑于湖广市曹,监斩者即其弟子王新命也。将斩前一日,尚慰其弟子曰:"毋怖。明日午时,当有赦至。"其怪诞至此,问当史家求祷时,何以能然?曰:妖术本不足论,但以吾道推之,何妨如是?当其清修苦行,或者鬼神亦甘为所驱役,逮至奉僎王侯,骄淫过度,则鬼神弃之矣。至所云"注想",亦有可取。我辈平生,何尝注想?一件事都是悠悠忽忽,老死而已。用志不分,乃凝于神,有能昼夜不忘,念念不舍者,吾未之见也。(钦定四库全书本,卷二十第三十三至三十五页)

• 毁之者指其邪术惑众

左道惑众,蛊惑四方,一其罪也;妖狐为妇,二其丑也。这些都是当时人对朱方旦的批评,但这里并没有对他脑认识的批评。以下是有关引文及笔者评述

《池北偶谈》[1]:(陈太守)陈龙岩,福建晋江举人,累官江宁知府,居官以清介闻。随州妖人朱方旦,左道蛊惑四方,督抚藩臬所至郊迎,为立书院。至金陵,总督某公方延之衙署,忽辕门传鼓声甚急,遣问之,陈立辕门外直对云:"无余事,知府某以朱方旦左道惑众,来请发下鞫审正法,以安地方耳。"制府虽怒其戆,然素知其廉干,亦不罪也。后陈卒于任,总督于成龙亲吊哭之。(钦定四库全书本,卷十三十六页)

《十朝诗乘》[2]:秦留仙从军荆、楚,《军中》诗有云:"兵家利钝事由天,密咒防身个个传。宝篆须求雷击木,二眉山里问神仙。"谓妖人朱方旦事也。方旦以邪术惑众,自号"二眉山人",声气甚盛,为王横云疏揭论死。(卷六 秦留仙军中留诗,福建人民出版社2000年200页)

《扈从东巡日录》[3]:丁未,将入山海关……昔汉武帝东巡海上,方士言蓬莱诸

---

① 《池北偶谈》,清初著名文学家王士祯(公元1634—1711年)著。

② 《十朝诗乘》,近人郭则沄著。

③ 《扈从东巡日录》,清高士奇撰。该书记载作者随康熙皇帝东巡,北京至吉林行程中的见闻及各地风俗。

神,若将可得,遂欲自浮海求蓬莱,群臣谏莫能止。夫武帝以英明之主,惑于方士,为后人所讥笑。比者左道朱方旦,持其邪说,蛊世惑民,皇上毅然诛之,以正人心,天下称快。孟子曰,经正则庶民兴,足征人主好恶,关于治乱不浅。是日捧读御制观海诗,实寓此意也。(康熙间刻本,卷下第二十九、三十页)

《清史稿》:余缙,字仲绅,浙江诸暨人。

……

缙廉而能,治事尤持正。妖人朱方旦言祸福,朝士多信之。缙曰:"此妄男子耳,于法当诛。"方旦卒坐死。(续修四库全书本,卷二百八十二 列传六十九,第二页)

《履园丛话》①:湖广人朱方旦,鳏居好道。偶于收旧店买得铜佛一尊,衣冠如内官状。朱虔奉之,朝夕礼拜者三年。忽有一道人化缘,其形宛如佛像。朱心异之,延之坐,因问:"此佛何名?"道人曰:"此斗姥官尊者。"谈论投机,道人问朱曾娶否,曰:"未也。"道人曰:"某有一女,年已及笄。愿与君结丝萝,可乎?"朱大喜,请同行。俄至一处,门庭清雅,竹石潇洒,迥非凡境。少顷,有女出见,芳姿艳雅,奕奕动人。道人曰:"老夫将倚以终身,君无辞焉。"朱曰:"诺。"遂涓吉合卺,伉俪情笃。日用薪水,不求而自不乏。居无何,女曰:"此间荒野,不足栖迟。闻京师为天下大都会,与君居之,始可稍伸骥足。"道人力阻不从,叹曰:"此数也。"遂别而行。朱与女既入都,赁居大厦,广收生徒,传法修道,出其门者以千百计。时京师久旱,天师祈雨无有效也。女怂朱出,教以法咒,暗中助力。朱甫登坛,而黑云起于东南,须臾,甘霖大沛。有司上闻圣祖,因召见,赏赐甚厚,俨然与天师抗衡。天师不得已,心妒之,乃佯与之亲昵,以探其为何如人,而女不知也。如是者一年,女忽谓朱曰:"妾有一衣,恳天师用印,谅无不允。"朱如命,遂求之。天师心疑,与法官商:此衣必有他故,不可骤印。姑以火炙之,竟化一狐皮。女已早知,遂向朱大哭曰:"妾与君缘尽矣!妾非人,乃狐也。将衣求印,原冀升天。讵意被其一火,原形已露,骨肉仅存,死期将至。君亦祸不旋踵矣!"彼此大恸,遂不见。其日天师已奏进,下旨将朱方旦正法。

先是云间王侍御鸿绪劾朱妖言惑众,至是上嘉之,擢官至大司寇。(下 十六精怪,中华书局1979年422—423页)

《居易录》②:冯大木舍人言:朱方旦之妻本狐也,衣襦履袜之属,皆以红为之。方旦挟妖术游公卿间,或奇中,皆其妇出神来告。后方旦羽翼既众,潜谋欲夺龙虎山张天师所居。一日,张之祖道陵降神于其徒曰:"妖狐谋不利于我,已殛之矣。"朱妇果震死。自其妇死,朱懵无所知,有司捕之。(钦定四库全书本,卷六第六页)

《清史稿》:同里汪懋麟,字季用,并有诗名,时称"二汪"。康熙六年进士,授内阁中书。举鸿博,持服不与试。服阕,复用徐乾学荐,以刑部主事入史馆,为纂修官。懋麟绩学有干才。为中书时,楚人朱方旦挟邪说动公卿,懋麟作《辨道论》诋之。熊

---

① 《履园丛话》,清代作家、书法家钱泳创作的一部笔记小说著作。
② 《居易录》,三十四卷,清初王士祯撰。

赐履见其文，与定交。（续修四库全书本，卷四百八十四　列传二百七十一　文苑一下，第二十一页）

《辟略说条驳》①：1. 朱方旦因作真言受诛

张星曜曰：我朝康熙年间，湖广妖人朱方旦，号曙青，居二眉山，言人祸福，天下称为神仙。彼妄自尊大，造作真言，谓可救刀兵水火，有刻本行世。翰林王季友先生，纠其惑众。我皇上命法司讯鞫，得其罪状，特诛之。则彼所造救刀兵真言，身且不保，何有于人？故知一切真言，亦皆如是。

2. 持咒是教人肆业恶行

但朱方旦死，而佛菩萨幸免耳？然汝佛嗣教人，所谓二十四祖师子头陀，实受罽賓（宾）国王之戮，已不能使刀断坏矣。汝言专力持咒，枷锁自脱，刀寻断坏，载于传纪者，班班可考。设果有是事，则人不必更修善行，只须肆行恶业，虽遇囚狱，罹斩绞，持咒可以脱免，王法所不能加。即此便是宇宙大恶人，如北魏沙门法秀之流，又岂正人君子所乐道耶？〔魏沙门法秀，以妖术谋作乱，荀颓帅兵收掩悉擒之，囚法秀，加以笼头铁锁，无故自解。魏人穿其颈骨，祝之曰：如果有神，当不入肉。遂穿之，三日乃死。事详《魏书》及温公《资治通鉴》。〕［第五节：见《明末清初耶稣会思想文献汇编（第三卷第三十六册）》，北京大学出版社 2003 年 529—530 页］

《郎潜纪闻初笔》②：公卿大僚惑于左道

康熙间妖人朱方旦、道光间薛执中，皆挟道术游京师，能驱遣风雷，役使鬼神，先期言休咎多奇中。王公贵人争拜座下，朝官趋走若鹜。方旦经讲官于入直时劾奏，执中以言官上闻，皆依左道律服上刑，大僚多连染降黜。噫！在昔文成、五利之徒，虽卒以诡诞见诛，而忝窃崇封，耗土木金银至无算。倘生际圣朝，其能一日姑容于化日光天之下与？士大夫见理不明，惑于祸福者，尚其鉴诸。〔余在都时，词臣中有文学博雅、骨鲠能言者，笃信扶鸾之术，余尝以二事语之。〕［卷七：见《郎潜纪闻初笔二笔三笔（上）》，中华书局 1984 年 152 页］

• 朱方旦教案之症结何在？

如上所述，朱方旦案的官方描述为："楚人朱方旦诡立邪说，妄言休咎，煽惑愚民，诬罔悖逆。"（《清实录》康熙二十一年）

朱方旦案的稗史描述为："参三大罪，一则谈传教信仰，具出世法，略去帝王臣庶之阶级也。二则信徒之多也。三则发明记忆在脑不在心，以为立说新异也。"（《清稗类钞》狱讼类）

徐珂《清稗类钞》把朱方旦教案的要害放在朱方旦的脑认识上，把"中道在我山根之上、两眉之间"作为朱方旦获罪的重点。这并不符合当时知识界一边倒的看法，

---

① 《辟略说条驳》，作者洪济、张星曜为明末清初天主教信徒。
② 《郎潜纪闻初笔》是清代陈康祺编著的一部史料笔记。

即认为朱方旦获罪的重点是他的神奇邪说、未卜先知。其实,所谓"山根"者,即华夏相术"十三部位"之一,即鼻梁,别称"月孛星",相术以高耸不昏暗者为佳。朱方旦把"中道"定位于山根之上、两眉之间,就算是否定了孟子"心之官则思"等传统学说,这是否就大逆不道,须处以极刑?我看未必。朱方旦教案的症结可能不在脑认识!

《清稗类钞》把朱方旦教案与明清之际清朝的汤若望、南怀仁教案联系起来,认为"厥后又有钦天监南怀仁奏上所著《穷理学》一书,其言以灵魂为性,谓一切知识记忆,不在于心,而在于头脑之内,语既不经,旨极剌谬,命立焚之。怀仁书之见焚,方旦身之见杀,其故一也。"这有一定道理,但未必是最要害的。其实,汤若望、南怀仁教案的要害可能在于:耶稣会传教士影响扩大,"一时各地教徒增至十万人"。由此推论,朱方旦教案的要害可能也在这里。清王朝不愿意看到:大臣们一个个都拜倒在朱方旦的门下。这才是问题症结所在。

在笔者看来,教案的发生,可能缘于统治者害怕民众骚动,以致失控。当时正值清朝统治整个华夏的开始,康熙对吴三桂的征讨刚刚结束,皇帝最怕的就是华夏反抗,局势失控;就在朱方旦被处决的康熙二十一年春,南方耿精忠的叛乱刚刚讨平,"杀耿精忠,灭其族"(《清鉴易知录》正编四)。

3.3 《物理小识》的脑认识

《物理小识》

《物理小识》是明末学者方以智(公元1611—1671年)所编的一部百科全书式著作。这部书中的脑认识是一个杂合体,既有传统华夏脑认识,又有早期由西方传入的脑认识。

《物理小识》所包含的传统华夏脑认识

笔者以为,《物理小识》中的传统华夏脑认识,表现在他对以下一些问题的认识上:脑是体位;脑病;樟脑、片脑、龙脑、石脑芝;动物脑:鹊脑、布谷鸟脑;木材脑;脑与根为本。以下是各个命题的有关引文及笔者评述。

• 脑是体位

《物理小识》:○铜人骨度

以各人中指一节为寸,两乳间九寸半可验。然曰:此众人之骨度,则出格者有矣。《主制群征》曰:首骨自额连于脑,其数八。上额之骨十有二,下则浑骨一焉。齿三十有二,脊三十有四。胸之上有刀骨焉,分为三。肋之骨二十有四。起于脊上十四,环至胸前接刀骨,所以护存心肺也;下十较短,不合其前,所以宽脾胃之居也。(钦定四库全书本,卷三第十二、十三页)

按：以上是对人体骨骼-肌肉系统的一段很好的解剖学描写。在这里，脑仍然是一个体位。

《物理小识》：暹罗犀皆有粟文角，脑后有高起阜，其鼻角亦佳，有全黄者。交趾有山牛角，曰毛犀，无粟纹，有花斑。（卷八第二十九页）

• 脑病

《物理小识》中有关脑病的种种描述，都是根据传统华夏医家的观点。

《物理小识》：仲景治渴而小便反多，用八味补肾救肺〔不能食而渴者，末传中满，亦寒凉药所致也。能食而渴者，必脑疽背痈，此膏粱之病也。一等渴饮旋吐，吐复求饮，此阴盛格阳，仲景以白通汤加人尿、猪胆汁，热煎而冷探之〕。（卷四第八页）

《物理小识》：菓耳○苍耳子入脑除风。（卷五第十五页）

《物理小识》：桂能制肝益脾肾○五苓散通渗，而必用肉桂，人知其旨乎？肝盛脾衰，药易两犯，惟桂能克肝以益脾。附子不得桂，亦不能补命门也。《水经注笺》：桂父服桂和龟脑以滋阴，济桂也。桂能治诸种心腹痛。（卷五第十五、十六页）

《物理小识》：今市有一种藤实石莲子，味苦害人。广陈皮以芳烈入脑为佳。（卷五第十一页）

• 樟脑、片脑、龙脑、石脑芝

《物理小识》中有关樟脑、片脑、龙脑、石脑芝的各种描述，都是根据华夏传统脑认识的观点。

《物理小识》：金银精气，皆似火而不焚物者也。樟脑猬髓，皆能水中发火。浓酒积油，得热气则火自生。（卷一第二十二页）

《物理小识》：樟树○春易叶，初秋复发，叶子见霜黑，可作香。韶州锯之升脑，江右名豫章而不取脑，其土别乎？豫章老则出火自焚，种不宜近家室〔矮脚樟即乌药，冬不凋，结红子，名雪里红〕。（卷九第八页）

《物理小识》：晋惠羊后出火、女子积思发火焚身，则人身心有火。鳇鱼、石首鱼、樟脑、獭髓，能水中出火。（卷二第十三页）

《物理小识》：戏科斗○樟脑黄蜡，和匀染黑，投水中作科斗自然走动，但欲洁净油，手止之即住。（卷十二第十八页）

《物理小识》：○合香不厌多麝，得蛇蜕片脑，得相思子，香益甚。其入沉麝苏合者，瓷盒蜡封，瘗地月余为妙。（卷八第十六页）

《物理小识》：○杉炭麻楷草纸易燃，留火则枣蜡类也。马观载：暹罗有打魔香，乃树脂，遇火即燃。以涂舟，水不能入。外纪：渤泥在赤道下，片脑极佳。以之燃火，虽沉水中，其火不灭，直焚至尽。（卷二第十二、十三页）

《物理小识》：○鞋中著樟脑去脚气，用椒末去风则不痛，冷以茯苓、贯众、天仙子、狼毒草、乌豆、白矾、五灵脂等分煮新布鞋，晒干。冬不透风寒，夏凉不漏水。（卷

六第四十五页）

《物理小识》：龙脑出婆律抹罗短叱诸国，南海深山亦有之，因名波律。其木类杉，叶圆皮皲，仁粒如缩砂蜜者，肥而流膏，其无花实者瘦，有时喷香。人以帛敷地，惊堕如蝶，顷刻吸香入木，不易得也。断之待干，析理溢片，或锯板劈取。有梅花脑、速脑、米脑。赤者曰父婆律〔中通曰：吸烟琐喉者真，世多升樟脑作冰片〕。（卷八第十四、十五页）

《物理小识》：龙脑○婆律木如杉而叶圆，背白皮有甲错。叶廷圭则谓千年杉锯版取脑，则与取樟脑法同矣。（卷五第三十五页）

《物理小识》：菊○北种最繁，怯水喜阴。五月肥沃之则高，摘蕊少留者花大。若有瘤头菊蚁，傍置鳖甲引出弃之；有黑蚰瘠其枝，以麻裹箸头捋出之；蚯蚓伤其根，以石灰水灌河木解之；象干虫贼其叶，磨铁线穴搜之。刘蒙泉、范至能、史正忠《谱》，至百种，有龙脑、新罗、玉金、万铃、合蝉、银台诸名物。有以人为而愈变者。（卷九第二十四页）

《物理小识》：利玛窦言，舶三等小者，舟腹自上达下仅留一孔，四围点水不漏，下填以石。风涛起时，惟操舟者缚身樯桅，一日行千里。中者容数百人，大者上下八层，桅长十四丈，有舶师、历师、将卒、客商千人。江船用铁锚，洋舫用木碇，多则独鹿木，其缝以椰索贯，而沥青石脑油涂之。（卷八第二十八页）

《物理小识》：蓬莱县桂府村亦出滑石，可刻图书。中有光明黄子为石脑芝，其根为不灰木，医取利窍，非惟通小水也。（卷七第三十四页）

《物理小识》：石脑油烟作墨坚重，以松烟者疏而碧，今不必也。（卷八第四页）

- 鹊脑、布谷鸟脑

笔者发现，《物理小识》中有关动物脑等的一些描述，都是根据传统华夏脑认识的观点，甚至连"鹊脑骨媚""布谷鸟脑致人思"也采用不误。

《物理小识》：○《物类志》曰：兔营穴，必背丘相通。若以马鞯有润汗者塞口，须臾自出。可伺而取之。《虚舟子》曰：深山焚月经帕，则兔至后山。《谈丛》曰：中秋无月，则兔不孕，蚌不胎，乔麦不实。世兔皆雌，惟月兔雄，故望月而孕。后山谓：月中真有兔乎？阴类相感，乃其理耳。《木兰诗》有雄雌兔二语，可了然矣。兔吐子，笼月下则失，《主物簿》云：兔环转脑隐形，其臆异乎？宋久夫曰：兔有畜者，牝牡合十八日即育。（卷十第十七、十八页）

《物理小识》：鹊脑骨媚，以其性暖也。鹊有隐巢木，今不验。（卷十一第二十二页）

《物理小识》：端午，收竹神水、桃柏叶，练葛红花术。取鹊脑、豕首血和雄黄。夏至取蝼蛄。（卷二第五十三页）

《物理小识》：致人思术○《秘抄》云：野狐名紫，夜夜戴髑髅朝斗。取其心合布谷鸟脑与狗初生口中媚肉，和沉麝为香，使人闻之，则令人见思念。识破者视冷水则

已。（卷十二第七页）

- 木脑

按：木脑指木材断端。

《物理小识》：○凡伐木宜四月、七月，则不虫而坚韧；榆荚下，桑椹落，亦其时也。至于木之有子实者，候其子实将熟，皆其时也。凡非时之木，水沤一月，或火煏取干，虫则不生，伐木以桐油灌之即干。买大松者，贵其色赪，则凿脑以苏木胡椒灌之，通身皆红。（卷八第四十三、四十四页）

《物理小识》：○四阿两下荣楣楳栋，必不易也。棂桷拱斗承尘藻井，致饰耳栋之半，为檐宇七柱，则上十五宇，高一尺则光多一丈，准车工尺周法也。枕梁交卯砖，山省翼挑坊挂角四两千斤，谓之尺经。首签卜機中椽，宜偶藏初柱脑，则破之矣。（卷八第二十八、二十九页）

《物理小识》：破木工械法○杨穆言：梓人造屋，必为魇填。物理所曰：木工造械，必首领插墨签禁之。当取初锯木脑，藏识之。落成后劈万片，即有械机不灵。屋龙脊下椽宜开瓦，宜仰椽，单瓦覆主不利。（卷十二第十五页）

- 脑与根为本

按：《物理小识》中把植物根部比喻为脑。

《物理小识》：○木之种在仁，仁破核而化为根之脑。脑与根为本，而外生枝内生柢焉，脉贯于皮而中行气焉，故中空而不死，皮连则生。接树者斜其皮倚而合之即生，截树者倒插顺插之皆有生者，绪其皮即成根。（卷一第二十五页）

《物理小识》中的西方脑认识

据笔者查考，《物理小识》有多项认识反映了西方人的脑认识，其内容有：心、脑、肝立论；脑：灵台，包括县寓记忆；人蓄物像于脑，等。根据方以智自己的叙述，他多处引用了《主制群征》，部分内容直接抄录自《主制群征》。另外，《物理小识》说："泰西以脑心肝立论，脑与精一原"，方以智自己也承认这一说法来自西方（泰西），而我们在《主制群征》中也看到了脑心肝三者在人体中具有特别重要意义的描述（见下文"心、脑、肝立论"）。以下是各个命题的有关引文及笔者评述。

- 脑、络

《物理小识》：○《主制群征》曰：人身湿热而已。热恒消湿，无以资养，则肤焦而身毁矣。故血者，资养之料也。血以行脉，脉有总曰络。络从肝出者二，一上一下。（卷三第十一页）

《物理小识》：○铜人骨度　以各人中指一节为寸，两乳间九寸半可验。然曰：此众人之骨度，则出格者有矣，《主制群征》曰：首骨自额连于脑，其数八。上额之骨

十有二,下则浑骨一焉。(卷三第十二、十三页)

• 心、脑、肝立论

《物理小识》:中通曰:赵氏谓脾胃中气为后天,以东垣补中益气汤主之;以肾命水火为先天,以仲景六味八味主之。泰西以脑心肝立论,脑与精一原也。以大道言之,精气皆后天也,神先天也,而理在其中矣。心藏身,身藏心,天无先后。谁悟此乎?(卷三第二十三页)

按:"泰西以脑心肝立论,脑与精一原",这已经告诉了我们,方以智曾经接受过西学的影响;但"精气皆后天也,神先天也",则他又力图维持华夏原有的看法;最后"心藏身,身藏心,天无先后,谁悟此乎",是他的困惑所在。

《物理小识》:○热以为生,血以为养,气以为动,觉其在身内,心肝脑为贵而余待命焉。血所由成,必赖食化。食先历齿刀,次历胃釜,而粗细悉归大络矣。细者可以升至肝脑成血,粗者为滓。于此之际,存细分粗者脾,包收诸物害身之苦者胆,吸藏未化者肾。脾也胆也肾也,虽皆成血之器,然不如肝独变结之更生体性之气,故肝贵也。心则成内热与生养之气,脑生细微动觉之气,故并贵也。或问:三贵之生气如何?曰:肝以窍体内收半变之粮,渐从本力全变为血;而血之精分更变为血露,所谓体性之气也。此气最细,能通百脉,启百窍,引血周行遍体。又本血一分,由大络入心,先入右窍,次移左窍,渐至细微,半变为露,所谓生养之气也。是气能引细血周身以存原热,又此露一二分从大络升入脑中,又变而愈细愈精,以为动觉之气,乃令五官、四体、动觉得其分矣。浮山愚者曰:人之智愚系脑之清浊。古语云:沐则心复,心复则图反。以此推之,盖有其故。《太素脉法》亦以清浊定人灵蠢,而贵贱兼以骨应之。(卷三第十四、十五页)

按:方以智能够认识到"脑生细微动觉之气""人之智愚系脑之清浊"是很不容易的,这里"动"是运动,"觉"是感觉,"智愚"是高级的神智。《物理小识》的这些认识从何而来?待考!

• 脑:灵台,包括县寓记忆

《物理小识》:至于我之灵台,包括县寓记忆,今古安置,此者果在何处?质而稽之,有生之后,资脑髓以藏受也。髓清者聪明,易记而易忘,若印版之摹字;髓浊者愚钝,难记亦难忘,若坚石之镌文。(卷三第二十四页)

按:灵台者,位于额头。古代修仙之人把此处称为"灵台","灵"指心灵。又,以上,"髓清者聪明""髓浊者愚钝",把人的智力高低完全归因于髓,而髓即脑。这不得不说是对传统脑认识的极大挑战!

• 人蓄物像于脑

《物理小识》:召魔○魔祟所附,随月盛衰。月浸盈则人苦,魔亦浸剧。星亦有为魔所藉者。故凡妖术，测得其星相助相制，或用一草一石一禽兽以召魔，其魔即来。盖缘月主人脑，其光浸盈则性情之感，脑受其动，人蓄物像于脑，于时挠乱其人，动其畜像，作诸恶想。是由魔能测月，乘机借气，而非月有施于魔也。彼先测某时某星相助相制，又能知人肉躯情态，便于诱引，缘此设惑，使人误信某星有命己之权，转相禳禬，亦非星之有助于魔也。月主脑，不独人也，鱼蛤犀兔之类皆然。（卷十二第十、十一页）

按：精神病人有幻想症状，其实《物理小识》"人蓄物像于脑，于时挠乱其人，动其畜像"，所讲的就是一种幻想。无论如何，《物理小识》把幻想症状定位在人的脑袋，这不能不说是一个很大的进步！

又按："月主脑，不独人也，鱼蛤犀兔之类皆然"，这显然是《淮南子》"月虚而鱼脑减"的变种说法！所以，《物理小识》仍然保留着古代脑认识的有关说法。我们说，《物理小识》的脑认识是一个混合物，就是这个意思。

论《物理小识》的脑认识

笔者认为，明末方以智《物理小识》的脑认识，表现出一定程度的西学东渐影响，《物理小识》所反映的脑认识是华夏传统脑认识和外来脑认识的混合物。

有许多用法是传统的，如脑作为体位、入脑除风、樟脑、片脑、龙脑、石脑芝、鹊脑、布谷鸟脑等，这些都与华夏的传统用法相同或很接近。

有些地方确实有非常大胆的设想："此论以肝心脑筋立论，是灵素所未发。"仔细审读此文，还可以引起某些联想。书中说："络从肝出者二，一上一下"；"从心出者，亦有二大络，一上一下，分细周身"（卷三第十一页）。他在这里直接引用了汤若望《主制群征》里面的有关内容（卷之上第十三页）。我们可以猜测：肝出者二，指肝的静脉系统；心出者二，是指心的动脉系统。那倒是非常合理的。

而他说"我之灵台，包括县寓记忆，今古安置，此者果在何处？质而稽之，有生之后，资脑髓以藏受也"，则更大胆地把神智功能安放到脑上面。

又如："人蓄物像于脑"，这虽说是对魔祟所作的解释，但也是十分大胆的，他终究没有把魔祟所附的解释，放到心上去！

3.4　《严复集》的脑认识

《天演论》"复按"及《严复集》中的脑认识

严复（1854—1921 年），原名宗光，字又陵，后改名复，字几道。汉族，福建侯官县人，著名的翻译家、教育家。严复译的《天演论》出版于 1897 年，严复对此书写了不少按语，称为"复按"。严复本人还出版有《严复集》。"复按"和《严复集》中有关脑的看法都是严复本人的脑认识，但其年代不一定都在公元 1897 年。

　　严复在公元 1897 年前后的脑认识,体现了当时接受西方思想知识分子的脑认识。《严复集》中有些脑认识,例如"再进则有统治机关,于生物则有脑海神经",说明脑的功能与社会的上层建筑,有可以比拟之处,其根源来自社会与生物的比较。目前看来,这还不能作为定论。

　　严复在《天演论》"复按"及《严复集》中所表达的脑认识,因为没有出处可供查考,仅能作为严复本人的认识看待。严复本人有深厚的国学功底,加之留学英国两年,他的英语及自然科学基础都较好,所以他本人所表达的不少脑认识见解,很可能是他阅读、吸取国外书籍所得;而当时国外一些学者的脑认识,可能也确实如此。另一种可能是,这些脑认识仅反映了严复本人当时的理解。不论哪一种情况,现在看来,严复的有些见解似乎缺少严格的实验基础或科学论证。

　　严复在《天演论》"复按"及《严复集》中所表达的脑认识,具体表现在如下几个方面:神智的进化,脑功能,脑发育,脑进化,客观事物与主观感知,脑学大明有最胜之精神,生物有脑海神经,等。以下是各项命题的有关引文。

神智的进化

　　《天演论》:复按:物竞、天择二义,发于达尔文。……而同时有斯宾塞尔者,亦本天演之理以著《天人通论》,贯天地人、形气、心性、动植之事而一理之。其说尤为精辟宏富。其第一书开宗明义,集格致之大成,专明天演之旨。第二书以天演言形气,统有生之类为一谈。第三书以天演言心性,执脑气之说,由下生禽兽而渐上之以至人道。第四书以天演言群理,而政教、风俗、族姓、国种皆详论焉。最后第五书乃言所以进种、进化之公例要术,大抵不离天演而已。[附　天演论手稿　卷下　论十七:见《严复集(第五册)》,中华书局 1986 年 1475—1476 页]

　　按:脑的进化与动物的进化相伴随而进行,现在也是这个看法。

脑功能、脑发育、脑进化

　　《原强修订稿》:记诵词章既已误,训诂注疏又甚拘,江河日下,以致于今日之经义八股,则适足以破坏人材,复何民智之开之与有耶?且也六七龄童子入学,脑气未坚,即教以穷玄极眇之文字,事资强记,何神灵襟![见《严复集(第一册)》,29 页]

　　按:"七龄童子,脑气未坚",这是严复关爱儿童的看法。

　　《天演论》:复按:赫胥黎氏是书大指,以物竞为乱源,而人治终穷于过庶。……一人之身,其情感论思,皆脑所主,群治进,民脑形愈大,襞积愈繁,通感愈速。故其自存保种之能力,与脑形之大小有比例。而察物穷理,自治治人,与夫保种治谋之事,则与脑中襞积繁简为比例。然极治之世,人脑重大繁密固矣,而情感思虑,又至赜至变,至广至玄。其体既大,其用斯宏,故脑之消耗,又与其用情用思之多寡、深浅、远近、精粗为比例。三比例者合,故人当此时,其取物之精,所以资辅益填补此脑者最费。脑之事费,则生生之事廉矣,物固莫能两大也。今日欧民之脑,方之野蛮,已此十而彼七；即其中襞积复叠，亦野蛮少而浅，而欧民多且深。则继今以往，脑之为变如何，可前知也。此其消长盈虚之故，其以物竞天择之用而脑大者存乎？抑体合之为，必得脑之益繁且灵者，以与蕃变广玄之事理相副乎？此吾所不知也。知者用奢于此，则必啬于彼。而郅治之世，用脑之奢，又无疑也。吾前书证脑进者成丁迟〔谓牝牡为合之时〕。又证男女情欲当极炽时，则思力必逊。而当思力大耗，如初学人攻苦思索算学难题之类，则生育能事，往往抑沮不行。〔上 导言十五 最旨：见《严复集（第五册）》，1350、1352 页〕

按：严复把不同种人的脑的发展完全用物竞天择规律加以解释。以今天眼光看，是否如此，尚有待查考！

客观事物与主观感知

《天演论》：复按：……后二百余年，赫胥黎讲其义曰："世间两物，曰我、非我。非我名物，我者此心。心物之接，由官觉相，而所觉相，是'意'非物。'意'物之际，常隔一尘。物因'意'果，不得迳同。故此一生，纯为意境。特氏（即下文之特嘉尔①）此语，既非奇创，亦非艰深。人倘凝思，随在自见。设有圆赤石子一枚于此，持示众人，皆云见其赤色，与其员形，其质甚坚，其数只一。赤、员、坚、一，合成此物，备具四德，不可暂离。假如今云，此四德者，在汝意中，初不关物，众当大怪，以为妄言。虽然，试思此赤色者，从何而觉？乃由太阳，于最清气名伊脱（ether，以太）者，照成光浪，速率不同，射及石子，余浪皆入，独一浪者不入，反射而入眼中，如水晶盂，摄取射浪，导向眼帘。眼帘之中，脑络所会，受此激荡，如电报机，引达入脑，脑中感变，而知赤色。假使于今石子不变，而是诸缘，如光浪速率，目晶眼帘，有一异者，斯人所见，不成为赤，将见他色。〔人有生而病眼，谓之色盲不能辨色。人谓红者，彼皆谓绿。又用干酒调盐，燃之暗室，则一切红物皆成灰色，常人之面，皆若死灰。〕每有一物当前，一人谓红，一人谓碧。红碧二色，不能同时而出一物，以是而知色从觉变，谓属物者，无有是处。所谓员形，亦不属物，乃人所见，名为如是。何以知之？假使人眼外晶，变其珠形，而为员柱，则诸员物，皆当变形。至于坚脆之差，乃由筋力。假使人身筋力，增一百倍，今所谓坚，将皆成脆。而此石子，无异馒首。可知坚性，亦在所觉。赤、员与坚，是三德者，皆由我起。所谓一数，似当属物，乃细审之，则亦由觉。何以言之？是名一者，起于二事，一由目见，一由触知，见、触会同，定其为一。今手石子，努力作对眼观之，则在触为一，在见成二。又以常法观之，而将中指交于食指，置石交指之间，则又在见为独，在触成双。今若以官接物，见、触同重，前后互殊，孰为当信？可知此名一者，纯意所为，于物无与。即至物质，能隔阂者，久推属物，非凭人意。然隔阂之知，亦由见、触，既由见、触，亦本人心。由是总之，则石子本体，必不可知。吾所知者，不逾意识，断断然矣。惟'意'可知，故惟'意'非幻。此特嘉尔积'意'成我之说，

① 此引文中特氏、特嘉尔均指笛卡尔。

所由生也。非不知必有外因,始生内果。然因同果否,必不可知。所见之影,即与本物相似可也。抑因果互异,犹鼓声之与击鼓人,亦无不可。是以人之知识,止于意验相符。如是所为,已足生事。〔复按:此庄子所以云心止于符也。〕更骛高远,真无当也。夫只此意验之符,则形气之学贵矣。此所以自特嘉尔以来,格物致知之事兴,而古所云心性之学微也。"〔然今人自有心性之学,特与古人异耳。〕[下 论九 真幻:见《严复集(第五册)》,1376、1377—1378页]

按:在这里,严复引用赫胥黎的看法,讨论了客观事物与主观认知之间的关系。这是脑科学上一个永恒的话题,时至今日,尚无明确答案。

脑学大明,有最胜之精神

《原强修订稿》:然则鼓民力奈何? ……顾今人或谓自火器盛行,懦夫执靶,其效如壮士惟均,此真无所识知之论也。不知古今器用虽异,而有待于骁猛坚毅之气则同。且自脑学大明,莫不知形神相资,志气相动,有最胜之精神而后有最胜之智略。是以君子小人劳心劳力之事,均非气体强健者不为功。此其理吾古人知之,故庠序校塾,不忘武事,壶勺之仪,射御之教,凡所以练民筋骸,鼓民血气者也。而孔孟二子皆有魁杰之姿。彼古之希腊、罗马人亦知之,故其阿克德美〔柏拉图所创学塾〕之中,莫不有津蒙那知安〔此言练身院〕属焉,而柏拉图乃以胼胁著号。[见《严复集(第一册)》,27—28页]

生物有脑海神经

《天演进化论》:论社会为有机体。

此说发于斯宾塞尔(H. Spencer),乃取一社会与一生物有机体相较,见其中有极相似者。如生物之初,其体必先分内外部。外部所以接物,内部所以存生。而社会亦然,稍进则有交通俵散之机,于生物则为血脉,于社会则有道路商贾;再进则有统治机关,于生物则有脑海神经,于社会则有法律政府。诸如此类,比物属功,殆不可尽。学者欲考其详,观拙译《群学肄言》可也。[见《严复集(第二册)》,314页]

按:以上,严复在这里已经使用"神经"一词。

3.5 明清之际译著中的西方脑认识

前言

明清之际有些西方人的著作被翻译成中文出版,有的甚至被收入《四库全书》。这些译著性质多样,如《灵言蠡勺》和《主制群征》是传教士的作品,后者是德国来华传教士汤若望的著作;有些是欧洲经典科学著作的翻译本,如《天演论》。此外,《皇朝经世文编系列》也收录了一些外籍作者文章的译文。

由于各位作者的职业、专长各异,因此所论述问题的范围很广。这些认识显然也传播和影响了当时的华夏知识分子,他们也因而传播了这些脑认识。

《灵言蠡勺》中的脑认识

《灵言蠡勺》是耶稣会士、意大利人毕方济的著作。1624 年,意大利耶稣会士毕方济(Francesco Sambiasi)和士大夫徐光启合作完成了《灵言蠡勺》〔探讨灵魂相关问题的谦卑尝试〕。(梅谦立、黄志鹏《灵魂论在中国的第一个文本及其来源——对毕方济及徐光启〈灵言蠡勺〉之考察》:见《肇庆学院学报》2016 年 37 卷第 1 期 1—12页)。以下是有关引文。

• 脑囊功能包括忆记、推记

《灵言蠡勺》:何谓其所为亚尼玛? 为脑囊灵记含依亚尼玛之体,与明悟爱欲同,皆谓之不能离之赖者〔格物之论,有二种依赖。一能离于承受之体,如色如味。色改黑,则失白;味变酸,则失甘也。一不能离于承受之体,如热于火、冷于水是也〕。司记含之所在者脑囊,居颅颥(囟)之后。

……

何谓其功有二? 一者忆记,二者推记。忆记者,先我所知,今如先所知……推记者,从此一物而记他物〔如从记莺而推记其黄,又因而推记黄金之黄。又如记今春之湿润,因而推记去春之湿润〕。盖记含无他,止于先所藏者,今复觅之。觅未得时,乘其机缘,展转相关,因而得所欲得,此为推记也。(明天启甲子版,卷上第十四、十五页)

按:根据《皇朝经世文续编》的解释,亚尼玛就是灵性。"按西人崇事天主,有亚尼玛之学,亚尼玛者,华言灵性也。"(《猾夏之渐中西纪事》:见光绪辛丑年上海久敬斋铸印《皇朝经世文续编》卷一百十一第七页)

笔者想指出,虽然这是传教士的传教作品,但它仍然鲜明地提出:脑是记忆的器官,也就是神智的器官。

《主制群征》中的脑认识

据笔者查考,《主制群征》是一本从哲学角度论证天主确实存在的教理书。它既是汤若望有关宗教理论的一部力作,又阐述了自然界的许多重要现象与原理。《主制群征》一书原来的书名叫《论神的智慧》和《论灵魂不灭》。全书分为"卷之上"和"卷之下"两部分。第二部分由卫匡国译著。该书于公元 1629 年在山西省绛州刻印,当时汤若望恰好赴陕西传教。以下是各个命题的有关引文及笔者评述。

• 脑:体位

如"首骨自额连于脑""露从大络升入脑中"等都是。

《主制群征》：欲征主制，远取诸物，近取诸身。无物无向，岂身独否乎？试论其骨。……首骨自额连于脑，其数八。（1915年重刻明版，卷之上第十、十一页）

《主制群征》：又本血一分，由大络入心，先入右窍，次移左窍。渐致细微，半变为露，所谓生养之气也。是气能引细血周身，以存原热。又此露一二分，从大络升入脑中，又变愈细愈精，以为动觉之气，乃令五官四体，动觉各得其分矣。（第十二页）

- 心、肝、脑为三肢

笔者认为，以肝、心、络、脑、筋立论，这是《主制群征》的特点之一。肝、心有点像心血管系统，络是血管；筋指神经。前文《物理小识》所提到的一个认识，就是来自《主制群征》，把心、肝、脑专门特列出来，作为君看待，作为体内最重要的器官看待，在其他著作中没有先例。汤若望（公元1592—1666年），字道未，德国人，是神圣罗马帝国的耶稣会传教士。在那个时期，在德国或意大利是否有这种说法，待考。

《主制群征》：有骨有肉，身形备矣。然必须本热为生，血为养，气为动觉，缺一不可。缘此大主造人，预备三肢，于身内为君，曰心、曰肝、曰脑，而余肢悉待命焉。（第十一、十二页）

- 脑与动觉之气

《主制群征》把动（运动），觉（感觉）之气与脑联系起来。笔者认为，在神经是依靠电传导这一点还没有得到阐明之前，脑和神经依靠"气"或"精神"或"灵魂"，这是当时欧洲学术界的通常看法，也是从亚里士多德、盖伦传承下来的观点。宗教界人士采取这种看法，不足为奇。

《主制群征》：脾也、胆也、肾也，虽成血之器，然不如肝独变结之，更生体性之气，故肝贵也。若夫心，则成内热与生养之气，脑生细微动觉之气，故并贵也。（第十二页）

- 脑与筋

筋的作用：以达百肢。

《主制群征》：脑以散动觉之气，厥用在筋。第脑距身远，不及引筋以达百肢，复得颈节脊髓，连脑为一，因遍及焉。脑之皮，分内外层，内柔而外坚，既以保全本气，又以肇始诸筋。筋自脑出者六偶，独一偶逾颈至胸，下垂胃口之前，余悉存顶内，导气于五官，或令之动，或令之觉。又从脊髓出筋三十偶，各有细脉旁分，无肤不及。其与肤接处，稍变似肤，以为肤始，缘以引气入肤，充满周身，无弗达矣。筋之体，瓢其里，皮其表，类于脑，以为脑与周身连结之要约。即心与肝所发之脉络，亦肖其体，因以传本体之情于周身。盖心脑与肝三者，体有定限，必藉筋脉之势，乃克与身相维相贯，以殚厥职；不则七尺之躯，彼三者何由营之卫之，使生养动觉，肢各效灵哉？（第十三、十四页）

《物理小识》：此论以肝心脑筋立论，是《灵》(灵枢)《素》(素问)所未发，故存以备引触。(钦定四库全书本，卷三第十二页)

按：以上是说，脑是通过"筋"才能完成运动、感觉功能。"筋"就是现在的"神经(nerve)"。这里又一次强调了"心脑与肝"三者在人体中特别重要的意义，方以智在《物理小识》卷三引述了上文(血养筋连之故○主制群征曰)并作了说明。

《天演论》中的脑认识

《天演论》仅有一处论及脑认识，今天看来仍然是正确的，反映原作者赫胥黎(T. H. Huxley，1825—1895 年)的严谨学风。这应该是赫胥黎在公元 1893 年(原著发表年代)的观点。

• 严复译《天演论》

《天演论》(*Evolution and Ethics and Other Essays*，又译《进化论与伦理学》)是公元 1893 年英国著名博物学家赫胥黎在牛津大学一次有关演化的讲演。严复率先将其翻译成中文，于公元 1897 年 12 月在天津出版的《国闻汇编》刊出，以后又进行了多次修订。

笔者认为，在自然科学和技术的发展史上，19 世纪末是一个十分重要的时期。《天演论》本身就反映了当时的科学发展水平，严复的翻译把这种进步情况及时传达到华夏知识界。这些材料对于我们理解当时华夏的脑认识如何受西方文化影响，很有帮助。

从清朝中期开始，中西交往多了起来，除外交使节的交往外，华夏也开始往西方派出留学生，人数逐渐增多。介绍西方政治制度、风土人情的著作也出现了，著名的有魏源《海国图志》等。另外，从外文翻译为汉文的文学著作也出现了，著名的有林纾所译法国小仲马(Alexandre Dumasfils)的《茶花女》(林译本的书名为《巴黎茶花女遗事》)。但是，对脑认识有直接和重要影响的，还是科学著作的翻译出版，具有代表性的是严复译《天演论》。以下是《天演论》中对脑认识的一些说法。

• 脑与感觉、运动、思想、欲望

《天演论》：人身之血，经肺而合养气；食物入胃成浆，经肝成血，皆点力之事也。官与物尘相接，由涅伏(nerve，即神经)〔俗曰脑气筋〕以达脑成觉，即觉成思，因思起欲，由欲命动，自欲以前，亦皆点力之事。独至肺张心激，胃回胞转，以及拜舞歌呼手足之事，则体力耳。〔上 导言二 广义：见《严复集(第五册)》，中华书局 1986 年 1328 页〕

按：这段从"官与物尘相接"开始，到"则体力耳"的简短描述，把脑或神经系统的功能都描写清楚了：有感觉，有运动，有神智功能。而且严复在这里直接把 nerve、神经、脑气筋三者联系在一起。

《皇朝经世文编系列》中的西方脑认识

以《皇朝经世文编》为书名主题词,包括续集、新编、新编续集以及三、四、五各编在内的系列丛书,在公元 1848—1902 年之间出现,代表了清晚期华夏舆论界的呼声。笔者集体地称之为《皇朝经世文编系列》。

《皇朝经世文编系列》内容非常广泛,这里仅介绍其有关"西方脑认识"部分。其他介绍详见"3.7 《皇朝经世文编系列》的脑认识(通识)"及"5.9 西医影响下《皇朝经世文编系列》的脑认识(医药)"。

《皇朝经世文编》(公元 1848 年)是鸦片战争(公元 1840—1842 年)后,贺长龄(公元 1785—1848 年)委托好友魏源纂辑的文集。其目的是汇集一些"经世致用"的文章,以建言改革内政,抵御外国侵略,力图以此谋求国富民强。魏源是率先介绍西方各国历史地理状况的名著《海国图志》的作者。《皇朝经世文编》刊行后,到公元 1890年前后,陆续有系列的续编、新编等问世。

公元 1897 年,清·盛康编《皇朝经世文续编》;

公元 1897 年,清·陈忠倚编《皇朝经世文三编》;

公元 1898 年,清·葛士浚编另一同名的《皇朝经世文续编》;

公元 1898 年,清·麦仲华编《皇朝经世文新编》;

公元 1901 年,清·邵之棠编《皇朝经世文统编》;

公元 1902 年,清·何良栋编《皇朝经世文四编》;

公元 1902 年,清·求是斋编《皇朝经世文编五集》;

公元 1902 年,清·甘韩编《皇朝经世文新编续集》。

晚期的《皇朝经世文编系列》中还收录了一些翻译为汉语的外籍人士文章。

《皇朝经世文编系列》中的脑认识五花八门,但大致可区分为两类:一类是通识的,包括属于华夏的传统脑认识(古代以来的),以及经过西学东渐和西潮影响而新产生的、嬗变中的脑认识,这在本篇中介绍。另一类是专门的、医学的,也即西医传入影响下的脑认识,这是另一个重要方面,有专章介绍,详见"5.9 西医影响下《皇朝经世文编系列》的脑认识(医药)"。

据笔者查考,《皇朝经世文编系列》也收录了一些外籍作者的译文。笔者将其列入"西方脑认识"部分。由于原作者专长各异,所论范围甚广,但大致涉及如下问题:聪明与脑的重量和体积;脑气运行;脑与营养;脑力(脑气筋);动物脑体积之大小;脑与脑力;性(行为)之善恶;性(精神)病等。以下是各个命题的有关引文及笔者评述。

• 脑气运行

美(国)人阙名《养生论》:茶酒、咖啡、大麦水与浓烈之酒,不过感动脑气,纵能滋补,亦极细微,故以少饮为宜。……惟葡萄功用酷似之,历验不爽。而葡萄尤能滋补,培精血,生津液,平肝益肾,宽肠利气;且磷酸极多,利于补脑。脑气流行,则肢体

灵动。其糖料入胃，即化于血内。（见上海译书局石印本《皇朝经世文新编》卷二十上第四十、四十一页）

• 脑与营养

美人阙名《卫生新法》：有三能补脂膏者。一、肉味牛乳米麦豆菜所含之油，能补人身脂膏；二、瘦肉蛋白乳粉面筋诸物补人身肉丝血脑；三为糖质小粉酒料之类能补人身暖气膏油质，虽有助暖之功，然所供暖气甚微。能补肉丝之物，名为普律天（protein，即蛋白质）。此物能生膏脂，能助暖气。若净油与粉糖，不能备此三者功效。（见《皇朝经世文新编》卷二十下第十页）

• 脑力、脑气筋

美人阙名《卫生新法》：三考此人每日消化得普律天三两三，所含炭料能令水五百五十磅升高科伦表一百八十度。试验之时分为五次，第一次值一日三分之一，第五次值一日三分之二，第二、三、四次均以三日为一次。初入箱略读片时，筋骨脑力皆不过劳；第二次或读德文、物理之书，劳心思脑力甚多；第三次则或坐或卧，全然安息；第四次则劳动筋骨，每日动作八点钟之久，皆以手举重物一上一下也。考其安息之一次，每日长普律天半两，亏损肥膏半两。未试之初，以为饮食之物适当，养身于闲暇之时。今验得普律天略有余，炭料略不足也。其专劳脑力之一次，所得效验亦与安息一次相同。（见《皇朝经世文新编》卷二十下第十页）

俄人铺加脱《中国边事论》：虽然中国固为庞大至古之邦矣，意者自警崛起，以危害人国，决其不能有为也。惟欧洲使节冥冥之中常资顾问，频说军备之要，以搅乱其脑气筋，中国于此遂欲行自家政策也。秉钧之人，岂其目无邻国哉？俄人者处于此间，当警醒一番矣。噫！岂可不觉悟哉？（见《皇朝经世文新编》卷十五上第十七页，同文亦见于光绪丁酉刻本《皇朝经世文三编》卷五十第三十四页）

• 动物脑重量

美人阙名《论脑质》：惟可异者，物之中如猫脑则重约二两八钱，犬脑则重约八两，羊脑则重约十二两，狮子脑则重约二十五两，熊脑则有四十两，大牛脑则重约五十两，马脑则重约六十五两，人脑则重约一百三十六两。已上诸物脑与人脑比较，则不能相胜。惟物中有二大兽，如海鳅脑独重，有二百八十两，象脑则有四百六十两。是二物脑大过于人数倍，而聪明不能过于人，抑又何故？（见《皇朝经世文新编》卷二十下第八页）

• 聪明在于脑

原文颇长，稍作节录，由此或可窥见当时西方某些学者的观点及其在华夏的传播。

美人阙名《论脑质》：人之聪明在于脑，男女皆有，前数年已有人考之。今俄国复有医士细心考究，常与人论云："尔以为男聪明愈于女耶？女聪明愈于男耶？"……人情到透处，可知从脑上分别聪明与否，亦有难言之处。观于俄国前时有一武员，精于用军，惟其脑极小。又有一天主教神父深明天道人道，而其脑亦极细小。可以知聪明优绌，似不能专以脑之大小决之矣。推之有谓：凡人脑壮即身体强固，人脑细小即身体薄弱，又不足言矣。……然有时观其脑中所现之筋系□细明朗者，即知其人为聪明，如其脑筋所现；系粗大无灵秀之气者，即知其人为愚蠢。此又不可不知也。至于论脑之生长，如鱼鸟之无脑筋而一味柔滑，固无足与人较论，即如海鳅与象之脑筋纹甚多，其生长与人不同，亦不能与人较论。若男女之脑，其生长亦有不同，盖因其脑筋位置总有异也。更可异者，鱼鸟既无脑筋，而一味柔滑，乃有一种海物，名为海骡者，独精强捷巧，越山超海，居能锯木架屋而居，智慧几与人同。此种物如以脑考其聪明，又解人之难索。故尝考之愚拙之人，其脑筋常□于智慧之人。然则专以脑分其愚智，亦不然矣。更有一医士考知脑分前后合，男女两脑旁之前，其脑男常重于女，故谓男独聪明过于女耳。（见《皇朝经世文新编》卷二十下第八、九页）

• 脑：脑力、性恶、性善

原文颇长，稍作节录，由此或可窥见当时西方某些学者的观点及其在华夏的传播。

美人晏地臣《论脑》：兹所欲论者，既非特异之新事，亦非古人之旧理，乃欲搜求远近之证据，以表明近人性病之说也。夫人之作为出于性，而性受拘于脑。理出自然，非无故也。……古人祇信爱恶之情、思念之心惟人有之，但细读罗文士立薄打云：诸君子之作为，禽兽亦均有之。故近今之人多以为禽兽性、童儿之性与成人之性，所异者度数耳，非全异也。

有林布罗扫者留心此二事，考出犯法与癫狂之人，均由脑病所致。著为书说，读之有味。彼考得凡人相貌不合常格者，多犯法，头面不合格者尤甚。若五官平正，骨格合度，鲜有犯法之人。……如麦士那多所云：有病与无病，所差者仅强弱之间，而非异类也。肉管之内并脏腑祇存一样生力，病之有无，生力则一。此生力或强或弱，若不遵依生理，以至全脏失职，是谓之病。犯法之人亦可同理解之：善恶之部位皆难分限，各等心思意念，同受一种纪律治理。人生既久，断无不曾荒荡其意向而欲作恶者，但其时必因我之恶部位与灵心相感，遂成恶念耳。

前人独以人类能行凶杀戮偷盗各事，今试举证据而破此法之未周：虽下至昆虫鳞介之类与禽兽同，无不可行凶为盗。蛇类每吞其子，蜜蚁每将异族杀害而侵夺其业。……活地君搜罗天下无教化之种族而笔于书，备载野人残暴之故。或因淫祀鬼神而致之，或纵其本性而为之，在我美国埃大荷省，有人与烟陈人久居，而知是处残杀婴儿之事实属平常。

若将小儿细考，亦有奇理能彰格致之妙。小儿之灵性间于禽兽与成人之中。以小儿比喻于禽兽,颇似不雅,但将人类之灵性细考,自见小儿之灵性与禽兽之灵性全然相近。……小儿犯国法而获罪者常有之,杀人或凌辱他人实非奇闻。营业与责任两事,非小儿之意。且能分别欺骗矜夸骄傲残忍,皆少年易染之。此等劣品,虽大人所最忌者,而小儿习为平常。凡小儿有此诸般恶品,自非善类,与之亲近之人,难免被害之虞。

凡童子脑质缺陷,胆智软弱,口角流涎,如骏如痴,加以灵性日低,每每变为作乱犯法之人。其所以如此者,实因本部之脑质或欠缺,或受伤,或受病,故心性失职也。犯法之人,心神无力,不能自主,虽在缧绁之中,亦觉其狂妄无知之性,日甚一日。彼羊痫按期而发者,亦如是也。……监房之内、癫院之中,多是酒色无度之徒。则急备曰:犯大事者必由犯小事始,犹如病症必由抽筋始也;又曰:癫人与犯人本无种,人人皆可为之。凡心性失职,道味淡忘,而又脑力受侵,则极易为之矣。

林布罗扫所著《正人君子》,又那多所著《遗传后世》篇,二书引证甚多,表明男女劳心过度,伤犯脑筋,以致灵性改变。那多之书最详,且从古诗、古史、古画、古歌之中出者,常见男女发狂作乱之情,或由父母遗传,或由病害,或由过劳。……故人性之发现受疾于二三岁,则所存者为本性,知识道德全无,长成愚蠢之人。其发现至八九龄而止,则长成之后知识欠缺,志气不雄。若人性发现至十五六岁而止,则后来此人虽有才干必无道德。世上此等人颇多,自恃才干,卒至坏事,败名丧节。必须人性之发现长进不已,自成出类拔萃之人,然后才德兼优也。

又人之恶性,大有所关于父母遗传,无异肥壮之人则生肥壮之子,才能之人则生才能之子,所谓有其父必有其子也。如是父母或良善或愚顽,则儿女亦肖之。人以为子肖其父者,由于习染,细思之则未尽然,实传自父母之性者居多。……

古人愚昧不明,邪说充塞,凡见有人癫狂或手足抽筋,或染同类之疾病,则指为被鬼迷惑,即治之以严刑,或囚之于狱,或绞之于架,或焚之于炉。史传所载,我国昔时纽英伦地方,有迷人之鬼艇,即此事之类也。今人闻之,莫不怨古人愚昧而怜此等无辜之人。于是凡事改变,设立癫狂医院痈症调治乡(凡染此症之人,均聚居为一乡,以资调治),又设义堂以收愚钝之人,志在挽救此等不幸之人变为有用。不知为匪作孽之人,或出于不幸,由父母相传,或脑力失养,乃成性病。善士仁人,何不并设法除却父母遗孽之事乎?此论大有关于国计民生,伏愿习医之人留心考究其理,俾天下赤子无不均沾其益,则厚幸矣。(见《皇朝经世文新编》卷二十下第六、七、八页)

3.6 《仁学》的脑认识

谭嗣同及《仁学》

明清之际讨论脑认识的国人专著不多,谭嗣同的《仁学》虽非医学专著,但其中有相当多篇幅谈及脑。

谭嗣同(公元 1865—1898 年),字复生,号壮飞,湖南浏阳人,华夏近代著名政治家、思想家,维新派人士,1898 年就义的戊戌六君子之一。其所著《仁学》是维新派的第一部哲学著作,也是华夏近代思想史上的重要著作。

笔者发现,在《仁学》中,谭嗣同杂糅儒、释、道、墨各家和西方自然科学、社会政治经济学说,形成了自己独特的哲学体系——仁学。为什么会形成"仁学"这样一个命题? 谭嗣同认为,世界是由物质的原质所构成,其本体是"仁",世界的存在和发展都是由于"仁"的作用,故称他的哲学为"仁学"。"仁"是万物之源;"以太"构成万物的本质,是"不生不灭"的;宇宙间各种事物只有"变易",没有"存亡",只有"聚散",没有"生灭"。

《仁学》是在公元 1896—1897 年间陆续写成的。《仁学》中的脑认识,其源头何在,颇难推断。《仁学》第二、三、十一、十四、十七节中的脑认识,据笔者看来,显然来源于某些西方译著,可惜《仁学》未指明参考文献出处,我们也无从查考。其他节中的一些脑认识,则很可能系谭嗣同根据本人理解所作的推测,以今日眼光审视,未必完全恰当。这些情况,从 19 世纪末当时他所处的华夏学术环境考虑,是可以理解的。但是,如果与 19 世纪末当时西方的脑认识相比较,《仁学》的这些脑认识仍然显得有点粗糙,或者过于大胆,而缺少论证和根据。

《仁学》中与脑认识有关的内容不少,有:脑、思、脑气筋、以太、电,脑气动,脑与听、视,脑与知,思在脑,头发保护脑等。以下是各个命题的有关引文及笔者评述。

脑、思、脑气筋、以太、电、脑气动与睡梦

《仁学》:若夫仁,试即以太中提出一身而验之:有物骤而与吾身相切,吾知为触;重焉,吾知为痒为痛。孰知之? 脑知之。所切固手足之末,非脑也,脑何由知之? 夫固言脑即电矣,则脑气筋之周布,即电线之四达,大脑小脑之盘结,即电线之总汇。一有所切,电线即传信于脑,而知为触为痒为痛,其机极灵,其行极速。惟病麻木痿痹,则不知之,由电线已摧坏,不复能传信至脑,虽一身如异域然,故医家谓麻木痿痹为不仁。不仁则一身如异域,是仁必异域如一身。异域如一身,犹不敢必尽仁之量,况本为一身哉! 一身如异域,此至奇不恒有,人莫不怪。独至无形之脑气筋如以太者,通天地万物人我为一身,而妄分彼此,妄见畛域,但求利己,不恤其他,疾痛生死,忽不加喜戚于心,反从而忌之,蚀之,龃龉之,屠杀之,而人不以为怪,不更怪乎? 反而观之,可识仁体。(《仁学——谭嗣同集》三,辽宁人民出版社 1994 年 12—13 页)

笔者想指出,《仁学》说:"有物骤而与吾身相切,吾知为触;重焉,吾知为痒为痛。孰知之? 脑知之。"这说明脑有认知客观事物的功能,这是高明的。但书中又说:"夫固言脑即电矣",这就把事情看得太简单了,没有事实根据。而事实上,那时的欧洲对于神经活动依靠电变化,已经有了相当深入的认识。

《仁学》的"医家谓麻木痿痹为不仁(麻木不仁)……,可识仁体"这一段,其思维

逻辑颇令人费解。我们知道，麻木不仁指没有感觉。麻木：肢体麻痹，失去知觉，比喻对外界事物反应迟钝或漠不关心。本来这是一个感觉问题、同情心问题，何以与仁又扯上关系？

《仁学》：其分布于四肢及周身之皮肤，曰脑气筋。于虚空则为电，而电不止寄于虚空，盖无物不弥纶贯彻。脑其一端，电之有形质者也。脑为有形质之电，是电必为无形质之脑。人知脑气筋通五官百骸为一身，即当如电气通天地万物人我为一身也。是故发一念，诚不诚，十手十目严之；出一言，善不善，千里之外应之。（二，12页）

按：以上，《仁学》用了"脑气筋"，但没有用"神经"。

《仁学》：学者又当认明电气即脑，无往非电，即无往非我，妄有彼我之辨，时乃不仁。虽然，电与脑犹以太之表着于一端者也；至于以太，尤不容有差别，而电与脑之名亦不立。（二，12页）

按：《仁学》把以太、电、脑三件事情拉拢在一起。其实，1791年伽伐尼（L. Galvani）已经发现了生物电，脑是靠神经生物电的传导来实现其功能。至于以太与电的关系，则涉及物质结构的更深层次问题。

《仁学》：原夫人我所以不通之故，脑气之动法各异也。吾每于静中自观，见脑气之动，其色甚白，其光灿烂，其微如丝，其体纤曲缭绕。其动法长短多寡有无，屡变不定，而疾速不可名言，如云中之电，无几微之不肖，信乎脑即电也。吾初意以为无法之动，继乃知不然。当其万念澄澈，静伏而不可见；偶萌一念，电象即呈，念念不息，其动不止。易为他念，动亦大异，愈念愈异，积之至繁，即又淆浊不复成象矣。（四十五，106页）

按：在以上引文出现的部分之前，作者洋洋洒洒地提出了心力、凹凸力、永力、反力、摄力、拒力、总力、折力、转力、锐力、速力、韧力、拧力、超力、钩力、激力、弹力、决力、偏力、平力等二十种力之后，接着提出了"人我所以不通"，而"不通"是由于"脑气之动法各异"。所以有上面这一番话。

又，以上《仁学》引文中说："吾每于静中自观，见脑气之动，其色甚白，其光灿烂，其微如丝，其体纤曲缭绕。其动法长短多寡有无，屡变不定，而疾速不可名言，如云中之电，无几微之不肖。信乎脑即电也。"在笔者看来，《仁学》所了解的这种"脑气"，是从内省中得来的，他看到了"其色甚白"，看到了"其微如丝"，看到了"其体纤曲缭绕"，于是他得出这样的结论："信乎脑即电也。"《仁学》所讲的"电"，与自然科学所讲的电以及神经电传导，都不是一回事。

《仁学》：人与人，地与地，时与时，事与事，无所往而不异，则人我安得有相通之理？凹凸力之为害，即意识之为害也，今求通之，必断意识；欲断意识，必自改其脑气之动法。外绝牵引，内归易简，简之又简，以至于无，斯意识断矣。意识断，则我相除；我相除，则异同泯；异同泯，则平等出。至于平等，则洞澈彼此，一尘不隔，为通人我之极致矣。佛氏之言云："何是山河大地?"孔氏之言曰："何思何虑?"此其断意识

之妙术,脑气所由不妄动,而心力所由显,仁矣夫!(四十五,108 页)

按:从"脑气之动法"一直联系到"至于平等,则洞澈彼此,一尘不隔,为通人我之极致矣",联系到"仁矣夫",这是把不同层次的问题混为一谈,是难以令人折服的。

《仁学》:是以孩提无梦,智识未盛也;愚人无梦,藏识不灵也;至人亦无梦,前五识不受染也。此睡梦之脑气动法也。推之疯癫,亦应如是,惟前五识未斯耳。夫脑气动法,既万有不齐,意识乘之,纷纭而起。(四十五,107—108 页)

脑与听、视

《仁学》:香之与臭,似判然各有性矣,及考其成此香臭之所以然,亦质点布列,微有差池,致触动人鼻中之脑气筋,有顺逆迎拒之异,故觉其为香为臭。苟以法改其质点之聚,香臭可互易也。此化学家之浅者,皆优为之。乌睹所谓一成不改之性耶?庖人之治疱也,同一鱼肉,同一蔬笋,调和烹煮之法又同,宜同一味矣,而或方正切之,或斜切之,或以藿叶切之,或斎之,或糜之,或巨如块,或细如丝,其奏刀异,其味亦因之而不同。此岂性也哉?由大小斜正之间,其质点不无改变,及与舌遇,遂改变舌上脑气筋之动法,觉味有异耳。故论其原质,必不容有寒热云云诸性,明矣。然原质犹有六十四种之异,至于原质之原,则一以太而已矣。一,故不生不灭;不生,故不得言有;不灭,故不得言无。谓以太即性,可也;无性可言也。(十一,27 页)

《仁学》:慧眼以上,又各有异。奈何以肉眼所见为可据也!耳鼻舌身亦复如是。即以肉眼肉耳论,有远镜显微镜所见,而眼不及见者焉,又有远镜显微镜亦不及见者焉;有电筒德律风所闻,而耳不及闻者焉,又有电筒德律风亦不及闻者焉。且眼耳所见闻,又非真能见闻也。眼有帘焉,形入而绘其影,由帘达脑而觉为见,则见者见眼帘之影耳,其真形实万古不能见也。岂惟形不得见,影既缘绘而有是,必点点线线而缀之,枝枝节节而累之,惟其甚速,所以不觉其劳倦,迨成为影,彼其形之逝也亦已久矣;影又待脑而知,则影一已逝之影,并真影不得而见也。故至远之恒星,有毁已千万年,而光始达于地者。推光行之速率,至于密迩,亦何莫不然。耳有鼓焉,声入而肖其响,由鼓传脑而觉为闻,则闻者闻耳鼓之响耳,其真声实万古不能闻也。岂惟声不得闻,响既缘肖而有是,必彼之既终,而此方以为始,惟其甚捷,所以不觉其断续,迨成为响,彼其声之逝也亦已久矣;响又待脑而知,则响一已逝之响,并真响不得而闻也。(十七,42—43 页)

脑与知、思在脑

《仁学》:抑尝有悟于思矣,谓思在脑,脑之形有量而思无量,或一世界,或数世界,或恒河沙数世界,莫不朗悬目前,了了可辨。夫以无量入有量,有量何往?(十六,39 页)

按：脑是思想的器官，大家都接受；但脑为什么能够产生思想，这是一个难题，至今无解！

《仁学》：一梦而数十年月也，一思而无量世界也。尺寸之镜，无形不纳焉；铢两之脑，无物不志焉。西域之技，吐火而吞刀；真人之行，火不热而水不濡。水为流质，则相浮游泳。若处于空，地为圆体，则倒竖横斜，皆可以立。同一空气，忽传声忽传光而不淆也；同一电浪，或传热或传力而不舛也。虚空有无量之星日，星日有无量之虚空，可谓大矣。（十七，40—41 页）

头发保护脑

《仁学》：乃若中国，尤有不可不亟变者，薙（剃）发而垂发辫是也。姑无论其出于北狄鄙俗之制，为生人之大不便；吾试举古今中外所以处发之道，听人之自择焉。处发之道凡四，曰"全发"，中国之古制是也。发受于天，必有所以用之，盖保护脑气筋者也。全而不偏，此其所以长也；而其病则有重腦之累。曰"全薙"，僧制是也。清洁无累，此其所以长也；而其病则无以护脑。曰"半薙"，西制是也。既足以护脑，而又轻其累，是得两利。曰"半剃"，蒙古、鞑靼之制是也。薙处适当大脑，既无以蔽护于前，而长发垂辫，又适足以重累于后，是得两害。孰得孰失，奚去奚从，明者自能辨之，无俟烦言而解矣。（四十四，104—105 页）

按："发保护脑气筋"问题，是《仁学》的一个奇特命题，可能是为了反对薙发。

从《仁学》脑认识想哲人谭嗣同

按：谭嗣同《仁学》共包括五十节，其中《仁学（上）》包括专题第一到三十节，《仁学（下）》包括第三十一到五十节。有关脑的论述出现于第二、三、十一、十四、十六、十七（两次）、四十四、四十五、四十六节。

《仁学》的某些脑认识，显然源于某些译著，其他则可能系本人所做的推测，未必全部恰当。但《仁学》终究是一部纵论上下古今、点评宇宙万物的哲学著作，我们不能按一部医学或科技著作那样来要求它。从 19 世纪末当时他所处的学术背景来看，这也是可以理解的。

笔者读《仁学》后掩卷深思，当年谭嗣同奋笔疾书的情景跃然纸上。他曾这样说："每思一义，理奥例赜，奎涌奔腾，际笔来会，急不暇择，修词易刺，止期直达所见，文词亦自不欲求工。况少有神悟，又决非此世间之语言文字所能曲肖，乃至非此世间之脑气心思所能径至。此古之达人，悼夫词害意、意害志，所以宁终默尔也。"（自序，6 页）他由于时代局限而产生的种种缺点、错误，与他那种向传统挑战的大无畏精神相比，仍瑕不掩瑜。

谭嗣同写《仁学》时，离开他戊戌英勇就义已为期不远。回顾他在被捕前夜，拒绝逃亡日本，进而凛然走向刑场的气概，只能令人更加肃然起敬！

3.7 《皇朝经世文编系列》的脑认识(通识)

《皇朝经世文编系列》中的传统脑认识

《皇朝经世文编系列》中的传统脑认识(通识)包括"脑体位""盬其脑""肝脑涂地""脑髓""脑精华""脑精品""脑神智"等命题。以下是不同命题的有关引文及笔者评述。

王芑孙《转般私议》:五曰优俸糈。文武吏以及府史胥徒,身家所托,在于官中。吾不有与之,彼必有取之,势所固然。而非必其人之不肖也……州县百方欺隐,而外有上房,内有部办,盬其脑而食之。往往枉承欺隐之名,却受赔偿之实,又安望余剩顾及身家也哉?(见同治癸酉重刻本《皇朝经世文编》卷四十七第十六、十七页)

给事中王命岳《筹划海寇疏》:臣闻善用兵者,用我之所长,以攻彼之所短;必不用我之所短,以就彼之所长。则今日办海,在谨持浪战,详布置之方而已……至于居重驭轻,则有靖南王,镇守省城;居中策应,则有提督马得功,兵马久驻泉州,兵民相宜。兴化漳州各有城守,皆足自护城池。其余港口照旧分汛。则是我逸贼劳,我暇贼忙,此万全之策而王者之节制也。相机而动,系群丑之颈而制其命,如掇鱼于釜而盬其脑矣。(见《皇朝经世文编》卷八十四第十一、十二页)

《猾夏之渐中西纪事》:以近年之所见知之,当壬寅抚议定后,踰年而发棺之狱起。徽宁一带惑形家言久厝不葬,猝传其事,相与戒严。然其所发皆新丧,衣物无所取,惟死者之脑,辄遭斧凿,疑其取脑髓也。……数日之间,传染数十家,无识之者。有某户偶寻视其小儿瘗处,被人掘发,斧其脑骨。传之比户,无不皆然,方悟其为妖术也。……予意邪教中符咒方药,欲藉人身精气之灵;而脑中之髓,又其精灵之最聚者。此辈以左道惑人,预为魇盅之用。初取新死者之髓不验,乃谋取其生者,故以谜药投之小儿,使其醉不至死,待其弃之漏泽,则如探丸囊底,得珠颔下,不啻取诸其怀而生致之矣。……西人自弛禁之后,传教入中国者,佛兰西之人尤多。近年来始有传其取婴儿脑、室女红丸之事。播入人口,盖又于天主堂后兼设育婴会也。道家修炼,其下者流入采补,此固邪教中必有之事。附记于此。(见上海久敬斋本《皇朝经世文续编》卷一百十一第七、八页)

按:以上说法认为,脑有精气之灵。

沈粹生《论泰西治狱》:国朝初起东方,制刑宽简。大辟之外,惟有鞭笞。及世祖抚有中原,命大臣定律。当时议纂诸臣学识浅陋,未能仰体皇仁,因仍故明惨法,遂至斩决之上,有凌迟斩决,之次有绞凌迟。极刑非唐虞三代所有,岂宜行于盛世?绞之苦闻甚于斩,则名轻而实加重矣。闻西国犯决,有击脑闭气诸法。击脑者,用枪正对其脑,弹击可以立毙。闭气者,闭之小室,令新养气不得入,可以渐毙。皆远异斩绞之惨。宜除凌迟律,犯此者改为斩除。绞律犯此者改用西国击脑闭气法决之,并

除父母兄弟妻子连坐律，以仰体列圣仁慈之隐。（见光绪丁酉刻本《皇朝经世文三编》卷五十九第二十二页）

曹泰《命说》：齐人有战死于郊者，鬼百年不灭。球廓子曰：旁日月、挟宇宙过，而目之磷青烨攟黑，闪烁变幻□□球廓子拾而立诸怀，悲栗寒撞，如喑如鸣，如叱如咤，释驭而语曰：女烈民欤？女珪爵寒女孙子，女耿耿何置也？不者，有乐土女可去而去欤？曰：愿。既而问之曰：女尚有脑？曰：脑夺于慧焰。女尚有魄？曰：魄毁于火震。言之酸楚而不成。球廓子助而挽之，而阴祝之曰：吾以摄提付女，相忘而去不远。女留正气畜之，舍之不外，不得歉也。其人曰：吾血中于镝，国家强大业，吾应庚寅复见此雉城也。我如虫豸而辱禽先王之庙，麾遂我，我其污渎之不涤而何依？（见上海译书局石印本《皇朝经世文新编》卷二十下第十六页）

朱太守《海防用人议》：今外夷鸱张，东西交关，或盬我脑，或据我腹，或披我舆图，或荡我边陲，外有箍逼之势，内有窃发之忧。而朝廷犹欲守常格、用庸人，是何异驽马负重，陟峻阪，渡江湖？而无知风信、识水性之舵工，其有不颠蹶覆没也？（见《皇朝经世文三编》卷二十二第十六页）

吴恒炜《知新报缘起》：投骨于地，众狗争之；投饵于渊，众鱼争之。标之愈高，束之愈狭，驱之愈促，争之愈力。于是瞻肝呕心，焦精弊思，昼夜不休，寝食不息，瘁不通之力，耗不通之气，研不通之业，炫不通之誉，且不知手之足之舞之蹈之，忘乎为盲为聋为哑也。且以为是未足三者之量，未竟三者之功，弟子虽饥，不容少懈也。登垄断者临尊御卑，因利乘便，早以盬其脑，握其吭，抚其背，断其臂，从而鞭挞之，驱驰之，束缚阖辟之，进退而贵贱之，生死而荣辱之。槛系之牛、圈笠之豕，唯唯受命耳。于是逐臭效羶之风畅，长眉高髻之俗成矣。彼岂不盼左顾右，叫后呼前，自鸣得志哉？愚一国矣，环中诸国术安施而盲聋哑之哉。（见《皇朝经世文三编》卷五十五第三十四页）

《说汉种》：俄罗斯者，史老扶人种（Slavs，指斯拉夫人）之代表国也。史老扶人种不能合成一大团体，或散处普鲁士，或散处墺大利，或散处土耳其，屡受他种人之制御侵压。自千八百二十年以来，史老扶人种统一主义逐渐浸入八千万史老扶同胞之脑内。不十年间，此主义遂致发扬光大。（见商降雪垒书局本《皇朝经世文新编续集》卷十八第二页）

《说汉种》：欧洲生物学者巳克曼《论人种之将来》曰：人种上之生存竞争，惟富有生殖力之人种能制胜之。富有生殖力者，莫汉种若，欧人殆非其敌也。……欧人之为斯言也，盖亦有因，可以危词耸国民之听闻，而藉以励其敌忾之心，因成吉思汗西侵之历史，深藏于欧人之脑内。"黄祸"一语，虽三尺童子亦能道之。窥弓思蛇固其恒性，茫茫汉种慎勿以自夸也。（见《皇朝经世文新编续集》卷十八第三页）

《二十世纪之中国》：海禁洞开数十年矣……中国人以柔顺为教，特别之奴隶根性已深入于脑浆。一入文明程度极高之域，莫不惊为河汉无极，而则效之心已消八九。（见《皇朝经世文新编续集》卷十八第七页）

熊少牧《答某友论俗习书》：讵意教术流失以来，小学悉废。村夫子冬烘头脑，授受庸猥。甚至屠酤小贩、方外饥寒无赖之徒，茫不解少仪内则弟子职为何语，亦抗颜号召童蒙以资糊口。所课别有俗本，讹言破句，鄙俚不伦。彼田翁圃叟，利其值廉而礼简，使子若孙从之游，卒之□□二三年，仍一丁不识。（见上海久敬斋本《皇朝经世文续编》卷六十八第七页）

《皇朝经世文编系列》中新的和嬗变中的脑认识

这方面的内容有：脑的保健，脑与思想、智慧，脑筋、脑气筋，脑气，大脑、小脑，脑与人种，脑与人种、物种优劣等命题。以下是各个命题的有关引文及笔者评述。

• 脑的保健

《广论危言》：婴孩诞弥伊始，睡时最多，父母听其安睡。自六七岁以至丁年，出就外傅，则不许其多睡。十岁十一岁，孺子仅准睡八九点钟，其实须睡至十点十一点钟方合养生之法，此父母所宜加察也。年届弱冠，应睡九点钟。中年八点钟可。寝卧不足，为患殊深，因少睡则脑伤，而百病丛生。向之神清气爽乐于工作者，至此则身性变易，神魂恍惚，易于惊悸矣。〔卫生琐谈〕（见光绪丁酉刻本《皇朝经世文三编》卷二十一第十一、十二页）

新会梁启超《论学校六》：虽然人之姿禀英异，而不善记诵者盖有之矣。吾以为如其善记也，则上口十次，若二十次，未有不能成诵者也。若过此以往而不能，则督之至百回，亦无益也。试变其法，或示之以卷中之事物，或告之以篇中之义理，待其悬解，助其默识，则未有不能记者也。人生五六年，脑囟初合〔思从囟、从心，囟象脑初合形〕，脑筋初动，宜因而导之，无从而窒之，就眼前事物，随手指点，日教数事。数年之间，于寻常天地人物之理，可以尽识其崖略矣，而其势甚顺，童子之所甚乐。今舍此不为，而必取其所不能解者，而逼之以强记。此正《学记》所谓：苦其难而不知其益也。由前之说，谓之导脑；由后之说，谓之窒脑。导脑者脑日强，窒脑者脑日伤。此西人之创新法、制新器者所以车载斗量，而华夏殆几绝也……吾观学子得第之后，曾无一人复以记诵为事者，故知其初意，专为如是也。曰：然则彼胡不示以事物，告以义理，以助其记也？曰：彼其所诵之书、之事物义理，非数龄之童子所解喻也。然则彼胡不易一书而教之？曰：凡书而非考试所有事者，可无读也。故窒脑之祸，自考试始。（见上海宜今室石印本《皇朝经世文编五集》卷四第十八、十九页）

按：所谓"窒脑""导脑"之说，是随着教育，特别是儿童教育而提出来的。

《制造危言》：英人某君来函驳某白人所论机器进口之弊，兹特照录于左：

……

美国少将马理司在本国搜费司报，扬言牢祓照相新法为益甚大。其子官居少佐，由印度请假返国。一日乘马不备，伤及于脑兼及其臂，并因脑病莫测其臂伤之所在，而臂肿愈甚。少将万分焦虑，欲查伤原时病人不受苦楚之法。惟有牢祓照相机探之，始知臂骨脱节，非骨碎也。后脑病既愈，遂用麻木药为其接臂骨。奈臂肿过甚，又莫测其究愈与否，因复用照相法以探之，始知平复如初。少将因言，自今而后，无论何处医院皆宜备用牢廛照相机器云。〔照相新法〕（见光绪丁酉刻本《皇朝经世文三编》卷六十二第十二、十三页）

新会梁启超《论学校》：六日授学不过三时，使无太劳，致畏难也。不妄施补教，使无伤脑气，且养其廉耻也。父母不得溺爱荒学，使无弃材也。（见《皇朝经世文编五集》卷四第十七页）

《论炭气炭质体用各别》：凡人聚居小屋中，火炉四布，室不通风，便觉困倦而致头昏脑冈。职此之故，每有人于冬日将窗户杜严，炽炭火于床前稳睡，不令此气外出，吸气愈多，遂致长卧不醒。更有人入于枯井、阴沟、煤矿、酒池之中，不知预防而误死者日众。是皆不明化学之理者也。（见光绪壬寅刻本《皇朝经世文四编》卷十一第四页）

• 脑与思想、智慧

笔者发现，在《皇朝经世文编系列》中，脑与思想有关，这已经是一个不证自明的事实。

李经邦《泰西医术何昉视中东医理优劣论》：古人云人为万物之灵，万事皆发于心，寔（实）未知灵之在脑。盖人脑最大，较万物之脑或相倍蓰，足推万物之灵，而其灵则在脑也。初生小儿无脑者死，脑小者痴。脑中或有脓血水胀，或生热，或骨压，则失性而蒙昧不名。（见《皇朝经世文三编》卷六第五页）

按：人脑重1.5千克（3.3磅），而巨头鲸脑重8千克（18磅），远远高于人脑重量。"人脑最大"之说不确。

• 脑筋、脑气筋

按：脑气意指脑赖以活动的形式，脑筋、脑气筋意指脑赖以活动的底物（substrate）。脑气筋又喻指社会上的通信联络。

梁启超《论女学》：日本明治以前，民智僿塞，工艺窳劣，翻然维新，遂有今日。非日人拙于曩而巧于今也，其脑筋伏而未动，其灵髓塞而未通。从而导之，机捩一拨，万线俱动矣。彼妇人之数千年莫或以学名也，未有以导之也。〔见《皇朝经世文新编》卷五下，国学大师网在线文本；也见《饮冰室合集（一）》，中华书局1936年42页〕

《爱国心说》：今世之善言教育者，必曰国民教育……本此精神，张此旗鼓，而黄帝子孙之势力遂滔滔汩汩，自西而东，自北而南，汗漫于茫茫九州之内。乃汉晋以还，而神圣之灵都、秀淑之华胄，屡踩蹦于胡尘马足之下；向之不得不攘之者，今且不得不尊之矣。即此二义横陈于头脑之中，而解辩之途塞，鏖战于庙堂之上，而调停之计穷。于此而欲破鹬蚌之争，免渔翁之利，盖其难哉！……所以国民脑中，常骛于世界之空想，非惟不审国之所以立，直将国之何以为国者而亦忘之也。此今日之形势所由成也。

由此观之,此最高尚、最优美之爱国心,非必他国人所受于天赋者独优,而我国独劣也……今试举一二以为例:其在德国,当十八世纪以前,群族散漫,分土分民,所谓日耳曼祖国之思想未尝一印于国民之脑质中。及千八百六年拿破仑入寇普鲁士,战于埃拿,几丧普国之半,于是国民的意识乃骤兴。(见商绛雪垒书局本《皇朝经世文新编续集》卷十八第十二、十三页)

沈学《文学》:或问:新字何以有此绝大功用?余今日历试,而知今日可译天下音义,是千古可译天下音义。今日之口齿心思,即后日之口齿心思,尽得脑内之原义。天下之义,莫能逃尽。得口内之原音,天下之音莫能逃。十八笔并非纸上空谈,尽人八下钟便可把笔自书。凡格致初闻,群相惊异。一知其理,视为常事。(见上海译书局石印本《皇朝经世文新编》卷二十上第二十三页)

张寿涛《论中国不能变法之由》:今之薄海亿兆京垓之众,夫非犹是方足横目之齐民也哉?犹是民也。同斯觉识,同斯天性,国家胡如此之敝,官常胡如此之谬,士习胡如此之坏,民生胡如此之蹙?林林总总,日沦困败屝屦,偷息不自振拔,非脑智之偄塞也,支体之痿痹也。所谓躯体峙立,首函清扬,聪明不甚相远者,均得有为之人也。彼方握胺削之权,享停年之利,受推戴之奉,不必复有为于人者,无论矣;彼疾首蹙颈,黎略忧悲,终不自得,毫无生趣之人,何莫不具有新新之质点,而欲成其重心之力也。(见《皇朝经世文新编》卷一下第二十页)

番禺黎祖健《弱为六极之一说》:我中国黄种也——羲轩圣魁之胄,神洲英淑所钟,含齿戴发之伦,号四百兆,然而伈伈睍睍,疲薾愦懦,国病大痿,行尸走肉,魂锢心死。若之何国之能立也?夫缠足之风不革则母气弱,卫生之道不明则躯体弱,医学不讲则年寿弱,智学不开则脑根弱。起点既差,引线斯棼,谬种相承,罔克纪极。神明之裔、贤圣之族,几何不沦而为红人、黑人、棕色人,而与猺(瑶)、獞(僮)、生番等也!不其恫耶?(见《皇朝经世文新编续集》卷一 通论下,第二十页)

严锦荣《游檀香山日记》(中国人在此岛之情形):噫!此国民之事,分所当为,彼领事竟欲置之不问,其于社会之宗旨、恢复权利之主义,其亦曾思之否乎?天下间无时不争,无物不争,有事则以兵争,无事则以脑争。以兵争者,人人皆知之,皆畏之;以脑争者,人多不知之,不畏之,盖其争也,不必爪牙用而杀伐行矣。夫使习于逸乐者而与习于劳苦者争,将不数传而其种灭矣。物竞之理白人知之,黄人未知之,黑人、红人尤未知之,是以地球之上白人为主,而黄黑诸种为牛马、为奴隶而已。(见《皇朝经世文新编续集》卷十六下第三页)

《君民权平议》:而膺高官、尸厚禄者则又煽似是而非之谬说,一若民权为民主之渐,自由无裁制之理。大声疾呼,深占士大夫脑界;流风所被,酿为不痛不痒之议论。窃谓其两失之也……改革之初,欲鼓舞国民之精神,变换国民之脑质,全恃圣君贤相毅然决然,下令如流水,而后通国乃翕然靡然,偃之如春草。则君权之重,尤为今日中国之要义也。(见《皇朝经世文新编续集》卷十八第十四、十五页)

《中日版权同盟问题》：列强之间，此事大都无异议。藉曰有之，惟俄罗斯。夫俄国之政治，采"民可使由、不可使知"之主义，无意于国民教育，以保政府之专制，故其对支那之政策，常以愚其民者愚支那人，使其见识锢蔽、脑髓蒙昧，彼则乘间以施其利己之外交政策。然则八股之废、新书之流行，必非其所愿，而版权同盟之事亦或为所不喜。（见《皇朝经世文新编续集》卷二十一第十九页）

《黑奴吁天录序》：英人巧取捷噬，暴以力役，壅其神智，印度遂无自振之日。阿非利加之黑人，脑力思想又劣于印度，而其国产乃有精钻宝石，黑人均不能有，拱手而授之于人。南美（指美国南方）联其百余万众而奴之，得林肯而奴籍始削，稍列于平等。（见《皇朝经世文新编续集》卷二十一第二十一页）

《妇女寿长于男子说》：有英国老人名勃卢衡者，寿至百二十岁，名噪一时。迹其生平，无日不酒，无酒不醉，以致其墓志铭有谓"一世当醉死，不敢近其身"之语。一日忽忘饮，死遂接踵至。从此可知长生之术未定，尚有待考求也。夫人生至年老时，其脑力不比筋力之易败，且更有常保存其脑力者。此乃确切不磨之论，而有无数名人事迹可为质证也。（见《皇朝经世文新编续集》卷二十一第二十三页）

《格致浅理》：凡人全体中，水居三分之二。设体重百斤，水则有六十余斤。血则居体十三分之一，其色时紫时赤，味咸，比水率重。如水一千两，血则有一千零五十二两。若用显微镜看，又有红轮、白轮，浮泛于血汁之中。红多白少，则其人壮健；红白相并，则患气乘之。故人之一身，自脑气筋外，血轮之流转为最要。（见上海宝善斋石印本《皇朝经世文统编》卷九十五第三、四页）

《问格致之学泰西与中国有无异同》：格致之学，中国与泰西有各异者，有相似者，有同而异、异而同者。泰西格物，非空谈义理，必以试验得实，著有成效者为据。

……

精身体学者，能详察人物内外筋骨皮肉脏腑经络并脑气筋等形状，与呼吸出入、气血周流之真据。精身理学者，能明人身中之理。（见《皇朝经世文统编》卷九十五第三、四页）

按：该文也见于《皇朝经世文四编》卷八　学术。

梁启超《西学书目表序例》：昔纪文达之撰提要，谓《职方外纪》《坤舆图说》等书，为依仿中国邹衍之说，夸饰变幻，不可究诘；阮文达之作《畴人传》，谓第谷天学，上下易位，动静倒置，离经畔道，不可为训。今夫五洲万国之名、太阳地球之位，西人五尺童子，皆能知之。若两公，固近今之通人也，而其智反出西人学童之下。何也？则书之备与不备也。大凡含生之伦，愈愚犷者，脑气筋愈粗，其所知之事愈简；愈文明者，其脑气筋愈细，其所知之事愈繁。禽兽所知最简，故虎豹虽猛，人能槛之。野人所知亦简，故苗黎番回虽悍，人能制之。智愚之分，强弱之原也。今以西人声光化电农矿工商诸学，与吾中国考据词章帖括家言相较，其所知之简与繁，相去几何矣！[见《皇朝经世文新编》卷二十一，国学大师网在线文本；也见于《饮冰室合集（一）》，中华书局 1936 年 122 页]

按：此文把脑气筋的粗细与人和动物的智愚联系起来，显然是一种无根据的猜测、判断。这种思想方法经常在历史文献中出现，是值得我们警惕的。应当认为，这不是一种科学的、实事求是的思想方法。

《格致浅理》：请言脑气筋为电学之理，其质非筋非肉非胞（脆）骨，而如管而柔，如丝而白。外为胞膜，内为精髓，分布于五官四体，无时或息。其管之髓二，一司知觉，一司运动。咸通于脑，故名曰脑气筋。无论吾身有何喜怒，有何哀乐，有何痛楚，耳遇成声，目遇成色，知觉者递信入脑，运动者载命而出，迅速如神，不容呼吸。假令地球上无此脑气筋以知觉运动，则虽铜丝电杆布满寰区，谁为达之？故西人有所谓以太者，乃传空气至神至妙之用也〔西人以脑筋喻电，证据甚多而精〕。（见上海宝善斋石印本《皇朝经世文统编》卷九十五第二页）

钟天纬《西学古今辨》：一曰电学。万物日在电气之中而不觉，电气亦伏于万物之内而无形。大而人发，小而猫皮，粗为玻璃，细为火漆，皆电气之易见者也。人心亦有电气，道家谓之三昧火，而西人谓之脑气筋。司一身之知觉运动，全赖脑气筋为之觉察也。物类中之电则分为两种。一为干电，则以摄铁摩擦而生，如电光灯即用此法；一为湿电，则以白铅炭精代精锛铜片之用，一经硝强水而电生焉。（见光绪丁酉刻本《皇朝经世文三编》卷十一第五页）

《太平洋电线论》：放眸东眺，则太平洋之尽境，有加拿大，有美国，有南美诸国，转眼则贸易风飙起处，有南澳大陆及太平洋洲群岛。是诸国皆与我为唇齿之邦，然却有天涯地角之叹。则以利害不相系，气息不相通，无一联络此等地之脑气筋也。逆料第二十周内，不独商业之中枢必移于太平洋，即军务交涉之中枢，亦将移于太平洋也。（见《皇朝经世文统编》卷九十三第五页）

按：以上"脑气筋"，是借用它的字义，意指通信联络。

《说动》：吾又闻之公理家言：凡生生之道，其动力大而速者，则贱种可进为良种；其动力小而迟而无者，则由文化而土番、而猿狄、而生理珍绝。初不谓然，继而观于獞（僮）黎猓（倮）猺（瑶），其食息起居与猿狄无殊，其柔静无为至老死不相往来，其去生理珍绝也几何？则奈何忍以吾党聪明秀特之士，日日静之、柔之、愚之，不一毅然慈悲其愿力，震荡其脑筋也？今夫压力之重，必自专任君权始矣；动力之生，必自参用民权始矣。（见《皇朝经世文新编续集》卷一下第十五、十六页）

郑观应《医道》：西医谓人之思虑智慧知觉运动，皆脑为之主，而脑有气筋无数，散布于五官百骸，何处脑气筋坏，即何处有病，衰迈之人，脑气不足，遂有麻木昏瞆之病，幼小之童，脑气过盛，多有角弓反张之症，而心为之用，专司乎血。心脉一曜，血行一度。验心脉之迟速，知应体之轻重。（见光绪丁酉刻本《皇朝经世文三编》卷六第八页）

《说动》：合声光热电、风云雨露霜雪，摩激鼓宕而成地球，曰动力；合地球与月、与金水火木土天王海王暨无数小行星、无数彗星绕日疾旋，互相吸引而成世界，曰动力……由此言之，则无物无动力，无动力不本于百千万亿恒河沙世界自然之公理。

而电热声光,尤所以通无量无边之动力以为公用。小而至于人身,而血、而脑筋、而灵魂。其机缄之妙,至不可思议。否则为聋瞆、为麻木痿痹,而体魄之僵随之。更小而至于一滴水、一微尘,莫不有微生物千万浮动于其中。(见《皇朝经世文新编续集》卷一下第十四、十五页)

按:以上"脑筋"是指人体的脑和神经。

《太平洋电线论》:自千八百至九百年,学问大进,物产骤增,并将古来未曾有之地,现于坤舆之上。茫茫五大洲,绪为寸土;东西万余里,化为比邻。呜呼!自非有一大怪物,孰能至此乎?夫蒸汽及电气二者,固宇宙之怪力也。假使地球为活物,则电似为其脑气筋,而汽车及轮船如循环血液之血脉也。血脉于人身固不可少,而不知脑气筋之尤不可少。盖支体之所以活动而灵敏者,全恃脑气筋之作用。则大地之能联为一体,讵不由于电线与?今全球地线之长,几踰亿万里,然未可谓之完备,则以太平洋海底未见有电线,即如地球之脑气筋有所欠缺也。(见《皇朝经世文统编》卷九十三第四页)

按:以上"假使地球为活物,则电似为其脑气筋",这里的"脑气筋"可能指通信联络。

《太平洋电线论》:国运之进步,由于与欧洲之关系加密,外交之机宜亦将由之而愈繁也。平日,日本发电音于欧美,苟不由北方俄线,即必由南方之线……全国之舰队即当组织于太平洋面也。天下之事不可苟安,今日无事,安知明日必无事乎?苟使于太平洋面有事,而日本于此洋面上未有一线之脑气筋,则何能任意缩伸乎?虽有百万之艨艟,窃恐其不能操纵自如也。又设使为他人所有,则更多为难之处。余故曰:太平洋电线,关系于我军务交涉者甚大,盖为此也。(见《皇朝经世文统编》卷九十三第五页)

按:以上"脑气筋"可能指通信联络。

• 脑气

按:《皇朝经世文编系列》问世于1900年前后,当时的撰稿人除外籍人士都是科举出身的文人,可能都没有良好的自然科学、技术科学基础,但又热切地希望表达他们的经世致用意见。于是,他们就把种种自然科学的基础联系起来,进行格致,作出他们所认为的那种解释。脑活动与电、与以太(ether)的关系,就是这种情况的表现。他们还自己编造了"脑气""大脑气"的名词,来表示存在着某种未知的东西。

韩文举《童蒙艺塾说》:琥珀而知为电气,验果落而知为吸力,观蒸气而知制轮舟,览地圆而知为动绕,察钟摇而知地力大小,信地动而知行星相类,石存虫迹而知物类始生,地藏巨骨而知人形渐缩,穴有宫室而知为劫余古国地,有煤层而知为昔时材木。目入夜而不见,知为假藉外光;耳虽聋而可闻,知为专赖脑气;物能触动,而知脑筋之灵;视恒不足,而知光气之差;悟回复之理,而知回声回光。(见上海译书局石

印本《皇朝经世文新编》卷五下第五页）

《质点配成万物说》：以此言之，无论上之天、下之地、中之人，无不起点而微。微之又微，乃为灵魂；灵之又灵，乃为天人。微点者，释家之微尘也。虽微尘亦世界，虽微点亦灵魂。笢此尘点，世界者灵魂。笢此灵魂者，灵魂有微质点灵魂，有地球灵魂，有无尽界灵魂。淡养轻炭，在人若物为微点；人若物在地球为微点；地球在大千界为微点。司大千界诸微点大脑气者，是为大灵魂。然人之心力可析，淡养轻炭可周，地球可察。无尽界地球，是为地天、人天、天天。故格致家言，可通佛家诸天之蕴；而佛家之精微、微点之心力，而救苦海世界，其诸仁者所有事与？（见《皇朝经世文新编》卷二十上第四十页）

按：以上"司大千界诸微点大脑气者，是为大灵魂"，这里的"大脑气"可能指事物的本原。

《论各国变通政教之有无公理》：公理者，唐虞三代君民共有之权衡也……其难以公理维系五。有此五难，以言画一，是求龙章于裸壤，奏《韶》《护》于聋俗，多见其不知审也。洴澼子曰：不然，心力所结，教旨斯宏。星球无以阻其域，脑气无以踰其捷，苦海无以汨其波。春秋大一统之法之例之理，芒乎芴乎枳乎燪乎，距十九周之蛤利不远乎？余乃综列国政教落落大者，著于篇，以见公理之郁斯邑、屯斯茁矣——曰国会，曰教会，曰太平弭兵会，曰君主民主〔列表以明之〕，曰上下议院。（见《皇朝经世文新编》卷十九第十五、十七页）

按：以上"脑气无以踰其捷"，这里的"脑气"，其义不明确。

《质点配成万物说》：造地球者天，造人者天，造天者天。有地之天，有人之天，有天之天。天无薄天之天，尤无溥然地天通人天、通天天。通天无天。分寄于地球所有之质之点，之谓天。天无质无点，分质点于地球所有之六十四元质；暨引线引面之无数点，而为千万亿兆恒河天物之身，配于质。质之生起于点，点之微起于魂。魂乎，质点之中者天；天乎，质点之用者灵魂。天有大灵魂。质点万物，故万物魂人能天。其灵魂以用质点，故魂而灵物能有其质点，而待配于天。待配于天之人，故魂而弗灵。天之大脑气曰电，人之大脑气曰灵魂。凡物罔弗具脑气，具肺吸空气养。而倒生者顽，横生者顽，块然弗知觉运者顽之顽。故惟人天、物天、人天。天何者？格致家察天之万物，为六十四元质。配成元质者，独为一质，一成不易，无他质羼，无他功用。（见《皇朝经世文新编》卷二十上第三十九页）

按：以上"天之大脑气曰电，人之大脑气曰灵魂"，这里的"大脑气"可能指事物的本原。

- 大脑、小脑

详见"8.10　嬗变中的脑认识：大脑、小脑"。

脑与人种、物种优劣

梁启超《论中国之将强》：吾请与国之豪杰，大声疾呼于天下曰：中国无可亡之理,而有必强之道。约举其故,都有三事,而土地之腴,矿脉之盛,物产之衍,犹不与焉……率吾四万万人中所谓聪明才智之士者,而一一进之以实学,练之以实事,行之以实心,十年之内,何才不成? 彼夫印度之不昌,限于种也,凡黑色、红色、棱(棕)色之种人,其血管中之微生物,与其脑之角度,皆视白人相去悬绝,惟黄之与白,殆不甚远。故白人所能为之事,黄人无不能者。日人之规肖西法,其明效也。[见《皇朝经世文新编》卷一下,国学大师网在线文本;也见于《饮冰室合集(二)》,中华书局 1936 年 13 页]

按:这是一种种族优劣的理论,在今天看来是不能接受的。"脑之角度"可能指"量脑之法"[详见"5.8 《全体新论》中的西医脑认识"第 199 页"脑的种系发生(phylogenesis)和个体发生(ontogenesis)"]。

番禺黎祖健《弱为六极之一说》:中国以人众号于五洲,然妇人等诸玩器,则已减其数之半矣。其为男子者,咸能明道通艺而有邃学雅才,是二万人者,犹足以横绝海内也。顾人之智愚,由于脑髓之丰啬。植物无脑气故无知觉;禽兽横生有尾,以分其脑气,故虽有知觉而少通灵;惟惺惺猕猴竖生与人无大异,兽类中最为灵警,但脑之角度与人类所差甚相近耳(西人量脑度数之多寡以别智愚。大智之人百有余度,中智约在八九十度之间,下愚仅得六十余度,灵兽约得五十余度,犬羊之类则三十余度,下至鳞介则无度焉)。人类之中惟欧亚黄白两种,脑髓最丰,故质性明慧,在众生中冠绝等伦。然白人善用其脑,故能量天测地,穷理物理,巧夺造化,竞开各种新学,辟宇内之大观。黄人不善用其脑,故七岁孩子胜衣就傅,即教之以无形无影之性命理气、天民大人之修齐治平,脑根未动,灵窍不开。授者受者格焉不入,日事鞭朴如驱囚徒,适足以损其脑壳,闭其心窍而已。逮乎二八精通,知识渐启,又授之以枯窘割截之小题,殚竭精虑,拼命相搏,求之愈深,懵之弥甚,性灵键固,惘惘若迷,终其身为骀夫瞀(瞀)儒。其幸者苟且科第无害,以至公卿;不幸者穷老尽气,窜伏牖下,与麋鹿以同死。混混裸虫,莽莽众生,虽十倍吾国之地,百倍吾民之众,乌得不俯首帖耳,魂夺气结,甘心为欧人奴役也? 此种弱之故四也。(见商绛雪垒书局本《皇朝经世文新编续集》卷一下第二十一页)

按:"量脑度数之多寡以别智愚"的理论和思想,与人种优劣挂钩,在历史上曾经有过。

番禺黎祖健《驳龚自珍论私上》:人之所以灵于万物者,脑为之也。人脑与禽兽脑之比例,大率不及十分之一。人竖生,戴天履地,脑居高而处尊,故智慧生焉。禽兽横生,脑为浊血所壅,故昏而无智慧。由智慧而有觉识,由觉识而生廉耻心,由廉耻而生礼义心。《孟子》曰:人之所以异于禽兽者,以其存心也。人欤禽欤? 在乎礼义廉耻之别,非公私之界也。(见《皇朝经世文新编续集》卷二十一第八页)

按:"人之所以灵于万物"当然与脑有关,但作者的回答是比较主观的。

3.8　明清两代社会、政治制度下的脑认识

脑认识是人类对自然现象的一种认识,一个社会脑认识的正确与否当然与人们

的学术思想方式有关,也显然不能离开当时的社会政治背景。我国正式废科举、兴学堂晚至 1906 年才开始。试想一下,当每年的科举考试还在按例进行,考的就是四书五经之类陈旧书本教条,任何新思想、科学新知又如何能够进入人们脑中? 更何况还有诸如朱方旦教案那样的文字狱阴影。只有当科举制度废除了,可以开办学堂了,可以编写新教科书了,可以更广泛地进行中西交流了,华夏学术大门打开了,这样,我们的脑认识才可能跟上西方脑科学(认识)发展的步伐。

3.9 公元 15 到 19 世纪西方脑研究的启示

15 到 19 世纪的欧洲科学和产业革命

笔者认为,任何一门科学的发展,不外乎由两种力量的推动:

其一,新的学术思想,也就是新的理论认识之产生。这可以源于自由思想的发挥,或者邻近学科之间的相互诱导。

其二,新技术手段之发明与提供。文艺复兴是历史上第一次资产阶级思想解放运动,它当然刺激、促进了新思想的萌发与交流、互动。文艺复兴和产业革命催生了无数新技术的问世。上述两种力量弥漫于整个欧洲的 15 到 19 世纪,包括了从文艺复兴到产业革命兴起的时期。

公元 1400—1500 年,探险航行开始了。从 15 世纪开始,差不多一直到 17 世纪末,这 300~400 年左右的时间是欧洲文艺复兴的时期。在这期间,欧洲文明发生了翻天覆地的变化。

第一次产业革命始于 18 世纪 60 年代到 19 世纪中期,人类开始进入蒸汽时代。1765 年英国工人哈格里夫斯(J. Hargreaves)发明了珍妮纺纱机,拉开了工业革命的序幕;18 世纪中叶,英国人瓦特(J. Watt)在 1782 年把蒸汽机改良为"联动式蒸汽机",并于公元 1785 年投入使用,这成为工业革命的标志。一系列技术革命引起了从手工劳动生产向动力机器生产转变的重大飞跃。随后,工业革命传遍英格兰,再传到整个欧洲大陆,19 世纪又传播到了北美地区,后来工业革命传播到世界各国。

第二次产业革命则开始于 19 世纪下半叶到 20 世纪初。

15 到 19 世纪欧洲科学的重大事件

公元 1662 年,笛卡尔(R. Descartes,公元 1596—1650 年)提出了用机械论观点研究脑。

笛卡尔运用他的坐标几何学从事光学研究。他还第一次明确地提出了动量守恒定律:物质和运动的总量永远保持不变。笛卡尔对碰撞和离心力等问题曾进行过初步的研究,给后来惠更斯(C. Huygens)的成功创造了条件。

公元 1543 年波兰天文学家哥白尼(N. Kopernik,公元 1473—1543 年)出版了《天体运行论》(*De Revolutionibus Orbium Coelestium*)，在其中他提出了与托勒密(C. Ptolemaeus)地心说体系不同的日心说体系。

意大利思想家布鲁诺(G. Bruno，公元 1548—1600 年)在《论无限性、宇宙和诸世界》《论原因、本原与太一》等书中宣称：宇宙在空间与时间上都是无限的，太阳只是太阳系的中心，而非宇宙的中心。

伽利略(G. Galilei，公元 1564—1642 年)在公元 1609 年发明了天文望远镜，公元 1610 年出版了《星界信使》，公元 1632 年出版了《关于托勒密和哥白尼两大世界体系的对话》。在物理学方面，伽利略通过多次实验发现了自由落体定律、抛物体

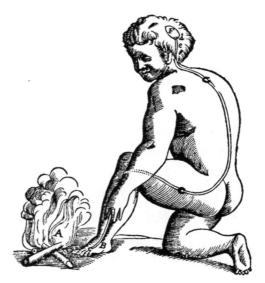

笛卡尔提出的一张示意图，表明脑如何实现一个反射反应

定律和振摆定律这三大定律，使人们对宇宙有了新的认识。他的学生托里拆利(E. Torricelli)经过实验证明了空气压力，发明了水银柱气压计。法国科学家帕斯卡尔(B. Pascal)发现液体和气体中压力的传播定律，英国科学家波义耳(R. Boyle)发现气体压力定律。

德国天文学家开普勒(J. Kepler)通过对其师丹麦天文学家第谷(Tycho Brahe)的观测数据的研究，在公元 1609 年的《新天文学》和公元 1619 年的《世界的谐和》中提出了行星运动的三大定律，判定行星绕太阳运转是沿着椭圆形轨道进行的，而且这样的运动是不等速的。

《心血运动论》(*An Anatomical Disquisition on the Motion of the Heart and Blood in Animals*)这本书是由英国伟大的生理学家和胚胎学家威廉·哈维(William Harvey，公元 1578—1657 年)于 1628 年公开发表的。这本书的出版，震惊了当时的医学界和生理学界，其观点从根本上推翻了统治人们思想上千年的关于心脏运动和血液运动的经典观点，提出血液是循环运行的，心脏有节律的持续搏动是促使血液在全身循环流动的动力源泉。

公元 1500—1906 年间欧洲脑研究的重大事件

15 世纪到 19 世纪末的欧洲脑认识，正是在欧洲的上述科学大风暴底下发展前进的。

欧洲的脑认识可以分为前后两个阶段。前一个阶段的脑认识以脑的大体解剖为基础，后一个阶段的脑认识发展到以脑的显微解剖为基础。当然，这两者在时间上互有穿插。我们可以从重大事件中窥见其大致轮廓。

公元 1500 年　　达·芬奇(L. da Vinci)所进行的人体解剖表达了新的好奇心，他画的东西比他以前任何人更准确。但他所画的图没有发表，因此对解剖学的进展影响甚微。

公元 1543 年　　维萨留斯(A. Vesalius)同亚里士多德(Aristotle)和盖伦的权威传统决裂。他倡导新的科学权威概念，强调必须有原始观察。他的标志性论著是《人体的构造》，这本书中有许多脑切面图，首次显示了各种新的特点。

公元 1660 年　　马尔比基(M. Malpighi)奠基了显微解剖学，他应用改良的复合透镜系统，完成了从已经知晓一世纪之久的简单放大镜转变为显微镜的第一轮改革。在 16 世纪，放大镜可放大十倍左右，而到 17 世纪中叶大概可放大几十倍。文章多数送到伦敦皇家学会发表，最早报道显微镜观察结果的是一篇短文，文中马尔比基描写了各种不同植物的和动物的、新鲜的和干燥的，以及烤过的种种结构。他发现了毛细血管，看到了植物的细胞。当初细胞不叫细胞，而叫小囊或小球。马尔比基看到了大脑皮层的锥体细胞，但他把这些细胞看作是分泌腺体，他认为连接脑和肌肉的神经是中空的，神经通过分泌液体使肌肉运动。

公元 1662 年　　17 世纪生理学思想的领导者笛卡尔比较粗浅地看到由盖伦机制所支持的反射概念。他提出了关于脑力和躯体问题关系的一个崭新看法，把灵魂的宝座定位在松果腺。

公元 1664 年　　维利斯(T. Willis)出版《大脑的解剖》。这本书是当时出版的、关于脑解剖和功能最为包罗万象的综合性文集。维利斯发表了第一批关于脑的工作，他最完整准确地描写了脑，引入了几个今天还在使用的名词。他提示，大脑管理随意运动，小脑管理不随意运动，他在活哺乳动物上做过小脑实验，发现拨动小脑时，动物的心跳停止。

公元 1665 年　　牛津的胡克(R. Hooke)看到软木上有一些空腔，他称之为细胞。

公元 1668—1685 年　　荷兰的列文虎克(A. van Leeuwenhoek)制作了一枚简单透镜，这枚透镜即使到 19 世纪也没有人能够超过它。列文虎克考察了他手头的所有东西，动物的、非动物的，但没有作出什么理论解释。他描写了细菌、血细胞、精子和横纹肌，但对神经组织没有什么描写。

公元 1691 年　　博伊尔(R. Boyle)指出运动皮层的存在。他看到一个颅骨骨折的武士，此人有持久的手脚瘫痪。当用外科方法把一块小骨头拿掉后，瘫痪消失。

公元 1730 年　　黑尔斯(S. Hales)开启了反射生理学的大门。他注意到，针刺去脑青蛙的腿，腿会回缩，但破坏脊髓后再刺激腿，就没有回缩反应了。18 世纪 70 年代使用了一些名词：刺激、反应、反射、传入、传出。惠特(R. Whytt，1751 年)在上述事件中起了重要作用。

公元 1740 年　　瑞典乌普萨拉的斯维登堡(E. Swedenborg)认为基底神经节是身体基本感觉的所在地，而灵魂决定一切意志的途径。他区分了高级和低级运动中枢,正确地对运动皮层进行再区分。他描述了锥体细胞,认为锥体细胞通过"线"连接到身体所有部分,互相之间也有连接。他把灵魂定位于大脑皮层,认为大脑皮层是一个感觉的工具,在这里感觉翻译为运动。

公元 1791 年　　意大利人伽伐尼(L. Galvani)发现神经的活动是电性质的,他开创了电生理学。当两种不同的金属碰到肌肉从而完成一个电路时,他偶然地刺激了已经解剖好的蛙腿上的肌肉,引起其收缩。另一位学者伏打(A. Volta)以这个发现作为电位的起源,由此发展了电池及伏打电池。开始,伽伐尼误认为这个电位来自组织,以后继续研究,发现了生物电,因为他看到,把神经摆到损伤的和非损伤的组织之间以完成回路时,肌肉就收缩了。用神经肌肉标本作为生物学检测器、放大器和指示器,这是一种非常精妙的生理学技术,这样可以检测出毫伏级的生物电。这件事发生在电流计发明前若干年。于是电走到了前台,它充实了此前所不了解的空档。由于解剖学的改进排除了神经的水力学模型,新的物理学和化学又对以前动物精灵的说法提出了质疑。时机于是到来,可以有一个合理的、从机制角度看问题的生理学了。

公元 1822 年　　马让迪(F. Magendie)肯定了较早贝尔(C. Bell)的一个发现:脊髓背根神经是感觉性的。马让迪也无可辩驳地证明腹根是运动性的。在麻醉药应用前所做的此类研究,完全是基于活体动物实验之上的。

公元 1823 年　　弗卢龙(P. Flourens)显示,视觉依赖于大脑皮层。他切除鸽子、兔和狗的一侧大脑皮层,动物出现对侧盲。弗卢龙反对脑的功能定位。

公元 1826 年　　德国的感觉生理学家、比较解剖学家、自然哲学家缪勒(J. Muller)创立了"特异神经能量定律"。这个定律说,每种感觉神经产生特定感觉,不管它受到什么刺激。例如,电刺激、机械刺激或化学刺激作用于视神经,就一定引起光感觉。

公元 1833 年　　霍尔(M. Hall)区分了脊髓节段、节段间、节段上的反射。"脊髓是一串节段,它的功能单位是个别的反射弧,这些反射弧可以相互作用,也可以与神经系统的高级中枢相互作用,这样就达到协调的运动。"他观察到脊髓切断后出现反射的短暂阻抑,从而提出了"脊休克"(spinal shock)的名词。

公元 1838 年　　浦肯野(J. Purkinje)描写了小脑的神经细胞。他还发明了显微切片刀,发明了检眼镜及其他器材。

公元 1839 年　　先是施旺(T. Schwann)后来又经过施莱登(M. Schleiden)的完善,两人建立了细胞学说。这是包含很多内容的一种新认识,把一些现象归纳简化了。细胞学说认为组织是由细胞组成的,这种学说很快被接受且被详细地说明。

公元 1842 年　　缪勒和他的许多学生,包括亨勒(J. Henle)、赖歇特(K. Reichert)、雷马克(R. Remak)、克利克(R. Kölliker)还有亥姆霍兹(H. Helmholtz),发展了动物细胞学。第二轮改进显微镜的浪潮达到了很高的水平,一直延续到 19 世纪的最后 25 年。

公元 1848 年　　杜布瓦-雷蒙(E. du Bois-Reymond)显示,神经活动经常伴随着电变化(负电变异)。他描写了神经肌肉传递的特点,反对当时盛行的活力论原则。

公元 1850 年　　亥姆霍兹测量了蛙神经的传导速度,开始为改进电生理学仪器作出不懈努力。

公元 1851 年　　贝尔纳(C. Bernard)发展了一个里程碑性概念,这个概念认为,体内的细胞外液为细胞维持恒定的内环境。他有许多贡献,其中之一是关于交感神经的功能。他描写了在内环境调节中起关键作用的血管运动神经。内环境恒定后来被称为稳态(homeostasis)。贝尔纳是热情的实验学家,他写出了有影响的著作《实验医学研究导论》,书中讨论了实验方法。他还提出研究者要设置对照实验,要有激情,要提出可测试的假说。

公元 1861—1898 年　　英国神经学家杰克逊(H. Jackson)从临床观察出发,提出了脑功能基本原理的一些概念。其中之一为"释放",当脑的高级部位受损伤后,会出现不同体征,如强直,这是由于存活下来的低级中枢过度活动,而高级中枢在损伤前对低级中枢是有约束力量的。第二个概念是,进化是一个不断分化和异质化的过程,同时伴有整合过程。当疾病来临时,可使过程逆转,于是高级部分先失去功能,而低级部分取代它的功能。第三个概念是,大脑皮层有许多局限的功能。该观点来源于对语言障碍病人的深入研究,也来源于对感觉、运动、心理癫痫及截瘫病人的研究。

公元 1863 年　　谢切诺夫(I. Sechenov)研究了"脑的反射"。这是指由于感觉刺激所引起的大脑活动,它实现了心理经验,同时引发随意动作。随意动作可接受其他脑中枢的调制,包括中脑发出的抑制,当他把一颗食盐摆到动物中脑视叶时,脊髓反射被抑制。他认识到阈下刺激的时间总和;认识到肌肉的感觉,以后被称为本体感觉。他强调了对代谢和兴奋的物理化学分析。他在法国贝尔纳和柏林杜布瓦-雷蒙的实验室接受训练,被称为俄国生理学之父。

公元 1870 年　　古登(B. Gudden)发现,损伤大脑皮层特定区后,特定丘脑核发生变性。这是实验神经解剖学的一个里程碑,从此人们注意到了逆向变性问题,从而开启了现代丘脑研究。

公元 1871 年　　舒尔策(F. Schultze)看到活电鳐神经细胞中的神经原纤维,发明并应用了一种好的固定组织的物质——四氧化锇(O_3O_4)。19 世纪 60 年代他引入一个概念:细胞不仅仅是一个有壁空间,而且是一种不需要任何皮肤保护的活物质。

公元 1872 年　　格拉赫(J. Gerlach)应用了金属浸染法,用三氯化金染神经组织。他描写的灰质是一个弥散的神经网络,具有意想不到的复杂性,其中的细微树突互相融合。迈纳特(T. Meynert)、亨申(S. Henschen)及其他人都同意这种看法。

公元 1873 年　　高尔基(C. Golgi)引入了重铬酸银染色方法,这种方法给出了第一个良好完整的神经细胞的一般形态。这件事情被忽略达 14 年之久,后来被承认为世纪性的发现。高尔基同意神经网络学说。

公元 1874 年　美国的巴尔托洛(R. Bartholow)刺激人大脑皮层并且制图,不经意中发现脑本身对于切割或拨弄并不敏感。

公元 1875 年　英国的卡顿(R. Caton)观察了兔及猴暴露脑的电波动,他的发现未受重视,但是脑的电波不断地被俄国和奥地利的研究者以及波兰的贝克(A. Beck)观察到。卡顿寻找脑的动作电位是受到杜布瓦-雷蒙神经动作电位的启发。卡顿企图提供一个方法来定位脑的感觉区,他获得了成功,因为他发现了偶然的诱发电位,这是活动中的脑电图的直流电位偏移。

公元 1879 年　冯特(W. Wundt)在德国建立了世界上第一个实验心理学实验室。

公元 1884—1886 年　威格特(C. Weigert)发明了特殊的髓鞘染色方法,尼斯尔(F. Nissl)发明了特殊的细胞体染色方法,马奇(V. Marchi)发明了变性髓鞘的染色方法,埃利希(P. Ehrlich)用活体美兰法给整个神经元染色。以上是当时最重要的四个染色方法。

公元 1886—1888 年　卡哈尔(S. Ramón-Cajal)、南森(F. Nansen)、克利克开始应用高尔基染色方法。福雷尔(A. Forel)开始给神经网络学说以沉重一击,他发现逆向变性仅局限于受损伤细胞的范围之内。希斯(W. His)支持福雷尔,得到同样的结论。希斯说,神经细胞像一个中枢,它向外发出所有的纤维,如同 1857 年比德尔(F. Bidder)和库普费尔(C. Kupffer)所声称的那样。

公元 1888 年　卡哈尔发现轴索经常自由地中止于很靠近它的其他细胞或其树突,但是从来不连在一起。所举例子包括他第一次描写的小脑皮层浦肯野细胞与篮状和攀缘纤维之间的关系。1894 年卡哈尔的第三本书《神经中枢细微解剖的新观点》出版,这本书总结了他关于神经元研究的四十多篇论文的内容。

公元 1891 年　瓦尔代尔(W. Waldeyer)创造了"神经元"(neuron)这个名词。瓦尔代尔回顾了所有文献,他支持卡哈尔。许多研究者现在开始应用高尔基法及其他方法,包括氯化银方法。某些学者仍然反对神经元学说,这些人中包括很多组织学家,如威格特、赫尔德(A. Held)、奥帕蒂(S. Apathy)、贝特(A. Bethe)、比尔朔夫斯基(M. Bielschowsky)、尼斯尔等。

公元 1897 年　谢灵顿(C. Sherrington,公元 1857—1952 年)引入"突触"(synapse)的名词。突触的概念在 1885 年也曾由罗马尼斯(G. Romanes)提出过。

公元 1906 年　当年的诺贝尔生理学或医学奖由卡哈尔和高尔基共享。

公元 1906 年　英国的谢灵顿发表了他的标志性著作《神经系统的整合作用》。(参见《历史发展和思考》神经科学大事记,411—414 页)

西方脑认识得益于以脑的大体解剖为基础的脑研究

要想了解脑是如何工作的,脑疾病为何有这样那样的症状表现,首要条件是清晰地了解人脑的构造；同时还应该对脑的活动方式有一个基本的、框架性的了解；然后，根据脑病患者的表现以及对脑解剖部位的分析，得出脑疾病产生的脑部位在哪里的解释。不难看出，在欧洲，这些问题在 15 世纪到 19 世纪的近 400 年间陆续得到解决。笔者试缕述如下。

• 达·芬奇：大体神经解剖学的复兴

欧洲人早在盖伦的年代已经知道了脑的解剖，但是对解剖的细节不清楚。人脑大体解剖的细节由于达·芬奇、维萨留斯和威利斯工作的推动，才具备了坚实的基础。

一般人都知道，达·芬奇是欧洲文艺复兴时期卓越的艺术家、发明家，但他又是一位伟大的人体解剖学家。他出于艺术需要做人体解剖，而人体解剖的兴起，也包括了人体神经解剖。达·芬奇是画家、艺术家和发明家。如同在其他研究领域一样，达·芬奇对于脑的理解在一生的过程中陆续有所进步。开始他是不加批判地从同时代的材料来源中绘画。达·芬奇曾有一幅脑室图，把三个脑室画成三个连接起来的圆球，这种画法不源自盖伦，也不源自阿维森纳（Avicenna）或其他经典教科书。盖伦知道第一个脑室或者侧脑室是成对的，并提供了准确的四个脑室形态的描写，这是基于他对牛脑室的解剖。所以，达·芬奇把脑室描绘成三个圆球并非来自盖伦，而是根据那时候广为流传的中世纪关于脑室、脑室心理功能定位的理论。这是中世纪脑室学说与达·芬奇现实主义地表现脑的艺术手法相结合的产物，是矛盾的产物。

达·芬奇知错就改，以后他开始画牛的脑室，他把融化的蜡注入脑室，然后把脑组织剥掉，剩下来的"模"显示了真正的脑室关系。

达·芬奇画画的时候，也解剖了脑神经，他看到三叉神经和听神经进到脑的中间部分，而不是以前所想象的进到脑的前面部分。（参见《历史发展和思考》第 2 章，24—25 页）

• 维萨留斯：大体解剖学的完善

公元 1543 年，波兰的物理学家和天文学家哥白尼发表了《天体运行论》，挑战了旧的太阳系理论。在他之前，人们认为太阳是围绕地球转的。就在同一年，维萨留斯（公元 1514—1564 年）发表了他的标志性著作《人体的构造》，这是曾经发行过的最重要的医学科学著作，此书共有 663 幅插图，真正完成的时间是公元 1542 年，那一年维萨留斯 28 岁。

维萨留斯是文艺复兴时期最伟大的解剖学家，他是重新恢复盖伦解剖传统的第一人，现代解剖学的源头可以追溯到他。他和哥白尼两人被称为是科学革命的发起者。他是一个有人文修养的人、一位热情的教师，在帕多瓦大学学习解剖学，做人与动物的辅助解剖示教。《人体的构造》是他的名著，这本书描写他的实际解剖结果，是一本融科学、艺术和局部解剖学为一体的好书。书中附有插图,被后人评价为是无法超越的。

维萨留斯画出了很漂亮的脑图,他对脑室作了详细的解剖,不认为脑室是灵魂的所在地。他说很多动物也有脑室,但它们没有灵魂。维萨留斯也反对中世纪关于精神存在于脑室的看法,认为脑室仅仅是一些通道,通道的作用是让动物液体流动。他非常清晰地提出,脑是智慧、运动和感觉的主要器官。他并不认为脑回多一定聪明,脑回的作用是让更多的血管可以伸进脑里面。

维萨留斯的基本贡献在于他正确地做了人体解剖,正确地进行了描述,他对脑的解剖及脑室功能的看法是正确的。而系统地专门开展脑的解剖,并且重视大脑皮层的作用,则要等到他死后 57 年才出生的英国人维利斯。(参见《历史发展和思考》第 2 章,27—28 页)

● 维利斯:神经学的诞生

维利斯(公元 1621—1675 年)可以说是盖伦以后重视大脑皮层功能的少数科学家之一。他是英国皇家学会发起人之一,被称为不列颠神经学的创始人,也是盖伦以来脑科学中最重要的人物之一。他 1664 年出版的《大脑的解剖》是关于脑的第一本权威专著,这本书讨论了脑的生理学、解剖学、化学和临床神经学。

维利斯与脑室学说彻底决裂,把脑实质、大脑皮层的威信真正树立起来。维利斯提醒人们,大脑皮层在脑功能中有十分重要的作用。自他以后,对于脑各部分的区分,对脑、脊髓和神经的连接,对于脑内部的微细构造和显微镜下的研究,此起彼伏,大大推动了脑功能的研究以及对脑的认识。

维利斯认为大脑皮质或者说灰质有记忆、意志的功能。在他的理论框架中,感觉信号沿着感觉神经进来,先传到纹状体,那里有总感觉存在,信号在位于纹状体之上的胼胝体(胼胝体因其比大脑皮层更硬而得名)中加工转变成知觉和想象,然后再传到大脑皮层,在那里它们作为记忆被存储下来。用维利斯自己的话来说:

一个感觉印象,如视觉的刺激,从外周向内进来,像水的波浪一样转移到纹状体。在那里,外面进来的感觉变成内部的知觉,如果这个进来的印象得到进一步的传导,而且穿过了胼胝体,那么感觉就变成了印象。从此以后,精灵(spirit)的波动冲击着皮层,因为它是最外面的一层,在那里引起一个印记,即这个物体特征的印记。这个印记最后成为记忆。(参见 Gross,1999:p45)

维利斯把知觉、记忆、意志与大脑皮层联系起来,特别是皮层的脑回。他认为,动物精灵在脑回之间运动。维利斯又认为大脑皮层发动随意运动,而小脑不参与随意运动。维利斯关于脑功能的概念不仅来自脑的解剖,也来自动物实验与人体病理和症状相联系的考察。维利斯注意到,小脑在不同的哺乳动物中是相似的,但是大脑皮脑层回的复杂性在各种动物中是大有差异的,这种差异与智力的高低联系了起来。于是维利斯说:

人脑的折皱或脑回,比其他动物要多,因为人有高级功能,他的动作数目要多得多。脑回是可变的,当动物遇到情况有变时,它的动作也可变。低等动物如猫这种四脚动物,它脑回较少,但仍有一定的形状和排列。这种动物的脑比较简单,很少有回忆,仅有一些本能以及自然需要的活动。在更小一点的动物,如鸟类、鱼类,它们的大脑表面是平坦的,这种动物只能理解、学习很少的东西。(参见《历史发展和思考》第 2 章,28—29 页)

脑活动机械论观点(反射)的提出

脑的运作是不是一种神灵的运动,因此不能用一般机械学(mechanics)的理论和实验方法来研究? 这个问题在中世纪的欧洲传统下是不能讨论的。但是笛卡尔认为,脑的活动也是一种机械的活动,是可以用一般机械的方法加以研究的。这是脑认识发展过程中一个十分重要的理论基础问题。

笛卡尔是 16—17 世纪法国伟大的哲学家、数学家和脑科学家。维萨留斯及维利斯的贡献虽然很大,但他们的贡献都属于神经解剖方面。要正确地认识脑,还必须从中世纪的迷信中解放出来,从古代亚里士多德和盖伦的灵魂、精灵、元气等理论中解放出来。笛卡尔大胆地提出人也是一种机械,脑功能也是一种机械动作的设想。笛卡尔坚信,物质机械运动是一切活动的基本形式。他认为,在解释物理学和生命科学时,可以用同一种纯粹机械的观点,在解释人体神经心理学方面也是如此,但有一点是特殊的,那就是人有神智。因此,笛卡尔对脑科学的贡献主要是认识论、思想方法方面的。笛卡尔的思想来源于古代亚里士多德的哲学,但其哲学观点的新颖性却是现代哲学的出发点。虽然笛卡尔的很多观点被此后神经科学的研究证明是错误的,但他为神经科学研究的方向提供了重要的推动力。笛卡尔提出所有动物功能都可以用机械的、分析的方法加以研究,以后由此演变出生理学和神经科学的研究,反射就是一种通过脑的物质机械运动。

反射是中枢神经系统活动的基本方式,反射的研究始于脊髓。脊髓前根与后根功能的发现是由贝尔和马让迪完成的,由此出发,脊髓反射的概念就树立起来了。谢切诺夫提出大脑反射,则把复杂的反射机制引申到全脑。聪明的人已经注意到反射与感觉是有区别的。

从年代无可考证的早期传说就知道,脊髓可以不依赖于脑而独立活动。蛇的头被切掉后可几天不死;触摸它,它还有运动反应。第一个通过实验研究断头条件下脊髓活动的是斯图尔特(A. Stuart)。公元 1738 年他向英国皇家学会描述了他的实验:用剪刀剪掉蛙的头,然后用一个钝器通过椎管压迫脊髓,如果是向着脊髓方向,可看到原来松弛下垂的下肢缩起来;如果是向着枕骨孔方向,可看到眼睛运动。根据这些实验他认为,钝器压迫使动物精灵从脊髓流出而进入神经,然后到肌肉,可以认为有少量液体从脊髓通过细管道流到肌肉,引起肌肉收缩。由此人们推论,正常动物肌肉的随意运动大概也类似如此,即动物精灵流到神经,然后流到肌肉。斯图尔特认为,他已经为动物精灵从脊髓到肌肉,从而发动肌肉收缩提供了实验证据。

反射概念虽然在 18 世纪末就已经提出来了,但是怎么解释反射活动的问题,一直要等到把脊神经的感觉和运动功能区分开来以后,才得到很好的解决,这已经是 19 世纪初了。英国人贝尔的贡献是确定了脊髓前根的运动功能,法国的马让迪则提出前根和后根分别有运动和感觉功能。

1879 年,英国的福斯特(M. Foster)出版了他的巨著《生理学教科书》第三版,其中对脑与脊髓反射是这样说的:反射现象告诉我们,脊髓含有一系列复杂机制,能够产生协调的运动,这种运动类似于我们意愿所产生的运动。反射对我们身体来讲是经济的,人的意愿可以运用脊髓里存在的机制,而不需要再寻找属于人的意愿的另一套机构。

在脊髓反射的基础上,俄国的谢切诺夫(公元 1829—1905 年)提出了脑反射的概念。他认为,在一个去头动物,反射机器可以接受皮肤上某一点来的刺激,它连到脊髓前半部的一个细胞,脊髓组成反射中枢,运动纤维由脊髓发出而终止于肌肉。反射就是这些机构功能的合成。脑也可以实现反射,不过包含了更复杂的机制,脑反射中还有一个抑制机制的参与。

公元 1906 年,谢灵顿发表了他的标志性著作《神经系统的整合作用》。"整合"比单纯的"反射"概念又前进了一大步,把神经活动的生理意义也概括在里面了。(参见《历史发展和思考》第 1、15、16 章,29—30、132—137 页)

显微镜下的神经解剖学: 神经元学说的诞生

脑功能需要在细胞水平得到解释,也就是需要在显微水平了解脑。细胞在肉眼水平是看不到的,显微镜的发明为此创造了良好条件。另外,由于脑组织的特殊性,为了能在显微镜底下看清楚脑的细微结构,神经组织的固定和染色方法也创造出来了。这样,就有可能在细胞水平研究脑了。

公元 1660 年,马尔比基看到了大脑皮层的锥体细胞,虽然他将其误认为分泌腺体。到 17 世纪中晚期,对神经系统的大体解剖已经知道得不少了,但对神经系统基本结构元件的研究,即神经组织学或者说有关神经细胞的细胞学,则知识还很少。在研究传向或发自脑内主要感觉区和运动区的传导束和传导通路时,主要依赖于新的显微解剖水平的知识,以及组织学的描述。这些都变成以后的研究焦点。以后又出现了无色像差和无畸变的显微镜、神经组织的铬酸固定方法,使得神经组织学研究的进展大大地加快。汉诺佛(A. Hannover)作为第一个丹麦显微镜学家,研究了正常和病态神经系统的组织,目的是把神经结构的变化与功能联系起来。

在 19 世纪中叶,维也纳的迈纳特和俄国的贝茨(V. Betz)由于引入了复合显微镜和切片机,改进了组织固定方法,改进了染色技术,加快了组织学的进展,促使细胞学研究达到极大的精致与微细,而且预示了分子生物学的还原论时代的到来。(Marshall & Magoun,1998:p125)

神经元学说的诞生是19—20世纪之交脑研究领域的一件大事。卡哈尔和高尔基关于神经细胞的研究,推动了20世纪初诞生的神经元学说。神经元学说是细胞学说的必然延伸,这个学说影响了整个20世纪,并延续影响直至今天。

19世纪,细胞学说在欧洲诞生。细胞学说认为,细胞是动植物结构和生命活动的基本单位。这个学说是在公元1838—1839年间由德国植物学家施莱登和动物学家施旺最早提出的,直到1858年德国魏尔啸(R. K. Virchow)提出细胞通过分裂产生新细胞的观点,才变得较为完善。细胞学说是关于生物有机体组成的学说,它论证了整个生物界在结构上的统一性以及在进化上的共同起源。该学说的建立推动了生物学的发展,并为辩证唯物论提供了重要的自然科学依据。

虽然施莱登和施旺早在公元1838—1839年就已提出了细胞理论并被接受,但有关神经细胞是不是一个功能单位,却备受争议。大多数19世纪解剖学家被神经元的复杂形状所困惑,它看起来有无数犬牙交错的延伸突起。19到20世纪之交,一场激烈的争论是:神经是组构成了网络(网络论),还是相互间只有接触而没有原生质的连续(神经元学说)。参与这场争论的不止解剖学家,就连生理学家、生物学家也参与其中,争论持续了半个世纪之久。19世纪中叶,持网络论的学者主要有戴特斯(O. Deiters)、格拉赫、克利克和高尔基,而持神经元学说的有希斯、福雷尔、南森、卡哈尔和瓦尔代尔。20世纪初,在巧妙运用高尔基染色法所获证据的基础上,卡哈尔倡立了神经元学说。神经元学说的主要观点是,神经系统传输功能的单位是神经元,神经元之间以精确的方式相互连接。卡哈尔的神经元学说表明了一个重要变化,即从细胞活动的观点来看待神经活动。这也是20世纪神经科学萌芽的主要标志之一:神经元学说认为神经细胞和另一个神经细胞或其他细胞不是连续的。这个学说的出现,标志着可以用细胞活动的观点来看待脑的活动,也意味着可以用细胞生物学的观点来看待神经细胞。尔后整整一个多世纪神经科学发展的实践,充分验证了这一学说的正确性。

科学界对两个人的贡献给予高度评价,高尔基在公元1906年与卡哈尔共同获得诺贝尔生理学或医学奖,高尔基是当时意大利享有世界声誉的医学科学家。(参见《历史发展和思考》第14章,122—128页)

作为脑活动基础的神经电现象的发现

公元1791年伽伐尼发现了神经的生物电现象,这是在当时电学的发展和电测量技术的基础上得来的。神经生物电现象的发现促进了脑认识的进一步深入。

脑功能靠什么方式来运转,也即脑活动的基本过程是什么?从古代直到文艺复兴时期,对此有过种种说法,但实验研究未能予以支持。终于有一天到来了,意大利的伽伐尼证明,蛙的神经是依赖生物电(或动物电)而传导的。19世纪生理学的胜利是承认了伽伐尼的发现,这是自然科学历史上的一个重大事件。从此,脑的活动变得不那么虚无缥缈,而是触手可及了。从此知道了神经活动的基础是什么,而以前所猜想和假定的所谓"精灵",原来是一个物质的过程、电的过程。

直到 17 世纪末,人们还认为神经传导是动物精灵或精神元气。动物精灵是一种小体,小体是从血液颗粒里面派生出来的。通过伽伐尼和以后洪堡(W. von Humboldt)的工作,大家可以接受,神经导电就像金属导线导电一样。至此,动物精灵变成了电。起初,伽伐尼曾把生物电现象称作"动物电液",这个词有点像笛卡尔的动物精灵。故事的开始是一个有名而偶然的发现,当时伽伐尼的一个合作者使用的柳叶刀碰到了蛙肌肉上的神经,而这位合作者身体的位置恰好靠近摩擦生电机器的旁边。偶然地,机器发生了电火花,柳叶刀感应产生了电,作用到蛙神经,从而引起了肌肉收缩。

至此,脑认识发生了深刻的变化:原来,作为脑活动基础的神经传导就是生物电的传导。从此以后,各种测量和记录神经电的方法都涌现出来,又进一步推动了人们对脑活动认识的深入。(参见《历史发展和思考》第 4 章,38—40 页)

脑的实验性研究

为了确定某个自然现象的规律性,自然科学家不但要研究自然发生的现象,还要人为地改变一些可控的条件,观察某种自然现象所发生的变化,以进一步确定、核实该种自然现象。这种科学方法论也应用到了脑研究领域。弗里奇(G. T. Fritsch)和希齐格(E. Hitzig)开了用电刺激方法进行动物脑实验研究的先河。

德国人弗里奇和希齐格于公元 1870 年以《大脑皮层的电可兴奋性》为题,报告了他们两人的研究结果,表明动物大脑皮层额叶有管理运动的功能。他们主要进行了脑的实验性电刺激,也做了脑切除实验。这个报告的特点是依据实验性研究而非临床观察取得的结果,另一特点是表明:大脑不仅与神智功能如语言有关,也管理具体的运动功能,而运动乃是动物行为的基础。大脑皮层运动区的功能定位引起科学家们的关注,以后谢灵顿和彭菲尔德(W. Penfield,公元 1891—1976 年)分别做了灵长类和人类大脑皮层运动区的研究,把运动区的精细制图做到了近乎完美。(参见《历史发展和思考》第 24 章,173—175 页)

临床脑研究

人类脑功能如何? 最有说服力的材料来自对人类脑的研究。患脑疾病而死亡病人的脑解剖材料,无疑是这方面的最好证据。大脑皮层功能定位理论的第一个强有力的支持来自临床病例研究,布洛卡(P. Broca,公元 1824—1888 年)从失语症病人的临床检查及病人死亡后的病理解剖,确定了人脑的语言区,这是脑科学临床研究的一项开创性工作。公元 1861 年布洛卡在巴黎首次报告了人脑额叶皮层有一个语言区,以后此区被称为布洛卡区。语言区的发现是进行详细临床检查,并结合死后病理解剖的结果,以后引发了一系列其他重要的临床及实验研究。这一发现也为人们传达了大脑左右两半球功能不对称性的启示。因此,这是一

个在神经科学历史上有重要意义的发现。(参见《历史发展和思考》第 23 章,166—168 页)

从欧洲 15 到 19 世纪脑研究看明清之际华夏脑认识所得到的启发

笔者认为,这一时间段重要的启发有如下几方面。

- 在大体水平认识脑

首先是在大体水平研究脑,即解决脑的大体解剖问题。华夏的人体解剖最早是在公元 1830 年(清道光十年)王清任撰的《医林改错》中得到反映;而比利时维萨留斯的解剖学专著——300 多页篇幅的《人体的构造》,问世于 1543 年。我们落后了 297 年。何况维萨留斯的解剖学已经非常完备,详细地描述了脑的各个部分;而《医林改错》的尸体解剖还非常粗糙,没有看到膈,更没有打开颅骨来看看脑。

维利斯在公元 1664 年出版的《大脑的解剖》,是关于脑的第一本权威性专著,奠定了临床神经学的解剖基础;而华夏脑研究没有可以与之匹配的相应工作。

就人体解剖而言,我们在这方面的落后实在惊人。在我们国家,近代人体解剖的开始,可能要等到 20 世纪初。在明末,也就是 16、17 世纪之间,我们华夏出现了一部重要的科学著作——李时珍的《本草纲目》。这本书在植物学上的意义如何,在此不作评论,但就它对于脑和神经系统结构与功能的了解来看,其知识比较肤浅。它罗列了很多种动物的脑,但没有脑的分区,没有脑的比较解剖。书中仅描写了一些有关动物的习性,这应该说还是比较粗糙的。这段时期在华夏相应的就是明代晚期到清代初期,我们国家在医学方面没有这样的描述,明代小说家冯梦龙的作品中也只描写到脑浆的程度。相应于这段时间,我们国内可以提得上有关人体的研究只有一件事,那就是清道光年间出了王清任写的书《医林改错》。重要的意义在于他对以前长期的所谓器官解说不满意,他亲自解剖人体,但是他没有解剖脑。

试想一下,如果没有对脑结构的正确认识,又如何能够正确地认识脑呢? 华夏在这方面实在是太落后了! 从古代看起,如果我们跟亚历山大里亚城的解剖比,与古埃及、古希腊的脑解剖比,相对于西方,华夏的脑解剖大约晚了 2 000 年左右;如果跟 15—19 世纪的西方比,与比利时的维萨留斯比,大约落后了 300 年。这里要注意,维萨留斯已经是详细地解剖了脑,而我们在道光年间只是一般地解剖尸体,没有看到膈,更没有打开颅骨观察脑。所以我们在这方面的落后,实在惊人。

- 在细胞水平认识脑

在细胞水平研究脑,欧洲的情况如何? 那就如同雨后春笋。公元 1666 年,意大利人马尔比基用显微镜来看生物标本,发展了显微解剖学。公元 1668—1685 年,荷兰人列文虎克制作了一枚简单透镜。公元 1873 年,高尔基引入了重铬酸银染色方法。公元 1891 年,卡哈尔提出神经元学说,瓦尔代尔创造了"神经元"这个名词。公元 1897 年,谢灵顿引入"突触"一词。我们应该知道,神经元学说之所以能够提出,是以当时的细胞学说为基础的。公元 1839 年,施旺和施莱登两人建立了细胞学说。这也就是我们前面所提到的"自由思想的发挥、新理论认识的产生和它们之间的相互诱导"的一个最好范例。

我们华夏的情况如何?几乎是零。为什么如此?因为我们没有新的思想,我们也不善于向外寻求孕育新思想的那种传统和精神;因为我们也没有新的技术和新的工具,我们没有显微镜,我们没有染色方法!

• 在物质运动水平认识脑

电是脑活动的特征性物质基础。公元 1791 年,意大利人伽伐尼发现了神经活动的电性质,开创了电生理学。在其后的一百多年里,神经细胞膜的极化(polarization)现象得到深入研究,成为 20 世纪及以后脑科学的中心和重点。这些进步的取得,又同这几百年来电学、物理学、化学、细胞学、电子学的发展息息相关。这也就是"新理论认识的产生和它们之间的相互诱导、新技术手段的发明与提供"的一个极好范例。

我们华夏的情况如何?几乎是零。为什么如此?因为我们没有新的思想,不善于向外寻求孕育新思想的那种传统和精神;同时,我们也没有电学、物理学、化学、细胞学、电子学等学科的存在与发展。

• 脑并不特殊,它也是人体的一个器官

脑也是人体的一个器官。如果认为脑活动是灵魂、是神灵的活动,那就无法进行研究了,因为我们都不知道灵魂、神灵究竟是什么。公元 1662 年,17 世纪生理学思想的领导者笛卡尔提出了关于脑力和躯体问题关系的崭新看法,可以用机械的观点研究脑。虽然这被人批评为机械论,到今天还有历史争论,但是笛卡尔为我们指出了一条道路:脑是可以用跟分析机器同样的方法进行研究的。以后,公元 1851 年贝尔纳发展了一个里程碑性的概念:内环境恒定,后来被称为稳态(homeostasis)。公元 1906 年,英国的谢灵顿发表了他的标志性著作《神经系统的整合作用》。所有这些理论性原则,指导着几百年来欧洲乃至全世界的脑研究。

我们华夏的情况如何?我们很差!

• 脑研究的方法论和思维逻辑

脑研究的进步,也有其思想方法和思维逻辑方面的原因。脑认识是人类对自然现象的一种认识,脑认识的正确与否当然与人们的学术思想方式有关。

我们华夏的情况如何?明清两代华夏人秉承古人认识事物的传统,在脑认识方面,较多地注意天人相应、经络与脏腑系统等传统看法;认识比较浅层的事实,如脑与颅骨的关系、脑的可流淌特性、脑的可食或不可食,等等。另一个显著弱点是不敢、不善于否定、发展古人的看法;不善于动手做实验,发展自己的新看法。

与华夏情况形成强烈对比的是:从 15 世纪开始差不多一直到 17 世纪结束这 300 年左右的时间,是欧洲的文艺复兴时期,以后接着是产业革命的时期。在当时的西方恰恰与华夏传统的思维方法相反,强调尊重事实,发展新认识,强调有用于社会,这带来了生气勃勃的思想与实践。

4　释家与道家篇

4.1　释家的脑认识

释教也即乔达摩·悉达多创立的佛教,悉达多被尊为释迦牟尼佛。佛教是世界三大宗教之一。释家指释教人士的文化与哲学思想。以释家为代表的印度文化圈,是大中华文化圈范围外众多外来文化中离华夏最近、与华夏接触最早的文化。

对华夏而言,释家的脑认识主要是一种域外传入的认识。释家著作有其本身特点,它们来自从梵文等外文经籍翻译的佛教经籍,其中的脑认识带有印度民族的文化特点;华夏人佛教徒或非佛教徒的释家著作,则同时带有华夏民族的印记。

释家典籍是东汉以后经翻译传入华夏的。但有些佛经,其著作年代属于西汉以前时期,因此这些内容被视作古代脑认识;较晚一些的佛教著作,则被认为是后古代的。

从写作者的国籍来看,华夏佛教典籍可分为两类:一类是域外著作,是从梵文或其他外文翻译过来的;另一类是华夏本土佛教徒或非佛教徒写作的。前一部分是我们引用较多的资料,从这部分佛教典籍中看到的脑认识,既反映原母语国家、民族的脑认识,也要考虑当时华夏佛经翻译家对原文的理解和可能的修饰。

释家脑认识比较重视脑的实际解剖部位,注意脑与人类认知、情绪等的关系。据笔者查考,释家脑认识的特点内容有:

其一,“头目髓脑”,“脑”与“头”截然不同;

其二,“盬其脑,而百体唯吾号令”:脑与机体功能调控;

其三,“烂涎二道流下,与唾和合,然后成味”:脑与味觉;

其四,思想脑识;

其五,“披破头脑”、脑虫。

头目髓脑

虽然佛经被翻译而进入华夏是东汉以后的事,但由于《大般若波罗蜜多经》和《妙法莲华经》等的成书年代在公元前,我们把这些书中的脑认识视作古代的脑认识。在这些著作中,已经明确地提到“髓脑”,并将其列入内施舍的范围。释家把“头目髓脑”列入内施舍的范围,表明对人体的这部分十分重视。当然,古代释家著作中内施舍的范围不限于“头目髓脑”。

　　施舍、布施是释家一个十分重要的行为原则。施舍可分为内施舍、外施舍。在释家典籍中，明确地把"髓脑"列入内施舍的范围，如说"头目髓脑、皮肉支节、筋骨身命，亦皆施与"，"求乞种种髓脑支节""身分手足支节头目髓脑施诸有情""头目髓脑、身肉手足，不惜躯命"等。以下是有关引文及笔者评述。

　　《大般若波罗蜜多经》①：佛告善现：诸菩萨摩诃萨行深般若波罗蜜多时，能以离相无漏之心而行布施。随诸有情所须资具，悉皆施与。若有须内，头目髓脑、皮肉支节、筋骨身命，亦皆施与；若有须外，国城妻子、所爱亲属、种种严具，亦皆施与。如是施时，设有人来现前呵毁："咄哉！大士何用行此无益施为？如是施者，今世后世，多诸苦恼。"是菩萨摩诃萨行深般若波罗蜜多故，虽闻其言而不退屈。（高丽国大藏都监本，卷四百六十六第二十四、二十五页）

　　《妙法莲华经》②：于多劫中常作国王，发愿求于无上菩提，心不退转。为欲满足六波罗蜜，勤行布施，心无吝惜：象马七珍、国城妻子、奴婢仆从、头目髓脑、身肉手足，不惜躯命。时世人民，寿命无量。为于法故，捐舍国位，委政太子，击鼓宣令，四方求法。谁能为我说大乘者，吾当终身供给走使。

　　时有仙人，来白王言："我有大乘，名《妙法华经》。若不违我，当为宣说。"王闻仙言，欢喜踊跃，即随仙人供给所须。采果汲水，拾薪设食，乃至以身，而为床座。身心无倦，于时奉事，经于千岁。为于法故，精勤给待，令无所乏。尔时世尊欲重宣此义，而说偈言：我念过去劫，为求大法故，虽作世国王，不贪五欲乐。（卷四　提婆达多品第十二，上海佛学书局 2013 年 347—348 页）

　　笔者想指出，一般认为，《大般若波罗蜜多经》以及《妙法莲华经》或《法华经》，是两部较早的释家经典。前者被认为成书于公元前 1 世纪左右，后者被认为成书于纪元前后，最晚不迟于公元 1 世纪。但是，释家经典还经过后人的加工，我们所引内容是否属于公元前 1 世纪左右或纪元前后，还不敢完全说定。

　　在稍晚（可能属于后古代）的释家典籍例如《大智度论》中，仍然明确地把"髓脑"列入内施舍的范围，并且对什么是内布施作了解释。以下是引文。

　　《大智度论》③：云何名内布施？不惜身命，施诸众生。如本生因缘说：释迦文佛，本为菩萨。为大国王时，世无佛、无法、无比丘僧。是王四出求索佛法，了不能得。时有一婆罗门言："我知佛偈，供养我者，当以与汝。"

　　王即问言："索何等供养？"答曰："汝能就汝身上，破肉为灯炷供养我者，当以与汝。"王心念言："今我此身，危脆不净，世世受苦，不可复数。未曾为法，今始得用，甚不惜也！"如是念已，唤旃陀罗徧（遍）割身上，以作灯炷，而以白㲲缠肉，酥油灌之，一

---

①　《大般若波罗蜜多经》，唐玄奘译。

②　《妙法莲华经》，龙树造，后秦鸠摩罗什译。

③　《大智度论》的作者是龙树菩萨，姚秦三藏法师鸠摩罗什译。龙树菩萨是著名的大乘佛教论师，在印度佛教史上被誉为"第二代释迦"，大约活跃于公元 150—250 年之间，他首先开创空性的中观学说，肇大乘佛教思想之先河。以《中论》及《大智度论》最为著称。

时编烧，举身火然。乃与一偈。

又复，释迦文佛，本作一鸽，在雪山中。时大雨雪，有一人失道，穷厄辛苦饥寒，并至命在须臾。鸽见此人，即飞求火，为其聚薪然之，又复以身投火，施此饥人。

如是等，头目髓脑，给施众生，种种本生因缘，经此中应广说。如是等种种，是名内布施。

如是内外布施无量，是名檀相。〔卷十一　释初品中檀波罗蜜法施义第二十一：见《藏要（第三册）》①，上海书店出版社 2015 年 445 页〕

《大智度论》：问曰：云何名结业生身檀波罗蜜满？

答曰，未得法身结使未尽，能以一切宝物——头目髓脑、国财妻子内外，所有尽以布施，心不动转。如须提犁拏太子〔秦言"好爱"〕以其二子布施婆罗门，次以妻施，其心不转。

又如萨婆达王〔秦言"一切施"〕为敌国所灭，身窜穷林。见有远国婆罗门来，欲从己乞。自以国破家亡，一身藏窜，愍其辛苦，故从远来而无所得，语婆罗门言："我是萨婆达王，新王募人求我甚重。"即时自缚，以身施之，送与新王，大得财物。

亦如月光太子出行游观。癞人见之，要车白言："我身重病，辛苦懊恼。太子嬉游，独自欢耶？大慈愍念，愿见救疗！"太子闻之，以问诸医。医言当须从生长大，无瞋之人，血髓涂而饮之，如是可愈。太子念言："设有此人，贪生惜寿，何可得耶？自除我身，无可得处。"即命旃陀罗，令除身肉，破骨出髓，以涂病人，以血饮之。

如是等，种种身及妻子，施而无悋（吝），如弃草木。观所施物，知从缘有。推求其实，都无所得。一切清净，如涅槃相。乃至得无生法忍。是为结业生身，行檀波罗蜜满。〔卷十二　释初品中檀波罗蜜法施义第二十一：见《藏要（第三册）》，454—455 页〕

案：其他佛经如《大般涅槃经》《无尽意菩萨经》《维摩诘所说经》《合部金光明经》《十住毗婆沙论》等，这些佛经虽然成书年代不一，但也都把"头目髓脑"列入内施舍的范畴。以下是有关引文。

《大般涅槃经》②：世间天人大众所恭敬者，无有是处。又复说言：往昔苦行，种种布施，头目髓脑、国城妻子，是故今者，得成佛道。以是因缘，为诸人天、乾闼婆、阿修罗、迦楼罗、紧那罗、摩睺罗伽之所恭敬。若有经律作是说者，当知悉是魔之所说。（卷七　邪正品第九，上海佛学书局 2012 年 347 页）

《无尽意菩萨经》③：若以血肉持用施者，诸不坚牢具坚牢故；若以髓脑持用施者，具金刚身得不坏故。菩萨不以邪命求财而行布施，不逼众生强求他物转以施

---

①　《藏要》为大藏佛经要籍之多部选辑，陆续出版于 20 世纪 20—80 年代，欧阳渐、吕澂主编。欧阳渐（1871—1943 年），字竟无，佛教居士。吕澂（1896—1989），字秋逸，佛学学者。本书所引为上海书店出版社影印版。

②　《大般涅槃经》，北凉天竺三藏昙无谶奉诏译。

③　《无尽意菩萨经》，作译者不详。

人。（高丽国大藏都监本，第二卷第二张）

《维摩诘所说经品目》①：云何苦切之事？难行苦行，须过量精神。然此精神非安平有，而逼迫有。不可思议解脱菩萨，或作雪山夜叉，为说半偈，须食热血，逼而出之，令行坚固；或作乞者，从乞头目髓脑、妻子城邑，逼而出之，令行坚固。盖四摄之爱语同事，先以欲钩牵也。此经之苦切语、苦切事者，后置之于道也。是故学佛，须知是大丈夫事，非爱人以姑息，不谓菩萨行非人情。［叙：见《藏要（第五册）》，上海书店出版社 2015 年 570 页］

《合部金光明经》②：（空品第八）求于如来，真实法身：舍诸所重，肢节手足、头目髓脑、所爱妻子、钱财珍宝、真珠璎珞、金银琉璃、种种异物。欢喜布施，心无悔恪（吝）。观法性空，是无上智。［卷四：见《藏要（第九册）》，353 页］

《十住毗婆沙论》③：未得佛时尚以髓脑施人，何况成佛而当诃骂？（高丽国大藏都监本，卷第十一第四、五张）

后古代华夏人释家著作中的“髓脑”

据笔者查考，“不吝髓脑”等类似的表述，也出现在华夏后古代释家及非释家人士所写的各种书籍中，如《佛国记》《禅宗永嘉集》《续高僧传》《敦煌变文集新书》《续资治通鉴长编》《朱子语类》《古今图书集成》等。由此可以看出，“头目髓脑手足血肉施人”这样的说法，已经成为佛教布施的规范用语，后古代华夏佛教人士当然也不例外。同时，这也成了非佛教人士眼中的释家特征，例如帝皇下令熔毁铜铸佛像即以此作为说理借口，而宋代儒家朱熹也以此作为对释家的不同意见，等等。以下是有关引文及笔者评述。

《佛国记》④：其国人云：都可五六万僧，悉有众食。王别于城内供五六千人众食，须者持本钵往取，随器所容，皆满而还。佛齿常以三月中出之。未出十日，王庄校大象，使一辩说人，著王衣服，骑象上击鼓唱言：“菩萨从三阿僧祇劫，苦行不惜身命，以国、妻、子，及挑眼与人，割肉贸鸽，截头布施，投身饿虎，不吝髓脑，如是种种苦行，为众生故。成佛在世四十九年，说法教化，令不安者安，不度者度，众生缘尽，乃般泥洹。泥洹已来一千四百九十七年，世间眼灭，众生长悲。”（钦定四库全书本，第

---

① 《维摩诘所说经品目》，姚秦鸠摩罗什译。
② 《合部金光明经》，凉世昙无谶译。
③ 《十住毗婆沙论》，十七卷。龙树造，姚秦鸠摩罗什译。
④ 《佛国记》又名《法显传》，东晋法显著。法显（公元 334—420 年），东晋司州平阳郡武阳（今山西临汾）人，一说上党郡襄垣（今山西长治襄垣）人。法显是华夏佛教史上的一位名僧、一位卓越的佛教革新人物，也是华夏第一位到海外取经求法的大师、杰出的旅行家和翻译家。早在公元 399 年，法显等从长安（今汉长安城遗址）出发，经西域至天竺，游历二十多个国家，收集了大批梵文经典，前后历时十四年，于义熙九年归国。法显、玄奘将佛教文化引入华夏，对华夏历史和文化产生很大影响。

三十六页）

　　《续高僧传》①：隋末，东都婴城自固。肌骨相望，有若块焉。寺有金像二躯，各长一丈。（法）素不忍见斯穷厄，取一融破，籴米作糜，餧（喂）诸饿者。须臾米尽，又取欲坏。时沙门辩相，与诸僧等，拒诤不与。素曰："诸大德未知至理也。昔如来因地为诸众生，尚不惜头目髓脑，或生作肉山，或死作大鱼，以济饥餧。如何成果，复更贪惜化形？必不然矣！素今身肉堪者，亦所不惜，大德须知。今此一像，若不惠给众生，城破之后，亦必从毁。则坠陷多人，何如素今一身当也？"（高丽国大藏都监本，卷第二十九第二十九张）

　　按：以上故事讲的是，高僧法素情愿"金像"受损，也要赈救饥民，这就是"内施舍"的精神。

　　《敦煌变文集新书》②：〔十一、维摩诘经讲经文（二）〕是故宝积□〔若〕菩萨欲得净土，当净其心。菩萨摩诃萨若要身居净土，即先〔净〕其心。如何净心？不嫉、不妬、不谄、不诳、不憍慢、不掉举、不两舌、不恶口、无贪、无嗔、无诤、无竞、不煞、不盗、不淫、不忘（妄）、不饮酒、常行慈悲、济贫、拔苦，归将有余救不足者，将安乐施危厄者。乃头目髓脑、身肉手足，将内外财帛，施身为床座，求闻妙法。（卷二，台湾文津出版社有限公司 1994 年 273 页）

　　《闲窗括异志》：周世宗③毁铜佛像，曰："佛教以头目髓脑有利于众生，尚无所惜，宁复以铜像为爱乎？"镇州大悲铜像，甚有灵应，击毁之，以斧钺自胸镌破。其后世宗北征，疽发胸间，咸以为报应云。（见《古今图书集成》明伦汇编　皇极典第一百六十八卷　帝纪部　外编二，中华书局 1934 年 234 册 52 页）

　　《续资治通鉴长编》：先是，诸道铜铸佛像，悉辇赴京毁之。丁酉，诏勿复毁，仍令所在存奉，但毋更铸。〔周世宗悉毁铜佛像铸钱，谓宰相曰："佛教以为头目髓脑有利于众生，尚无所惜，宁复以铜像为爱乎？"镇州铜大悲像甚有灵应。击毁之际，以斧镵自胸镌破之。太祖闻其事。后世宗北征，病疽发胸间，咸谓其报应。太祖因重释教。

---

　　①　《续高僧传》或称《唐高僧传》，三十卷，唐释道宣（公元 596—667 年）撰。道宣认为慧皎《高僧传》中记载梁代的高僧过少，而需要做补辑的工作，于是经过相当时期的资料收集，写成《续高僧传》三十卷。内容从梁代初叶开始到唐贞观十九年（公元 645 年）为止一百四十四年时间，共写正传三百三十一人，附见一百六十人，于贞观十九年完成。在成书后二十年间，陆续有所增补，又成《续高僧传》后集十卷。

　　②　《敦煌变文集新书》，1994 年文津出版社出版，由潘重规编著。本书主要对敦煌变文辑本等相关知识进行了详细介绍。并参见"9　传说及神话篇"第 315 页脚注。

　　③　柴荣（公元 921—959 年），即后周世宗（公元 954—959 年在位），是五代时期后周的皇帝，在位六年。邢州尧山（今河北省邢台市隆尧县）人，祖父柴翁、父柴守礼是当地望族。柴荣在位期间，整军练卒、裁汰冗弱、招抚流亡、减少赋税，使后周政治清明、百姓富庶，中原开始复苏。他又南征北战，西败后蜀，夺取秦、凤、成、阶四州；南摧南唐，尽得江北、淮南十四州；北破契丹，连克二州三关。在商议取幽州时病倒，不久去世，年仅 39 岁，庙号世宗。华夏历史上有四次"禁佛"事件，分别是北魏太武帝拓跋焘、北周武帝宇文邕、唐武宗李炎以及后周世宗柴荣禁佛。

此事见杨亿《谈苑》,今不取。〗(钦定四库全书本,卷八第十二页)

但释家的"髓脑"看法,朱熹不以为然!以下是引文。

《朱子语类》①:问:"明德而不能推之以新民,可谓是自私。"曰:"德既明,自然是能新民。然亦有一种人不如此,此便是释、老之学。此个道理,人人有之,不是自家可专独之物。既是明得此理,须当推以及人,使各明其德。岂可说我自会了,我自乐之,不与人共?"

因说,曾有学佛者王天顺,与陆子静辨论云:"我这佛法,和耳目鼻口髓脑,皆不爱惜,要度天下人,各成佛法。岂得是自私?"先生笑曰:"待度得天下人各成佛法,却是教得他各各自私。"

陆子静从初亦学佛,尝言:"儒佛差处是义利之间。"某应曰:"此犹是第二着,只它根本处便不是。当初释迦为太子时,出游,见生老病死苦,遂厌恶之,入雪山修行。从上一念,便一切作空看,惟恐割弃之不猛,屏除之不尽。吾儒却不然。盖见得无一物不具此理,无一理可违于物。佛说万理俱空,吾儒说万理俱实。"(钦定四库全书本,卷第十七 大学四 或问上,第十六、十七页)

"髓""脑"与身体

据笔者查考,释家许多典籍经常把脑、髓作为身体诸多器官(肾、心、肝、肺、脾、胃、大肠、小肠、髓、脑),组织(发、毛、爪、齿、皮、肉、筋、脉、骨)和体液及分泌物(胞屎、胆、唾、脓、血、汗、脂、泪、肪、水)之一加以介绍,如《解脱道论》就是如此。可见佛经中的髓、脑,是具体的、人体一部分的髓、脑。以下是有关引文及笔者评述。

《解脱道论》②:云何以广取诸界?以二十行广取地界:以此身发、毛、爪、齿、皮、肉、筋、脉、骨、髓、肾、心、肝、肺、脾、胃、大肠、小肠、胞屎、脑;以十二行广取水界:此身有于胆、唾、脓、血、汗、脂、泪、肪、水、唾涕、涎、尿。(高丽国大藏都监本,卷第八行门品第五,第十八张)

按:从《解脱道论》的这些论述,可以窥见当时该地区(国家)人们的人体解剖、生理知识水平。

《舍利弗阿毗昙论》③:复次,比丘从顶至足、从足至顶,见诸不净。观身中有发

---

① 《朱子语类》,南宋朱熹(公元 1130—1200 年)与其弟子问答的语录汇编。

② 《解脱道论》为小乘佛教论书,优波底沙著,成书于公元 2 世纪左右。作者被尊为阿罗汉(论师),生平不详。汉译本为南朝梁代扶南国(今柬埔寨)沙门僧伽婆罗译,12 卷。历代各版汉文大藏经均收录。此论分别论述佛教的戒、定、慧三学的重要含义。阐述戒律是修持佛法的阶梯,持戒摄心,以防止身、口、意所作的恶业;然后通过止心于一境、不使散动的禅定修习,澄心静虑,排除一切妄念,即可获得智慧。因此,慧是严谨持戒,勤修禅定的结果,起了通达事理、决断疑念、破除迷惑、论证真理的作用。本书基本上是经、律、论三藏要义的总述,其中心哲学思想是"乐离缚、离无明",通过戒、定、慧三学的修持,求得自我解脱,达到涅槃境界。(童玮)

③ 《舍利弗阿毗昙论》,姚秦昙摩崛多译。

毛爪齿、薄皮厚皮、血肉筋脉、脾肾心肺、大小秽处便利涕唾、脓血脂肪、脑膜泪汗髓骨，如净眼人于二门仓观见诸谷胡麻、大豆小豆豍豆、大麦小麦。如是比丘观身中从顶至足、从足至顶，具诸不净。(高丽国大藏都监本，卷第十三第四、五张)

按：以上《舍利弗阿毗昙论》中出现"脑膜"字样，《一切经音义》有脑膜的解释。

《一切经音义》①：脑膜〔上：乃倒反，《说文》作𦜃，头中髓，从肉匘声。有作𦜃，或作𦞯，或作𦜃，并非也。匘音与上同。下：音莫。《字统》云：在皮内肉外曰膜。《说文》云：肉间胲，膜也。胲音古哀反也。〕[卷第二：见《中华大藏经(第57册)》②，中华书局1988年424页]

《解脱道论》：问：曰云何念身？何修何相，何味何功德？云何修？

答：修念身性，彼念、随念、正念，此谓身。此念住不乱，此谓修。令起身性为相，厌患为味，见无实为起。何功德者？以修念身成堪耐，堪受怖畏，堪任寒热等。无常想、无我想、不净想、过患想，成满成随意，得四禅以分明诸法修，令满足；向于善趣，向于醍醐。

云何修者？初坐禅，人入寂，寂坐摄一切，心不乱，心唯修心性。

云何修心性？所谓此身，发毛爪齿、皮肉筋骨、髓脑肝心、脾肺胆胃、肪膏脑膜、大肠小肠、屎尿脓血、痰汗涎泪、涕唾不净。初坐禅人，于此三十二行初次第上，以次第下。善哉，以口语言，应常说常观；善哉，以常观口诸语言，是时以一一四行，唯以心当觉，以色以行，以形以处，以分别所起粗相，或一或二或多，善取相应。彼坐禅人如是以三种觉成起，以色，以厌，以空；若坐禅人以色起相，彼坐禅人由色一切入息在，应作意。(高丽国大藏都监本，卷第七 行门品第四，第十四、十五张)

《增壹阿含经》③：尔时，世尊告诸比丘：谛听！谛听！善思念之，吾当为汝广分别说。

诸比丘对曰：如是，世尊：诸比丘前受教已。

世尊告曰：若有比丘，正身正意，结跏趺坐，系念在前，无有他想，专精念身。所谓念身者：发毛爪齿、皮肉筋骨、胆肝肺、心脾肾、大肠小肠、白脸膀胱、屎尿百叶、沧荡脾泡、溺泪唾涕、脓血肪脂、涎髑髅脑。何者是身为？地种是也？水种是也？火种是耶？风种是也？为父种、母种所造耶？从何处来？为谁所造？眼、耳、鼻、口、身、心，此终当生何处？如是，诸比丘：名曰念身，便得具足，成大果报，诸善普至，得甘露味，至无为处。便成神通，除诸乱想，获沙门果，自致涅槃。是故，诸比丘：常当思惟，不离身念，便当获此诸善功德。如是，诸比丘：当作是学。

尔时，诸比丘闻佛所说，欢喜奉行。[卷二 广演品第三：见《中华大藏经(第32

---

① 《一切经音义》，诠解佛教汉文经籍中字词的音义训诂专著。有两种，一为释玄应所撰，二十五卷；一为释慧琳所撰，一百卷。后者涵盖了前者的内容。本书所引为释慧琳撰《一切经音义》。

② 《中华大藏经》，20世纪和21世纪之交中国出版的佛经总集。其中汉文部分于1997年由中华书局全部出齐，共106册；2004年出版《总目》一册，共计107册。

③ 《增壹阿含经》，符秦三藏昙摩难提译。

册)》,中华书局 1988 年 13 页]

"脑"与"头"有明确区别

笔者发现,在释家典籍中,"头"与"脑"有明确区别。如《佛说佛大僧大经》说:"头有九骨。合为髑髅,中但有脑",把头、颅骨、颅骨的数目、脑,都区分开来了。详见"9.7 头有九骨,中但有脑(释家)"。又如《大智度论》卷十六说:"或有饿鬼,自破其头,以手取脑而舐",这就把"头"与"脑"的区分,活灵活现地表现了出来。这种应用在描写地狱刑讯、恐怖场面时特别明显。其他佛经中也有很多类似表述。以下是有关引文。

《大智度论》:或有饿鬼,常求产妇藏血饮之。形如烧树,咽如针孔,若与其水,千岁不足。或有饿鬼,自破其头,以手取脑而舐。或有饿鬼,形如黑山,铁锁锁颈,叩头求哀,归命狱卒。或有饿鬼,先世恶口,好以粗语,加被众生,众生憎恶,见之如仇,以此罪故,堕饿鬼中。[卷十六 释初品中 毗梨耶波罗蜜义第二十六:见《藏要(第三册)》,上海书店出版社 2015 年 559 页]

《十住毗婆沙论》:千钉钉身,划刀刮削,入黑闇(暗)中,燋炉臭处。热铁鍱身,宛割其肉,剥其身皮。还系手足,镬汤涌沸,炮煮其身。铁棒棒头,脑坏眼出。贯著铁铲,举体火然。血流浇地,或没屎河。行于刀剑,枪刺恶道。自然刀剑,从空而下,犹如驶雨,割截支体。辛酸苦臭,秽恶之河,浸渍其身。肌肉烂坏,举身堕落,唯有骨在,狱卒牵扯,蹴蹋捶扑。有如是等无量苦毒,寿命极长,求死不得。若见若闻如是之事,何得不怖,求声闻辟支佛乘?[卷第一:见《藏要(第九册)》,851 页]

《根本萨婆多部律摄》①:言不端严相者,谓是非人及傍生等,变形为人,而来受戒。或擎旗大贼,若减二十岁,若过分青黄赤白,状异人形,若身生象毛,若无发,若大脑若匾匦,若多头若凸眼,若盲,若症(哑),若象牛等头,若马猿猪形,若无耳鼻,若象马耳牙,若无牙齿,若项短,若太长,若太短,若伛肩,若曲脊,若无生支及卵,若下坠,若身极粗极细,若被截手足,跛躄聋瞎,若膝行,若被打伤,若房室过度无所堪能,若氏族卑下——此等咸皆非出家相。(高丽国大藏都监本,卷第十三 与减年者受近圆学处第七十二,第四、五张)

脑的解剖、生理与疾病

据笔者查考,释家典籍在把脑、髓作为身体诸多器官加以描述时,也常常会牵涉脑的解剖、生理问题。例如,在《佛说骂意经》里提出"脑如凝米粥"的说法;在《治禅病秘要法》中提出类似经络走行的表述;有时甚至牵涉脑的病态与治疗,例如《佛说大白伞盖总持陀罗尼经》中提出疾病的分类,还有其他。以下是有关引文。

---

① 《根本萨婆多部律摄》是《波罗提木叉经》的注疏之作。又称《有部律摄》,主要解释有部之戒本,阐析有部律之精要。

《佛说骂意经》①：行道觉者得出，谓觉苦空非身非常。得出者，谓得出四要界，得第一禅上七天，有身但有影。何以故？行道坏身故。念身观头，发脑念发，本无所来。作为化成，皆当腐落。脑如凝米粥，皆当臭败；眼但有胞水，皆当汁出空；耳但有空，垢皆水漏；鼻口唾涕，皆当流出，弃散消坏。[见《中华大藏经（第36册）》，中华书局1988年171页]

《治禅病秘要法》②：如是诸病，当教急治。治之法者，先观薄皮，从半节起，见于薄皮，九十九重。犹如泡气。次观厚皮。九十九重，犹如芭蕉。次复观膜，如眼上翳，九十九重，溃溃欲穿。次复观肉，亦九十九重，如芭蕉叶。中间有虫，细于秋毫。虫各四头四口、九十九尾。次当观骨，见骨皎白，如白琉璃，九十八重。四百四脉，入其骨间，流注上下，犹如芭蕉。次当观髓，九十八重，如虫网丝。观诸节已，次观头骨，一一发下。有四百四脉，直入脑中，其余薄皮厚皮，骨与身无异。唯有脑膜十四重，脑为四分、九十八重。四百四脉，流注入心。大肠小肠、脾肾肝肺、心胆喉咙肺腴、生熟二藏、八万户虫，一一谛观。皆使空虚皎然白净，皮皮相裹，中间明净，如白琉璃。如是一一半节谛观，使三百三十六节皆悉明了，令心停住。复更反覆，一千九百九十九遍。然后当聚气一处，数息令调想。[卷上：见《中华大藏经（第34册）》，中华书局1988年327页]

《佛说大白伞盖总持陀罗尼经》③：又复身分病、不进饮食病、眼病、鼻病、口病、项颈病、心病、咽喉病、耳病、齿病、心热恼病、脑病、半肋病、背节病、腹病、腰病、谷道病、腿胜病、胫病、手病、足病、肢病、众肢病等。[见《中华大藏经（第71册）》，3页]

《佛说无畏授所问大乘经》④：复次长者菩萨摩诃萨："观察此身，最初何因之所成立？"谓："依父母精血合集，生起彼因，复由受其饮食。"食已变坏，旋聚即散，归淡荫、藏淡荫流润，终归不净。然后火大增强，煮变成熟。后归风力，由其风力，各分滓重及与流润。滓重所谓大小便等，流润谓血。血变成肉，肉成于脂，脂成于骨，骨成其髓，髓成其精，精等乃成此不净身。菩萨观此不净身故，乃起思惟：此身多种合集、各别名相，谓三百骨、六十肪及膏相，合四百膜、五百肉团、六百脑、七百脉、九百筋、十六肋骨。复有三事：内缠其肠，分生熟藏肠，有十六交络而住，二千五百脉道透映，一百七节、八十万俱胝毛孔，具有五根、九窍、七藏，不净充满。髓有一掬，脑有一掬，脂有三掬，淡荫六掬，滓重六掬，风力随遍，血有一斗。如是一切，各各充满。有七水脉，而复围绕，吸诸滋味。内火大增，炽然烧煮，逼切疲极，身脉汗流。是等诸相，极难可见。此之臭秽不净体相，是中云何起增上爱？如求丏人得所用物，得已旋弃；又如大车负极重等。唯诸智者，于法觉了，应如是知。[见《中华大藏经（第68

---

① 《佛说骂意经》，后汉·安世高译。
② 《治禅病秘要法》，北凉·沮渠京声译。
③ 《佛说大白伞盖总持陀罗尼经》，元·真智等译。
④ 《佛说无畏授所问大乘经》，南朝宋·施护译。

册)》,219—190 页〕

"头""脑"联用

据笔者查考,与华夏传统史、传中的情况相似,释家著作中也有"头""脑"联用的词语。释家著作中的"头""脑"联用主要出现在三个场合:一是按头、脑的体位关系,对人的动作、打扮作直接描述;二是用头、脑的具体动作或行为,隐喻人的态度、倾向性;三是用头脑的有无,隐喻人的意向、见解。

值得注意的是,佛家成语中"头""脑"联用的情况,往往出现在华夏僧人的语录中,而且都是唐以后的典籍,这一点和华夏传统史、传的情况十分相似。如《佛说盂兰盆经疏》①:

其儿遥见母来,或在栏车,摇头弄脑,或复曳腹随行,呜呼向母。母为其子,曲身下就,长舒两手,摩拭尘土,呜和其口,开怀出乳,以乳乳之。母见儿欢,儿见母喜,二情相交,恩爱慈重,莫复过是〔云云〕。〔下:见《中华大藏经(第 97 册)》,315 页〕

上述引文中,用头、脑的动作直接描述人的情态。笔者认为值得一提的是,《佛说盂兰盆经疏》中提到"摇头弄脑"。此书是唐代僧人宗密所著,说明释家著作中的"头""脑"联用,与华夏传统文化中的情况相似,传统文化中的"头""脑"联用也是从唐代开始出现的。据介绍,宗密曾中进士,他的写作当然会受传统文化的影响。但是《佛说盂兰盆经疏》的原文如何?目前我们尚不清楚,这倒是一个值得加以关注的问题。

其他释家典籍中还有很多类似例子。以下是有关引文及笔者评述。

《博山参禅警语》:做工夫,最怕认识神为佛事。或扬眉瞬目,摇头转脑,将谓有多少奇特。若把识神当事,做外道奴也不得。〔卷上:见《续藏经(第 112 册)》,新文丰出版公司 1994 年 953 页〕

按:以上"摇头转脑"形容一个人的行为,该行为反映这个人的神情。

《钱塘湖隐济颠道济禅师语录》②:(济公)写罢,又饮酒,只见火工来道:"长老有请。"济公忙起身谢了,便回寺。入方丈,长老曰:"那里去来?"济公曰:"我侬闲行,到常长老寺内,蒙留我饮。"长老曰:"我有酒在此特请你。"少顷侍者将酒至,济公又吃了十余碗醉了,口中道:"本寺多亏长老做主,我侬也用心,成得这模样。只有两廊涌壁不完,我心放不下。"长老曰:"既如此,烦你完成,亦好。"济公曰:"各处皆化了,惟有临安府,新任王安抚,未曾化他。"长老曰:"我闻此官,不及第时,去寺院投斋,被僧人哄弄躲过,尝怒,题其壁云:'遇客头如鳖,逢斋项似鹅。'至今恨着和尚,你休化他。"济公曰:"不妨,我务要化他。"众僧劝不住。济公离寺,迳(径)到府前,立于宣化桥上。安抚正在厅上,望见桥上一和尚,探头探脑,分付虞侯:"悄悄的采进来。"四个

---

① 《佛说盂兰盆经疏》是唐代名僧宗密创作的宗教哲学类图书。
② 《济颠禅师语录》,明代孟梓撰神魔小说,一卷。

虞侯行至桥上,一把采住,把济公推到厅上跪下。安抚曰:"这秃驴敢如此大胆!"济公曰:"贫僧是净慈寺书记僧济颠。有段姻缘,只有相公省得,特来计较。"安抚听得,便令放起:"你若说得好,便饶你打。若说得不好,加倍重打!"济公曰:"昔日东坡居士,与秦少游、黄鲁直、佛印禅师,四人共饮。东坡行一令:要一般物两个古人名。"后两句诗,众人都替济公担忧。济公不慌不忙,道相公听着。(见《大唐三藏取经诗话·钱塘湖隐济颠道济禅师语录》,上海古籍出版社 1994 年 91—93 页)

按:以上"探头探脑"形容一个人的行为,该行为反映济公的神情。

《西山亮禅师语录》①:(拈帖)上堂。金风起,树叶落,体露堂堂活鱍鱍。报君知,快领略,回头转脑拟思量,错认笊篱作木杓。[见《续藏经(第 121 册)》,新文丰出版公司 1994 年 105 页]

按:以上"回头转脑"是用头、脑的具体动作隐喻人的情态。

《西岩了慧禅师语录》:转脑回头,百般卖弄,滞货只些儿。尽力拽不动,吽吽我不信,得怎么郑重。[卷下:见《续藏经(第 122 册)》,363 页]

按:以上"转脑回头"是用头、脑的具体动作隐喻人的情态。又:《续藏经》的《西岩了慧禅师语录》由门人侍者修义、景元、宗清、继燔、宗应编,景定(宋理宗赵昀的第八个年号,公元 1260—1264 年)癸亥中春由住育王淮海(元肇)书。

脑与机体调控功能:"鹽其脑,而百体唯吾号令"

详见"8.12　脑与身体功能调控:'鹽其脑而百体唯吾号令'(释家)"。

脑与味觉:"有烂涎二道流下,与唾和合,然后成味"

《大智度论》认为,脑涎流下来与唾会合,可以合成味。今天我们知道,唾液由唾液腺分泌,而唾液腺又受植物神经支配,脑可以通过植物神经影响唾液的分泌,唾液与食物混合,引起味觉。详见"8.13　脑与味觉:脑有烂涎,然后成味(释家)"。

思想脑识

《佛说四愿经》直截了当地提出了"思想脑识"问题,该经为三国时期孙吴的支谦所译。支谦翻译佛经的时间为孙吴黄武元年到建兴中约三十年间(公元 223—252 年),据此可以认为,"思想脑识"这样的概念,至少在那个时候就有了。以下是有关引文及笔者评述。

《佛说四愿经》②:弟子闻经欢喜,前受教,是为痛痒要识如谛知也。何等为思想

---

① 《西山亮禅师语录》,宋西山亮撰,侍者觉心、志清共编。

② 《佛说四愿经》,三国东吴的支谦译。支谦,三国时佛经翻译家,又名支越,字恭明,生卒年不详(约 3 世纪)。他搜集了各种原本和译本,未译的补译,已译的订正。对《道行般若经》《首楞严三昧经》等重要经典直接加以重译。现经考订出于支谦翻译的有二十九部,其中第二十二为《四愿经》一卷。又据考订,支谦还译有《佛医经》一卷。

识？为身六思想。眼裁思想、耳鼻口身意裁思想,如是六思想。何等为思想习识？裁习为思想习,如是为思想习识。何等为思想尽识？裁尽为思想尽识,如是为思想尽识。何等为思想尽受行识？是为八行识识。识识谛见到谛定意为八,如是尽思想受行识。何等为思想味识？所为思想因缘,生乐得意喜,如是为思想味识。何等为思想脑识？所为思想不常尽苦转法,如是为思想脑识。何等为思想要识？所思想欲贪能解、欲贪能断、欲贪能自度,如是为思想要识。何等为生死识？为六身生死识,眼裁生死识、耳鼻口身意裁行,如是为生死识。何等为生死习、裁习、生死习识？何等为生死尽识？裁尽为生死尽识。何等为生死欲尽受行识？为是八行识,谛见至谛定为八,如是为生死欲灭受行识。何等为生死味识？所为生死因缘,生乐喜意,如是为生死味识。何等为生死脑识？所有生死不常尽苦转法,如是为生死脑识。何等生死要识？所为生死欲贪、随欲贪,能断欲,能度,如是为生死要识。何等为识身六衰识？眼裁识、耳鼻口身意裁识,如是为识识。何等为识习？命字习为识习,如是习为识。何等为识尽为识？命字尽为尽识,如是为尽。何等为识尽受行为识？八行谛见至谛定为八,如是为识尽欲受行如谛识。何等为识味知所识？因缘故生乐、生喜意,如是为味生为味识知。何等为识脑识所识？为尽、为苦、为转,如是为识脑识。何等为要识所识？欲贪能活,欲贪能断能度,如是为要识。

如是,比丘! 七处为觉知。何等为七？色、习、尽、道、味、苦、要。是五阴各有七事。何等为三观识？亦有七事,得五阴成六衰。观身为色一,观五阴为二,观六衰为三,故言三观。比丘能晓七处,亦能三观,不久行堕道断结。无有结,意脱黠活,见道见要,一证受止,已断生死意行所作意,不复来还生死,得道。

佛说如是,比丘欢欣受行。[见《中华大藏经(第 36 册)》,中华书局 1988 年 219—220 页]

《佛说四愿经》以"何等为"开头,以"如是为"结尾,一口气提了二十二个关于"识"的问题。

笔者的体会是,从六种(眼裁思想、耳、鼻、口、身、意裁思想)思想识出发,提出了"思想脑识""生死脑识""识脑识"等与脑有关的"识"。关于这里的"识"应如何理解,笔者仅试探性地提出：在佛教典籍中,"识"似乎是比"想"更高层次的脑活动。

从"譬如酿酒"到"五识次第生意识"

《大智度论》提到"意识",笔者的理解是,"意识"似乎比"识"又要高一个层次,即更抽象一些。即使从脑认识的角度看问题,《大智度论》里面的意识和识以及其他佛教典籍中的识,都是值得从脑功能角度加以探讨的问题。以下是有关引文。

《大智度论》：譬如酿酒,滓浊为屎,清者为尿。腰有三孔,风吹腻汁,散入百脉与先血和合,凝变为肉。从新肉生脂、骨髓,从是中生身根。从新旧肉合生五情根,从此五根生五识。五识次第生意识,分别取相,筹量好丑。然后生我、我所心等诸烦恼及诸罪业。观食如是本末因缘、种种不净,知内四大与外四大无异,但以我见故,强

为我有。〔卷二十三　释初品中　十想第三十六：见《藏要(第三册)》，上海书店出版社 2015 年 754—755 页〕

披破头脑、脑虫

《佛说㮈女祇域因缘经》及《佛说奈女耆婆经》都描述了一个病例，该病人脑中有虫，有人(祇域或耆婆)把病给治好了。此人能用"药王照"看到病人脑内有虫，并且把头颅打开，把脑内虫去掉。其实，这两个故事是相同的一个故事。详见"8.14　披破头脑，脑虫(释家)"。佛经其他地方还有脑病与脑虫的记述。

龙脑、马脑

龙脑或龙脑香是佛教界装饰佛像和增加佛教法事气氛的优先选择，而马脑是供奉精品，所以佛教典籍对它们有不少描写。以下是有关引文。

《大智度论》：问曰：是诸珍宝，从何处出？答曰：金出山石沙赤铜中，真珠出鱼腹中、竹中、蛇脑中，龙珠出龙脑中，珊瑚出海中石树，玉贝出虫甲中，银出烧石，余琉璃、玻璃等皆出山窟中。如意珠出自佛舍利，若法没尽时，诸舍利皆变为如意珠，譬如过千岁冰，化为玻璃珠。如是等诸宝，是人中常宝。〔卷十　释初品中　十方诸菩萨来第十六：见《藏要(第三册)》，410 页〕

《大般涅槃经》：若有说言：佛在舍卫祇陀精舍，那黎楼鬼所住之处。尔时如来因婆罗门字羖羝德及波斯匿王说言：比丘不应受畜金银、琉璃、玻璃、真珠、车渠、玛瑙、珊瑚、虎珀、珂贝、璧玉、奴婢、仆使、童男、童女，牛羊、象马、驴骡、鸡猪、猫狗等兽、铜铁、釜镜、大小铜盘、种种杂色、牀(床)敷卧具、资生所须，所谓屋宅、耕田种植、贩卖市易、自手作食、自磨自春、治身咒术、调鹰方法、仰观星宿、推步盈虚、占相男女、解梦吉凶、是男是女、非男非女、六十四能。(册①　卷七　邪正品第九，上海佛学书局 2012 年 350—351 页)

《大唐西域记》①：长者献麨侧，有窣堵波，四天王奉钵处。商主既献麨蜜，世尊思以何器受之。时四天王从四方来，各持金钵，而以奉上。世尊默然而不纳受，以为出家不宜此器。四天王舍金钵，奉银钵，乃至颇胝、琉璃、马脑、车渠、真珠等钵，世尊如是皆不为受。四天王各还宫，奉持石钵，绀青映彻，重以进献。世尊断彼此故，而总受之，次第重垒，按为一钵，故其外侧有四际焉。(卷第八　摩揭陀国上，中华书局 2012 年 514 页)

释家典籍中脑认识的特点

笔者认为，与同时代的华夏传统脑认识相比，释家典籍的脑认识有以下特点：

一是比较明确地区分了"头"和"脑"，把脑摆在身体的整体框架下加以认识。

---

① 《大唐西域记》，地理史籍，又称《西域记》，12 卷。唐朝玄奘口述，辩机撰文。

二是虽然并非基于某种解剖或实验观察,而往往是直觉的,已经注意到了脑和调节功能有关,例如脑和涕泣、味觉的关系。

三是虽然并非在某种有根据的基础之上而可能是直觉地,已经注意到了脑和神智功能的关系,例如脑和识、脑和意识的关系。

四是"鹽其脑,而百体唯吾号令",不论是释家典籍原文如此,还是翻译家笔法所致,都是一个令人感兴趣的问题。

五是脑的疾病有可能由脑虫引起,可以用打开颅骨的办法加以治疗。

4.2　道教(道家)的脑认识

● 道家和道教

道家即老、庄之学。道家是华夏古代主要哲学派别之一,以"道"为世界终极的本原,由此得名。其创始人为老子,主要代表人物还有关尹喜、庄周(庄子)、彭蒙、田骈等。其主要著作为《老子》即《道德经》,《庄子》即《南华经》,因此亦可称为老、庄之学。与本书有关的是:《道德经》和《南华经》中都没有找到"脑"这个字。

道教是指东汉以后由东汉张道陵发展起来的宗教,虽然道教自称是东周时期道家的传承者,但实际上关系并不十分紧密。道教的脑认识出自华夏本土,它带有深刻的宗教印记,如:神、长生不老、养生(特别是房中术),等。

● 《道德经》[①]和《庄子》中都没有"脑"字

据笔者查考,《道德经》中未发现"脑"字,但《老子想尔注》提到"思还精补脑"。《庄子》正文中并没有"脑"字[②]。

除《道德经》和《庄子》以外,在被认为也属道家典籍的《文子》《列子》《鹖冠子》中也未发现"脑"字。

上述情况与"1.2　古代华夏'脑'字的出现"中的介绍是一致的,即在甲骨文和金文中未发现"脑",在其他许多华夏古代典籍中未发现"脑"字。

---

① 《道德经》是道家的重要经典,是春秋时期老子(李耳)的哲学著作,又称《道德真经》《老子》《五千言》《老子五千文》,是华夏古代先秦诸子分家前的一部著作,为其时诸子所共仰,是道家哲学思想的重要来源。老子,姓李名耳,字聃(音读:dān),一字伯阳,或曰谥伯阳,华夏族,出生于周朝春秋时期陈国苦县。生于约公元前 571 年,逝世于公元前 471 年。《庄子》也是道家的重要经典,是庄周(公元前 369—286 年)的著作。

② 《庄子集解》却有"脑"字。例如《庄子内篇二·齐物论》只讲"蝍且甘带",但《庄子集解》从《尔雅郭璞注》的解释中引出了"蝍蛆能食蛇脑"的问题;又如《庄子内篇四·人间世》并没有提到"脑"的问题,但《庄子集解》引述"迷阳迷阳"时,引用了大量文献,提到"脑"。

• 道教著作中的脑认识要点

笔者体会,道教脑认识从一开始就具有浓厚的宗教色彩,它特别与养生及巫神的观念相联系,具体包括如下内容:

其一,"还精补脑";

其二,"髓脑不实";

其三,"脑神","太一居脑";

其四,脑与仙药;

其五,脑与相面术、卜葬术。

这些在东汉道士于吉(或作干吉,公元? —200 年)的《太平经》与东晋葛洪(公元 283—343 年或 363 年)的《抱朴子》中有充分体现。

"还精补脑"

"还精补脑"之说,首先在《老子想尔注》中出现。此书被认为是道教创始人东汉张道陵或其孙张鲁所著。

笔者以为,在华夏历史上,统治者历来就有寻找长生不老之道的传统。秦始皇派徐福入海求仙,不过是其著名的一例而已。道教提倡"还精补脑",这成了养生之道的最好代名词,显然有其功利目的,但确实可以迎合社会、人群的需要。此外,"还精补脑"与道家的炼丹术是相互呼应的。以下是有关引文及笔者评述。

《老子想尔注》:持而满之,不若其已,揣而悦之,不可长宝。〔道教人结精成神。今世间伪伎诈称道,托黄帝、玄女、龚子、容成之文,相教从女不施。思还精补脑,心神不一,失其所守,为揣悦,不可长宝。若如也,不如直,自然如也。〕金玉满堂,莫之能守。〔人之精气满藏,中苦无爱守之者。不肯自然闭心,而揣悦之,即大迷矣。〕富贵而骄,自遗咎。〔精结成神,阳炁有余,务当自爱,闭心绝念,不可骄欺阴也。骄欺,咎即成。又外说,秉权富贵而骄世,即有咎也。〕名成功遂身退,天之道。〔名与功,身之仇。功名就,身即灭,故道诫之。范蠡乘舟去,道意谦信。不隐身形剥,是其效也。〕(《老子想尔注校笺》[①]:老子想尔注残卷之四、之五,香港苏记书庄 1956 年)

《抱朴子内篇》:房中之法十余家,或以补救伤损,或以攻治众病,或以采阴益阳,或以增年延寿,其大要在于还精补脑之一事耳。此法乃真人口口相传,本不书也。虽服名药,而复不知此要,亦不得长生也。人复不可都绝阴阳,阴阳不交,则坐致壅

---

① 《老子想尔注》一说是张陵著,如唐玄宗御制的《道德真经疏外传》、五代道士杜光庭《道德真经广圣义》以及中唐僧人法琳《辨正论》等,都认为张陵曾注《道德经》,是《想尔注》的作者,后世道书多沿此说。另一说认为该书作者是张陵之孙张鲁。张道陵(公元 34 年—156 年),字辅汉,原名陵,沛郡丰县(今江苏徐州丰县)人,正一盟威道(即天师道)创始人。据传太上老君"授以三天正法,命为天师","为三天法师正一真人",后世尊称为"老祖天师"。《老子想尔注校笺》,饶宗颐(公元 1917—2018 年)著,是对《老子想尔注》的考订、注释与研究。

阏之病,故幽闭怨旷,多病而不寿也。任情肆意,又损年命。唯有得其节宣之和,可以不损。若不得口诀之术,万无一人为之而不以此自伤煞者也。玄、素、子都、容成公、彭祖之属,盖载其粗事,终不以至要者著于纸上者也。志求不死者,宜勤行求之。余承师郑君之言,故记以示将来之信道者,非臆断之谈也。余实复未尽其诀矣。一涂之道士,或欲专守交接之术,以规神仙,而不作金丹之大药,此愚之甚矣。(释滞卷八,中华书局 2011 年 254 页)

据笔者查考,东晋的《抱朴子内篇》二十篇,论述神仙、炼丹、符箓等事。全书总结了魏晋以来神仙家的理论,确立了道教神仙理论体系,并继承了魏伯阳的炼丹理论,集魏晋炼丹术之大成。这些道家书籍与《道德经》和《庄子》有所不同,《道德经》和《庄子》主要是哲学思辨和对自然的思考。《太平经》和《抱朴子》则必然要考虑神仙、炼丹、养生等事情,他们中对"脑"字的应用,势必要和当时以及之前的医学理论相符合,例如《黄帝内经》的理论,这是在情理之中的。

《抱朴子内篇》:或曰:"闻房中之事,能尽其道者,可单行致神仙,并可以移灾解罪,转祸为福,居官高迁,商贾倍利,信乎?"抱朴子曰:"此皆巫书妖妄过差之言,由于好事增加润色,至令失实。或亦奸伪造作虚妄,以欺诳世人,隐藏端绪,以求奉事,招集弟子,以规世利耳。夫阴阳之术,高可以治小疾,次可以免虚耗而已。其理自有极,安能致神仙而却祸致福乎?人不可以阴阳不交,坐致疾患;若欲纵情恣欲,不能节宣,则伐年命。善其术者,则能却走马以补脑,还阴丹以朱肠,采玉液于金池,引三五于华梁,令人老有美色,终其所禀之天年。"(微旨卷六,220 页)

《云笈七签》[①]:(太极真人青精乾石餾饭上仙灵方〔王君注解〕)又用丹砂一斤精彻者,先细捣,绢筛之。夫丹砂者,朱明而阳焕,填骨而益血,强智而补脑,增气而理肺,使人百节通利,关枢调和,上仙品石也。忌血食履罨浊及房室犯之者。(钦定四库全书本,卷七十四 方药,第四页)

宁一《玉析骨分经》:

头

头为精明之府。顶属督脉,顶之两旁属足太阳膀胱经。头角属足少阳胆经。

脑

巅下为脑。脑为髓之海,中属督脉,两旁属足太阳膀胱经。

……

液

谷入气满,淖泽注于骨。骨属屈申,泄泽补益脑髓。皮肤泽润于津,是谓液。

发明

陶弘景曰:汉张苍年老无齿,妻妾百数,常服人乳,故年百岁余,身肥如瓠……按白飞霞《医通》云:服人乳,大能益心气,补脑髓,止消渴,治风火证,养老犹宜。每用

---

① 《云笈七签》,北宋张君房著。

一吸,即以纸塞鼻孔,按唇贴齿而漱,乳与口津相和,然后以鼻内使气,由明堂入脑,方可徐徐咽下。如此五七吸为一度。不漱而吸,何异饮酪?止于肠胃而已。(见《古今图书集成》明伦汇编　人事典第七卷　身体部　汇考二,中华书局 1934 年 385 册 34 页)

《太平御览》:常欲宽泰自居,恬淡自守,则神形安静,灾病不生。仙录必书其名,死籍必消其咎,养生之理,尽在此矣。至于炼琼丹而补脑,化金液以留神,此上贞之妙道,非食谷啗(啖)血越分而修之,万人之中得者殊少,深可诫焉。(卷七二○　方术部一　养生,中华书局 1960 年 3187 页)

"髓脑不实"

"髓脑不实"与"还精补脑"的内涵相近。"髓脑不实"之说首见于东晋葛洪《神仙传》,其内容本身就是一种神话和传说。以后《太平御览》《全上古三代文》都引用了《神仙传》。以下是有关引文及笔者评述。

《神仙传》[①]:彭祖者,姓钱,名铿,帝颛顼之玄孙。至殷末世,年七百六十岁而不衰老。……五色令人目盲,五味令人口爽,苟能节宣其宜适,抑扬其通塞,不减年筭(算),而得其益。凡此之类,譬犹水火,用之过当,反为害耳,人不知其经脉损伤,血气不足,内理空疏,髓脑不实,体已先病,故为外物所犯,因风寒酒色以发之耳。若本充实,岂当病耶?(钦定四库全书本,卷一第六页)

《神仙传》曰:彭祖云:"养寿之道,但莫伤之而已。夫冬温夏凉,不失四时之和,所以适身也。美色淑姿,安闲性乐,不致思欲之感,所以通神也。车服威仪,知足无求,所以一志也。八音五色,以养视听之欢,所以导心也。凡此皆以养寿,而不能斟酌之者,反以速患。古之至人,恐下才之子不识事宜,流遁不还,故绝其源,故经有'上士别床,中士异被;服药百过,不如独卧;色使目盲,声授鼧聋,味令口爽'。言若能节宣其宜适,抑扬其通塞者,不减年算而得其益。凡此之类,譬犹水火,可否失适,反为害耳。人不知其经脉损伤,血气不足,肉理空疏,髓脑不实,体已先病,故为外物所犯,因风寒酒色以发之耳。若本充实,岂有病乎?"(见嘉庆十二年歙鲍氏校宋板刻《太平御览》,卷七百二十　方术部一,第七页)

按:以上是《太平御览》引用《神仙传》,所以这种说法的源头仍是东晋时的《神仙传》。

《全上古三代文》:养寿

养寿之道,但莫伤之而已。……人不知其经脉损伤,血气不足,肉理空疏,髓脑不实,体已先病,故为外物所犯,因风寒酒色以发之。若本充实,岂有病乎?

---

① 《神仙传》是东晋道教学者葛洪所著的一部古代中国志怪小说集,共十卷。书中收录了中国古代传说中的 92 位仙人的事迹,其中很多人物并不是道士,但都被葛洪"请入"传中。《神仙传》以想象丰富、记叙生动著称。

······

〔《御览》七百二十引《神仙传》彭祖云。按：此后世依托，《道藏·尽字号》有《彭祖导引图》一篇，不录。〕（王毓藻校刊本，卷十六第七、八页）

《全上古三代文》：养生要诀

一人之身，一国之象。胸臆之设，犹宫室也；支体之位，犹郊境也；骨节之分，犹百川也；腠理之间，犹四衢也；神犹君也，血犹臣也，气犹民也。故志人能理其身，亦犹人君能治其国。······行一善则魂神欢，构一恶则魄神喜；魂神欲人生，魄神欲人死。常欲宽泰自居，恬淡自守，则神形安静，灾病不生，仙录必书其名，死籍必消其咎。养生之理，尽在此矣。至于练琼丹而补脑，化金液以留神，此上真之妙道，非食谷啖血越分而修之，万人之中，得者殊少，深可诫焉。〔《御览》七百二十〕（卷十六第八、九页）

宜张按：《全上古三代文》为清代人严可均所辑，其末尾有注解："《御览》七百二十引《神仙传》彭祖云"，说明此文的来源是《太平御览》；但接着又说明"此后世依托"，说明此内容不可靠。

脑神： 太一居脑

据笔者考辨，在《黄帝内经》中，脑被编织在经络、穴位系统之中。在道教方面，除了经络、穴位系统之外，还赋予脑以神的名义。《黄庭内景经》说"泥丸百节皆有神"，就是这个意思。这个神，其含义是双关的，既有神仙的意思，又有功能的意思；不但如此，神居住的地方、部位还赋予了"官"的称呼。这样，道教教义的神仙气氛就更加明显。以下是有关引文及笔者评述。

《太上老君中经》[①]：泥丸君者，脑神也，乃生于脑，肾根心精之元也。华盖乡，蓬莱里，南极老人泥丸君也。字符先，衣五色珠衣，长九分，正在兆头上脑中，出见于脑户目前。思之长九分，亦长三寸。兆见之，言曰："南极老人，使某甲长生，东西南北，入地上天，终不死坏、迷惑。上某甲生籍，侍于道君，与天地无极。"[第八神仙：见《中华道藏（第八册）》[②]，华夏出版社 2004 年 212 页]

案：除上述以外，《太上老君中经》还列举了五十五位神仙，其中第八位神仙就是脑。里面说："肾根，心精之元也"[见《中华道藏（第八册）》，华夏出版社 2004 年 212 页]，这与《黄帝内经素问》骨空论篇第六十提到的"督脉者，起于少腹以下骨中央。女子入系廷孔，其孔溺孔之端也。其络循阴器合篡间，绕篡后，别绕臀，至少阴与巨阳中络者合，少阴上股内后廉贯脊属肾"（人民卫生出版社 2012 年 217—218 页）有某些相似之处。

《太上老君中经》：南极者，一也，仙人之首出也，上上太一也，天之侯王太尉公

---

① 《太上老君中经》，又名《珠宫玉历》，撰人不详，约出于魏晋。
② 《中华道藏》是 2004 年华夏出版社出版的道教经籍总集。

也。主诸灾变、国祚吉凶之期。上为荧惑星,下治霍山。人亦有之,在长昊乡,绛宫中元里,姓李,名尚,一名常,字曾子。衣绛衣,长九分,思之亦长三寸,在心中。其妻,玉女也,衣白衣,长九分,思之亦长三寸。常思心中有华盖,下有人,赤帻大冠、绛章单衣,名曰天侯,玉带紫绶,金印玄黄。子能见之,彻视八方,千日登仙。时候视脑中小童子,见之是也。[第九神仙:见《中华道藏(第八册)》,华夏出版社 2004 年212 页]

此外,《云笈七签》《太上黄庭内景经注》等则有更多描写。以下是有关引文。

《云笈七签》:(禀受章)《内观经》云:天地构精,阴阳布化,人受其生。一月为胞,精血凝也;二月为胎,形兆胚也;三月阳神为三魂,动以生也;四月阴灵为七魄,静镇形也;五月五行分五藏(脏),以安神也;六月六律定六府,用滋灵也;七月七精开窍,通光明也;八月八景神具,降真灵也;九月宫室罗布,以定精也;十月气足,万象成也。元和哺饲,时不停也;太一居脑,总众神也;司命处心,纳生气也;桃康住脐,保精根也;无英居左,制三魂也;白元居右,拘七魄也;所以周身,神不空也。《易·系辞》曰"乾道成男,坤道成女"也。(钦定四库全书本,卷二十九　禀生受命,第一页)

《云笈七签》:脑神,名觉元子,字道都,形长一寸一分,色正白。

发神,名玄文华,字道衡,形长二寸一分,色玄。

皮肤神,名通众仲,字道连,形长一寸五分,色黄。

目神,名虚监生,字道童,形长三寸六分,衣五色。

项髓神,名灵谟盖,字道周,形长五寸,色白,素衣。

脊神,名益历辅,字道柱,形长三寸半,白玉,素衣。

鼻神,名冲龙玉,字道微,形长二寸五分,青白黄色衣。

舌神,名始梁峙,字道岐,形长七寸,正赤色。

右一身上部八景神童名字,先存之,并如婴儿之形,仿佛在身,各安其所。(卷三十一　禀生受命,第二页)

《太上黄庭内景经注》:至道不烦决存真,泥丸百节皆有神:

发神苍华字太元,脑神精根字泥丸,

眼神明上字英玄,鼻神玉垄字灵坚,

耳神空闲字幽田,舌神通命字正伦,

齿神崿锋字罗千,一面之神宗泥丸。

泥丸九真皆有房,方圆一寸处此中。

同服紫衣飞罗裳,但思一部寿无穷。

非各别住俱脑中,列位次坐向外方,

所存在心自相当。[第七页:见《藏外道书(第十册)》,巴蜀书社 1994 年]

《永乐大典》:上阳子上部八景:发神、脑神、眼神、鼻神、耳神、口神、舌神、齿神;中部八景:肺神、心神、肝神、脾神、左肾神、右肾神、胆神、喉神;下部八景:肾神、大小肠神、胴神、胸神、膈神、两胁神、左阴左阳神、右阴右阳神。(第二册　卷二九四八

人身之神，中华书局 1986 年 1516—1517 页）

《酉阳杂俎》：身神及诸神名异者，脑神曰觉元，发神曰玄华，目神曰虚监，血神曰冲龙王，舌神曰始梁。（前集卷十一　广知，团结出版社 2017 年 220 页）

脑与仙药

笔者考辨，既然要追求长生不老，除了炼丹这一重要途径之外，还应该想方设法找寻仙药。所以，像凤脑、石脑之类的矿物也常被赋予美名，称为仙药。说来可笑，仙药都是石脑、凤脑等一些普通的东西，不小心吃多了还会造成中毒。以下是有关引文及笔者评述。

《抱朴子内篇》：石脑芝，生滑石中，亦如石中黄子状，但不皆有耳。打破大滑石千许，乃可得一枚。初破之，其在石中，五色光明而自动，服一升得千岁矣。石硫黄芝，五岳皆有，而箕山为多。其方言许由就此服之而长生，故不复以富贵累意，不受尧禅也。石硫丹者，石之赤精，盖石硫黄之类也。皆浸溢于崖岸之间，其濡湿者可丸服，其已坚者可散服。如此有百二十，皆石芝也，事在《太乙玉策》及《昌宇内记》，不可具称也。（仙药卷十一，中华书局 2011 年 345 页）

按：其实，滑石中有光明黄子者即为石脑芝，而滑石是热液蚀变矿物。富镁矿物经热液蚀变，常变为滑石。这样普通的矿物，道家称之为仙药！

《太平经合校》[①]：青童匍匐而前，[山]请受《灵书紫文》、口口传诀在经者二十有四：一者真记谛，冥谙忆；二者仙忌详存无忘；三者囷采飞根，吞日精；四者服开明灵符；五者服月华；六者服阴生符；七者拘三魂；八者制七魄；九者佩皇象符；十者服华丹；十一者服黄水；十二者服回水；十三者食镶刚；十四者食凤脑；十五者食松梨；十六者食李枣；十七者服水汤；十八者镇白银紫金；十九者服云腴（腹下肥肉）；二十者作白银紫金；二十一者作镇；二十二者食竹笋；二十三者食鸿脯；二十四者佩五神符。〔卷一至十七〔甲部不分卷〕：见《中华道藏（第七册）》，华夏出版社 2004 年 329 页〕

按：《太平经》是东汉的道家文献，这里我们看到"脑"字。《太平经》认为"食凤脑"是避免伤害和魔邪的非常手段。凤脑是一种名贵物品，但说它就是仙药，则未必为然。

《云笈七签》：至如硫黄、云母、乳石之徒，有为汤酒服者，有为丸散服者。而服之者既众，发之者犹多，莫不寝膳乖常，背穿脑裂。夏则重裘热酒，未解其战；冬则处泉寒食，宁释其温？少服犹弊于斯，多饵翻令寿夭。事皆目击，今古共知，以此而论，讵堪久服！（钦定四库全书本，卷七十八　方药，第二页）

按：以上《云笈七签》也提出，要警惕这些仙药的毒副作用！

脑与相面术和卜葬术

相面术把人体的头、脑外形与受相面者的生死、吉凶、祸福联系起来，这当然需

---

① 　《太平经合校》，东汉于吉撰。

要把头、脑外形加以神化一番；卜葬术把墓地与周围山川走向的特征联系起来，同样需要把山川特征加以神化。以下是有关引文。

《葬书内篇》：(山者，势险而有也，法葬其所会)《天宝经》曰："凡认脉情看住绝，水若行时脉不歇。歇时须有小明堂，气止水交方是穴。后面要金气可乘，前头要合水可洩(泄)。若还凿脑而凿胸，凑急伤龙匪融结。"此定穴之密语也，故当求其砂水会处，枕毬而葬。阴者为强，固当缩下，奈何性缓，要插上七八寸，急其缓性，名为"凑交斗煞"。刘氏所谓"摆缓"，则入檐而凑毬是也。苟执垄法抛之，则主败绝。此又高陇之至，难体认者。(钦定四库全书本，第十五页)

《葬书内篇》：(乘其所来)言生气之所从来。因其来而知其止，故葬者得以乘之，不使有分寸之违也。脉不离棺，棺不离脉，棺脉相就，剥花接木。法当就化生脑上，循脉看下，详认鸡迹蟹眼，三文名字交牙滴断。或分十字，或不分十字，看他阴阳配与不配，及夫强弱、顺逆、急缓、生死、浮沉、虚实，以定加减饶借。(钦定四库全书本，第十五页)

《月波洞中记》[①]：虎头龙脑，将军辅相之形。额上有七星之纹理，合乾坤之道。龟鹤体，官职富贵之资；雀豺身，忘家破宅之兆。头尖脑薄，浪走他乡。露齿结喉，失于乡井。女要唇红齿白，举动去就低回。男要耳鼻肥圆，举措祗敬严畏。(钦定四库全书本，卷下第十一页)

《月波洞中记》：九天玄微。凡欲相人，先视其首。头者，五脏之主，百体之宗，四维八方，并须停正。……左眉上隐隐而起者名曰月角骨，右眉上隐隐而起者名曰日角骨，绕眼圆起者名龙宫骨，鼻上一骨起者至脑名曰伏犀骨，耳两畔满胕骨高者名曰巨鳌骨，两眉毛入边地稍高似角者名龙角骨，亦名辅角骨。(卷下第一、二页)

《月波洞中记》：玉枕。两耳上平为百会，前为额，后为脑，前为星堂，后为玉枕。枕之骨凡一十八般，皆公侯富贵之相也。今具骨法如后：车轴；仰月；覆月；方枕；一字；背月；十字；八字；玉环；右撒；左撒；三关；鸡子；山字；连枕；品字；垂针；悬针(按：原书中有图形符号，见附图)。《经》云：凡人有此骨者，皆贵相。如作僧道，虽不贵，有此枕者皆主寿。凡人稍有玉枕，但有骨微起者，皆主禄寿旺。平仄无者，禄寿难逢。妇人有之，皆亦主贵矣。(卷上第九页)

（附图，竖排：月ㄩ十字八八字◎玉璟〇右撒〇左撒三三關〇鶏 車軸〇仰月（覆月口方枕二一字八背 字山山字◎連枕◎品字▽垂針▽懸針）

心脑积罪、左右手脑

"心脑积罪"，是道家对人生看法的用语；"左右手脑"的"脑"，就是头部的意思。

---

① 《月波洞中记》，见于宋郑樵《通志·艺文略》者一卷。称老君记于太白山月波洞，凡九篇。

以下是引文。

《登真隐诀》曰：方诸青童云：人学道亦苦，不学亦苦。二苦之始乃同，为苦之终则异，为道者缘苦得乐，不为道者，从辛苦而已矣。惟人自生至老，自老至病，获身至死，其苦甚矣。心脑积罪，生死不绝，其苦难说，况复不终其天之年老哉？此不为道之苦也。（见《太平御览》卷六六八　道部十　养生，中华书局 1960 年 2981 页）

《云笈七签》：(太清导引养生经)又侧卧，左肘肘地，极，掩左手脑；复以右手肘肘地，极，掩右手脑。五息止，引筋骨。（钦定四库全书本，卷三十四　杂修摄，第一页）

道教（道家）典籍中脑认识的特点

道家，即老、庄之学。老子的脑认识如何，目前我们尚无资料；庄子的脑认识与春秋-战国时期其他诸子百家的脑认识并无不同之处；如果把《淮南子》列入道家行列的话，那么"月虚而鱼脑减"的那种说法，似乎让我们感到，他们喜欢把动物脑的变化与自然界的变化联系起来。

道教的脑认识虽然自称继承了道家的认识，但它又增加了独特而鲜明的特点，即神仙方术和养生（特别是房中术）的内容。

5 医 药 篇

5.1 概　　说

医家和药家的脑认识

医家的脑认识特别重要,因为脑是人体的一部分,而医家的对象就是人体。药家的脑认识与医家的密不可分。

华夏医家对脑的看法,只能是一种脑认识。脑认识和脑研究是有区别的。前者是一种看法,任何人,包括普通百姓和专家,都可以有他的脑认识;脑研究指从追求事物真相出发而对脑认识的一种探究,脑研究的结果可以丰富脑认识。

本篇的医家脑认识部分,包括了古代华夏医家的脑认识、后古代华夏医家的脑认识以及明清之际医家的脑认识。本篇对它们先后分别加以介绍。

本篇的药家脑认识部分,主要是后古代本草中有关动物脑方面的内容。

古代华夏医家的脑认识

古代华夏医家的脑认识,其主要内容就是《黄帝内经》的脑认识。此书是西汉及其以前的华夏权威医学专著,代表古代医家的认识。《黄帝内经》(也简称《内经》)包括《素问》和《灵枢》两部分。《黄帝内经》有一个自成系统的脑认识,而且这种认识一直保持了很长时间,直到现在。

一般认为,《黄帝内经》是秦汉之际作品,成书并非一时,作者亦非一人。其笔之于书,应在战国之际,其个别篇章成于两汉,离现在约 2 000 年以上。至于王冰(唐)之所补与刘温舒(北宋)之所附,虽然也有人认为属于《内经》,亦无不可,但本书从分析某种学术观点的时代背景出发,如能分辨清楚,对后两者均不视为《内经》。

《黄帝内经》脑认识的理论框架基础

以笔者之见,《黄帝内经》对于华夏医家脑认识(对脑结构、功能和脑病理的认识)之形成,具有创始性的作用。它虽然并不知道脑是一种什么样的物质,具有什么样的结构,更不知道有神经的存在,也不知道神经与脑非常密切的关系;但它认为:脑属阴,是人体多个脏腑之一,是人体经络系统中的一员;脑的疾病可以在脏腑学说和经络学说的框架中得到解释。

在笔者看来,《黄帝内经》脑认识的理论基础主要包括以下两个论点。

其一,天人相应的观点:《黄帝内经》把脑的发生、脑的结构和功能放在天地、阴阳、气血的框架下加以理解。

其二,脏腑及经络的观点:《黄帝内经》认为,有经络把作为"脏"之一的脑与体内各部分联系起来。

后古代的其他华夏医学书籍例如《千金要方》等的脑认识,没有太大的变化,这也可见《黄帝内经》对后世影响之深远。

5.2 "天地、阴阳、气、血"框架下的脑认识

脑、髓与脏腑,阴阳,气、血

据笔者查考,从天地、阴阳、气血的框架出发,涉及脑的属性及来源的认识包括:脑者阴也;脑髓为脏;精成而脑髓生;谷之津液、泄泽补益脑髓,等等。以下是有关命题的引文及笔者评述。

• 脑髓与脏腑、阴阳;精成而脑髓生

《黄帝内经素问》:黄帝问曰:余闻方士,或以脑髓为脏,或以肠胃为脏,或以为腑,敢问更相反,皆自谓是,不知其道,愿闻其说。岐伯对曰:脑髓骨脉胆女子胞,此六者地气之所生也,皆藏于阴而象于地,故藏而不泻,名曰奇恒之府。(卷第三 五藏别论篇第十一,人民卫生出版社 2012 年 52—53 页)

按:以上说髓与脑属于"脏",而不属于"腑",其根据是地气之所生。所以,这是阴阳总框架底下的脑。

《黄帝内经灵枢》:黄帝曰:"人始生,先成精,精成而脑髓生,骨为干,脉为营,筋为刚,肉为墙,皮肤坚而毛发长,谷入于胃,脉道以通,血气乃行。"(卷三 经脉第十,山西科学技术出版社 2019 年 31 页)

按:以上对"精"的这种看法,在其他非医学类古籍中也常有表达,而且也同阴阳、五脏联系起来。

《黄帝内经灵枢》:黄帝曰:余闻人有精、气、津、液、血、脉,余意以为一气耳,今乃辨为六名,余不知其所以然。岐伯曰:两神相搏,合而成形,常先身生,是谓精。何谓气?岐伯曰:上焦开发,宣五谷味,熏肤、充身、泽毛,若雾露之溉,是谓气。何谓津?岐伯曰:腠理发泄,汗出溱溱,是谓津。何谓液?岐伯曰:谷入气满,淖泽注于骨,骨属屈伸,泄泽补益脑髓,皮肤润泽,是谓液。何谓血?岐伯曰:中焦受气取汁,变化而赤,是谓血。何谓脉?岐伯曰:壅遏营气,令无所避,是谓脉。

黄帝曰:六气者,有余不足,气之多少,脑髓之虚实,血脉之清浊,何以知之?岐伯曰:精脱者,耳聋;气脱者,目不明;津脱者,腠理开,汗大泄;液脱者,骨属屈伸不

利,色夭,脑髓消,胫酸,耳数鸣;血脱者,色白,夭然不泽,其脉空虚,此其候也。

黄帝曰:六气者,贵贱何如? 岐伯曰:六气者,各有部主也,其贵贱善恶,可为常主,然五谷与胃为大海也。(卷六 决气第三十,74 页)

笔者认为,以上讨论脑髓与精、气、津、液、血、脉,说明脑髓与液有关系。"脑髓消,胫酸,耳数鸣",很值得玩味,"胫酸"是否表示运动功能受损?"耳数鸣"当然表示耳鸣;"精脱者,耳聋"也应当包括在脑功能受损之列。

● 谷之津液,补益脑髓

《黄帝内经灵枢》:五谷之津液,和合而为膏者,内渗入于骨空,补益脑髓,而下流于阴股。(卷六 五癃津液别第三十六,81 页)

按:以上说明脑髓来源于膏,膏来源于谷,谷即食物、营养。

与《黄帝内经》相关的同时代诸子的脑认识

笔者认为,《黄帝内经》脑认识(脑功能、脑病理)学术思想的基础是"气血在经络中运行"。其实,作为这种学术思想基础的"天人合一""阴阳消长"等总体思想方法,在同时代背景中,不独《黄帝内经》为然,在其他典籍中也有类似情况,例如:三年脑合与天地、精气的关系(《韩诗外传》);五脏与脑生成的关系(《管子》);"月虚而鱼脑减"(《淮南子》),等等。

与之相对比,在儒家的"十三经""四书五经"中则很少看到这类表述。如果把《管子》和《淮南子》等视作为道家著作,我们可以这样说,在对待"天人合一""阴阳消长"这类自然现象方面,医家和道家思想是比较接近的。以下是有关引文及笔者评述。

《韩诗外传》:传曰:天地有合,则生气有精矣;阴阳消息,则变化有时矣。时得则治,时失则乱。故人生而不具者五:目无见,不能食,不能行,不能言,不能施化。三月微的而后能见,七月而生齿而后能食,朞年髑就而后能行,三年脑合而后能言,十六精通而后能施化。阴阳相反,阴以阳变,阳以阴变。故男,八月生齿,八岁而龆齿,十六而精化小通。女,七月生齿,七岁而龀齿,十四而精化小通。是故阳以阴变,阴以阳变。故不肖者,精化始具,而生气感动,触情纵欲,反施化,是以年寿亟夭,而性不长也。诗曰:"乃如之人兮,怀婚姻也。太无信也,不知命也。"贤者不然,精气阗溢,而后伤时不可过也。不见道端,乃陈情欲,以歌道义。诗曰:"静女其姝,俟我乎城隅。爱而不见,搔首踟蹰。瞻彼日月,悠悠我思。道之云远,曷云能来?"急时辞也,是故称之日月也。(钦定四库全书本,卷一第八、九页)

按:以上《韩诗外传》在这里讲的是人的生长发育过程,但同时也强调了这是在天地、阴阳框架下的生长发育。

《管子》①:水者,地之血气,如筋脉之通流者也。故曰水具材也。何以知其然

① 《管子》是先秦时期各学派的言论汇编,托名为春秋时期齐国政治家管仲所作。

也？曰：夫水淖弱以清，而好洒人之恶，仁也；视之黑而白，精也；量之不可使概，至满而止，正也；唯无不流，至平而止，义也；人皆赴高，已独赴下，卑也。卑也者，道之室、王者之器也，而水以为都居；准也者，五量之宗也；素也者，五色之质也；淡也者，五味之中也。是以水者万物之准也……人，水也。男女精气合，而水流形。三月如咀，咀者何？曰五味。五味者何？曰五藏（脏）。酸主脾，咸主肺，辛主肾，苦主肝，甘主心。五藏已具，而后生肉。脾生隔，肺生骨，肾生脑，肝生革，心生肉。五肉已具，而后发为九窍：脾发为鼻，肝发为目，肾发为耳，肺发为窍。五月而成，十月而生。生而目视、耳听、心虑。目之所以视，非特山陵之见也，察于荒忽；耳之所听，非特雷鼓之闻也，察于淑湫；心之所虑，非特知于矗矗（粗粗）也，察于微眇。［卷十四　水地第三十九：见《百子全书（上）》，浙江古籍出版社 1998 年 403 页］

按：以上《管子》把人看成："人，水也。男女精气合，而水流形。"这种看法把人体和脑放在几种基本元素的框架之下来考虑，在古希腊也存在。

《淮南子》①：毛羽者，飞行之类也，故属于阳；介鳞者，蛰伏之类也，故属于阴。日者阳之主也，是故春夏则群兽除，日至而麋鹿解。月者阴之宗也，是以月虚而鱼脑减，月死而蠃龙膲。火上荨，水下流，故鸟飞而高，鱼动而下。物类相动，本标相应。故阳燧见日，则燃而为火；方诸见月，则津而为水。虎啸而谷风至，龙举而景云属；麒麟斗而日月食，鲸鱼死而彗星出；蚕珥丝而商弦绝，贲星坠而勃海决。（第三卷　天文训，中华书局 2012 年 107 页）

按：以上"月虚而鱼脑减"是一则被后人广泛应用的说法，本来的出发点可能是想把动物脑的变化与天地、阴阳联系起来。问题的要害是到底有没有事实根据，如果事实根据都不存在，这种联系可能都只是空话而已！不但是空话，而且带来混淆。详见"10.3　月虚脑减：轻信无根据臆想"。

5.3　《黄帝内经》中的脑、髓和经络运行

《黄帝内经》论述和提及脑、髓不下百次，虽仔细分辨其含义尚有困难，但大致可以归纳出三种情况。

一是髓与脑的大体性质，如"脑为髓之海"、脑的部位、脑的重要性等，以下是有关引文。

《黄帝内经素问》：诸髓者皆属于脑。（卷第三　五藏生成篇第十，人民卫生出版社 2012 年 49 页）

《黄帝内经素问》：泣涕者脑也，脑者阴也，髓者骨之充也，故脑渗为涕。（卷第二十四　解精微论篇第八十一，385—386 页）

---

①　《淮南子》，又名《淮南鸿烈》《刘安子》，西汉皇族淮南王刘安及其门客集体编写的一部哲学著作，杂家作品。

《黄帝内经素问》：刺中脑户，入脑立死。（卷第十四　刺禁论篇第五十二,189 页）

在上述情况中，脑和髓都应该是指像脂一样的东西。"入脑立死"，说明脑很重要。这些都涉及脑的实质性问题，即脑是一种什么样的东西和有什么样的功能。

二是《黄帝内经》把脑摆放在一个称为"经络"的系统之中。由于它已经把神智归属于心，又加之没有脑的解剖学基础，因此它无法再给脑以神智功能的任何属性。

髓、脑通过经络与脏腑发生关系，这方面的内容非常多。

三是髓、脑与疾病的关系。这方面的内容也非常多，而且都跟经络、脏腑交织在一起，例如《黄帝内经素问》："寒气藏于骨髓之中，至春则阳气大发，邪气不能自出，因遇大暑，脑髓烁，肌肉消，腠理发泄。"（卷第十　疟论篇第三十五,141 页）

笔者想指出，《黄帝内经》是一本医学专著，人们本来期望它会对脑有一些实质性的描述。但事实上，在这本书里很难找到有关脑是什么的研究和讨论；多的是关于经络、脏腑的臆想，以及基于臆想之上的脑功能的讨论。不过，对于 2 000 年前的古人，我们是不能苛求的。

脑为髓之海

"脑为髓之海"讲脑与髓的关系，大体上的意思就是髓要汇集到脑，要影响到脑。这里的"海"是"汇聚"的意思，就是说，诸髓都汇聚到脑，可以从"胃者水谷之海"，"冲脉者，为十二经之海"等的比拟中加以领会。"诸髓者皆属于脑""髓者以脑为主"也都是这个意思。以下是有关引文。

《黄帝内经灵枢》：黄帝曰：定之奈何？岐伯曰：胃者水谷之海，其腧上在气街〔冲〕，下至三里。冲脉者为十二经之海，其腧上在于大杼，下出于巨虚之上下廉。膻中者为气之海，其腧上在于柱骨之上下，前在于人迎。脑为髓之海，其腧上在于其盖，下在风府。（卷六　海论第三十三,山西科学技术出版社 2019 年 76—77 页）

《黄帝内经灵枢》：髓海有余，则较劲多力，自过其度；髓海不足，则脑转耳鸣，胫酸眩冒，目无所见，懈怠安卧。（卷六　海论第三十三,77 页）

《黄帝内经素问》：诸脉者皆属于目，诸髓者皆属于脑，诸筋者皆属于节，诸血者皆属于心，诸气者皆属于肺，此四肢八溪之朝夕也。（卷第三　五藏生成篇第十,人民卫生出版社 2012 年 49—50 页）

《黄帝内经素问》：帝曰：人有病头痛以数岁不已，此安得之，名为何病？岐伯曰：当有所犯大寒，内至骨髓，髓者以脑为主，脑逆故令头痛，齿亦痛，病名厥逆。帝曰：善。（卷第十三　奇病论篇第四十七,177 页）

脑与经络

脑如何与体内其他脏腑发生联系？按照《黄帝内经》的说法，这要依靠经络系统，如："循眼系，入络脑"，"从巅入络脑"，"足太阳有通项入于脑者"，"上入络脑"等，都说明脑是编织在经络系统之中的。例如，通过足太阳通项入于脑，通过这样的走行可以上入络脑。这样,脑功能与其他脏腑的功能可以联系起来,人体的种种功能异常可以用经络的走行异常加以解释。以下是有关引文。

《黄帝内经灵枢》:黄帝曰:足之阳明何因而动?岐伯曰:胃气上注于肺,其悍气上冲头者,循咽,上走空窍,循眼系,入络脑,出颃,下客主人,循牙车,合阳明,并下人迎,此胃气别走于阳明者也。故阴阳上下,其动也若一。故阳病而阳脉小者为逆,阴病而阴脉大者为逆。故阴阳俱静俱动若引绳,相倾者病。(卷九 动输第六十二,山西科学技术出版社 2019 年119 页)

《黄帝内经灵枢》:膀胱足太阳之脉,起于目内眦,上额交巅;其支者,从巅至耳上角;其直者,从巅入络脑,还出别下项,循肩髆内,挟脊抵腰中,入循膂,络肾属膀胱;其支者,从腰中下挟脊,贯臀,入腘中;其支者,从髆内左右别下贯胛,挟脊内,过髀枢,循髀外,从后廉下合腘中,以下贯踹内,出外踝之后,循京骨,至小趾之端外侧。(卷三 经脉第十,34 页)

《黄帝内经灵枢》:足阳明有挟鼻入于面者,名曰悬颅,属口,对入系目本……视有过者取之,损有余,益不足,反者益其。足太阳有通项入于脑者,正属目本,名曰眼系。头目苦痛,取之在项中两筋间,入脑乃别。阴蹻、阳蹻,阴阳相交,阳入阴,阴出阳,交于目锐眦,阳气盛则瞋目,阴气盛则瞑目。(卷五 寒热病第二十一,59 页)

《黄帝内经素问》:督脉者……与太阳起于目内眦,上额交巅上,入络脑,还出别下项,循肩髆内。侠脊抵腰中,入循膂络肾。(卷第十六 骨空论篇第六十,人民卫生出版社 2012 年 217—218 页)

气与脑

气是什么?起何作用?据笔者考辨,气是一种传送媒介,脑通过"气街"接受外面来的信息,"气在头者,止之于脑";精气可以"上属于脑",通过"街"的运行,头气可以到脑,这些都说明气在脑运作中的作用。以下是有关引文。

《黄帝内经灵枢》:黄帝问于岐伯曰:余尝上于清冷之台,中阶而顾,匍匐而前,则惑。余私异之,窃内怪之,独瞑独视,安心定气,久而不解。独转独眩,披发长跪,俯而视之,后久之不已也。卒然自上,何气使然?

岐伯对曰:五脏六腑之精气,皆上注于目而为之精。精之窠为眼,骨之精为瞳子,筋之精为黑眼,血之精为络,其窠气之精为白眼,肌肉之精为约束,裹撷筋、骨、血、气之精而与脉并为系,上属于脑,后出于项中。故邪中于项,因逢其身之虚,其入深,则随眼系以入于脑,入于脑则脑转,脑转则引目系急,目系急则目眩以转矣。邪中其精,其精所中不相比也,则精散,精散则视歧,视歧见两物。(卷十二 大惑论第八十,山西科学技术出版社 2019 年161 页)

《黄帝内经灵枢》:请言气街,胸气有街,腹气有街,头气有街,胫气有街。故气在头者,止之于脑。气在胸者,止之膺与背俞。气在腹者,止之背俞与冲脉于脐左右之动脉者。气在胫者,止之于气街与承山、踝上以下。(卷八 卫气第五十二,108 页)

经络运行异常引起脑疾病

据笔者考辨,气在经络中运行异常,就可以引起种种疾病:"风气循风府而上,则为脑风";"上属于脑,入于脑则脑转,脑转则引目系急";"脑为之不满";"随眼系以入于脑,入于脑则脑转,脑转则引目系急";"脑逆,故令头痛";"消脑留项,名曰脑烁";"脑髓烁,肌肉消,腠理发泄";"脑痛";"头痛甚,脑尽痛";"头脑户痛";"髓海不足,则脑转耳鸣";"胆移热于脑,则辛頞鼻渊";"脑户中痛";"形体淫泺,乃消脑髓",等等。

在经络、气血学说的框架下,髓、脑与疾病关系方面的内容非常多,而且都跟脏腑交织在一起。以下是有关引文。

《黄帝内经素问》:风中五藏(脏)六府(腑)之俞,亦为藏府之风,各入其门户所中,则为偏风。风气循风府而上,则为脑风。风入系头,则为目风,眼寒。饮酒中风,则为漏风。入房汗出中风,则为内风。新沐中风,则为首风。久风入中,则为肠风飧泄。外在腠理,则为地风。故风者百病之长也,至其变化乃为他病也,无常方,然致有风气也。(卷第十二 风论篇第四十二,人民卫生出版社 2012 年 162 页)

《黄帝内经灵枢》:凡此十二邪者,皆奇邪之走空窍者也。故邪之所在,皆为不足。故上气不足,脑为之不满,耳为之苦鸣,头为之苦倾,目为之眩;中气不足,溲便为之变,肠为之苦鸣;下气不足,则乃为痿厥心悗。补足外踝下留之。(卷五 口问第二十八,山西科学技术出版社 2019 年 71 页)

《黄帝内经素问》:帝曰:人有病头痛以数岁不已,此安得之,名为何病?岐伯曰:当有所犯大寒,内至骨髓,髓者以脑为主,脑逆故令头痛,齿亦痛,病名厥逆。帝曰:善。(卷第十三 奇病论篇第四十七,177 页)

《黄帝内经灵枢》:黄帝曰:愿尽闻痈疽之形与忌日名。岐伯曰:痈发于嗌中,名曰猛疽……发于颈,名曰夭疽……

阳气大发,消脑留项,名曰脑烁。其色不乐,项痛而如刺以针,烦心者,死不可治。(卷十二 痈疽第八十一,163—164 页)

《黄帝内经素问》:帝曰:夫病温疟与寒疟而皆安舍?舍于何脏?岐伯曰:温疟者,得之冬中于风,寒气藏于骨髓之中,至春则阳气大发,邪气不能自出,因遇大暑,脑髓烁,肌肉消,腠理发泄,或有所用力,邪气与汗皆出,此病藏于肾,其气先从内出之于外也。如是者,阴虚而阳盛,阳盛则热矣,衰则气复反入,入则阳虚,阳虚则寒矣,故先热而后寒,名曰温疟。(卷第十 疟论篇第三十五,141 页)

《黄帝内经灵枢》:厥头痛,项先痛,腰脊为应,先取天柱,后取足太阳。厥头痛,头痛甚,耳前后脉涌有热,泻出其血,后取足少阳。

真头痛,头痛甚,脑尽痛,手足寒至节,死不治。(卷五 厥病第二十四,64 页)

《黄帝内经灵枢》:黄帝曰:凡此四海者,何利何害?何生何败?岐伯曰:得顺者生,得逆者败;知调者利,不知调者害。

黄帝曰:四海之逆顺奈何?岐伯曰:气海有余,则气满胸中,悗息面赤;气海不足,则气少不足以言。血海有余,则常想其身大,怫然不知其所病;血海不足,则常想其身小,狭然不知其所病。水谷之海有余,则腹满;水谷之海不足,则饥不受谷食。髓海有余,则轻劲多力,自过其度;髓海不足,则脑转耳鸣,胫酸眩冒,目无所见,懈怠安卧。(卷六 海论第三十三,77 页)

《黄帝内经灵枢》:凡刺之禁,……凡此十二禁者,其脉乱气散,逆其营卫,经气不次,因而刺之,则阳病入于阴,阴病出为阳,则邪气复生,粗工不察,是谓伐身,形体淫泺,乃消脑髓,津液不化,脱其五味,是谓失气也。(卷二 终始第九,30 页)

《黄帝内经灵枢》:黄帝曰:病形何如,取之奈何? 伯高曰:夫百病变化,不可胜数,然皮有部,肉有柱,血气有腧,筋有节,骨有属。黄帝曰:愿闻其故。伯高曰:皮之部,腧于四末。肉之柱,在臂胫诸阳分肉之间与足少阴分间。血气之腧,腧于诸络,气血留居,则盛而起。筋部无阴无阳,无左无右,候病所在。骨之属者,骨空之所以受液而益脑髓者也。(卷九 卫气失常第五十九,114 页)

脑渗为涕

笔者发现,《内经素问》有好几处提到脑和哭泣的关系,如"脑渗为涕""脑髓涕唾"。这其实就是脑与情绪反应的关系,属于脑的调节功能范畴。详见"8.7 脑渗为涕"。

5.4 后古代华夏医家的脑认识

据笔者考辨,《黄帝内经》的理论统治着近 2 000 年来华夏医学的脑认识。《黄帝内经》以后医书的脑认识,基本上就是《黄帝内经》脑认识的延续。《黄帝内经》以后医书很多,本文仅搜索了以下几本书——《伤寒论》《金匮要略》《脉经》《千金要方》《千金翼方》《褚氏遗书》《洗冤集录》中的有关论述,从中可以窥见《黄帝内经》以后医家脑认识的传承与发展。此外,还收录了《龙川略志》中的一段内容(见"10.3 月虚脑减:轻信无根据臆想")。

从历史上看,司马迁编的《史记》还比较重视医家,《史记》中有《扁鹊仓公列传》。后来的正史就比较轻视医家了,例如从范晔《后汉书》、陈寿《三国志》中要找华佗,就只得到《方伎列传》中去找。而《方伎列传》所记载的,除了医家就是相术家、占卜家。《墨子》中"有方技者",包含"巫医卜"和术数之类。华夏的正史基本上都把医者摆在方伎列传,如《北齐书》《后汉书》新旧《唐书》《宋史》《辽史》《金史》《元史》《明史》等的方伎列传。

《伤寒论》是东汉张仲景[①]的传世巨著,但从《伤寒论》中未找到"脑"字。

后古代华夏医家的脑认识,除了延续《黄帝内经》即华夏传统脑认识的基本点(脑:体位;脑:涂浆状物质;脏腑经络与脑疾病及其治疗)以外,主要是一些注释

---

① 张仲景生于东汉元嘉二年,卒于建安二十四年,约公元 150—154 至 215—219 年。

性、应用性的发展。笔者认为重要的有这样几项：一是脑可入药,食脑须谨慎;二是脑功能与养生;三是《千金翼方》中脑病治疗的迷信色彩。

脏腑经络与脑疾病及其治疗

后古代医家从天人、阴阳相比拟的角度,根据体内经络运行中脑的作用,讨论疾病如何产生,又应如何治疗。这些与《黄帝内经》所阐述的原理基本相同,但对疾病的描述似更为细致和具体。以下是有关引文。

《类经》①：脑为髓之海,其输上在于其盖,下在风府。〔凡骨之有髓,惟脑为最巨,故诸髓皆属于脑,而脑为髓之海。盖,脑盖骨也,即督脉之囟会。风府,亦督脉穴。此皆髓海之上下前后输也。〕(九卷 三十二 人之四海,中国医药科技出版社 2011 年 162 页)

按：以上"诸髓皆属于脑""脑为髓之海"这几句话说明,"脑"应该是包裹在骨里面的脂样的东西。

《王氏脉经》：足太阳之脉,起于目内眦,上额,交巅上。其支者,从巅至耳上角。其直者,从巅入络脑,还出别下项,循肩膊内,侠脊,抵腰中,入循膂,络肾,属膀胱。其支者,从腰中下会于后阴,下贯臀,入腘中。其支者,从膊内,左右别,下贯胛,过髀枢,循髀外后廉,过腘中,以下贯腨内,出外踝之后,循京骨,至小指外侧。是动则病冲头痛,目似脱,项似拔,脊痛,腰似折,髀不可以曲,腘如结,腨如列,是为踝厥。是主筋所生病者,痔,疟,狂,颠疾,头脑顶痛,目黄,泪出,衄,项、背、腰、尻、腘、腨、脚皆痛,小指不用。盛者,则人迎大再倍于寸口;虚者,则人迎反小于寸口也。(叶日增广勤书堂刻本《新刊王氏脉经》②卷第六 膀胱足太阳经病证第十)

《褚氏遗书》③：天地之气,周于一年;人身之气,周于一日。人身阳气以子中自足而上,循左股、左手指、左肩、左脑,横过右脑、右肩、右臂手指、胁、足,则又子中矣。阴气以午中自右手心通右臂、右肩,横过左肩、左臂、左胁、左足外肾、右足、右胁,则又午中矣。阳气所历,充满周流;阴气上不过脑,下遗指趾。二气之行,昼夜不息。(钦定四库全书本,本气,第一、二页)

《备急千金要方》：足太阳之脉起于目内眦,上额,交巅上……是主筋所生病者,痔、疟狂癫疾、头脑项痛、目黄泪出、衄、项背腰尻腨脚皆痛、小指不用。盛者则人迎大再倍于寸口,虚者则人迎反小于寸口也。(卷第二十,中国医药科技出版社 2011 年 348—349 页)

---

① 《类经》(公元 1624 年),明代张介宾(景岳)注。三十九卷。把《黄帝内经素问》《灵枢经》分类编次为 12 类、390 条,条理分明。附图翼十一卷,附翼四卷。注解每有独到之见。

② 《脉经》西晋王叔和撰于公元 3 世纪,此书集汉以前脉学之大成,是一部脉学论著。《脉经》这段文字,用足太阳经把脑和头脑顶痛,目黄,泪出,衄,项、背、腰、尻、腘、腨、脚皆痛等都联系了起来。本书所引版本为叶日增广勤书堂刻本《新刊王氏脉经》。

③ 《褚氏遗书》,南齐褚澄编。

《备急千金要方》：胡麻 味甘平，无毒。主伤中虚羸，补五内，益气力，长肌肉，填髓脑，坚筋骨，疗金疮，止痛，及伤寒温疟大吐下后虚热困乏，久服轻身不老，明耳目，耐寒暑，延年。作油微寒，主利大肠。（卷第二十六，455 页）

《千金翼方》：狂癫惊走风恍惚，嗔喜骂笑歌哭，鬼语吐舌，悉灸上星、脑户、风池、手太阳、阳明、太阴，足太阳、阳明、阳跷、少阳、太阳、阴跷、足跟，悉随年壮。（卷之二十七　针灸中，人民卫生出版社 2014 年 683 页）

《备急千金要方》：琥珀散　主虚劳百病，除阴痿精清，力不足，大小便不利如淋状，脑门受寒，气结在关元，强行阴阳，精少余沥，腰脊痛，四肢重，咽干口燥，食无常味，乏气力，远视眈眈，惊悸不安，五脏虚劳，上气满闷方。（卷第二十，357 页）

《备急千金要方》：论曰：骨极者，主肾也。肾应骨，骨与肾合。又曰：以冬遇病为骨痹。骨痹不已，复感于邪，内舍于肾，耳鸣，见黑色，是其候也，若肾病则骨极，牙齿苦痛，手足痛疼，不能久立，屈伸不利，身痹，脑髓痠（酸）。以冬壬癸日中邪伤风，为肾风，风历骨，故曰骨极。若气阴，阴则虚，虚则寒，寒则面肿垢黑，腰脊痛，不能久立，屈伸不利，其气衰则发堕齿槁，腰背相引而痛，痛甚则咳唾甚；若气阳，阳则实，实则热，热则面色炱，隐曲膀胱不通，牙齿脑髓苦痛，手足痠痛，耳鸣色黑，是骨极之至也。须精别阴阳，审其清浊，知其分部，视其喘息。善治病者，始于皮肤筋脉，即须治之，若入脏腑，则半死矣。（卷第十九，334—335 页）

《备急千金要方》：论曰：癫病有五：一曰阳癫，发时如死人，遗溺，有顷乃解；二曰阴癫，坐初生小时脐疮未愈，数洗浴，因此得之；三曰风癫，发时眼目相引牵，纵反急强，羊鸣，食顷方解，由执作汗出当风，因以房室过度，醉饮饱满行事，令心气逼迫，短气脉悸得之；四曰湿癫，眉头痛，身重，坐热沐发湿结，脑汗未止得之；五曰马癫，发时反目口噤，手足相引，身皆热，坐小时膏气脑热不和得之。（卷第十四，245 页）

《千金翼方》：阳气大发，消脑流项，名曰脑烁疽。其色不乐，项痛如刺以针，心烦者死不可治。

发于肩及臑，名曰疵疽，其状赤黑，不急治，此令人汗出至足，不害五脏，发四五日逞焫之。

发于腋下赤坚者，名曰朱疽，治之用砭石，欲细而长，疏启之，涂以豕膏，六日已，勿裹。其疽坚而不溃者，为马刀挟瘿，急治之。（卷之二十三　疮痈上，人民卫生出版社 2014 年 573—574 页）

《千金翼方》：凡加吐利药伤多，吐利若不止者，水服大豆屑方寸匕即定。卒无豆屑，嚼蓝叶及乌豆叶亦得定。丈夫五劳七伤，阳气衰损、羸瘦骨立者，服之即瘥。旬月之间，肌肤充悦，脑满精溢，仍加补药，加法在后掌中。（卷之二十一　万病，528—529 页）

脑：体位

脑作为一个体位被应用的情况，在后古代医学书籍中也不例外。以下是有关引文及笔者评述。

《备急千金要方》：且五更初暖气至，暮日入后冷气至，常出入天地日月山川河海人畜草木一切万物体中，代谢往来，无一时休息，一进一退，如昼夜之更迭，如海水之潮汐，是天地消息之道也……太元和气，如紫云成盖，五色分明，下入毛际，渐渐入顶，如雨初晴，云入山，透皮入肉，至骨至脑，渐渐下入腹中，四肢五脏皆受其润，如水渗入地，若彻则觉腹中有声汩汩然，意专思存，不得外缘。（卷第二十七，中国医药科技出版社 2011 年 470—471 页）

《宋提刑洗冤集录》[①]：凡他物伤，若在头脑者，其皮不破，即须骨肉损也。若在其他虚处，即临时看验：若是尸首左边损，即是凶身行右物致打，顺故也；若右边损，即损处在近后，若在右前即非也；若在后，即又虑凶身自后行他物致打。贵在审之无失。（卷之四　二十二　验他物及手足伤死，商务印书馆 1937 年 42 页）

按：这里提出，要确定头脑损伤，如果皮不破，一定要有骨肉损伤。

《宋提刑洗冤集录》：尸首日久坏烂，头吊在上，尸侧在地，肉溃见骨。但验所吊头：其绳若入槽〔谓两耳连颔下，深向骨本者〕；及验两手腕骨、头脑骨皆赤色者是〔一云：齿赤色，及十指尖骨赤色者是〕。（卷之三　十九　自缢，35 页）

《宋提刑洗冤集录》：凡被雷震死者，其尸肉色焦黄，浑身软黑，两手拳散、口开、眼皱、耳后、发际焦黄，头髻披散，烧着处皮肉紧硬而挛缩，身上衣服被天火烧烂〔或不火烧〕。伤损痕迹多在脑上及脑后，脑缝多开，鬓发如焰火烧着。从上至下，时有手掌大片浮皮，紫赤，肉不损，胸、项、背、膊上或有似篆文痕。（卷之五　四十　雷震死，57 页）

按：脑上、脑后是脑部的区分；脑缝指颅骨骨缝。

《备急千金要方》：白羊头蹄一具，净治，更以草火烧令黄赤，以净绵急塞鼻及脑孔　胡椒　毕芨　干姜各一两　葱白一升　豉二升。（卷第十二，中国医药科技出版社 2011 年 209 页）

脑：涂浆状物质

用动物脑来描写某种具有涂浆性质的稠黏物质。以下是有关引文及笔者评述。

《千金翼方》：黄虫似地黄色；赤虫似碎肉凝血色；白虫似人涕唾，或似鱼脑，或似姜豉汁；青虫似绿，或似芜青色；黑虫似墨色，或似烂椹，又似黑豆豉。其虫得药者死，死者即从小便中出，大便中亦有出者，不净不可得见。（卷之二十一　万病，人民卫生出版社 2014 年 538 页）

《备急千金要方》：治下焦热、毒痢鱼脑、杂痢赤血、脐下少腹绞痛不可忍、欲痢不

① 《洗冤集录》，又名《洗冤录》《宋提刑洗冤集录》，我国首部系统的法医学专著，四卷，南宋宋慈著，成于淳祐七年（1247 年）。宋慈（公元 1186—1249 年）字惠父，曾任广东、湖南等地提点刑狱官。

出,香豉汤方。(卷第二十,353 页)

《宋提刑洗冤集录》:若脑浆出时有血污,亦定作要害处致命身死。如斫或刺着沿身,不拘那里,若经隔数日后身死,便说将养不较,致命身死。(卷之四 二十四 杀伤,商务印书馆 1937 年 46 页)

动物脑可入药,食脑需谨慎

据笔者考辨,在后古代医学著作中,医家主张动物脑可以入药,但也警告,某些动物脑可能对人体有不利影响。但是,这些不良影响是否属实,则是另一回事。有关动物脑入药,详见"5.5 后古代以来本草中的动物脑"。

脑功能与养生

《黄帝内经》以后的医学书籍,除了同样从天人、阴阳比拟人体的角度,阐述脑及脑的发生、脑如何在体内经络运行中起作用以外,还介绍了脑与养生的关系。

医家所讲的脑的养生,与道教所讲的脑的养生十分相似。详见"4.2 道教(道家)的脑认识"。以下是有关引文及笔者评述。

《备急千金要方》:夫二仪之内,阴阳之中,唯人最贵。人者,禀受天地中和之气,法律礼乐,莫不由人。人始生,先成其精,精成而脑髓生,头圆法天,足方象地,眼目应日月,五脏法五星,六腑法六律,以心为中极。大肠长一丈二尺,以应十二时;小肠长二丈四尺,以应二十四气;身有三百六十五络,以应一岁;人有九窍,以应九州。天有寒暑,人有虚实;天有刑德,人有爱憎;天有阴阳,人有男女;月有大小,人有长短。(卷第一,中国医药科技出版社 2011 年 3 页)

按:《千金要方》里面的这些看法,与《黄帝内经》中的脑认识是一脉相承的。

笔者想指出,《千金要方》整篇所讲的就是天人相应淋漓尽致的描述。人是法天地的,按出现次序包括:人禀受天地中和之气,人始生,先成其精,人体各种结构功能——头、足、眼目、五脏、六腑、心、大肠、小肠、身、九窍、虚实、爱憎、男女、长短,无不与天地相适应。我们所述的天人相应及脏腑经络学说,指的就是这样一些看法。

"人始生,先成其精,精成而脑髓生",这说明脑髓源自精。粗粗看来,从现代知识看,这里的"精"应该是指胚芽(germ),指形成神经管(脑和髓)的胚胎外胚层,即生命之初的精;但古代医书的精可能不是这个意思,可能是"精气"之精(spirit),也可能既指生命之初的精,又指精气之精。

《备急千金要方》:抱朴子曰:或问所谓伤之者,岂色欲之间乎? 曰:亦何独斯哉? 然长生之要,其在房中。上士知之,可以延年除病,其次不以自伐。若年当少壮,而知还阴丹以补脑,采七益于长俗〔一作谷〕者,不服药物,不失一二百岁也,但不得仙耳。(卷第二十七,中国医药科技出版社 2011 年 464—465 页)

按:《千金要方》的看法和道教《抱朴子》的看法是一致的。

《备急千金要方》:交会毕蒸热,是得气也。以菖蒲末三分白粱粉敷摩令燥,既使强盛,又湿疮不生也。凡欲施泻者,当闭口张目,闭气,握固两手,左右上下缩鼻取气,又缩下部及吸腹,小偃脊脊,急以左手中两指抑屏翳穴,长吐气,并琢齿千遍,则精上补脑,使人长生。若精妄出,则损神也。《仙经》曰:令人长生不老。先与女戏,饮玉浆,玉浆,口中津也,使男女感动,以左手握持,思存丹田,中有赤气,内黄外白,变为日月,徘徊丹田中,俱入泥垣,两半合成一,因闭气深内,勿出入,但上下,徐徐咽气,情动欲出,急退之,此非上士有智者不能行也。(卷第二十七,477 页)

按:《千金要方》的这段描述,与道教"养精补脑"如出一辙。详见"4.2 道教(道家)的脑认识"。

《千金翼方》中治疗方法的迷信色彩

据笔者查考,《千金翼方》的治病方法中,有一类是念一些符咒语言,如说"急急如律令"之类,读后令人有毛骨悚然之感。详见"8.9 符咒治病"。

符咒应用于治病,在古代可能是比较常见的现象,后古代仍然如此。读了这些,感到《方伎列传》所载,除医家外就是相术家、占卜家,也是有一定道理的。

5.5 后古代以来本草中的动物脑

本草中的动物脑

本草,始见于《汉书·平帝纪》。古代中药类的书籍多称"本草"。

后古代及明清之际的主要本草专著包括《神农本草经》《唐本草》《本草纲目》。唐代孙思邈的《千金方》及《千金翼方》中也有不少关于入药动物之脑的介绍。

许多动物脑都可入药,这是由它们的药性作用决定的。动物脑入药,可以是内服药,也可以是外用药,或者是用作药的赋性剂、佐剂。

后古代指东汉及东汉以后。《神农本草经》与《黄帝内经》的兴起属于同时代,但前者成书于东汉,所以列入后古代。

《神农本草经》中没有关于动物脑的记述。

后古代及明清之际的重要本草专著

• 《神农本草经》《新修本草》等

据笔者查考,《神农本草经》又称《本草经》或《本经》,是中医四大经典著作之一,作为现存最早的中药学著作,一般认为起源于神农氏,代代口耳相传,于东汉时期集结整理成书。其成书非一时,作者亦非一人。《本草经》是秦汉时期众多医学家搜集、总结、整理当时药物学经验成果的专著,是对华夏医药的第一次系统总结。

《新修本草》又名《唐本草》《英公本草》。此书共 54 卷,由唐代苏敬等 23 人奉敕撰于显庆四年(公元 659 年)。计有正文 20 卷,目录 1 卷;药图 25 卷,目录 1 卷;图经 7 卷。正文实际载药 850 种,较《本草经集注》新增 114 种。此书以《本草经集注》为基础,增补注文与新药。《新修本草》原书已佚,主要内容保存于后世诸家本草著作中。

《千金方》和《千金翼方》这两本书都是唐代孙思邈所撰的综合性临床医著。《千金方》卷一是医学总论及本草、制药等,其余各卷也都有相应的药物介绍。《千金翼方》卷一至四论药物,引录《唐本草》的大部分内容,其余各卷也都有相应的药物介绍。

• 明代李时珍的巨著《本草纲目》

据笔者查考,《本草纲目》系李时珍所撰,内有大量关于药用动物脑的介绍。李时珍(1518—1593),字东璧,晚年自号濒湖山人,湖北蕲春县蕲州镇东长街之瓦屑坝(今博士街)人。他是明代著名医药学家,后为楚王府奉祠正、皇家太医院院判,去世后被明朝廷敕封为"文林郎"。

李时珍自公元 1565 年起,先后到武当山、庐山、茅山、牛首山及湖广、安徽、河南、河北等地收集药物标本和处方,并拜渔人、樵夫、农民、车夫、药工、捕蛇者为师,参考历代医药等方面书籍 925 种,考古证今,穷究物理,记录上千万字札记,弄清了许多疑难问题,历经 27 个寒暑,三易其稿,于明万历十八年(公元 1590 年)完成了 192 万字的巨著《本草纲目》。

李时珍借用朱熹的《通鉴纲目》之意,定书名为《本草纲目》。

《本草纲目》凡 16 部、52 卷,约 190 万字。全书收纳诸家《本草》所收药物 1 518 种,在前人基础上增收药物 374 种,合 1 892 种,其中植物 1 195 种;共辑录古代药学家和民间单方 11 096 则;书前附药物形态图 1 100 余幅。这部伟大的著作,吸收了历代本草著作的精华,尽可能纠正了以前的错误,补充了不足,并有很多重要发现与突破。它是到 16 世纪为止华夏最系统、最完整的一部医药学著作。

李时珍对脉学及奇经八脉也有研究,著述有《奇经八脉考》《濒湖脉学》等。他被后世尊为"药圣"。

入本草的动物脑

据笔者查考,华夏古代的本草中,《神农本草经》没有动物脑入药的记载,《新修本草》也仅有很少量记载,《千金方》《千金翼方》和《本草纲目》记载了多种动物脑作为药用的描述。从中可以看到,各种动物脑具有各种各样的药物作用。当然,如果放到现代科学水平上来考察,这些作用是否都真有实效,是有待一一考察的。其中某些动物脑作为药物应用的描述,比较奇特,其真实性如何,接受时更须小心。

本草在描述动物脑的时候,有时会附带介绍动物的生态习性,例如黄羊,但是我们看不到任何有关动物脑解剖学的描写。

本草收录了可以入药的多种哺乳动物脑如狗脑、牡狗脑、蠍蝓狗脑、马脑、牛脑、水牛脑、犬脑、蝙蝠脑、鼠脑、兔脑、豚脑(猪脑)、熊脑、羊脑、绵羊脑等;多种鸟类脑如鹤脑、鸡脑、鸭脑、白雄鸡脑、雀脑、蒿雀脑、雌雄鹊脑、韶脑等；多种鱼类脑如鲤鱼脑等；其他动物脑如龟脑等。

几乎所有常见兽类脑都被采用入药，其中常用的有猪脑、羊脑、狗脑、牛脑等，它们的治疗效果多种多样。

外用的常见脊椎动物脑

动物脑多数外用，比较独特的治疗效果有：手足皲裂用兔脑髓生涂之；猪羊脑髓治手足皲裂；手足皲裂牛髓敷之；脑，水牛、黄牛者良；猘犬咬伤，取本犬脑敷之，等等。以下是有关引文。

《千金翼方》：皮肤皲劈方：

防风　薹本　辛夷　芍药　当归　白芷　牛膝　商陆　细辛　密陀僧　芎劳　独活　鸡舌香　零陵香　葳蕤　木兰皮　麝香　丁香　未穿真珠〔各一两〕　蕤仁　杏仁〔各二两，去皮尖〕　牛髓〔五升〕　油〔一升〕　腊月猪脂〔三升，炼〕　獐鹿脑〔各一具，若无獐鹿，羊脑亦得〕

上二十五味，先以水浸脑髓使白，薹香以上㕮咀如麦片，乃于脑髓脂油内煎之，三上三下，即以绵裹搦去滓，乃纳麝香及真珠末，研之千遍，凝即涂面上，甚妙〔今据药止二十六味，后云"薹香以上"，而方中无薹香，必脱漏三味也〕。（卷之五　妇人一，人民卫生出版社 2014 年 142 页）

《千金翼方》：手膏方：桃仁　杏仁〔各二十枚，去皮尖〕　橘仁〔一合〕　赤匏〔十枚〕　大枣〔三十枚〕　辛夷　芎劳　当归　牛脑　羊脑　白狗脑〔各二两，无白狗，诸狗亦得〕。上二十一味，先以酒渍脑，又别以酒六升煮赤匏以上药，令沸停冷，乃和诸脑等，然后碎辛夷三味，以绵裹之，去枣皮核，合纳酒中，以瓷器贮之。五日以后，先净讫，取涂手，甚光润，而忌近火炙手。（卷之五　妇人一，148 页）

《本草纲目》：手足皲裂　椒四合，以水煮之，去渣渍之，半食顷，出令燥，须臾再浸，候干，涂猪羊脑髓，极妙。〔《深师方》〕（下册第三十二卷，人民卫生出版社 1982 年 1854 页）

《本草纲目》：（狗）脑

【主治】头风痹，鼻中息肉，下部䘌疮。《别录》：猘犬咬伤，取本犬脑敷之，后不复发。〔时珍：出《肘后》〕

【附方】新一　眉发火瘢不生者。蒲灰，以正月狗脑和敷，日三，则生。〔《圣惠方》〕（下册第五十卷，2717—2718 页）

《本草纲目》：癖痞腹胀〔及坚硬如杯碗者〕　用水荭花子一升，另研独颗蒜三十个去皮，新狗脑一个，皮消四两，石白捣烂，摊在患处上，用油纸以长帛束之。酉时贴之，次日辰时取之。未效，再贴二三次。倘有脓溃，勿怪。仍看虚实，日逐间服钱氏白饼子、紫霜丸、塌气丸、消积丸，利之磨之。服至半月，甚者一月，无不瘥矣。以喘满者为实，不喘者为虚。〔《蔺氏经验方》〕（上册第十六卷，1094 页）

《本草纲目》：手足皲裂　用兔脑髓生涂之。〔《圣惠》〕

发脑发背〔及痈疽热疖恶疮〕　用腊月兔头捣烂，入瓶内密封，惟久愈佳。每用涂帛上厚封之，热痛即如冰也。频换取瘥乃止。〔《胜金》〕（下册第五十一卷，2888 页）

口服的常见脊椎动物脑

动物脑也可口服，比较独特的治疗效果有：补虚，治消化不良，等等。以下是有关引文及笔者评述。

《备急千金要方》：狗脑　主头风痹，下部䘌疮，疮中息肉。肉，味酸咸温，无毒，宜肾，安五脏，补绝伤劳损，久病大虚者服之，轻身，益气力。（卷第二十六，中国医药科技出版社 2011 年 459 页）

《本草纲目》：食肉不消　还饮本汁即消，食本兽脑亦消。（下册第五十卷，2811 页）

《本草纲目》：【发明】〔李杲曰〕牛黄入肝，治筋病。凡中风入脏者，必用牛、雄、脑、麝之剂，入骨髓，透肌肤，以引风出。若风中腑及血脉者用之，恐引风邪流入于骨髓，如油入面，莫之能出也。（下册第五十卷，2801 页）

《本草纲目》：催生散　用腊月兔脑髓一个，摊纸上令匀，阴干剪作符子，于面上书"生"字一个。候母痛极时，用钗股夹定，灯上烧灰，煎丁香酒调下。〔《博济方》〕

催生丹　腊月取兔脑髓二个，涂纸上吹干，入通明乳香末二两，同研令匀。于腊日前夜，安桌子上，露星月下。设茶果，斋戒焚香，望北拜告曰：大道弟子某，修合救世上难生妇人药，愿降威灵，佑助此药，速令生产。祷毕，以纸包药，露一夜，天未明时，以猪肉捣和，丸芡子大，纸袋盛，悬透风处。每服一丸，温醋汤下。良久未下，更用冷酒下一丸，即产。乃神仙方也。〔《经验方》〕（下册第五十一卷，2888 页）

按：《本草纲目》所描写的这种服药方法："设茶果，斋戒焚香，望北拜告曰：大道弟子某，修合救世上难生妇人药，愿降威灵，佑助此药，速令生产。"如同前面《千金翼方》中脑病治疗（详见"5.4　后古代华夏医家的脑认识"）一样，带有迷信色彩，是近代人所难于接受的。

口服动物脑：　或不利于人

华夏医家很注意动物脑不利于人的禁忌，但实际情况究竟如何，不清楚。以下是有关引文及笔者评述。

《金匮要略方》①：白羊黑头，食其脑，作肠痈。（日本享和元年皇都谐仙堂藏板，卷之下　禽兽鱼虫禁忌并治第二十四，第二十页）

---

① 《金匮要略》是华夏东汉著名医学家张仲景所著《伤寒杂病论》的杂病部分，也是华夏现存最早的一部论述杂病诊治的专书，原名《金匮要略方论》。"金匮"是存放古代帝王圣训和实录的地方，意指本书内容之珍贵。全书分上、中、下三卷，共 25 篇，载疾病 60 余种，收方剂 262 首。所述病证以内科杂病为主，兼及外科、妇科疾病及猝死急救、饮食禁忌等内容。被后世誉为"方书之祖"。

按：以上，吃羊脑果真有此副作用？有待查考！

《本草纲目》：【气味】有毒。〔诜曰〕发风病。和酒服，迷人心，成风疾。男子食之，损精气，少子。白羊黑头，食其脑，作肠痈。（下册第五十卷，人民卫生出版社 1982 年 2731 页）

按：《本草纲目》的"白羊黑头，食其脑，作肠痈"，行文完全与《金匮要略》的相同。

《本草纲目》：《心镜》曰：牛热病死者，勿食其脑，令生肠痈。（下册第五十卷，人民卫生出版社 1982 年 2755 页）

《备急千金要方》：勿食自己本命所属肉，令人魂魄飞扬。勿食一切脑，大损人。（卷第二十七，中国医药科技出版社 2011 年 467 页）

《备急千金要方》：黄帝云：凡猪肝肺共鱼鲙食之，作痈疽。猪肝共鲤鱼肠鱼子食之，伤人神。豚脑损男子阳道，临房不能行事。八月勿食猪肺，及饴和食之，至冬发疽。十月勿食猪肉，损人神气。（卷第二十六，459 页）

《备急千金要方》：凡一切羊蹄甲中有珠子白者，名羊悬筋，食之令人癫。……羊肚共饭饮常食，久久成反胃，作噎病。甜粥共肚食之，令人多唾，喜吐清水。羊脑猪脑，男子食之损精气，少子。若欲食者，研之如粉，和醋食之，初不如不食佳。青羊肝和小豆食之，令人目少明。一切羊肝生共椒食之，破人五脏，伤心。（卷第二十六，458 页）

笔者想指出，"食其脑，作肠痈"，"羊脑猪脑，男子食之损精气，少子"，这些都是动物脑对人体的不良影响。《礼记·内则》有"豚去脑"的表述；《礼记》正义说："皆为不利人也"，这些都是互相呼应的。但问题是，这种说法，到底是否有根据！

《备急千金要方》：马心 主喜忘。肺，主寒热茎痿。肉，味辛苦平冷，无毒，主伤中，除热下气，长筋，强腰脊，壮健，强志利意，轻身不饥。黄帝云：白马自死，食其肉害人。白马玄头，食其脑令人癫。白马鞍下乌色彻肉裹者，食之伤人五脏。下利者，食马肉必加剧。白马青蹄，肉不可食。一切马汗气及毛不可入食中，害人。诸食马肉心烦闷者，饮以美酒则解，白酒则剧。五月勿食马肉，伤人神气。（卷第二十六，458 页）

笔者想指出，这里把马的各种习性、特点讲了不少，为的是烘托不要吃马肉、吃马脑。但马脑、马肉是否有这些不良作用，则是一个有待弄清楚的问题；至于人吃了马脑就会"令人癫"，这又是一个说不清楚的问题！

《千金翼方》：（乌牛）脑主消渴、风眩……猪脑主风眩脑鸣及冻疮……白鸡距及脑主产难，烧灰，酒服之。脑主小儿惊痫……（蝙蝠）脑主女子面疱，服之令人不忘也……（鲤鱼）脑主诸痫……虾蟆脑主明目，疗青盲。（卷之十九 杂病下，人民卫生出版社 2014 年 490—493 页）

药用的其他脊椎动物脑

以下是有关引文。

《本草纲目》：兔头骨及肝　羚羊角　羊头蹄及头骨　羊肉　牛胃　猪脑　猪血　熊脑：并主风眩瘦弱。（上册第四卷，人民卫生出版社 1982 年 273 页）

《本草纲目》：蝙蝠脑　夜明砂　麝香：并去黔黶。（上册第四卷，287 页）

《本草纲目》：牛膝白茅根　白梅〔并嚼〕　铁华粉　晚蚕蛾　蟛蜞　马肉蛆　鱼鳔〔并捣〕　鸦〔炙研，醋调〕　鸡毛〔灰〕　乌雄鸡肉〔捣〕　陈熏肉〔切片〕　鹿角　鹿脑　狐唇　狐屎〔并涂竹木刺入肉〕（上册第四卷，345 页）

《本草纲目》：胡濙《易简方》云：凡预防蛊毒，自少食猫肉，则蛊不能害。此亦《隋书》所谓猫鬼野道之蛊乎？《肘后》治鼠瘘核肿，或已溃出脓血者，取猫肉如常作羹，空心食之，云不传之法也。昔人皆以疬子为鼠涎毒所致。此乃《淮南子》狸头治瘕及鼠啮人疮。又云狐目狸脑，鼠去其穴，皆取其相制之义耳。（下册第五十一卷，2872 页）

药用的禽类脑

许多禽类脑可入药，如鸡脑、鸭脑、蒿雀脑可涂抹皲裂；白雄鸡及脑可治癫邪狂妄；鹤脑和天雄、葱实服，能夜书字。以下是有关引文。

《本草纲目》：八种头风　蓖麻子、刚子各四十九粒去壳，雀脑芎一大块，捣如泥，糊丸弹子大，线穿挂风处阴干。用时先将好末茶调成膏子涂盏内，后将炭火烧前药烟起，以盏覆之。待烟尽，以百沸葱汤点盏内茶药服之。后以绵被裹头卧，汗出避风。〔《袖珍方》〕（下册第二十八卷，1703 页）

《新修本草》：耳聋

磁石〔《本经》寒〕　菖蒲〔《本经》温，《别录》平〕　葱涕〔《别录》平〕　雀脑〔《别录》平〕　白鹅膏〔《别录》微寒〕　鲤鱼脑〔《别录》温〕　络石〔《本经》温，《别录》微寒〕　白颈蚯蚓〔《本经》寒，《别录》大寒〕（例卷第二　诸病通用药，山西科学技术出版社 2013 年 47 页）

《本草纲目》：白雄鸡及脑〔癫邪狂妄〕（上册第三卷，144 页）

《本草纲目》：鹤脑〔和天雄、葱实服，能夜书字〕（上册第四卷，278 页）

《本草纲目》：啄木鸟　鸳鸯　乌鸦头　青鹖　子规肉　鹳脑　鹰头〔烧涂痔漏〕（上册第四卷，315 页）

《本草纲目》：（啄木鸟）脑

【主治】鲁至刚《俊灵机要》云：三月三日取啄木，以丹砂、大青拌肉饵之，一年取脑，和雄黄半钱，作十丸。每日向东水服一丸。久能变形，怒则如神鬼，喜则常人也。（下册第四十九卷，2660 页）

药用的鱼类脑

以下是有关引文及笔者评述。

《本草纲目》：【主治】诸痫　苏恭：煮粥食，治暴聋。大明：和胆等分，频点目

眦,治青盲。〔时珍〕

【附方】新二

耳卒聋 竹筒盛鲤鱼脑,于饭上蒸过,注入耳中。《千金》

耳脓有虫 鲤鱼脑和桂末捣匀,绵裹塞之。〔《千金方》〕(下册第四十四卷,2426 页)

《备急千金要方》:治耳聋方

又方 雄鲤鱼脑二两 防风 昌蒲细辛 附子 川芎各六铢

上六味㕮咀,以鱼脑合煎三沸,三上三下之,膏香为成,滤去滓,冷,以一枣核灌耳中,以绵塞之。〔《古今录验》用疗风聋年久,耳中鸣者,以当归代防风,以白芷代川芎〕

……

又方 竹筒盛鲤鱼脑,炊饭处蒸之令烊,注耳中。(卷第六下,中国医药科技出版社 2011 年 178 页)

《本草纲目》:〔诜曰〕鲤脊上两筋及黑血有毒,溪涧中者毒在脑,俱不可食。

……

《岭表录异》云:鲙鱼形似鳊鱼,而脑上突起,连背而圆,身肉甚厚,白如凝脂,只有一脊骨。(下册第四十四卷,人民卫生出版社 1982 年 2426 页;并参校钦定四库全书本,卷四十四第一、十五页)

《备急千金要方》:治雀目术 令雀盲人至黄昏时看雀宿处,打令惊起,雀飞,乃咒曰:紫公紫公,我还汝盲,汝还我明。如此日日暝三过作之,眼即明,曾试有验。〔《肘后》云:《删繁》载支太医法〕

治肝气虚寒,眼青眄眄不见物,真珠散方

真珠一两,研 白蜜二合 鲤鱼胆一枚 鲤鱼脑一枚

上四味和合,微火煎两沸,绵裹,内目中,当汁出。药歇更为之。(卷第六上,中国医药科技出版社 2011 年 101 页)

按:以上《备急千金要方》中的咒语"紫公紫公,我还汝盲,汝还我明",同样体现了迷信色彩。

药用的蟹脑、蝼蛄脑

以下是有关引文。

《备急千金要方》:治被伤筋绝方 取蟹头中脑及足中髓,熬之,内疮中,筋即续生。(卷第二十五,中国医药科技出版社 2011 年 440 页)

《太平御览》:葛洪《治箭钩在咽喉不出方》曰:用蝼蛄脑涂之,即出。(卷九四八 虫豸部五 蝼蛄,中华书局 1960 年 4209 页)

方士谬言龟脑

方士谬言:龟脑和服之。七年能步行水上,长生不死。详见"9.6 方士谬言龟脑"。

5.6 《本草纲目》(明)中的"脑为元神之府"

《本草纲目》在"木部 辛夷 【发明】"中,提出了"脑为元神之府"的论断。对《黄帝内经》以来的脑认识是一个重大的突破。以下是有关引文及笔者评述。

《本草纲目》:辛夷。〔《本经》上品〕。

......

【主治】五脏身体寒热,风头脑痛面黚。久服下气,轻身明目,增年耐老。〔《本经》〕温中解肌,利九窍,通鼻塞涕出,治面肿引齿痛,眩冒身兀兀如在车船之上者,生须发,去白虫。〔《别录》〕通关脉,治头痛憎寒,体噤瘙痒。入面脂,生光泽。〔大明〕鼻渊鼻鼽,鼻窒鼻疮,及痘后鼻疮,并用研末,入麝香少许,葱白蘸入数次,甚良。〔时珍〕

【发明】时珍曰:鼻气通于天。天者头也、肺也。肺开窍于鼻,而阳明胃脉环鼻而上行。脑为元神之府,而鼻为命门之窍。人之中气不足,清阳不升,则头为之倾,九窍为之不利。辛夷之辛温走气而入肺,其体轻浮,能助胃中清阳上行通于天。所以能温中,治头面目鼻之病。轩岐之后,能达此理者,东垣一人而已。(第三十四卷木部,人民卫生出版社 2007 年第二版 1936 页)

按:李时珍《本草纲目》的这一论点,其直接原因就是为了解释辛夷的"利九窍,通鼻塞涕出"作用,他用"脑为元神之府,而鼻为命门之窍"对辛夷的"治头面目鼻"作用进行了解释,当然是在《黄帝内经》经络运行框架之下的解释。但难能可贵的是,他大胆地提出了"脑为元神之府"的论点。要知道,这直接违背了《黄帝内经》"心藏神"的观点(详见"8.2 脑心之争")。

《本草纲目》(成书于明万历十八年,公元 1590 年)为什么会出现"脑为元神之府"这样一个论断? 分析一下他所处的文化、历史背景可能不无裨益,至少有两点是应当考虑的。

一、从华夏文化本身的发展来看,自唐代以来,在普通百姓的口语和文人的口语式文书中,脑具有神智功能,已经是当时社会的共识(详见"2.2 脑神,肠肥脑满",脑与神智挂钩;"3.2 明清之际的传统华夏脑认识",明清之际笔记、小说中关于脑神的表述。)

二、从同时代社会、文化环境来看,当时西方传教士的影响已经开始进入华夏。最早如利玛窦(Matteo Ricci,他在中国生活了 30 年,公元 1580 年到澳门,1610 年在北京去世),曾用汉语写了《西国记法》的书来介绍记忆方法,因为他的记忆力非常好,以至于许多中国人都想学习。比利玛窦稍晚,公元 1624 年,意大利耶稣会士毕方济(Francesco Sambiasi,1610—1649 年在华)和士大夫徐光启合作完成了《灵言蠡勺》,其中有不少有关脑认识的论述。公元 1624 年,汤若望(Johann Adam Schall von Bell,1619—1666 年在华)的《主制群征》问世,《主制群征》中有许多有关脑认识的内容，"3　明清之际篇"中已经提到，《主制群征》曾经明显影响了明末学者方以智（公元 1611—1671 年）所著的《物理小识》。（详见"3.5　明清之际译著中的西方脑认识"）

《本草纲目》的这一论点对后世医药学者也是有影响的，如即将谈到的王清任《医林改错》。

又，搜索国学大师网，在《本草纲目》以后，也有著作应用"脑为元神之府"的论点，但这些著作的出版时间都在《本草纲目》之后，都在清代，包括：《医方集解》（公元 1682 年），《要药分剂》（公元 1773 年），《重订通俗伤寒论》（公元 1644—1911 年），《医法圆通》（公元 1874 年），《重订灵兰要览》（公元 1822—1825 年前后），《类证治裁》（公元 1851 年），《重订广温热论》（公元 1644—1911 年）。另外，《医林改错》在引述这一论点时，提到金正希和汪讱庵两人也曾经有类似观点。上述这些，是否反映了晚清华夏医学家也在考虑脑与神智的关系？这倒是一个很值得思考与研究的问题！

5.7　《医林改错》（清）的"灵机记性不在心在脑"

王清任[①]的《医林改错》

笔者要指出，《医林改错》的脑认识有一个非常精辟的论点，那就是："灵机记性不在心在脑"。这是该书作者王清任（公元 1768—1831 年）对传统脑认识的挑战。以下是有关引文及笔者评述。

《医林改错》：（脑髓说）灵机记性不在心在脑一段，本不当说。总然能说，必不能行。欲不说，有许多病人不知源，思至此又不得不说。

不但医书论病言灵机发于心，即儒家谈道德、言性理，亦未有不言灵机在心者。因创始之人，不知心在胸中所办何事，不知咽喉两旁有气管两根，行至肺管前，归并一根入心，由心左转出，过肺入脊，名曰"卫总管"，前通气府、精道，后通脊，上通两肩，中通两肾，下通两腿，此管乃存元气与津液之所。气之出入，由心所过。心乃出入气之道路，何能生灵机、贮记性？

灵机记性在脑者，因饮食生气血、长肌肉。精汁之清者，化而为髓，由脊骨上行入脑，名曰"脑髓"。盛脑髓者，名曰"髓海"。其上之骨，名曰"天灵盖"。两耳通脑，所听之声归于脑。脑气虚，脑缩小。脑气与耳窍之气不接，故耳虚聋；耳窍通脑之道路中若有阻滞，故耳实聋。两目即脑汁所生，两目系如线，长于脑，所见之物归于脑。

---

①　王清任（公元 1768—1831 年）清道光 10 年（公元 1830 年）的《医林改错》。上卷内容有二，其一是论述脏腑解剖，提出了王氏所绘的解剖图谱和一些生理学方面的新观点，意在改正古人在某些解剖和生理认识上的错误。下卷主要论述了半身不遂、瘫痿、瘟毒证、抽风、月经及胎产病、痹证、癫狂等病症的瘀血病机及辨证治疗，意在改正古人对这些病症认识和治疗上的错误。

瞳人白色,是脑汁下注,名曰"脑汁入目"。鼻通于脑,所闻香臭归于脑。脑受风热,脑汁从鼻流出,涕浊气臭,名曰"脑漏"。

看小儿初生时,脑未全,囟门软,目不灵动,耳不知听,鼻不知闻,舌不言。至周岁,脑渐生,囟门渐长,耳稍知听,目稍有灵动,鼻微知香臭,舌能言一二字。至三、四岁,脑髓渐满,囟门长全,耳能听,目有灵动,鼻知香臭,言语成句。所以小儿无记性者,脑髓未满;高年无记性者,脑髓渐空。李时珍曰:"脑为元神之府。"金正希曰:"人之记性皆在脑中。"汪讱庵曰:"今人每记忆往事,必闭目上瞪而思索之。脑髓中一时无气,不但无灵机,必死一时;一刻无气,必死一刻。"试看痫症,俗名"羊羔风",即是元气一时不能上转入脑髓,抽时正是活人死脑袋。活人者,腹中有气,四肢抽搐;死脑袋者,脑髓无气,耳聋眼天吊如死,有先喊一声而后抽者,因胸中气不知出入,暴向外出也。正抽时,胸中有漉漉之声者,因津液在气管,脑无灵机之气使津液吐咽,津液逗留在气管,故有此声。抽后头疼昏睡者,气虽转入于脑,尚未足也。小儿久病后元气虚抽风,大人暴得气厥,皆是脑中无气,故病患毫无知识。以此参考,岂不是灵机在脑之证据乎!(清刻本,上卷第二十、二十一页)

按:《医林改错》提出"灵机记性不在心在脑"的论点,是非常宝贵和不容易的,但其论证方法的基础并不牢靠,举凡脑髓、脑气是否丰满,脑与眼、耳、鼻、舌关系,通篇读来,都是推论。

《医林改错》中的脑与疾病

《医林改错》在脑与疾病之间的关系方面,仍然大部分保留了传统观点。以下是有关引文及笔者评述。

《医林改错》:(辨方效经错之源:论血化为汗之误)又问:"仲景论目痛、鼻干、不得眠,是足阳明胃经之表症,以葛根汤治之。其方内有葛根,仍有麻黄,此理不甚明白。"余曰:"寒邪由表入经络,正气将寒邪化而为热,故名曰邪热。邪热上攻头顶,脑为邪热所扰,故不得眠;目系通于脑,邪热由脑入目,故目痛;鼻通于脑,邪热由脑入鼻,故鼻干。明是邪热上攻之火症,并非足阳明胃经之表寒。用葛根而愈者,莫谓葛根是温散之品,葛根乃清散之药也。其方内用麻黄者,发散在表未化之寒邪也。此又是方效经络错之明证。"(下卷第四十页)

《医林改错》:(癫狂梦醒汤)癫狂一症,哭笑不休,詈骂歌唱,不避亲疏,许多恶态。乃气血凝滞,脑气与脏腑气不接,如同作梦一样。(下卷第三十五页)

5.8 《全体新论》中的西医脑认识

"西医东渐"中的教会医院与大学

据笔者考查,与传教士来华相平行,教会医院与大学在华夏兴起也是西学东渐的一个重要组成部分,是西方医学及支撑它的相关理论体系为华夏医学界所接受和共享的过程。历史不应该遗忘教会医院在传播西方人体知识方面所起的重要作用。

"西医东渐"带来了西方的脑科学知识,这是实实在在促进华夏脑认识嬗变的重要因素。

澳门的眼科诊所和广州的伯驾医院是传教士最早在华夏建立的医院。早在公元1820年,英国传教士马礼逊(Robert Morrison,1782—1834年)与东印度公司医生李文斯顿(John Livingstone)在澳门开设了一家眼科诊所,这是基督教新教在华行医施药的开始。几个月内,诊所便为300名病人施诊。公元1827年,马、李与新来华的郭雷枢(T.R.Colledge)医生在澳门开设眼科医院,主要为穷人施诊,主治眼病,兼治他病,来诊者每天平均有40人之多,澳门附近亦有人前往就诊。据统计,公元1827—1832年10月,5年之中,共治愈4 000余人。公元1835年11月,来自美国基督教海外传教机构美部会的专业医师伯驾(Peter Parker,公元1804—1889年),开办了东方第一所教会医院——广州眼科医局,即广州博济医院的前身。医院租用当地商人的楼房,具有一定规模,可以接纳200名病人候诊,收留40名患者住院。伯驾是近代华夏基督教从事医药传教之首位牧师,他的外科手术特别引起人们关注,妙手回春的消息常常不胫而走,在士绅阶层中产生广泛影响。

公元1838年2月,以推动医学传教为宗旨的专门机构——中华医学传道会(The Medical Missionary Society in China)在广州成立,它导致一大批医学传教士涌入华夏,这些传教士在他们可以立足的地方都首先建立起医院或诊所。

公元1842后,这类诊所和医院推广到香港和上海、福州、厦门、宁波等地。公元1860年后,这类诊所和医院被推广到整个沿海、沿江和广大的华夏内地。据统计,到公元1850年,华夏至少有10处这样的场所,公元1889年有61所。

公元1900年以后的头20年,教会医学事业的发展如日中天,迅猛异常,其重要特征是教会大学蓬勃兴起,教会医学校在各地出现。如广东女子医学校、北京协和医学堂、汉口协和医学校、济南共和医学校、上海震旦大学医学院、福州协和医学校、沈阳教会医学院、上海圣约翰大学医学院、成都华西协合大学医学院系、湘雅医学校。除上述重要医学校外,尚有山西川至医学校、北京中法大学医学院、女基督教徒医学院(上海)等数所。

教会医院与大学在华夏的医疗工作方面起重要作用,这是不言而喻的,但具体地说,它们在推进近代华夏人体解剖生理方面,更具体地说,它们在推进脑认识方面起什么样作用,尚待仔细梳理。

《皇朝经世文统编》曾介绍南京的教会医院情况。引文如下。

《中国设立医学堂议》:金陵向有西医院两所,一在旱西门内,一在鼓楼大街,均由美国人主持,为人疗治内外各症,颇著奇功。花牌楼更设立贵格医局,就诊者殊形拥挤。兹者于河沿文汇书院院长另起西医学堂,延精通医术之西教习,导华夏良家子弟从事于医,就业者每年须输洋五十元为束脩之敬。执笔人闻之,不禁喜而雀跃曰:我华夏之医学,其将从此振兴哉!向尝谓华夏内外科各医生治疾,每不能奏效,非药之无用也,中国素不准剖解死尸,医者于人之藏府(脏腑)脉络筋骸,类皆以讹传讹,未能熟悉。以故每遇一症,惟是以三指按其手,略一辨察舌苔,即胡乱揣摩,开方用药。如肝居胸膈之右,而华医谓之居左。夫左系脾也,而乃以肝当之,无怪其遇脾病而指为肝病也。心居左乳旁寸许,而华医谓之居中,是以俗名胸间为心潭,亦曰心口。夫胸之中,系胃也,而乃以心当之,无怪遇胃脑气筋不安,而误指为肝气也。(上海宝善斋石印本《皇朝经世文统编》卷九十九第二十九、三十页)

《全体新论》

据笔者查考,在广州做开业医生的合信公元 1851 年出版了他的一部医学专著——《全体新论》。这是一本以解剖图谱为主的生理-解剖著作。《全体新论》中有不少脑解剖和功能方面的介绍。

《全体新论》由合信与华人陈修堂合译,该书突出以西方已发表的图谱为主,以文字说明图片,但也结合华夏传统医学,有时还加以评说。以下是各个命题的有关引文及笔者评述。

• 合信其人

合信(Benjamin Hobson,1816—1873)的《全体新论》,是近代第一部把哈维(William Harvey,1578—1657)以后的西方解剖生理学系统地介绍来中国的中文医理书,风行达大半个世纪,影响深远。(陈万成[①]《〈全体新论〉插图来源的再考察》:见《自然科学史研究》2011 年第 30 卷第 3 期 257 页)

合信《全体新论》的脑认识基本上反映了当时西方的脑认识,包括:脑的分部、脑与神经的关系、脑神经的作用、脊髓前后根的功能、脊神经的作用、脑与神智关系的原则等。当然,如果详细推敲,此书的有些立论可能未必准确,如脑体积大小与人种的关系。这也可能与当时在西方流行的脑认识的发展水平有关。合信是英国人,他以一位外籍来华医生的身份,能够写出如此精炼而流畅的文字,实属难能可贵,这里当然也有他的合作者——陈修堂的宝贵贡献。《全体新论》是一本医书,据有的材料介绍,后来有很多医院训练医生,都用此书作为教材,但它对社会大众的影响,则可能不及比它稍晚的《天演论》。

• 《全体新论》序

《全体新论》序说明了此书的写作目的。

凡天下之物,莫不有理。惟理有未穷,即知有不尽。若能穷理有据,则不论何人

---

① 陈万成:香港大学中文系。

言之,皆当信之。盖人同此心,而心同此理,固不得异其人,而并异其理也。予来粤有年,施医之暇,时习华文。每见中土医书所载骨肉脏腑经络,多不知其体用,辄为掩卷叹惜。夫医学一道,功夫甚巨,关系非轻。不知部位者,即不知病源;不知病源者,即不明治法;不明治法而用平常之药,犹属不致大害,若捕风捉影以药试病,将有不忍言者矣。然以中华大国,能者固不乏人,而庸医碌碌惟利是图者,亦指不胜屈,深为惜之。予自弱冠业医,于人身脏腑部位,历经剖骸看验,故一切体用,备悉其详。近得华友陈修堂相助,乃集西国医谱,参互考订,复将铰连骨骼及纸塑人形,与之商榷定论。删繁撮要,译述成书,颜曰:"全体新论"。形真理确,庶几补医学之未备。若以为矜奇立异之说,则非予之素志也。是以为序。

　　咸丰元年(公元 1851 年),岁次辛亥季秋日,合信氏识于惠爱医局(海山仙馆丛书本)

- 《全体新论》的海山仙馆主人弁语

　　海山仙馆主人①在把《全体新论》选入海山仙馆丛书时,作了一个弁语。这个弁语表明,《全体新论》很难被华夏医生接受,其原因是对华夏传统理论否定太多。

　　全体新论者,西医合信氏所著也。彼国有患奇疾而死者,医必剖视脏腑以穷其故,历试诸药以求其方,故其言当有可取……书中自创新论,未必全无所见,唯与《灵枢》《素问》故相刺谬者,适足以成其为偏隅之学、一家之言耳。如谓勇决非由于胆大,不知古书所记,亦由剖视而知,岂彼之剖视可据,而中土之剖视皆不足据耶? 至其论精血由某处达某处,胚胎在何时作何状,又岂剖视已死之人所能见其运动,考其时日者耶? 此皆故作龃龉、言之过当者。唯其人能读中土之书,能识雅训之字,似非尽出无稽。虽在彼不过曰想当然耳,而在我亦何妨姑妄听之? 由此书而牖启其心思,触悟其治法,未必非医家之一助也。因采以入丛书,并略论其得失,以弁其首。

　　咸丰二年岁在元黓困敦,海山仙馆主人记(海山仙馆丛书本)

　　按:咸丰二年为壬子年(元黓困敦),其中元(玄)黓指壬年,困敦则是子年的别称。

《全体新论》中的脑认识

　　从《全体新论》目录可以清楚看出,《全体新论》的脑认识仅是对人体认识的一部分,但是很重要的一部分:全体新论目录共 39 项,其中第 8 项为:"第八　脑为全体

---

　　① 海山仙馆主人为潘仕成。清朝道光十年,富商潘仕成将荔枝湾方圆几百亩地买下,大兴土木修亭葺台,建成岭南第一名园,并题名为"海山仙馆"。经过多年变迁,当年的风貌已荡然无存。1998 年,由政府出资,开始了"海山仙馆"的主楼"贮蕴楼"的重建,并由已故著名园林建筑大师莫伯治负责设计。海山仙馆之所以受到人们由衷的惜宠喜爱,并非仅仅缘于它的园林美景、红荔云色,更重要的是它积淀着深厚的经典文化内涵。园主潘仕成非但是十三行的大富商,还是收藏甚丰、蜚声域外的文化名流。他不惜斥巨资刻印《海山仙馆丛书》56 种,492 卷,分编经、史、子、集四部。

之主论"。(《全体新论》目录)。

笔者发现,为了能够尽量与华夏传统认识调和起来,《全体新论》在篇目名称上用了"论"(面骨论、眼官部位论、阳精论等)和"经"(胃经、小肠经、肝经、心经等)两种方式,由此可以看出作者的良苦用心。笔者按书中有关脑认识的命题加以引述,并加以评述。

• 提出"脑气筋"名词

在《全体新论》例言中我们看到作者的名词创新,最具特色的是作者把 nerve 翻译为脑气筋。

《全体新论》:是书所称"管"字,与"筋"字大相悬绝。筋者实,管者通……是书所称脑气筋者,其义有二:一取其源由脑出,二取其主司动作觉悟(指运动、感觉)。(海山仙馆丛书本,例言第一页)

按:我们知道,以后严复、谭嗣同等也采用脑气筋这个名词,严复还把脑气筋、神经、nerve 联系了起来。详见"8.11 嬗变中的脑认识:脑气筋、神经"。

《全体新论》:或问脑在头颅之内,何能运用遍身乎? 答曰:脑在至高,为一身之主,但其气筋〔色白,运传脑之气势者〕,分派如绳、如线、如丝者,总名之曰脑气筋,缠绕周身五官百体、皮肉筋骨、脏腑内外,无处不到。故全体听脑之驱使,无不如意。倘手足肉之脑气筋坏,即废而无用矣。(卷三第一、二页)

• 神智在脑

《全体新论》:而更有主宰觉悟(指感觉)动作之司,以应外事者,即脑是也。古人云:人为万物之灵,万事皆发于心,实未知灵之在脑;又云:脑为元神之府,亦未知脑之功用。盖人之脑最大,较万类之脑,或相倍蓰。是惟人为万物之灵,而其灵则在脑也……脑非人之灵魂,乃灵魂所用之机,以显其思虑行为者耳。初生小孩无脑者死,脑少者痴。脑中或有脓血水胀,或生热,或骨压,则失本性而朦昧不明;或卒遭跌磕,震动其脑,则头目迷懵。推而言之,眼无脑气筋则不能视,耳无脑气筋则不能听,鼻无脑气筋不分香臭,舌无脑气筋不知甘苦。周身手足之能知痛痒冷热软硬涩滑,及能记古今、应万事者,无非脑之权也。(卷三第一页)

• 反射现象

《全体新论》:至若熟睡之人,内水其口,自能吞咽;爬搔其足,彼必缩动;或展其目,以火照之,其瞳人必缩小避光。若斯之类,乃脑筋自能感动,以传其气力,亦非本人之意也。(卷三第六页)

• 自主性神经系统

《全体新论》:然有脑气筋〔如脑之第八对〕,常能自行其用,不待人意命之者〔脊骨两旁，另生多节白筋，支布脏腑各经之能自行其用者，意亦此筋之势欤〕。如肺常呼吸，心常舒缩，胃之消化，内肾生溺，外肾生精等经是也。（卷三第六页）

按："脊骨两旁，另生多节白筋，支布脏腑"当然是指自主性神经（交感神经）；但第八对脑神经是位听神经，不应列入自主性神经之中。

• 脑的种系发生（phylogenesis）和个体发生（ontogenesis）

《全体新论》：然昆虫众类，亦必藉脑始有动觉，惟与人类、兽类之脑不同形，有生于脊者，有数脑如珠相连者。百足之虫，节节有脑，故断其身，两半皆能走动也。

……

凡人自初生至二十岁时，脑随年长。至二十四五长足之年，全脑约重三磅零〔一十一两六钱为一磅〕。自三十至四十岁时，脑亦微长；四十至五十，脑定而不长矣；五十以后年将老弱，而脑略轻减。女人之脑约少男人五六两。西国书有量脑之法，以九十度为率，其法用一机矩，将一端自耳孔横度至鼻孔，又将一端由颔骨上量至额，然后视两端相去几何。额之高者，约得八十五度；额斜削者，约得七十至八十度之间。

……

人固以脑轻重为愚智，而兽类亦然。猩猩，兽之最灵者也。以机矩度之，约得五十六至六十度，几与庸人相埒。若家犬则三十五度，羝羊得三十度，马得二十三度。他兽愈愚，度亦递减，下而鳞介则无度焉。（卷三第二、三页）

按：以上材料、数据与解释，系《全体新论》作者当时所引用，但在今天看来，不一定完全可靠、可信。

• 有争议的命题：脑的体积大小与人种的关系

《全体新论》：大抵度愈多则人愈智，度愈少而人愈愚，因度多者则头骨阔而脑必大，若度少者其脑亦小矣，故智者之脑必大且重。西国有上智之士，死后人剖挖其脑秤之，共重五十七两；又一智者脑重五十四两，又一人脑重四十八两。斯皆脑之奇重者，其人聪明特达，巧思绝伦，无出其右。又有痴蠢之人，五十而死，脑重一十八两；又一人四十而死，脑重二十一两。（卷三第二、三页）

按：以上材料、数据与解释，系《全体新论》作者当时所收集；今天看来，不一定完全可靠、可信。

• 脑膜和脑血管

《全体新论》：人之脑最贵，在至高之位，周围有骨包护，诚不易受伤。西国医士或观死人之脑，在额上半截展割其皮肉，后锯其骨，见脑充满头颅之内，全无虚隙。脑外有胞三层，首层即骨内衣，坚韧略厚，紧粘于骨；次层双胞，膜中有湿润，一边连近骨衣，一边反包其脑；第三层有薄膜，随其浅深盘曲之缝皆到，脑纹与猪羊略相似，左右各有血脉管两枝分布(两枝在前,两枝在后)。此管由心而出,运血养脑。以全体之血计之,脑得七分之一。脑虽主使百体,还须赖多血养之。其管乃傍食喉栱上骨缝而上,将至脑际,蜿蜒而入,故不冲激脑体。脑分左右两枚,胞膜间之,故左右不至相逼。两枚正中之下,有横纹筋丝相属,其下有水房,水房之中有薄膜间分为二。(卷三第三页)

● 大脑分叶和脑神经(脑部的脑气筋)

《全体新论》:反看脑底,则脑之左右皆有三叶,分前中后,而内实相连。脑底有脑气筋九对:第一对入鼻,司闻香臭;第二对入眼球,司观万物;第三四六对入眼肉,司运动。第五对每分前中后三大支。前首支,从眼窝上骨孔而出,分布于头中;次支从眼窝下骨路而出,分布面上,亦分小支入上牙床,散布上齿;后第三支入下牙床,分布下齿,从外孔出分布下颔,又分一支入舌。此三支俱司觉痛痒。第七对分二支。一支入耳内,司听声音;一支出耳门底,分布面部,司运动,此支若坏,则眼口俱歪〔口左歪则右筋坏,口右歪则左筋坏〕。第八对傍气喉而下,入心肺与胃,司运用;第九对入舌,司运动及别五味。

横割脑上小半,见其缝灰粉色,或阔或窄,中之色白。再横割大半,见两边各有水房。近前两角,形相反向外;近中两角,形曲向下;近后两角,形相对向内,左右房皆有水,故曰水房。

大脑之下蒂连小脑,一颗亦分两枚。其上有坚厚胞膜,与大脑相隔,故无压逼之虞。直割看之,灰粉色微红,有纹如扁柏,中有小水房,其重约得大脑七分之一。

脊髓者,由大小两脑直生而下,为脑之余。盖承脑之驱使,分派众脑气筋之本也。西国医士剖开脊骨考验,见胞膜三层,膜内有清水环护。(卷三第三、四、五页)

按:以上《全体新论》所述脑底九对脑气筋,自第七对以后,其序次编号与当代脑神经的有所不同,这可能与合信所引用的当时文献资料有关。类似现象在其他处也有发现,如第116页"3.5 明清之际译著中的西方脑认识"有关《主制群征》的脑认识:"筋自脑出者六偶,独一偶逾颈至胸,下垂胃口之前,余悉存顶内,导气于五官,或令之动,或令之觉。"

● 脊髓和脊神经(脑气筋)

《全体新论》:脊髓髓质与脑质同,类比手足骨内之髓,大相迳(径)庭。亦谓之髓者,盖中土无名,不得不沿其旧耳。其形如两柱并立,而中相连。前后有直缝分开,内灰色而外色白。自枕骨大孔下垂,过颈骨、背骨,直至腰骨之次节而止。上下略大而中略小,自颈背骨第三节至第六节,左右分派脑气筋入手,故髓柱略大。又自背骨第十节至腰骨第一节亦然,因左右分派脑气筋入足故也。每柱之旁,各有坚纹间分前后,故有柱前、柱后之称。两柱左右生出脑气筋三十一对,在颈骨里生八对,在背骨里生十二对,在腰骨里生五对,在尾骨里生六对,左右各穿骨孔而出。然每支皆有两根,长约四分,一根生于柱前,一根生于柱后。二根功用不同,前根主司运动,后根主司觉悟,实一筋而兼二用。凡人百体之能运动及有觉悟者,是皆脑气筋所为,而脑为之主使也。(卷三第五页)

按:以上文中特别强调脊髓的髓不同于骨髓的髓。

• 脑的实验研究和临床病例

《全体新论》:西国有人,尝将一兔割开脊骨,见髓柱之前后根。试触其前根,兔必缩动,因前根司运动;若触其后根,兔必呼叫,因后根司觉悟而知痛也。[1]

又有人将一鸽割去其大脑,数月尚生,但无觉悟。饲之则食,抛之则飞,若不动之,则常如睡。观此可知,大脑为觉悟之主。又将一鸽,割其小脑,亦生数月,但不能飞动;反其背于地,不能自转,则小脑当为动作之主矣。[2]

至手足抽搐,牙闭口噤,及小儿惊痫,却因脑筋气力妄行太烈所致。然有小肠生虫作痫者,有将出牙作痫者,有癫狗咬伤成痫者,其源皆同。他如中风、瘫痪、麻木、发羊吊、思虑伤神,狂症、癫症、痴症、头痛、头晕等症,其源皆出于脑或脊髓之中。洋人有死于是症者,剖验确有据也。

英国巡海兵船有一水手,上桅挂席,失足倾跌船上,昏然不省,仅存气息,日惟仰卧,十指腾颤不停,时或张翕其唇,侍者即与之食,知其馁也。船中医士,莫究其源,及返国即邀名医治之,周身诊验遍无伤损,惟于头上有小凹处,遂知为骨破压脑之由。即用一圆锯锯一骨孔,钳起压骨,好加理复。约两时许,患者即能起坐。医士问其痛苦,以手反指其头,由是日渐省觉,过四日后,行动言语如常。自言为何处人,雇工于某兵船,如何倾跌云。计其受伤至全愈之日,共十三月也。

又有某商,素有睡行之异。一夕忽于睡中起行,误以窗牖为门户,闯行而出,翻跌楼下,压一大石角上,折其背骨。其上半身犹能言语饮食,动作如常;下半身痿,毫弗能动,无复便溺,不知痛痒。医士抚验,料是脊髓断折,无法可疗。七日遂死。剖而察之,果见髓柱断绝,如刀割然。

以上两症事实创闻,脑及脊髓之机,无容少损,洵明证也。彼压脑者沉迷罔觉,

---

① 英国人贝尔(C. Bell,公元1774—1842年)的贡献是在公元1810年确定了脊髓前根的运动功能,法国的马让迪(F. Magendie,公元1783—1855年)则在公元1822年提出前根和后根分别有运动和感觉功能。参见《历史发展和思考》132—133页。

② 这可能是指弗卢龙的实验。弗卢龙(M. Flourens,1794—1867年)实验做得非常好,很快在法国享有盛誉,35岁被选进法兰西科学院。自公元1820年开始,他花了20年时间做了一系列以鸽子为对象关于脑损伤影响行为的实验。弗卢龙报道,损伤大脑对于鸽子的判断、志愿、记忆以及知觉都有非常大的影响,但他也发现,不同部位的损伤与影响大小无关,任何大脑区域对于这些功能的作用是同等的。唯一例外的是视觉,一侧损伤引起对侧的盲。即使如此,大脑皮层也没有局部定位。参见《历史发展和思考》165页。

阅十三月而瘗,命危几于不续。其髓柱断绝者,上身脑筋未坏,故动作如常,下身脊髓断绝,脑气不复联接,遂致身亡莫救。脑与脊髓,其要害若此。

上文所论,不过言脑之大要。尤有奥妙之理,诚难以笔形容者。然所论皆属有据而言,阅者可以无犹豫矣。(卷三第五、六、七页)

- 14 幅脑的插图(示例见附图)

《全体新论》卷三的图名:

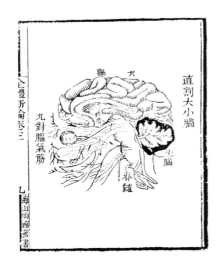

外缝灰色,内面白色,横割大脑见两半相连;
横割大脑见左右水房;
直割大小脑,九对脑气筋;
见脑底分三叶及小脑;
松鼠之脑;
虫类之脑珠;
此各筋令面知觉运动,面上之肉及面颈脑气筋;
驼(鴕)鸟之脑,鳗鳝之脑;
横割人脊髓,脊髓两柱两根;
猿类头壳〔脑略多〕,猪公头壳〔脑少〕;
白人头壳〔前半多〕,黑人头壳〔前半少〕;

人脑并脊髓分出左右三十一对脑气筋;
当中割开人脑脊髓之图。(卷三第八至十二页)

《全体新论》的资料来源

据笔者查考,关于《全体新论》的插图和其他资料来源,在陈万成以前,已经有日本学者松本秀士、坂井建雄进行过查考,认为《全体新论》一书,主要译自卡彭特博士(Dr. Carpenter)之名著《动物生理学》,其余则摘译自奎恩(J. Quain)、威尔逊(E. Wilson)、帕利(W. Paley)等诸家著述。

卡彭特博士指 William Benjamin Carpenter(1813—1885 年),他的《动物生理学》(*Animal Physiology*)初版于公元 1843 年,公元 1847 年二版。

奎恩指《奎恩氏解剖学》(*Quain's Anatomy*),即奎恩(Jones Quain,1796—1865 年)的《解剖学基础》(*Elements of Anatomy*),此书于公元 1828 年初版,至公元 1848 年已五版,是当时最受欢迎的人体解剖学教科书之一。

威尔逊即 Erasmus Wilson(1809—1884 年),他的名著《解剖学便览》(*The Anatomist's Vade Mecum*)于公元 1840 年初版,公元 1844 年已三版。

帕利即 William Paley(1743—1805 年),是著名神学家,他的名著《自然神学》(*Natural Theology*,1802)在 19 世纪前半期曾风行一时。

《全体新论》出版后,有多家书局出版了不同版次的版本,插图也有扩展、增加。陈万成曾作了补充考证,认为再版所采用的插图是源自奎恩、威尔逊、克吕韦耶(Cruveilhier)、贝尔、帕克斯顿(Paxton)、卡彭特、莫阿特(Mouat)共 7 人的著作。

《全体新论》正文的资料来源,很可能有一部分也来自上述书籍,但显然还有其他来源。(参见陈万成《〈全体新论〉插图来源的再考察》)

合信《全体新论》对我们的启发

笔者认为,《全体新论》基本反映了当时西方的脑认识,当然也有些地方可能不够确切,经不起仔细推敲,这或与当时脑科学的一般发展水平有关。

5.9 西医影响下《皇朝经世文编系列》的脑认识(医药)

这里仅介绍西医影响下《皇朝经世文编系列》的脑认识,医药部分。关于《皇朝经世文编系列》的其他介绍详见"3.5 明清之际译著中的西方脑认识"及"3.7 《皇朝经世文编系列》的脑认识(通识)"。

据笔者考查,《皇朝经世文编系列》中的脑认识五花八门。西医传入华夏后,凡是与传统华夏脑认识不相冲突或冲突不严重的脑认识,一般都能被接受。但是,传入的西方脑认识与奉《黄帝内经》为经典的传统医学脑认识存在着原则性区别,于是它们之间发生激烈交锋,反映在《皇朝经世文编系列》上,就呈现出不同论点的争鸣。

与脑认识相关联的论争,往往是与传统医学的经络系统相关联的,因为西医从脑的结构和功能出发,而传统医学则把脑摆放在一个看不见、摸不着的经络系统之中。激烈的论争是不可避免的。

接受新的脑认识

这是指在当时条件下,舆论界能够接受的西方脑认识,虽然在今天的眼光看来,有些观点不一定完全准确。

这些观点包括:脑功能、脑气筋、脑筋、脑气、电;脑与视听感觉;"人之思虑智慧知觉运动,皆脑为之主",等。以下是各个命题的有关引文及笔者评述。

- 脑功能、脑解剖、脊髓、脑气筋

《说脑》:华人每谓人之知觉运动皆由于心,故宋儒谓心为天君,《礼·大学疏》"总包万虑谓之心",《释名》"心也谓微无不贯也"。独西医则谓:人之灵明,不在于心,而在于脑。盖心为运行众血之府,其位偏于左,居第五六肋骨之间,在左乳旁寸许。每一分时约跳七十五次,每一跳过血一两六钱,听以闻症筒,其音若罅得二字。

若脑则居头颅中位,处至高,为全体之主,在前者曰大脑,在后者曰小脑,中间联络者曰脑桥。脊髓者,由大小脑直下,承脑之驱使,分为脑气筋,贯注一身,俾人知觉运动者也。脑气筋共四十对,九对由脑出,三十一对由脊髓出,枝分叶布,遍乎肌骨筋骸。约而言之,第一对名鼻脑气筋,主觉香臭;第二对名眼脑气筋,主目之视物;第三四六对名运眼脑气筋,主眼肌展动;第五对名三岔脑气筋,主面之知觉、舌之别味及肌之伸缩;第七对名面脑气筋,主容之舒惨;第八对名耳脑气筋,主耳听;第九对名喉舌脑气筋,主喉之启闭及舌之别味。以上皆由脑之本体出者也。其由颈之骨髓出者计三对,先是第十对,名长脑气筋,主心肺胃三部,或觉或动;由是而第十一对,两段脑气筋,主声管肌之展动;第十二对名舌下脑气筋,主舌之展动。以下则皆出自脊间,而分布乎百骸四体。西书尝谓:脑非灵魂,乃灵魂所用之机,藉以显其行为思虑者。旨哉斯言,真足以破华医谓心为灵府之谬矣!(见上海宝善斋石印本《皇朝经世文统编》卷九十九第二十四页)

按:以上全面接受西医关于脑、脑功能、脊髓、脑气筋的观点,而且认为"旨哉斯言,真足以破华医谓心为灵府之谬矣!"

钟天纬《西学古今辨》:一曰医学。人之夭寿生死,虽赋于命,然病前之防护、病时之调治、病后之补救,实为生命之大关。西国医理,实为格致之大端。其始本兴于罗马,历代均有名家著书垂世。自格致化学明而医学亦为之大变。二百年前脉管回血之理,西医犹未讲明,近始证验明确。此外如脑气筋、甜肉经之类,皆发前人所未发,为中国自古医学所无。(见光绪丁酉刻本《皇朝经世文三编》卷十一第六页)

按:以上称赞西医的解剖,实事求是。其中"甜肉经"系指胰腺(pancreas)。合信首创把 pancreas 翻译为"甜肉"①,被当时西医译书广泛采用。由此衍生出"甜肉经"的提法。

• 大脑、小脑

据笔者考辨,西医提出脑有大脑、小脑之分,但在舆论家的文章中,限于他们各自的自然科学基础及对西方脑认识的了解,产生了各种不同的大、小脑的认识。详见"8.10 嬗变中的脑认识:大脑、小脑"。

• 脑与视、听感觉

按:认为脑司理感觉是可以接受的。

李经邦《泰西医术何妨视中东医理优劣论》:脑之使名脑气筋,缠绕周身无处不到。推而言之,目无脑气筋则不能视,耳无脑气筋则不能听,周身手足之能知痛痒冷

① 见孙琢《近代医学术语的创立——以合信及其〈医学英华字释〉为中心》:《自然科学史研究》2010 年 29 卷 4 期 456—474 页。

热及能记古今、应万事者,无一非脑之权也。(见光绪丁酉刻本《皇朝经世文三编》卷六第五页)

阙名《格致浅理》:请言目光为光学之原。睛为球,前有目胞,后有目窠。胞内之皮曰罩睛皮。罩睛皮之内有明角罩,所以透光而见万物者。目睛球凡三层,外层曰白壳,中层曰血络黑油衣,内层曰脑筋衣。油衣之内又有曰隔帘者,其中为孔、为瞳人。前后有清水,曰前房水、后房水。帘外又有细微肉丝三层,内层丝圆纹,外层直纹。隔帘能自开大以取光,又能敛各光于内而无遗。其内则睛珠,如稠结明胶一粒,有薄明胞衣包之。衣内微有清水,所以收束外入之光,以通于脑筋衣者也。其充满睛球之内,前至睛珠,后至脑筋衣者,曰大房水,所以夺目珠已敛之光而达于脑者也。格致家考验目中如许奇妙,故凡外入之光,大而山河日星,小而毫厘丝忽,莫不毕现于一粒粟中。虽至电光之速,而睛珠能状而留之。且光学家言:光之原本为球形;又论眼能透光之理甚详〔见英国田大里所辑《光学篇》〕。于是而悟照像之有透光镜,于是而悟筋网〔即脑筋衣〕之为糙玻璃,于是而悟发光、敛光、回光、射光之关合于睛球筋网而神奇莫测。斯之谓天然之光学。(见上海译书局石印本《皇朝经世文新编》卷二十上第三十八页)

按:以上通篇就是视觉产生的过程,是可以被接受的。

沈学《体用》:有体用有一切知觉。声音一官,以脱浪〔英文声浪〕入外耳管或内耳管〔喉底〕两管。有耳鼓〔薄而韧〕浪击鼓,鼓传四小骨〔椎骨、砧骨、珠骨、马镫骨〕至孔盘〔孔盘四孔:椭圆孔马镫骨底,正圆孔通螺纹,小圆孔脉管、回管出入之所,长圆孔太阳穴,内接半环边〕、半环〔只两环半,柔软喜颤〕、螺纹〔七旋,有水善波,肌丝排列如弦,弦中有精粒如沙,名阿拖利得(耳石,otolith)〕三处着脑网,乃知为声。(见《皇朝经世文新编》卷二十上第二十一页)

按:以上通篇讲的就是听觉产生的过程,是可以被接受的。文中述四块听小骨,不知其来源如何?现知听小骨仅三块。听骨(ossicle)为人体中最小的骨,又称为听小骨。左右耳各有三块听小骨,由锤骨、砧骨及镫骨组成,大部分居于上鼓室内,借韧带及关节相连接,组成听骨链。锤骨柄在鼓膜的内侧面,位于黏膜层与纤维层之间。镫骨足板为环韧带,连接于卵圆窗。锤骨和镫骨之间为砧骨。

阙名《格致浅理》:请言耳力为声学之原。夫耳,固创成机窍以通空气者也。故耳外有耳轮,其用在摄声而传之外窍。外窍约深寸许、阔二分许,至耳膜为界。耳膜西人谓之耳鼓,乃外窍之皮、中窍之衣相倚而成者,其用在击声成浪而传之中窍。中窍有递相连贯之骨四:一椎骨,二砧骨,三小珠骨,四马镫骨。再入则为内窍。内窍歧路甚多,大致判为三处:一曰三角房,二曰半圈骨(骨有管三),三曰螺纹骨。此外窍、中窍、内窍之厓略也。凡声之入,由外窍传耳膜,耳膜传椎骨,椎骨传砧骨,砧骨传小珠骨,小珠骨传马镫骨,马镫骨传内窍。内窍之水膜感动脑气筋,脑气筋接众声递入脑中。此传声之妙窍也。格致家于此悟声浪动荡之质点〔详田大里《声学篇》〕、空气往来之速率,无微不至,而声学之用由矣。(见《皇朝经世文新编》卷二十上第三十八页)

按：以上通篇就是听觉产生的过程，是可以被接受的。

《照相之法可以施于政事论》：泰西之学，技艺之学也。其施于政事，则技而进乎道者也……法国凡罪人遇赦，必照其像以存案牍，再犯则易于缉捕。且言：人目中有极细筋络织成一片薄皮，上达于脑，能使万物聚影于其上，惟照相之法能窥其细。故西人曾照一凶死新尸于目影中，见其致死之由。此照相之可施于鞠狱者也。（见商绛雪垒书局本《皇朝经世文新编续集》卷二十一第二十三页）

• 人之思虑智慧知觉运动，脑为之主

郑观应《医道》：西医谓人之思虑智慧知觉运动，皆脑为之主，而脑有气筋无数，散布于五官百骸，何处脑气筋坏，即何处有病。衰迈之人，脑气不足，遂有麻木昏瞆之病；幼小之童，脑气过盛，多有角弓反张之症。而心为之用，专司乎血……西医事事征实，日日讲求，又有显微镜能测目力难见之物，故能察隐洞微。中医多模糊影响之谈，贵空言而罕实效，此不若西医者三也。（见光绪丁酉刻本《皇朝经世文三编》卷六第八页）

按：以上接受西医"人之思虑智慧知觉运动，皆脑为之主"的观点。

人格、品行、识字与脑

人的人格、品行，以及接受教育后识字等，也被认为与脑有关，这是从西方传过来的新认识。以下是各个命题的有关引文及笔者评述。

• 脑与识字

沈学《体用》：诚以识字之难易，关系生命体用、人之智愚寿夭。切音字出，象形必变〔汉文六书皆属象形〕。按体用学，心思之劳逸，相去七倍〔传大脑须回复力，一往一来，达脑结如机。斯应习惯，毋庸思索〕。汉文五万，常用者五千字。得融会贯通，工夫十倍。须记才〔回复力〕七十万次〔结构辞藻所费精神，尚不在其中〕。人日用二百次〔回复力〕，则记而不忘。脑部需血得中。如过于劳心，血聚脑内，热度逾常，损脑伤血〔轻则聪明变钝滞，运思不灵，少时伶俐，老年善忘；重则立死、夭亡、疾病〕如此。胜衣就傅，学得五千字，已年逾而立。志强身壮，反不及西童〔所需脑结，日读四五点钟，无非切音字母〕。其言语即文字，文字即格致经济之书。一读书而得读书之害，一读书而得读书之利，非象形、切音而何？（见上海译书局本《皇朝经世文新编》卷二十上第二十一页）

• 脑与人品

《说脑》：美国旧金山人麦的胜，为非作歹靡所不至。前日又犯一案，经地方官设法拘获，科以缳首之罪。某医闻之，即商请于正法后，剖其脑而验之意。盖谓似此神奸巨蠹，其脑必异乎常人也。地方官不之许，麦的胜慨然曰："予自揣生平所

为,诚不知其何故。今将死矣,身外之物皆不能保,何况头颅？此医欲于脑我之所以异于人者,他日者浸以药水,置之瓶中,使天下人共知我之所以异处,此诚有益于人之事,我又何吝而不予乎？"犹意三年前,比利时京师开设验脑会,聚各国之操岐黄业者,互相评论。独一医谓娼妇及强盗之脑,其顶皆凹凸不平,与常人有别。他医咸非笑之,谓娼妇虽甘为下贱,强盗虽逞其凶恶,然亦惟习俗所移耳,岂怀胎时即定为倡为盗,而脑体与人各殊？此医则坚执不移,谓予自习医以至今日,曾剖为娼为盗者多人,其脑皆生而有别。然则今之请验麦的胜脑质者,其殆曾习闻此语乎？故欲一证以增学识而广见闻。(见上海宝善斋石印本《皇朝经世文统编》卷九十九第二十四页)

按：在当时西方学术界,可能有以上说法,此文接受了这种说法。

由脑认识引出华夏医、西医的比较

当时的华夏人从华夏医、西医的比较中,引出了几种见解：一、承认华夏医没有解剖学；二、华夏医、西医各有所长；三、华夏医古已有之和华夏医失传论。以下是各个命题的有关引文及笔者评述。

• 华夏医不及西医,在于没有解剖学

钟天纬《西学古今辨》：此外如脑气筋、甜肉经之类,皆发前人所未发,为中国自古医学所无。所以然者,大半由于剖验之功。西国取老病院或狱囚之病者,死,细为剖验其脏腑血脉,究其致病之由,是以于人之四体百脉,无不洞垣。一方即病者自知不起,亦肯舍身医院,以教生徒,以救同病。若病死而不得其由,一若大仇之未复。故精益求精也。(见光绪丁酉刻本《皇朝经世文三编》卷十一第六页)

按："所以然者,大半由于剖验之功",这句话点出了西医胜过华夏医的要害,也点出了西医脑认识胜过华夏脑认识的要害。

李经邦《泰西医术何昉视中东医理优劣论》：西国医院曾将死人用刀割。自寸口直至肩胛,以及胸背腹膝足股之处,以洗水机器将血洗尽,用显镜周身细视,并无一脉专属一经者,不知华医何所见而云然？西医所见,除五脏六腑之外惟有脑气筋、血脉管缠绕脏腑骨肉之间。尚有微丝血管者,目力不及见,以显镜测之,细密如网,骨肉内外,遍体皆然。与血脉管及所通之回血管两尾相通,屡经割视,毫无错误。岂高谈阔论,绝无证据,强分脉之二十有七者？而成书遗后人,实非浅鲜。若必求部位以实之,则脑含元神竟无所属,是至要者犹有未备也。此西医论脉之道,似乎凿凿可据矣。(见《皇朝经世文三编》卷六第六页)

按：以上有力地支持了西医血管、脑气筋的观点,而强烈地反对经络的观点。

• 华夏医、西医各有所长

当时有不少人认为,华夏医、西医各有所长。以下是各个命题的有关引文及笔者评述。

许克勤《中西医理孰长论》：西医视诊之法，日出不穷。用听法以知心肺之病，华人未习其法也；用器以测肺之容气多寡，定人强弱，华人未有其器也；用化学之法以分溺中之各质，华人习化学者甚少也。切脉则有器有表，行卧坐立，迟速自异；问病则有常有变，真情谎语，细察即明。而华人但用一息以定脉之至数也。而且脑筋血管，确有把握，非若中医之徒讲阴阳五行生剋，为空虚之谈也。此夸西医之长者也。

……

乃西医不然，筋则但主乎脑筋，不知有十二经络之异；病则统名为炎症，不知有上下表里之殊；脉则仅辨其至数，不明乎结代攸殊；病脉相反之殊况乎，南北殊体，中西异宜。西医徒执其一定之方，以治中原弱质万殊之病，无怪其难杀生人而不能起死人也，此矜中医之长者也。（见《皇朝经世文三编》卷六第四页）

《行军以医生为要说》：不知西医与华医大异，华医惟知察脉，不免泥古不通。西医则除察脉外，复有筒以听肺之盈虚，表以验身之冷热，观其颜色，聆其语言，细意研求，务识病源之所在。华医谓知觉运动悉本乎心，西医则谓一身皆以脑气筋为宗，心惟宰血之运行，此外别无所主。此其立说，实有枘凿不相能者。今用西法以疗华人于虚怯劳损等情，未必立时见效，独至医伤之术，则其效十倍于华医。（见上海宝善斋石印本《皇朝经世文统编》卷七十七第十六页）

按："今用西法以疗华人于虚怯劳损等情，未必立时见效，独至医伤之术，则其效十倍于华医"，这是以上引文的一个主要论点，在今天看来仍然有借鉴作用。参见"10.5 周虽旧邦，其命维新"。

华夏医失传论——古已有之

当时华夏，有人用"华夏古医学失传"来解释现今华夏医的落后。笔者认为，这是为了掩饰自己，不一定正确，但可以理解；为此而作的辩解，有的移花接木，如讲：灵枢经早已知道"头为天谷以藏神"就是讲脑；有的不合乎实际情况，如讲："仓公解颅而理脑"，早已有开脑手术；有的近乎信口开河，如讲："罗马人汉尼巴潜入华夏，得《内经·素问》等书"。以下是各个命题的有关引文及笔者评述。

● 古已有之：灵枢经的"头为天谷以藏神"

李经邦《泰西医术何妨视中东医理优劣论》：西医之论脑，精详功用之奇，特以此为中医之所不知。其寔（实）非中医之不知，由于西医未读中华上古医书之故耳。上古医书亦曾论脑之功用。《灵枢经》曰：头为天谷以藏神。盖谷者空旷之所、脑之所居，《黄庭经》所谓泥丸宫者是也。其谷藏真宅神，故谓谷神。神存则生，神去则死。《黄帝内经》又曰：天谷元神，守之自真。后人谓人身中上有天谷泥丸，藏神之府也；有应谷绛宫，藏气之府也；下有应谷关元，藏精之府也。可见脑之功用，非精气神三者相辅而行，则脑亦不灵。《内经》又论脑之病云：脑为髓之海，髓海有余则轻劲多力，不足则脑转耳鸣，胫痠（酸）眩冒，目无所见。又云：髓者骨之充，髓伤则脑随消烁。又云：脑者头之盖骨也，百会穴分是也。又有寒中于脑而头痛者，其人有所犯大寒，内至骨髓。髓者，以脑为主。脑逆，故令头痛，齿亦痛。更有风中于脑而头痛者，其人素有痰饮，或久卧当风，贼风入脑，自顶及颈或耳目口鼻眉棱之间有麻木不仁之处，或头重形昏，或舌不仁，或耳聋目痛，而作眩冒之状。皆风之入脑为患也。中国医书论脑之功用，其说似与西医异，而究其实，则西医窃古华夏医书之绪。余又安得自诩为独得哉？（见光绪丁酉刻本《皇朝经世文三编》卷六第五、六页）

以笔者之见，此文论点之一是："西医所发之议论，其自诩为独得之秘者，皆我华夏上古医书中早言之。"但上古医书中哪里有这样的描写呢？这是强词夺理。用"人为万物之灵"的"灵"代表脑，也是偷梁换柱。

此文论点之二："《灵枢经》曰：头为天谷以藏神，盖谷者空旷之所、脑之所居，《黄庭经》所谓泥丸宫者是也。"此文即以此说明"上古医书亦曾论脑之功用"。事实是，上古医书连脑是一个什么样的结构都没搞清楚，又如何能讨论它的功能、病理呢？

仅描写脑是"谷者空旷之所、脑之所居"，但对脑是什么的问题，没有解决！

仅描写脑是"脑之所居，黄庭经所谓泥丸宫者是也，其谷藏真宅神，故谓谷神，神存则生，神去则死"，但这里同样，对脑是什么的问题没有解决。还引来"谷神"，"谷神"又是什么呢？

● 华夏古已有之："仓公解颅而理脑"

按：华夏古医学失传，"仓公解颅而理脑"是常常被引用的例子。

许克勤《中西医理孰长论》：尝读《史记》至《扁鹊列传》，虢中庶子谓扁鹊曰："臣闻上古之时医有俞跗，治病不以汤液，割皮解饥，剪浣肠胃，涤漱五藏（脏），练精易形"，未尝不掩卷而叹，以为中国良医，自古有之，非今之西医所以独专其长也。乃为考之他书。《列子》言：扁鹊之治鲁公扈、赵齐婴也，饮以毒酒，两人迷死。乃剖胸探心，互为易置，投以神药，既悟如初矣（详见"8.3 从捣髓脑到接活已断人头谎言"）。《抱朴子》言：张仲景之为医也，则尝穿胸而纳赤饼矣。《后汉书》言：华佗精于方药。病结在内，针药所不及者，先与以酒，服麻沸散，既醉无所觉，因剖破腹背，抽割积聚。若在肠胃，则断截湔洗，除去疾秽。既而缝合，傅以神膏。四五日疮愈，一月之间平复矣。他若太仓公解颅而理脑，徐子才剖眼而得蛤，《北齐书》载之。如此之类，指不胜偻。所可惜者，华佗害于曹瞒，其书付之一火，至今刳割之法，华人不传。

而西人航海东来，工制造、精化学，乃兼挟其医术鸣。如产难几死，剖妇腹以出其儿；小便石淋，刳小肠而去其石；以及割瘤去赘，截足易木之类，彰彰在人耳目焉。

此皆中国之古法,西医颇能用之者也。于是乎,中西医学截然不同,有夸医学之长于华者,有务华医之长于西者,有谓华医长于内而西医长于外者。

......

乃西医不然,筋则但主乎脑筋,不知有十二经络之异;……然而华夏之医,由来者远。神农尝百草之味,伊尹著《汤液》之经,上溯轩岐,经传《灵》《素》。载稽《周礼》,医属天官。秦越人张、长沙皇甫谧、孙思邈导其源而始显,张洁古、刘河间、王海藏、李东垣畅其流而益明。盖历四千余年而后,鸿术通乎神明,灵机出之妙悟,人得习谙乎?明堂甲乙、玉册元球,博通乎三部九候五运六气,所以归者平淡,不尚新奇也。(见光绪丁酉刻本《皇朝经世文三编》卷六第四页)

在笔者看来,以上文认为中西医理各有所长,但又认为"仓公解颅而理脑",而"理脑"一事华夏古已有之。其实,《皇朝经世文三编》的另一篇文章——郑观应《医道》(卷六 学术六,第八页)也持这种观点,里面说:"他若仓公解颅而理脑,徐子才剖跟而得蛤,如此之类,不胜枚举,实为西医剖割之祖,如论脏腑之部位,即知有割腹验看之事,特不过其学之失传耳。"所以,此文章虽接受西医的解剖方法,却认为华夏医也知道做解剖,我们华夏的落后,是因为"学之失传"。这些,恐怕并不符合事实。

其实,"仓公解颅而理脑"仅是古人的传说,来自《史记·扁鹊仓公列传》。《史记》本来说是俞跗(详见"8.3 从搦髓脑到接活已断人头谎言"),却被《抱朴子内篇》错引为仓公。

• 《抱朴子内篇》的"仓公解颅而理脑"

按:《抱朴子内篇》这一段的引文校释三三说:"淳于能解颅以理脑"是一段错引的文字。

《抱朴子内篇》:抱朴子曰:"召魂小丹、三使之丸,及五英八石,小小之药,或立消坚冰,或入水自浮,能断绝鬼神,禳却虎豹,破积聚于腑脏,追二竖于膏肓,起猝死于委尸,返惊魂于既逝。夫此皆凡药也,犹能令已死者复生,则彼上药也,何为不能令生者不死乎?越人救虢太子于既殒,胡医活绝气之苏武,淳于能解颅以理脑,元化能刳腹以浣胃,文挚怼期以瘳危困,仲景穿胸以纳赤饼。此医家之薄技,犹能若是,岂况神仙之道,何所不为?"(至理卷五,中华书局 1985 年 112 页)

原校释[①]三三:淳于能解颅以理脑,淳于即仓公。案《史记》载仓公医术无解颅理脑。(118 页)

• 西医源自华夏,罗马人汉尼巴潜入华夏,得《内经》《素问》等书

李经邦《泰西医术何妨视中东医理优劣论》:我朝自道光季年与泰西通道,彼中人之明医术者亦皆航海而至,以技疗人。然考泰西之医术,其始本兴于罗马。罗马

---

① 校释,指今人王明的《抱朴子内篇校释》。

之国建于周幽王时,至汉而更名大秦,今则更名意大利亚。是西医之兴在周东迁以前。当是时,罗马人汉尼巴潜入华夏,得《内经·素问》等书,归国后专心致志,力学十有余年,而后医名鹊起。各国人闻风向往,咸执贽受业于其门。汉尼巴卒,其徒摄摩腾拿伊沙伏摩奥利都等传其术。于是西人之业医者众,辗转传受,历代均有名家著书立说,以垂于世。然其术虽传,其法究未精也。自格致化学之理明,而泰西医学亦为大变。故二百年前脉管回血之理,西学犹未讲明,近始证验明塙。此外如脑气筋、甜肉经之类,皆前人所未发,更为华夏自古医法之所无。所以然者,大半由于剖验人之脏腑血脉,详究其致病之由,故于人之四体百脉,无不洞悉。(见光绪丁酉刻本《皇朝经世文三编》卷六第五页)

按:"罗马人汉尼巴①潜入华夏,其徒摄摩腾拿伊沙伏摩奥利都等传其术"这一段内容,在百度百科上仅能近似地查到两个人名——汉尼巴、摄摩腾②,而且介绍的内容与此处的说法无关,其他有待详细查考!

· "古已有之"跋

"古已有之"的用意是想要说明我们华夏人并非一无是处,我们也有长处。但笔者认为,这必须实事求是,与其说这样那样的手术华夏古已有之,还不如说我们的整体论思想方法也有其独特长处(详见"10.5 周虽旧邦,其命维新"),应当扬华夏人体整体论之长,补西方脑认识还原论之短。

---

① 汉尼巴:汉尼拔·巴卡(Hannibal Barca,公元前247—183年),北非古国迦太基名将、军事家,是欧洲历史上最伟大的四大军事统帅之一(亚历山大大帝、汉尼拔、恺撒、拿破仑)。汉尼拔自小接受严格而艰苦的军事训练,在军事及外交活动上有卓越表现。第二次布匿战争期间,汉尼拔奇迹般地率领军队从西班牙翻越比利牛斯山和阿尔卑斯山进入意大利北部,并多次以少胜多重创罗马军队。现今仍是许多军事学家所研究的重要军事战略家之一。被誉为战略之父。
② 摄摩腾:摄摩腾,Kāśyapamātanga,中天竺人,生卒年:公元?—73年,全称迦摄摩腾,或称竺摄摩腾,竺指国名,迦摄即迦叶(迦叶波),为婆罗门之大姓,擅长礼仪,解大小乘经典,常以游化为己任。……摄摩腾与竺法兰二师同被尊为华夏佛教的鼻祖。杭州飞来峰摩崖石窟中有他们的雕像。

6   二十世纪以来篇

6.1   概　说

融入国际的华夏脑认识

　　20 世纪以来华夏脑认识的显著特点是：它已深深融入国际脑认识之中。

　　20 世纪以来，相当于从清王朝灭亡直到当前的时期（公元 1912—2020 年）。这一时期，在西方是多次产业革命直到当前的时期，在华夏是西潮影响深入和高涨，直到现在改革开放的时期。即使到今天，华夏目前正处于国力鼎盛和科技蓬勃发展的时期，西潮的影响仍持续存在，其根本原因是华夏的科学技术还赶不上西方的科学技术水平。时至今日，已经不是什么西学东渐或西潮影响的问题，而是文明全球化的问题。

　　纵观这段时期的脑认识，开始是华夏脑认识持续受西学的影响并发生嬗变；大约到 20 世纪 20—30 年代，嬗变转变为基本全盘接受西方脑认识，传统的脑认识反而居于次要地位，华夏脑认识实际上就是华夏多民族的脑认识。归根到底，现在的脑认识是当代自然科学所了解的那种脑认识。

　　华夏脑认识的这种转变，主要是由以下两方面的因素造成的：一是华夏与西方双方面的人员往来：留学生出国和回国，外籍人士来访，国际学术会议交流等；二是书籍、著作的翻译与交流：可以是有关脑解剖、脑功能、脑研究等外文著作的直接阅读；可以是外语著作的汉文翻译；可以是本土脑科学著作的出版，包括许多大学院校的教材。

　　华夏脑认识的这种转变，其最根本的原因是两种脑认识优劣比较的结果。西方的脑认识是基于脑的解剖和生理研究基础之上的脑认识，而传统华夏脑认识则仅基于一般的形体部位关系、物理性状，笼统的天人相应、经络走行学说等。前者显然优于后者。

　　1914 年，较早和较有影响力的华夏辞书《辞源》和《新字典》出版，它们显然取代了《康熙字典》，成为更加全面、新颖的字典。当然，此后好的辞书还有很多。

20 世纪以来国际脑研究爆炸性发展影响下的华夏脑认识

　　从 20 世纪开始，随着整个自然科学基础翻天覆地的变化，以神经元学说被普遍接受为主要标志的西方脑研究,在其后 120 年来也发生了巨大、爆炸性的变化。最近几十年来的发展特征是多学科融合,生命科学、脑科学、医学与自然科学、技术科学融合。华夏脑认识就是在这样一个背景下发展的。

- 留学生出国和归国所引进的脑认识

公元 1872—1875 年间,由容闳倡议,在曾国藩、李鸿章的支持下,清政府先后派出四批共计一百二十名学生赴美国留学,这是华夏历史上最早的官派留学生——华夏留美幼童。但真正对脑认识起实质性影响的留学生是 20 世纪 20 年代派出的留学生。从此以后直到现在,留学生在推动华夏脑认识方面起到决定性作用。

- 汉语著作、翻译著作所引进的脑认识

如前所述,有关脑认识的著作翻译早在明清之际就已经开始,相当一部分西方脑科学著作是从日文书籍转译过来的。以后,有关脑认识的汉语学术著作也纷纷出版,上海的商务印书馆就出版了这方面的不少书籍。到今天,不但是把外语译成汉语,国内也已有了英语的国际性脑科学杂志,开始在国际上发出声音。

公元 1914 年以来汉语词典中的 "脑"

据笔者考辨,从公元 1914 年的《新字典》首版开始直到现在,各种大小词典对"脑"字的解释发生了戏剧性改变,都把脑的调节和神智功能放到了首位,与成书于康熙五十五年(公元 1716 年)的《康熙字典》相比,不可同日而语。要问这种改变从何而来,最好的解释就是:这是西学东渐和西潮影响的结果。

脑是神智①的器官,是神经系统的一部分,这是我们现代人的认识,而古人并非如此。国人为了达到这一正确认识,经历了漫长的历史。

今天的华夏人是怎样认识脑的?让我们先看一下现代的汉语词典中是怎样描述"脑"这个字的含义的。

我们看两本近代汉语词典,一是民国三年(公元 1914 年)二月初版、民国二十三年(公元 1934 年)11 月"九一八"国难后第四版的《新字典》。《新字典》是由当初商务印书馆编写《辞源》时,剌取其中的单词而成,是一部颇具权威性的汉文辞书。二是最近(公元 2012 年)修订的第 7 版《现代汉语词典》,这是当代最具权威性的汉文辞书之一。

这两本字典所解释的"脑",和现代自然科学所了解的"脑"是一致的。其要点为:第一,脑是神经系统的一部分;第二,脑是神智的器官。但华夏古代对脑的认识不是这样的,历史上国人对脑的认识与现今的有很大差别。以下是有关的引文。

---

① 神智,在英文为 mind、mental。

• 《新字典》①中的脑

【乃老切,音恼,皓韵】头髓也。形椭圆,正中有沟,分为左右两半。其色灰白。充满头盖腔之全部者,为大脑,主知觉、运动。在大脑后下方形如小球者,曰小脑,专主运动。在大脑之底,与大脑结合者,为中脑。下连脊髓,上接中脑者,为延髓,皆主呼吸。由中脑、延髓分达全体之纤维,谓之脑气筋,亦曰神经。(商务印书馆 1935年 333 页)

按:民国三年(公元 1914 年)时《新字典》对脑的认识,与公元 1716 年《康熙字典》的认识相比,发生了戏剧性的变化。《新字典》编制"脑"词条的经过,我们目前还无法考查,但很有可能是接受了外来的、西方的影响。

又按:这里既保留了《全体新论》的"脑气筋",又启用了来自日本的翻译名词"神经"。

• 《现代汉语词典(第 7 版)》中的脑

脑

① 名 动物中枢神经的主要部分,位于头部。人脑管全身知觉、运动和思维、记忆等活动,由大脑、小脑和脑干等部分构成。

② 头:探头探脑。

③ 名 脑筋:人人动脑筋,个个动手,大挖生产潜力。

④ 指从物体中提炼出的精华部分:樟脑、薄荷脑。

⑤ 事物剩下的零碎部分;田地的边角地方:针头线脑、田头地脑。[《现代汉语词典(第 7 版)》,商务印书馆 2012 年 940—941 页]

又,《现代汉语词典(第 7 版)》在"脑"字下面设 33 个词条,其中"脑浆""脑袋""脑筋""脑瓜儿"等 8 条表达了传统的看法;"脑际""脑壳""脑勺"等是多少带有部位性的描述,在传统用法中也是有的;"脑力""脑汁""脑库""脑海""脑力劳动"可能是新的用法;"脑疽"是一个特定的用法;而"脑出血""脑电图""脑干"等 13 条则完全是基于近现代对脑的结构和功能的了解,是中西文化交流的产物。

如前所述,华夏自古以来,迄公元 1716 年《康熙字典》成书为止,对于脑的认识始终停留在两个方面:一、它位于头颅之内;二、它的质地像脂,至少在文化人的官方语言和文书中是如此。在如此漫长、近 2 000 年跨度的历史长河中,华夏对脑的认识如此保守,这令人吃惊。从现代观点看脑,不能回避的问题有二:一、从功能上看,脑是一个神智的器官;二、从解剖结构上看,脑是整个神经系统的重要部分。即以《康熙字典》而论,它没有提及脑与神经系统关系,这可以理解,因为脑与神经系统的

---

① 《新字典》,傅运森(公元 1872—1953 年)等编。

关系,需要脑的解剖,而解剖研究迟迟未能开展,这是华夏的一个弱点,我们将另行分析。《康熙字典》未谈脑与神智的关系,是一大缺点。其实从唐代开始,一些书籍中已经有这方面的看法,另文将会谈到;而到了宋、明、清,已确有大量关于脑与神智关系的推测与议论,当然,也仅仅是平民百姓和一些文人的推测与议论而已,谈不上有什么科学的、实验的依据。看来,这些推测与议论还达不到进入辞书的水平,达不到进入传统史、传的水平。

6.2　20世纪以来华夏脑研究概况

前已述及,20世纪以来,华夏的脑认识发生嬗变,这是一个从西学东渐到融入国际脑认识的过程;同时,在近一个多世纪的岁月中,华夏脑研究也从开始兴起,到发展,到现在初具规模和达到国际水平。

西学东渐后脑认识的不断嬗变

所谓晚清民初,指鸦片战争前后直到五四运动这一段时期。在此时期,即从19世纪中叶前后开始,西方思想深度进入中国,并以各种媒介带来西方的新知识。20世纪20年代,我国开始有少数有关脑科学的留学生出国,后来留学生数目不断增加。到今天,已经是大量出国、大量回国的局面。

留学生的出国和归国引进的脑研究

20世纪20年代以前,我国很少有真正意义的神经科学研究。从20世纪20、30年代开始,当时的工作领域主要是神经解剖学与神经生理学,主要集中在协和医学院与中央研究院心理研究所两个单位。新中国成立后,则主要集中在中国科学院上海生理研究所与各大学、医学院的专业系、教研室。

20世纪20到30年代,神经科学领域内第一批选派和自费到英、美、日、德留学的年轻人,带回了西方神经科学的种子,在中国大地上开始发芽和成长。出国留学的人员当中有:从英国谢弗(E. Sharpey-Schafer)实验室回来的林可胜;从美国赫里克(C. J. Herrick)和英国诺贝尔奖得主阿德里安(E. Adrian)实验室回来的蔡翘;从英国戴尔(H. Dale)实验室回来的张锡钧;从日本京都大学回来的侯宗濂;从美国梅耶(A. Meyer)和里克特(C. P. Richter)实验室回来的汪敬熙;从英国诺贝尔奖得主希尔(A. V. Hill)实验室回来的冯德培;从美国赫里克实验室回来的朱鹤年、卢于道、臧玉淦;从美国富尔顿(J. Fulton)实验室回来的张香桐;从德国福格特(O. Vogt)实验室回来的欧阳翥;从日本国立帝国大学医学部回来的陶烈,等等。

林可胜(公元1897—1969年)回国后成为北京协和医学院(Peking Union Medical College,PUMC)生理系的第一任华人系主任。林可胜研究小组系统地探测了猫延髓与血压调节有关的中枢。他们发现并命名了加压区与减压区,这是血压中枢调节的里程碑性工作,在 20 世纪 40—70 年代的几乎所有国际生理学权威教科书中都会提及这一工作。

在林可胜的领导下,当时 PUMC 的生理系是国际上有影响的研究单位之一,有几项神经方面的研究是具有国际水平的。张锡钧等证明,刺激迷走神经向中枢端所引起的垂体后叶分泌中,有乙酰胆碱的参与,这是乙酰胆碱参与中枢传递的最早报道之一。为了向延髓微量给予乙酰胆碱,粟宗华(T. H. Suh)、王嘉祥(C. H. Wang)、林可胜(R. K. S. Lim)等人创造了通过正电流排出带阳电荷的乙酰胆碱的方法,这是微电泳技术原理的最早发明与应用。

蔡翘(公元 1897—1990 年)20 世纪 20 年代在美国师从赫里克。他的论文首次描写了中脑黑质内侧的网状结构,这一脑区以后被人命名为腹侧被盖区(蔡)。半个世纪后,人们发现了它的重要性,因为由该区所发出的含多巴胺的神经投射,是调节高等动物认知和情感的重要神经成分。蔡翘在英国学者诺贝尔奖得主阿德里安实验室工作时,发表了蛙足趾传入神经放电的原始性工作。可能正是蔡翘在神经科学方面的深厚功底与学术渊源,导致了他在中断神经科学研究半个世纪后,在军事医学科学院指导成立了以研究神经可塑性为重点的基础医学研究所。

汪敬熙(公元 1893—1968 年)回国后于公元 1927 年在广州中山大学创立了中国最早的电生理实验室,公元 1934 年他任中央研究院心理研究所所长,在南京、上海建立实验室。

侯宗濂在 20 世纪 30 年代初曾做过时间强度曲线的研究,这导致了他以后关于时值的研究。

冯德培(公元 1907—1995 年)是蔡翘 20 世纪 20 年代在上海复旦大学的学生,冯后来通过中英庚款留学英国,他关于肌肉被动拉长时的产热反应被人称为冯氏效应。冯德培获博士学位后于公元 1934 年回国,仍在协和医学院生理系工作,他独立开创了神经肌肉接头的研究。在这些研究中,他观察到神经-肌肉生理方面的许多重要现象,特别是以不同频率强直刺激神经后,神经肌肉接头传递的易化及强直后增强(PTP)。PTP 被广泛认为是公元 1973 年发现的长时程增强(LTP)的原型,因此具有很大的重要性。冯德培于公元 1939 年用细胞外记录法记录到终板电位,是世界上记录终板电位最早的科学家之一。新中国成立后,原中央研究院医学研究所筹备处正式更名为中国科学院生理生化研究所,冯德培任所长。公元 1956 年生理研究所与生化研究所成为两个单独的所,生理研究所以研究神经生理为重点。经过冯德培所长的积极策划及布局,生理研究所的神经生理研究包括了周围、中枢、感官三大方面比较齐全的阵容。一时间,群贤毕至,人才辈出。

朱鹤年(公元 1906—1993 年)是赫里克的学生,在他的硕士论文中最早描述了美洲袋鼠下丘脑视上核可能有分泌功能的事实,这是哺乳类神经细胞具有分泌功能的最早描述。由于朱鹤年的论文未发表在赫里克所主办的《比较神经学杂志》(*Journal of Comparative Neurology*)上,而是回国后发表在《中央研究院集刊》上,因此这一发现未被大多数西方学者所引用，这不能不说是一件憾事。

卢于道（公元 1906—1985 年）也是赫里克的学生，回国后领导了我国神经解剖学研究，他对中国人的大脑皮层结构进行了系统的观测研究，约 10 篇之多的论文发表在《中央研究院心理研究所专刊》5—9 号。卢曾极力反对欧洲一些神经学家的论点，这种论点认为中国人脑的结构劣于西方人。朱鹤年与卢于道合作，用当时刚刚发展问世的脑立体定位仪，以电刺激麻醉动物脑的方法，证明刺激猫中脑可引起一个呻吟或怒叫（groaning）的反应。

臧玉淦（公元 1901—1964 年）是赫里克为中国培养的另一位神经解剖学家。臧玉淦从 1934 年到 1950 年对大鼠视皮层和外侧膝状体的结构与功能进行了较为系统的研究，发表了近 20 篇论文。他还进行了学习与记忆保持的"迷宫"实验。他领导了北京医学院的神经解剖学研究工作。

欧阳翥（公元 1898—1954 年）是德国柏林福格特的学生，福格特是大脑皮层构筑学的前驱。欧阳翥接受这个传统，回国后在中央大学建立了神经解剖学实验室，进行中国人脑与欧洲人脑的形态比较研究。但由于他在 20 世纪 50 年代过早地非正常死亡，工作停止发展。

陶烈（公元 1901—1930 年）曾在日本学习，对丘脑中百余个神经核的神经细胞进行了分类和定量研究。他同时已注意到神经胶质细胞的重要性。他因咽部蜂窝组织炎英年早逝。

张香桐（公元 1907—2007 年）抗日战争前是南京中央研究院心理研究所的科研人员。抗战开始，心理所内迁，张香桐负责押运研究所的公物仪器。但他仍不断从事科研观察，并把自己的材料整理成文，陆续在《美国神经生理杂志》发表。公元 1943 年他给美国富尔顿教授写信，希望能去他实验室深造，富尔顿回信表示接受，于是他得以去美国学习。他历尽艰辛，经由印度及太平洋的海运航途，最终到达美国，后于公元 1946 年在耶鲁大学取得博士学位，后来他在耶鲁、约翰斯·霍普金斯、洛克菲勒等大学工作。公元 1947—1956 年间，他担任《美国神经生理杂志》的编委。在此期间，他发表了一系列具有重要影响的学术论文，主要涵盖以下几方面：① 用电刺激延髓锥体引起逆行电位的方法，证明锥体束在皮层的起源不限于运动区；② 利用仔细分离的肌肉收缩反应，证明了运动皮层局部刺激引起的是不同肌肉的收缩，从而纠正了运动模式包含成群肌肉的观点；③ 发现背景光可以提高中枢神经系统兴奋性，这一现象被人称为"张氏反应"；④ 把直接电刺激大脑皮层引起的电位命名为树突电位，是国际上最早以电生理学方法研究树突功能的学者，从而被推为这项研究的奠基人；⑤ 发现大脑皮层与丘脑之间的循回线路对梭形波的产生起关键作用；⑥ 确定了支配肌肉的神经纤维类别；⑦ 发现视网膜向中枢的传导由不同传导速度的神经纤维负责，等等。20 世纪 50 年代他已是国际公认的神经生理学权威学者之一。（参阅《历史发展和思考》第 46 章 351—354 页）

公元 1912 年以来出版书刊中的脑认识与脑研究

从早期的一些脑著作和翻译著作,如公元 1912 年的《生理解剖图说》以及公元 1930、1936 年商务印书馆万有文库所收录的三本书可以看出,这些著作完全是按照西方脑科学的体系进行介绍的。到今天,我国的神经科学专著已经完全与国际文献接轨,如公元 2008、2018 年的两本拙著所示。

• 《生理解剖图说》

此书为民国元年(公元 1912 年)扫叶山房①石印版。其第 20 页"配普新"有日文注ペプシン(即 pepsin,胃蛋白酶),"配普东"有日文注ペプトン(即 peptone,蛋白胨)。由此可以推断,此书系从日文翻译而来。此书网上影印文本封面有"校正增图医学入门"标题,正文开始为"生理解剖图说",但没有版权页和原作者姓名。以下是有关引文。

三、末梢神经,神经之末端也,有在脏腑筋肉者,有在皮肤及眼耳鼻舌等处者。各自具特有机能:感受外界之载刺,则即达于中枢,受中枢之命令,而即营动作者。其中最纯粹之神经,感觉运动最灵敏者,是为五官器,又名终末梢神经,专司视、听、嗅、味、触之感觉运动,即眼、耳、鼻、舌、皮肤也。

……

甲、脑脊髓神经系统。(第三十一页)
乙、交感神经系统。

……

脑脊髓神经系统〔交感神经节附〕
脊髓

……

由脊髓分出神经三十一对(第三十二页)

……

脑髓

……

延髓

……

小脑(第三十三页)

……

大脑(第三十四页)

……

记忆

……

幻视　幻听

……

理解　思想

……

睡眠(第三十五页)

……

脑之神经

……

一、嗅神经:由基底部分布于鼻腔,司嗅觉者。

---

① 扫叶山房是一家有三四百年悠久历史的老牌书店,最初创于明朝万历年间,先设店于苏州阊门内,后于 1880 年设分店于上海城内彩衣街,又在租界棋盘街设分店,称"扫叶山房北号"。店主席氏,先世居苏州洞庭东山,于明末清初购得常熟毛氏汲古阁图书版而设此扫叶山房。清康熙三十六年,康熙帝南巡,席氏献新雕之百家唐诗,康熙大喜,奖勉有加。

二、视神经：由基底部分布于眼球，司视觉者。

三、动眼神经。

四、滑车神经。

五、外旋神经。以上三者为纯粹作用，皆司眼之灵敏之运动。

（见扫叶山房 1912 年石印本《校正增图医学入门》附）

• 《人类生理学》中的脑与神经

蔡翘的《人类生理学》基本取材于英国学者史塔林（E. H. Starling）的《人类生理学原理》（*Principles of Human Physiology*），是 20 世纪 30、40 年代比较重要的一本大学生理学参考书。这里面的脑认识完全是当时国际脑认识的反映。下面是此书有关神经、脑的目录：

神经系统之分类

第十六章　脊髓之生理

脊髓之构造

脊髓为传导路径

脊髓为反射中枢

反射动作之中枢特性

合步运动之脊髓机构

脊髓对于肌肉紧张之节制

第十七章　脑之结构及作用

脑之解剖及分部

延脑

小脑

中脑

间脑

脑干作用之定位及姿势反射之机构

顶脑

第十八章　大脑皮层之作用

定位作用

运动区

锥体外系统之作用

感觉区

普通作用

脑电流图

替代反射

睡眠

语言

第十九章　自主神经系统

自主神经之起源及联络

自主神经之生理

刺激交感神经之影响

刺激副交感神经之影响

神经冲动之化学传递

（《人类生理学》目录，商务印书馆 1947 年）

• 《脑》[①]

此书各章名称如下：

第一章　脑之研究史

第二章　脑之研究方法

第三章　脑之组织与功能

第四章　脑之物种进化观

第五章　脑之个体进化观

第六章　成人之脑

---

① 《脑》，作者周太玄（1895—1968 年）。

第七章　睡眠与脑　　　　　　　　第八章　脑与言语

（《脑》目录，商务印书馆 1930 年）

• 《人类的脑髓》①

此书各章名称如下：

（《人类的脑髓》目录，商务印书馆 1936 年）

• 《脑神经病》②

此书各章名称如下：

（《脑神经病》目录，商务印书馆 1930 年）

• 《神经科学的历史发展和思考》

拙著《神经科学的历史发展和思考》于 2008 年由上海科学技术出版社出版。在该书中笔者概述了古埃及、古希腊、中世纪以及欧洲文艺复兴时期对脑与神智的认识之后，着重以动物电、神经元、突触、反射及脑功能定位方面的一系列重大发现作为现代脑科学直接的源泉，进而介绍对于各脑区高级脑功能、记忆和意识以及脑的发育等的深入研究，书的最后提到华夏古代神经科学知识，并回顾了 20 世纪以来华夏神经科学的发展。正是围绕这本《历史发展和思考》的写作，笔者注意到并搜集了与本书相关的华夏文献资料，并思考有关的科学史问题。现从此书目录中选出几类

① 《人类的脑髓》，平光吾一著，郑君平译。

② 《脑神经病》，作者刘雄。

实质性内容,可以反映国际脑科学与脑认识的发展:

伽伐尼的动物电,神经兴奋的膜学说,离子学说,电压门控离子通道;

突触的化学传递,突触前末梢的递质释放,离子通道型递质受体的功能,配基门控离子通道的分子结构;

神经精神疾病的细胞和分子基础;

神经系统的整合作用及中枢抑制,神经信息的编码,进化论观点与脑的层次,神经胶质细胞,《计算机与人脑》;

脑功能的定位,加尔的神智学,大脑皮层语言区、运动区,大脑皮层感觉区,视觉系统,诱发电位与脑功能研究,关于大脑功能定位的争论,颞叶、额叶与高级脑功能,胼胝体与大脑半球功能的不对称性,意识与清醒;

脑垂体与自主神经系统,下丘脑、边缘系统、神经内分泌调节及情绪;

脑与认知,认知神经科学的兴起,视知觉,记忆:机制与分类,记忆储存的分子生物学,记忆储存在哪里,意识:注意、意象和意志;

脑的发育,从实验胚胎学到现代发育神经生物学,神经诱导、分化与迁移,神经元存活的调控,轴突投射和选择性连接的形成。(参阅《神经科学的历史发展和思考》目录)

- 《脑研究的前沿与展望》

拙著《脑研究的前沿与展望》于 2018 年由上海科学技术出版社出版。该书承接《神经科学的历史发展和思考》结尾处提出的问题:神经科学如何发展?该书立足于脑的调节功能与认知功能的划分,从脑研究的还原论与整体论的方法学之争着眼,勾画了近现代脑研究的各个重大课题。在本书结尾处,笔者谈了在脑与内态感(feeling)关系的研究中如何结合还原论与整体论两种方法学。现从此书目录中选出几类实质性内容,可以反映国际脑科学与脑认识的深入推进和未来前景:

脑研究中的方法论,脑功能与脑疾病,神经世界和真实世界,新神智科学的兴起,近现代脑科学的发展满足不了社会要求;

化学突触传递与递质受体,$GABA_A$ 受体介导的位相性与张力性抑制,神经元间的电学调制作用,神经调质、神经肽与神经调制作用;

脑电节律性活动及其与神智的相关,神经系统的噪声与状态,神经元的电压波动,神经元网络中的突触噪声,噪声的好处:神经元电压波动的功能意义,神经元的上、下慢振荡状态,兴奋和抑制的平衡,高电导状态;

力学神经生物学,细胞组成成分的力学特征,突触部位的物理耦合,研究力学生物学的工具及方法,轴突传导动作电位时的机械活动,下丘脑-神经垂体系统的形态可塑性,展望脑功能的力学生物学;

脑功能成像,研究脑功能的重要手段,正电子发射断层扫描,功能性磁共振成像,弥散张量成像,认知的功能成像,解码神智;

清醒人脑的电刺激,细胞水平的微刺激,皮层接受刺激后的信号传播,矛盾的行为效应,人脑直接电刺激的生理学,电刺激人脑扣带回,清醒人脑电刺激与医学的神经调制作用;

光遗传学与脑研究,视蛋白,活体动物的光遗传学研究,光遗传学技术与其他技术的结合,光遗传学技术用于神经回路分析,光遗传学的发展;

知觉与内部代表,初级视觉皮层的代表,脸孔选择细胞,位置细胞,网格细胞,亚里士多德的"总感觉",捆绑问题,视知觉的错觉,知觉问题上的神经科学与艺术,旁观者分享,意识的神经相关,意识与觉察,视觉觉察,有意识知觉、无意识知觉和无意识本能行为,心理学与神经科学的交汇,用神经成像方法研究大体神经工作空间,无意识神智过程,知觉的大体紊乱,意识与全身麻醉,全身麻醉剂,全身麻醉剂在细胞水平的作用,全身麻醉与人类脑功能成像,睡眠和全身麻醉,全身麻醉与脑的功能状态,全身麻醉剂的脑机制;

情绪与杏仁核,情绪和心境的神经基础,情绪理论的历史,重要情绪脑区,四情绪理论,恐惧性条件反应和杏仁核,杏仁核的外源性神经连接,恐惧学习时的神经网络振荡性活动,杏仁核突触网络的可塑性;

下丘脑、摄食及其他,生存需要作为动机过程的切入点,对摄食行为神经回路的寻访,下丘脑的黑皮质素与瘦素,弓状核以外脑区与摄食,厌食症的神经回路,饥饿回路,攻击行为,与进食相关联的神经回路的软线路;

内态感、内脏脑、脑岛,什么是内态感,身体状态的神经作图,内态感的细胞基础,内脏活动对脑和行为的影响,疾病行为,躯体感觉系统的情感性和酬报性输入,C触觉传入纤维的皮层加工,皮肤是一个社会性器官,前脑岛皮层与意识的潜在神经相关,前扣带回皮层和前脑岛皮层激活的新近发现,前脑岛皮层的作用;

催产素与社会行为,哺乳动物神经系统中的催产素与加压素神经元,啮齿类的社会行为,催产素与田鼠的双亲及亲近行为,人脑的催产素和精氨酸加压素与行为,催产素与基本认知过程,转化医学与催产素的治疗应用前景;

脑与社会行为,镜像神经元系统,人类镜像神经元系统和模仿,镜像神经元系统研究的展望,社会认知与脑区的相关,自我了解(评价),内侧额叶与社会认知的研究前景,抉择;

展望脑研究,研究作为脑功能基础的基本神经过程,神经元的细胞周围调制,精确神经生物学,意识、知觉(内态感)与脑,脑神智功能的表达源自何种物质过程,有了科学的设想还要有好的方法。(参阅《脑研究的前沿与展望》目录)

• 改革开放后的脑科学研究团体和刊物

自从公元 1978 年全国科学大会以来,学术环境日见宽松,脑科学(神经科学)领域生机盎然。许多中老年科学家有机会与国外同行交流,许多青年学者、青年学生出国学习、进修、深造及回国。

中国神经科学学会于公元 1995 年正式成立，至今已有 25 年历史，目前全国会员人数达 8 000 人。公元 1994 年创办出版，由陈宜张任首任主编的中文《神经科学》（*Neuroscience*）杂志，中间经过 2 次改名，现改名为英文版《神经科学通报》（*Neuroscience Bulletin*），已经是一本颇具影响力的国际性杂志。

6.3　20 世纪以来西方脑研究及其对华夏的启示

20 世纪以来是国际脑研究爆炸性发展的时期

随着国际脑科学范围的不断扩展、变化，脑研究的范围也随之不断变化。一般所称脑研究，偏重于脑的基础研究，当然，也包括神经研究。大约从 20—21 世纪之交开始，人们更喜欢用"神经科学研究"这个词，神经科学研究意指多学科汇聚的研究。

20 世纪初——20 世纪 50 年代的西方脑研究

20 世纪 50 年代以前的脑研究，其基本理论基础有三：一、公元 1900 年西班牙人卡哈尔的神经元学说；二、公元 1906 年英国人谢灵顿提出的神经系统整合作用原理；三、公元 1791 年意大利人伽伐尼提出的神经电活动现象。因此，作为脑活动最为基础的物质运动形式，就是神经传导与突触传递；所研究的问题主要在神经生理学、神经解剖学、神经药理学、神经病学这些方面。当然，还有之前其他许多生理学的、解剖学的、病理学的基础。

- 神经传导、突触传递与脑活动的关系

脑的基本活动是神经的传导与突触传递，但脑或中枢神经系统的作用还有它自身的高层次的特点。

从多细胞动物与环境的相互作用看，脑或中枢神经系统的活动方式之一就是实现反射。反射有传入、传出和中枢三个环节，传入和传出的作用是显而易见的。反射的发生或不发生、强或弱，都取决于中枢。考察中枢神经系统的作用时，提出来的首要问题是：神经中枢最基本的作用是什么？谢灵顿的名著《神经系统的整合作用》回答了这个问题。他经过对脊髓反射详细、睿智的分析，达到了一个认识：中枢最基本的作用是整合（integration）。这就是说，尽管对中枢的冲击纷繁而众多，但中枢的应答必定是整合性的。整合靠什么？中枢整合可落实到一个细胞、一个突触，活动当然靠神经的兴奋。但仅仅兴奋还不够，在突触还有兴奋的对立面——抑制。兴奋和抑制过程在中枢的争斗，决定了中枢整合的命运。（参阅《历史发展和思考》第 16 章，137 页）

20 世纪 50 年代以后的西方脑研究——神经科学的兴起

神经科学的兴起是 20 世纪 50 年代脑研究的一件大事。神经科学强势兴起,覆盖了脑研究的大多数领域。神经科学研究是一种多学科的研究,特别是包括了细胞生物学、分子生物学、计算机科学。

神经科学雏形的出现应当是在 20 世纪初神经元学说建立的时候,而神经科学这一名词以及它作为一门学科的出现是 20 世纪 50—60 年代的事情,当时它主要包括神经化学、神经解剖学、神经生理学、神经药理学等学科。到今天,现代神经科学已经是现代生物学的一个重要组成部分,它是一门新兴的科学,是在一般生物学基础上研究人脑各个方面的科学,涵盖了广泛的学科内容:电生理学、解剖学、药理学、分子生物学、发育遗传学、行为学等。它是问题驱动的(参阅《历史发展和思考》引论,第 2 页)。简单地讲,神经科学的兴起源于以下一些因素的推动。

• 细胞生物学和分子生物学的深度融入

早期脑科学所用的语言很多依赖于神经解剖,依赖于电生理学,而较少依赖于通用的生物学语言,即关于细胞生物学和分子生物学的语言。其结果是,大约到公元 1980 年,多数分子生物学家感到,仅仅对脑感兴趣,即想知道脑是怎么工作的,还不足以把他们吸引到脑研究领域来,因为他们感到,要进入神经系统研究,似乎必须有宽广的神经解剖、电生理的基础。随着时间的推移,事情变得明朗起来:对脑有透彻的了解,当然需要神经解剖和电生理的基础,但实际上有许多问题如果只是在分子生物学原理方面进行研究也是可以的,不需要接受过细的神经解剖及电生理细节的限制。从原理上讲,现代生物学方法学可以应用于任何一个系统。这样一来,许多新参加工作的聪明的神经科学家,就对神经生物学作出了重要的贡献。他们选择了一些系统,在这些系统中,对解剖知识和生理细节要求得不多,而结果却非常直截了当。这就体现了神经科学和生物科学的融合。当研究工作再往前发展时,神经科学家开始觉察到,有些问题可以在更基础的层面上加以研究,例如突触前神经末梢的递质释放,从原理上讲,是更基础、更广阔的生物学现象——即分泌过程——的一部分(参阅《历史发展和思考》引论,第 10 页)。

• 认知神经科学的兴起

20 世纪后半叶科学家们有了深入探索的共同要求。从而,高级脑功能的研究有了逐步的转变和融合,几方面注意力的集中,慢慢促进了系统神经科学和认知心理学的融合。这个融合就产生了一个新的领域——认知神经科学。现今,认知神经科学研究主要包括知觉、学习和记忆、注意和意识等,有整体行为的,也有实验研究的。由上述可知,认知神经科学主要起源于两个学科:一是心理学,它发展了分析行为以及认知的非常精细有效的方法;二是系统神经生物学,它的目的是了解感觉、运动的

系统功能及结构。(参阅《历史发展和思考》第 35 章,252 页)

20 世纪以来西方脑科学(神经科学)研究大事记

一门学科发展的大事记,能够很好地反映学科的发展和内涵。下面是 20 世纪以来神经科学研究的大事记。

公元 1897 年　　谢灵顿(C. Sherrington)引入"突触"名词。突触的概念在 1885 年也曾由罗马尼斯(G. Romanes)提出过。

公元 1898—1903 年　　美国人桑代克(E. Thorndike)和俄国人巴甫洛夫(I. Pavlov)描写了研究学习的两种基本方法,桑代克建立的是操作式条件反射,巴甫洛夫建立的是经典条件反射。

公元 1898 年　　兰利(J. Langley)应用"自主神经系统"这个名词,七年后,他应用了"交感"和"副交感"的称呼。

公元 1898 年　　尼斯尔(F. Nissl)宣称神经元学说已经死亡。卡哈尔(S. Ramon-Cajal)则把神经单位看作一个事实,他并不主动地争辩。他还没有研究神经原纤维,而神经原纤维的连续性是尼斯尔反对意见的主要根据。

公元 1901—1903 年　　卡哈尔改良了银染色法,研究了神经原纤维(neurofibril),在杂志上发表许多文章,1903 年就有 22 篇之多。在这些文章中他论述了神经原纤维的不连续性。他的工作立即被 25 个以上其他作者所确认。然而,直到 20 世纪 50 年代还有报告说神经原纤维是连续的。1906 年,卡哈尔令人信服地显示,胚胎神经元的轴突是从神经细胞长出来的,生长部分以一个生长锥的形式终止于它要去的地方,以后再髓鞘化,而并不是像施旺(T. Schwann,1839 年)所建议的那样,是由于一排细胞融合所造成。许多作者证实了卡哈尔的发现,包括用组织培养方法做实验的哈里森(R. Harrison)。公元 1897 年卡哈尔发展了他学说的另一个内容,即动态极性(law of dynamic polarization)定律。

公元 1906 年的诺贝尔生理学或医学奖由卡哈尔和高尔基(C. Golgi)分享。这一事件使原来的争论进一步升温,争论热烈地延续了 25 年以上,少数作者到公元 1958 年还在反对神经元学说。1900—1933 年众多学者,包括卡哈尔的学生,发表了上百篇论文。公元 1933 年卡哈尔发表了《神经元还是网》,这是一个"无法抗拒的证据"的总结。公元 1906 年卡哈尔总结了神经元学说的种种相关证据,他提出,神经系统是由分别的细胞所组成的。公元 1912 年卡哈尔关于《神经变性和神经再生》两卷巨著解决了一个长期的争论,即断端远侧的轴束再生,是由雪旺细胞(神经膜细胞)再生而不需要神经细胞的帮助,还是由中枢长出来的,卡哈尔的结果支持后者。

公元 1902 年　　巴甫洛夫在研究消化生理学的过程中,清楚地看到了他以后 34 年所走的道路。他分析了条件反射的心理学特点。但富尔顿(J. Fulton,1949 年)认为,巴甫洛夫对神经生理学的影响几乎是零。

公元 1903 年　　布罗德曼(K. Brodmann)、福格特(O. Vogt)、坎贝尔(K.

Campbell)等人提供了关于大脑皮层构筑学的报告,大脑皮层被分成若干区。他们制作了不同类型皮层结构的分布图。这些都发生在把大脑皮层分成六层之前若干年,往后,其胚胎学发源被强调。到公元1929年,卡珀斯(A. Kappers)及其他人认为原始大脑皮层为三层结构,进化使大脑分层数增加到六层结构。对六层结构的热情延缓了对神经组构和连接的关心。

公元1906年 英国的谢灵顿发表了他的标志性著作《神经系统的整合作用》。在这本书里,他系统地分析了神经系统是如何工作的,仔细地考察了简单和复杂的反射,所用的方法基本上是记录个别肌肉的机械收缩,该书271—272页中所描述的多数概念都是属于他的。谢灵顿提出了中枢神经系统的抑制。公元1930年,艾克尔斯(J. Eccles)和谢灵顿描述了中枢兴奋状态(c.e.s)和中枢抑制状态(c.i.s)。

公元1906年 阿尔茨海默(A. Alzheimer)描写了一种神经变性疾病的病理学,以后这种病就以他的名字命名。

公元1909年 卡尔普鲁斯(J. Karplus)和克赖德尔(A. Kreidl)开始首次实验性地研究下丘脑,他们发表了一系列论文。还有许多学者也参与了这个问题的研究,包括受人尊敬的外科学家库兴(H. Cushing)。库兴在公元1912年发现,去除垂体或者仅把垂体柄切断,可以引起肥胖性生殖器退化。后来的下丘脑研究,把它与自主性神经系统、情绪和本能联系起来,与对脑下垂体的调控联系起来,这些工作的开始要到公元1930年。

公元1911年 赫德(H. Head)和霍尔姆斯(G. Holmes)应用心理学的概念和测试方法,研究了脑损伤后临床病人的感觉缺损。他们更感兴趣于感觉的性质,而不是脑损伤部位。他们的结果显示,大脑皮层特别参与了分辨及知觉的高级方面作用。赫德受人纪念,因为他把自己手臂的神经切断,来体会和研究感觉是怎么丧失的,神经再生后感觉又是如何恢复的。

公元1914年 戴尔(H. Dale)证明乙酰胆碱的生理作用,这个物质后来被鉴定为神经递质。

公元1917年 卢卡斯(K. Lucas)牢固地确立了"全或无"定律,以及兴奋发生中的定量关系。例如,为要引起兴奋,一个缓慢上升的电流必须有一个最低限度的斜率。

公元1921年 洛伊(O. Loewi)做成了两个著名的蛙心的实验,证明了化学传递。

公元1924年 美国的加瑟(H. Gasser)和厄兰格(J. Erlanger)应用阴极射线示波器记录了完整神经复合动作电位的各个组成波。

公元1924年 马格努斯(R. Magnus)发表了他关于动物姿势的标志性专著,他在16年前与谢灵顿一起进行这项研究,研究屈曲动物的头或颈对于姿势的重要性,屈曲可以减少姿势肌肉的张力。

公元1926年 阿德里安(E. Adrian)和索特曼(Y. Zotterman)记录了单根感

觉神经的动作电位,发现与单根运动神经动作电位一样,冲动的重复频率是可变的,强刺激引起冲动频率变快,但每个冲动的大小不变。公元 1928—1932 年阿德里安描写了一种方法,可以在单根感觉或运动轴突上面记录电变化。以后,哈特兰(H. K. Hartline)应用这个方法记录了马蹄蟹眼睛的单细胞电活动。

公元 1929 年　美国人拉什利(K. Lashley)以老鼠作实验动物,用损伤大脑的方法执行了著名的实验计划,他的目的是想把记忆功能定位于脑。

公元 1929 年　德国人伯杰(H. Berger)在人头颅皮肤的外表面安放电极,用这个方法记录了脑电图。在一阵比较普遍的怀疑和不接受之后,这一现象在英国为阿德里安所证实,在美国为戴维斯(H. Davis)所证实并接下去做。

20 世纪 30—50 年代　彭菲尔德(W. Penfield)和拉斯穆森(T. Rasmussen)作出了人脑运动皮层和感觉皮层上的两个"小人图",而且证明人脑有功能定位。

20 世纪 30—50 年代　突触传递的化学性质被确定,这是许多科学家工作的结果,他们是洛伊、戴尔、费尔德伯格(W. Feldberg)、库夫勒(S. Kuffler)、卡茨(B. Katz)等。突触传递先在外周突触得到证明,以后延伸到脊髓,后者是由艾克尔斯等完成的。

公元 1930 年　朱鹤年在袋鼠下丘脑视上核观察到大神经细胞内有分泌颗粒。稍早,沙勒(E. & B. Scharrer)夫妇发现硬骨鱼下丘脑神经分泌细胞与垂体功能有关,B. 沙勒鉴定了无脊椎动物的此类细胞。

公元 1941 年　冯德培在《中国生理学杂志》上连续发表文章,报道了神经肌肉传递的电活动,包括强直后易化或强直后增强(PTP)现象。

20 世纪 40 年代　霍奇金(A. Hodgkin)、赫胥黎(A. Huxley)、卡茨阐明了神经元电活动是由于离子经过细胞膜上小孔向内或向外移动所造成的,因为细胞内外有离子浓度的梯度。

公元 1946 年　柯尔(K. Cole)发展了一种电压钳方法,可用来测量跨细胞膜的电流流动。

公元 1949 年　杰拉尔德(R. Gerard)和凌宁发展了玻璃微电极,为神经元的细胞内记录奠定了基础。

公元 1949 年　赫布(D. Hebb)在他的名著《行为的组构》中引入了突触学习的规律,这个规律以后被称为赫布定律。

公元 1952 年　艾克尔斯等应用微电极技术,揭示了脊髓前角细胞的兴奋性突触后电位(excitatory postsynaptic potential,EPSP)和抑制性突触后电位(inhibitory postsynaptic potential,IPSP)。这两者分别是中枢兴奋状态(c.e.s)和中枢抑制状态(c.i.s)的电表现。

公元 1950 年　弗里施(K. von Frisch)、洛伦茨(K. Lorenz)和廷伯根(N. Tinbergen)建立了神经生态学(neuroethology)的基础,研究自然条件下动物的行为。

公元 1952 年　张香桐发表《大脑皮层神经元的顶树突》论文,阐述了他对树突功能的看法。

公元 1955—1960 年　　芒卡斯尔（V. Mountcastple）、休伯尔（D. Hubel）、威塞尔（T. Wiesel）、埃瓦茨（E. V. Evarts）、伍尔茨（R. Wurtz）等从哺乳动物的感觉皮层先驱性地发展了单个神经细胞的记录技术。休伯尔和威塞尔的工作是知觉认知研究的一个先驱。

公元 1966—1969 年　　埃瓦茨及伍尔茨建立了可用来研究动物运动和知觉的一种方法，在清醒、自己能够活动的猴子身上记录了单个神经细胞电活动。

公元 1955—1960 年　　希拉普（N.-A. Hillarp）引入了荧光显微镜法，可用来研究含生物胺的神经细胞的分布。

公元 1954 年　　帕拉德（E. Palade）和佩利（L. Palay）及罗伯提斯（E. De Robertis）和贝内特（H. Bennett）在电子显微镜下见到神经细胞膜与膜之间有边界。这种证据日益增多，但也发现有非常特殊的例外。围绕着神经元及其突起的性质、神经元膜的镶嵌性质以及神经元与其邻近细胞复杂关系的看法，人们的认识正发生静悄悄的革命。

公元 1956 年　　蒙塔尔奇尼（R. Levi-Montalcini）、科恩（S. Cohen）分离并提纯了神经营养因子（NGF）。

公元 1957 年　　米尔纳（B. Milner）描写了一例病人的遗忘症，病人的名字简写是 H.M.，米尔纳发现内侧颞叶对记忆的重要性。公元 1986 年根据另一病人 R.B. 的材料，认识了海马在人类记忆中的重要性。

公元 1958 年　　坎德尔（E. Kandel）等研究简单无脊椎动物的神经系统，包括海兔、果蝇还有线虫的，用以分析行为和学习的基本方面，可以在细胞和分子水平进行分析。

公元 1958 年　　卡尔森（A. Carlsson）发现多巴胺是脑内的递质，而且认为多巴胺在锥体外系疾病如帕金森病中起作用。

公元 1962—1963 年　　多个实验室发现鼠类动物脑的结构可以随经验而变化，这是第一个证据表明，蛋白质合成在记忆形成过程中起作用。

公元 1963 年　　斯佩里（R. Sperry）提出了一个学说，在突触前和突触后神经元伙伴之间，有一个准确的、化学的匹配关系。这个学说被称为化学亲和力学说。

20 世纪 70 年代　　坎德尔在海兔的实验上证明学习和记忆的储存是与突触的变化相关的。

20 世纪 70 年代晚期　　正电子发射断层扫描（PET）的神经影像学建立。1990 年小川诚二（S. Ogawa）和他的同事建立了功能性磁共振成像技术（fMRI）。90 年代，神经影像学被用来研究人类认知的各种问题，包括知觉、注意和记忆。

20 世纪 70 年代中期　　格林加德（P. Greengard）显示，许多神经递质的活动依赖于细胞内蛋白质的磷酸化。

公元 1973 年　　布利斯（T. Bliss）和洛莫（T. Lømo）两人发现了长时程增

强(LTP)现象。长时程增强现象是哺乳动物记忆的可能突触机制。

　　公元 1976 年　　内尔(E. Neher)、萨克曼(B. Sakmann)建立了膜片钳技术,可用来记录细胞膜上单个离子通道的活动。

　　20 世纪 80 年代　　已经有实验证据表明,记忆可以分属于多个系统。同时,人类遗忘症的动物模型建立。

　　公元 1986 年　　霍维茨(H. R. Horvitz)发现 *CED* 基因,这个基因对于细胞的成长、死亡至关重要。

　　公元 1990 年　　卡佩奇(M. Capecchi)、史密斯(O. Smyphies)发明了基因剔除技术,此技术很快被应用于神经生物学。

　　20 世纪 90 年代　　神经发育从描述水平转入分子机理水平。这主要是由于菲施巴赫(G. Fischbach)、麦克马汉(J. McMahan)、杰塞尔(T. Jessell)、古德曼(C. Goodman)等人的贡献。

　　20 世纪 90 年代　　扬(R. Jahn)、罗思曼(J. Rothman)、谢勒(R. Scheller)、聚德霍夫(T. Sudhof)等人把突触分泌过程中胞裂外排的关键分子找了出来。

　　公元 1991 年　　巴克(L. Buck)及阿克塞尔(R. Axel)发现包含有超过一千个不同基因的嗅觉感受器家族。内侧颞叶记忆系统的解剖成分也被鉴定出来。

　　公元 1993 年　　亨廷顿病联合研究小组鉴定了导致亨廷顿病发生的基因。

　　公元 1998 年　　麦金农(R. Mackinnon)等解析了第一个离子通道——细菌钾离子通道的三维结构。

　　公元 2005 年以来　　由于戴瑟罗斯(K. Deisseroth)等许多研究者的工作,光遗传学(optogenetics)在神经科学研究中的应用迅猛发展,主要的方法是利用病毒载体把微生物视蛋白基因引入离体或在体动物脑,然后用光学方法激活或失活神经细胞。

　　公元 2013 年　　聚德霍夫、罗思曼和谢克曼(R. Schekman)因他们关于突触小泡运输的研究获诺贝尔生理学或医学奖。

　　公元 2014 年　　E. 莫泽(E. Moser)和 M.-B. 莫泽(M.-B. Moser)发现网格细胞,因此他们两人和奥基夫(J. O'Keefe)共同获得 2014 年诺贝尔生理学或医学奖。2005 年 E. 莫泽和 M.-B. 莫泽以及他们的学生发现了网格细胞。网格细胞是多种动物脑所具有的一类细胞,这些细胞使得动物得以了解自己在空间中的位置。其所以被称为"网格",是因为把导致这些细胞放电(电活动)的运动区域中心联结起来,正好形成三角形组成的网格。(参阅《历史发展和思考》神经科学大事记,415—420 页)

电子计算机理论和技术的融入与人工智能

　　在 20 世纪 40 年代后期和 50 年代,计算机已被数学家和物理学家应用,而机器智能这种看法也引起了公众的兴趣。到今天,人工智能已经成为第五次产业革命的重要内容。

神经生理学家在了解神经元的电信号过程的性质方面也有了很大进展。神经元与电子计算机元件之间的相似性，对于两方面领域的专家都显而易见。图灵（C. Turing）假说认为，不管你如何制作计算设备，面对同样的基本问题，也会有同样的基本能力。计算机很快将变为电子脑，这种脑将可以在智慧方面和人脑媲美，这似乎并非完全不可能。在这样背景下，《计算机与脑》诞生了。

《计算机与脑》公元1958年由耶鲁大学出版社出版。原计划此书将包含冯·诺伊曼（J. von Neumann）1956年所作讲演的全部正文，但因诺伊曼病得很厉害而不能前去讲演，于是未完成的讲稿在冯·诺伊曼于公元1957年因骨癌去世后出版。虽然此书很小也不完全，但它在神经科学中是一个里程碑。不论我们是否读过这本书，书中的内容已经成为该领域的经典。此书也成为通常提供给记者和公众的关于脑的一般常识。

冯·诺伊曼是获得广泛承认的第一台程序计算机的发明者，今天我们所用的计算机就是他所造计算机的后代。冯·诺伊曼认为脑的计算不能够依赖于计算的深度，而这是计算机能够做到的。相反，他认为脑的计算必须在尽量少的几步内完成，才能防止误差的积累。今天，虽然他所讨论的各个方面都已更加清楚、更加细化，但是计算神经科学今天和明天的基本问题在这本小书里面已经写得很清楚。冯·诺伊曼是20世纪的一个天才。（参阅《历史发展和思考》第20章，154页）

• 脑、电脑、人工智能

沿着"计算机与脑"的方向发展，近年特别受到社会关注的是"人工智能"问题，而让"电脑"与人类进行象棋或围棋比赛，成了检验人工智能的最好范例。公元1997年美国IBM公司生产的"深蓝"[①]击败了等级分排名世界第一的国际象棋棋手加里·卡斯帕罗夫；公元2017年伦敦Alphabet公司的"阿尔法围棋"（AlphaGo）击败了第17届农心杯世界围棋团体锦标赛冠军柯洁[②]。

20世纪以来西方脑研究对华夏的启示

• 启示之一：学术思想

让我们先看看神经元学说的建立。西班牙学者卡哈尔的神经元学说（neuron

---

① 深蓝是美国IBM公司生产的一台超级国际象棋电脑，重1 270千克，有32个大脑（微处理器），每秒钟可以计算2亿步。"深蓝"输入了一百多年来优秀棋手的对局两百多万局。1997年5月11日，在人与计算机之间挑战赛的历史上可以说是历史性的一天。计算机在正常时限的比赛中首次击败了等级分排名世界第一的棋手加里·卡斯帕罗夫。卡斯帕罗夫以2.5∶3.5（1胜2负3平）输给IBM的计算机程序"深蓝"。机器的胜利标志着国际象棋历史的新时代。

② 公元2017年5月23日至27日，柯洁（公元1997年8月2日出生）与阿尔法围棋（AlphaGo）进行人机大战，三番棋全败，其中第二局被机器评定表现完美。AlphaGo是伦敦Alphabet公司的一个软件产品（Alphabet Inc.'s Google DeepMind in London）。

doctrine)一直引领着这一百多年来的脑研究。它得以产生的学术背景,是当时欧洲生物学领域内的细胞学说。一个好的学说一定是在辩论中发展起来的,神经元学说是通过与其对立学说——意大利学者高尔基的网状学说(reticular theory)的争辩而发展起来的。好的学说又一定有其良好、坚实的事实作为基础,在这里就是卡哈尔能够熟练地运用高尔基所发明的染色方法,做出漂亮的脑组织学切片。卡哈尔正是在仔细观察这些精良切片,精心设计能够说明问题的实验,反复深入思考的基础上,才提出了这样伟大的理论。

由此看来,一是需要非常可靠的事实基础,二是需要活跃的学术环境,三是需要良好的学术争论氛围,四是需要研究者反复深入的思考,包括设计能够说明问题的实验。一个重要、伟大学说的产生,这四点是缺一不可。

反躬自问,看看华夏的情况。华夏历史上很长时间,独尊儒家,这并非好事;康熙年间的朱光旦教案,就是一个突出的案例。一切理论都应以事实为基础,但在我国学术史上,信口开河,任意作出结论和判断,比比皆是。古代如《淮南子》的"月虚而鱼脑减"是一个大笑话,可悲的是后世还反复引用它。近代学者梁启超称"魂译言大脑,魄译言小脑"(《论幼学》),既无事实基础,可能也未经深入思考。读了这些言论,令人啼笑皆非!

• 启示之二:新技术

20世纪以来西方脑研究的进展,没有一步不是由技术改进所推动的。数其荦荦大者,诸如:光学显微镜的改进;电生理实验仪器的创立和改进,包括由阴极射线示波器、电子管放大器等组合的电生理技术,微电极技术,膜片钳技术;神经药理学和神经化学的发展;细胞生物学理论和技术的应用;分子生物学理论和技术的应用,包括基因工程理论和技术的应用。所有这一切都是欧洲文艺复兴运动的后作用,都是几次产业革命的成果。作为这些技术进步基础的则是20—21世纪欧美强劲的自然科学发展,而自然科学发展需要创新,需要深思熟虑。

反躬自问,看看华夏的情况:20世纪以来,我国在学习欧美先进科学、先进技术方面有很大转变和进步,但是我们的创新还很少。

• 启示之三:西方脑研究还有什么不足吗?

难道20世纪以来的西方脑研究就没有任何缺点和问题吗?非也!

问题可能是思想方法上的,那就是,还原论太多,整体论不足。细胞生物学和分子生物学固然重要,但脑研究的重要目的就是要能够推进脑疾病的防治。

这个问题从社会大众的反映上也得到验证。当公元1990年美国总统乔治·赫伯特·布什(George Herbert Bush)提出"脑的十年"(the Decade of Brain)的时候,人们曾经期望,10年后人们的脑认识会有大的提高,脑病治疗会有新的面貌,但事情并非如此。到了公元2013年,后任总统巴拉克·奥巴马(Barack Obama)再次提出要鼓励脑研究,并宣布将要出大量美元,包括公家的以及私人的基金,资助了解人类脑的研究。

脑研究的科学家们也感受到问题的严重性。美国国家卫生研究院(NIH)两个研究所(国家神智健康研究所、国家神经疾病和中风研究所)的两位所长对于神经科学 25 年来进展的看法具有代表性,反映了科学工作者对精神病治疗现状的担忧。脑研究往何处去,引人注目。他们考察了 25 年来神经科学的巨大进展,他们看到:基础神经科学有着巨大进展,但另一方面有着持续不断的脑疾病需求。

他们的结论认为,为了弥补这个缺陷,需要做到四点:一是更加细致地了解脑功能;二是重新考虑我们如何接近这个学科的转化医学;三是我们的目标要聚焦到人的神经生物学;四是继续努力开展广泛的神经科学的创新性工作。

由此可见,近数十年来,以还原论为主导的西方脑研究正在遭遇困难,这恰恰是我们华夏人在考虑今后脑研究时所必须认真对待的。

• 启示之四:华夏脑研究:周虽旧邦,其命维新

详见"10.5　周虽旧邦,其命维新"。

7 口语中的脑认识篇

7.1 概　　说

口语中的脑认识

前已述及,从北齐开始,出现了脑与神智挂钩的表述(详见"2.2　脑神,肠肥脑满")。

唐代以后,在口语中使用"脑"字时,已经脱口而出地把脑神(脑的神智功能)的观点讲出来了。这种脑认识并非来自理性论证或科学实验,而是来自感性直觉。

是否可以这样认为?——一个人的脑认识至少可有两方面的来源:一种来源是理性的,它的产生经历严格的逻辑论证;另一种是感性的,它的产生来自人的内省性(introspection)体验,由体验的涌现而产生。

笔者在此试探性地提出:口语中提出的词语能够反映人们生活中的直觉感受,这种感受要求人脑的语言系统创造相应词汇来反映它,于是就产生了这类词句。

"头""脑"联用的脑认识

唐代以后,出现了"头""脑"联用的新词语。这是产生新的脑认识的又一种形式。单独应用"脑"或单独应用"头"有不能传达的语义,而在"头""脑"联用时,具有新意义的语义就表达出来了。

人一有所思,昂首上视,若反而问之脑

生活经验告诉我们,当人思考问题时,往往会伴有头、脑的动作。这种内省经验可能让人们作出判断:头和脑与思考问题,也即与神智功能,是有关系的。以下是有关引文。

番禺黎祖健《说通》:人类之灵否,视其脑髓之丰啬。故人一有所思,则必昂首上视,若反而问之脑者然;思而得之,不啻灵脑之以此相告也。思而不得,则又反而求之书,是故书者天下之公共大脑袋也。(见商绛雪垒书局本《皇朝经世文新编续集》卷一下第十七页)

按:"故人一有所思,则必昂首上视,若反而问之脑者",我们根据这种生活经验,就推断脑与思想有关。这当然是一种主观内省的推断方法,不太可靠;因为有人思

考是低着头的,例如李白的诗中有"低头思故乡"。

但是,不论是昂首还是低头,当人脑作思考活动时,往往是和头脑的动作联系着,这却是可以成立的!

唐以后传统脑认识的变迁

从本篇以下的介绍可以看出,随着时代的变迁,唐以后对脑的认识有新的延伸和发展,这种新的变化,突出地展现在诗、词、歌曲或者口语性较强的文章中,主要表现为以下几方面:

其一,从晚唐开始,在诗、词、歌曲及口语性较强的文章中,出现了许多表达脑的神智功能的表述。

其二,在南宋理学家朱熹的《朱子语类》和明朝理学家王阳明的《传习录》中,出现了大量应用"头脑"两字的词句。这两个字形象地反映了事物的总纲、要领或精华,或者个人的行为和能力特点。这种应用在其他口语性较强的文章中也屡屡出现。

其三,以"头脑"两字为主题的词语,在口语性较强的文章中大量出现。这类词语除了表达事物的总纲、要领或精华,或者个人的行为和能力特点以外,还表达其他许多丰富多彩的内容,其中也包括脑的神智功能。

以"头脑"两字为主题的词语有较强生命力,直到今天仍被广泛而活跃地使用。

这些涉及"脑"的表述的出现,显然并非来自书本对人们的教导,而很可能来自人们自己的天然、直觉经验,因为当时的书本并没有告诉他们,脑有这样那样的功能,而神智功能是它的重要功能之一;恰恰是人们自己的日常实践,使他们领会脑的丰富多彩的功能。

其四,由于社会、生产活动的增加,与域内少数民族、域外异民族交往的增加,出现了以脑的特征命名的物品名称,例如:马脑反映珍贵玉石的形态特点,樟脑反映樟木的精华,龙脑反映物品的芳香,等等。

其五,即便如此,"脑"字所反映的总纲、要领或精华属性,所反映的脑的神智属性,在从南朝梁顾野王的《玉篇》,直到宋朝的《类篇》、清朝的《康熙字典》等字典上,始终得不到反映。详见第56—58页"2 后古代篇"有关《玉篇》《广韵》《类篇》中的脑认识。

7.2 唐代口语中的"头脑"及 文书中的"头""脑"联用

在晚唐以后笔记、记述文的一些具有口语语境的词语中,出现了表达神智特征的脑认识的叙述。这是一种人们脱口而出、自然而然地说出来的脑认识。这种情况很快反映在宋代太平兴国年间所编纂的丛书《太平广记》中,因为它所收录的很多是唐和五代的文献。

此外，"头""脑"联用以表示一个人的心态、体态，在唐代文书中也已有实例。到了宋代这种情况更为多见；到了明、清，特别是章回小说兴起以后，"头""脑"联用情况更是大量涌现，详见"7.3 宋代以后'头''脑'联用的词语"。

宋以后直到明清，这种情况仍然延续。不论是唐代，还是直到明清，所出现的这种与脑的神智功能有关的表述，在同时代的规范辞书中是找不到对应诠释的。

以下将先介绍唐代口语语境中出现的"鸢老头脑好""主司头脑太冬烘"两个实例，然后再按各个命题介绍"头脑联用"的情况。

头脑太冬烘

据笔者查考，在唐代的传统史、传中，在口语语境条件下，已经出现了表达"脑神"的词语。例如《唐摭言》的"主司头脑太冬烘"，《玄怪录》的"鸢老头脑好"等。这些都被《太平广记》所收录。以下是有关引文及笔者评述。

"头脑太冬烘"这一词语，《唐摭言》有两处描述，即卷十三和卷八。

《唐摭言》①：（无名子谤议）颜标，咸通中郑薰下状元及第。先是徐寇作乱，薰志在激劝勋烈，谓标鲁公之后，故擢之巍峨。既而问及庙院，标曰："寒素，京国无庙院。"薰始大悟，塞默久之。时有无名子嘲曰："主司头脑太冬烘，错认颜标作鲁公。"（钦定四库全书本，卷十三第十一页）

《唐摭言》：（误放）郑侍郎薰主文，误谓颜标乃鲁公之后。时徐方未宁，志在激劝忠烈，即以标为状元。谢恩日，从容问及庙院。标曰："寒进也，未尝有庙院。"薰始大悟，塞默而已。寻为无名子所嘲曰："主司头脑太冬烘，错认颜标作鲁公。"（卷八第八页）

按："冬烘"是糊涂、迂腐的意思。一般认为，冬烘这一典故，即来自这则故事，被后人广泛运用，如宋范成大《四时田园杂兴诗》："长官头脑冬烘甚，乞汝青铜买酒回。"（《石湖诗集》19—20页，商务印书馆1937年）

《唐摭言》的这则文献被很多书籍所引用，例如《太平广记》卷第一百八十二 贡举五；《太平广记》卷第二百五十六 嘲诮四；《古今图书集成》明伦汇编 交谊典第十卷；《古今图书集成》明伦汇编 人事典第五十六卷；《古今图书集成》经济汇编 选举典第七十七卷等。

按：冬烘的说法，唐以后一直沿用，甚至直到今天。下面引《宋稗类钞》，仅示其一例而已！

《宋稗类钞》：于是天下之士竞趋之。稍有违异，其党必挤之为"小人"，虽时君亦不得而辨之。其气焰可畏如此！然所言所行，了不相顾，往往皆不近人情之事。驯至淳祐、咸平，则此弊极矣。是时为朝士者，必议论愤愤，头脑冬烘，弊衣菲食。出则乘破竹轿，舁之以村夫。高巾破履，人望而知其为道学君子。显达清要，旦夕可致

---

① 《唐摭言》：唐代笔记小说集，撰者五代王定保（公元870—940年）。

也。然其家囊金匮帛,至为市人所不为。贾师宪独持相权,惟恐有攘之者,则专用此辈,列之要路。名为尊崇道学,其实幸其阘茸不才,不致掣其肘。以是驯致万事不理,丧身亡国。呜呼!孰谓道学之祸,不甚于典午之清谈乎?(钦定四库全书本,卷二十四 称誉第四十,第三十四、三十五页)

按:《宋稗类钞》的作者把"头脑冬烘"联系到"名为尊崇道学,其实幸其阘茸不才,不致掣其肘。以是驯致万事不理,丧身亡国"。这可以看作对有宋一代理学的批评!

鸾老头脑好,好头脑鸾老

"鸾老头脑好,好头脑鸾老",是唐人笔记《玄怪录》中几个夷陵女郎鬼之间的接口令,这里的"脑"带有神智的含义。

《玄怪录》[①]:(《刘讽》〇 故事情节是:竟陵掾刘讽,夜投夷陵空馆,在月明下憩息,忽然看到庭院中先后来了三四个妙龄女郎,她们举觞浇酒,相互出绕口令取乐。)于是众女郎皆笑倒。又一女郎起,传口令,仍抽一翠簪,急说,须传翠簪,翠簪过令不通即罚。令曰:"鸾老头脑好,好头脑鸾老。"传说数巡,因令紫绥下坐,使说令,紫绥素吃讷,令至,但称"鸾鸾"。女郎皆笑,曰:"昔贺若弼弄长孙鸾侍郎,以其年老口吃,又无发,故造此令。"(卷六:见《玄怪录·续玄怪录》,中华书局 2015 年 129 页)

按:"鸾老头脑好,好头脑鸾老"作为接口令,都是因有语音方面的问题,但都意指鸾老头的脑子好用,就是指脑的神智功能了。

《太平广记》卷三百二十九 鬼十四也引用此材料。《全唐诗》卷八百七十九附:夷陵女郎鬼,也收录这两句话。

"头""脑"联用

在唐代可以看到不少头脑联用的情况,如:"作头脑""措大不别头脑""摆头撼脑""出头出脑"等。以下是有关引文及笔者评述。

- 作头脑

《杜阳杂编》:是后上晨夕惴心挂想。李可及进《叹百年》曲,声词怨感,听之莫不泪下。又教数千人作"叹百年队"。取内库珍宝雕成首饰。画八百匹官絁作鱼龙波浪文,以为地衣,每一舞而珠翠满地。可及官历大将军,赏赐盈万,甚无状。左军容使西门季玄素鲠直,乃谓可及曰:"尔恣巧媚以惑天子,灭族无日矣!"可及恃宠,亦无改作。可及善转喉舌,对至尊弄媚眼、作头脑。连声作词,唱新声曲,须臾即百数方休。时京城不调少年相效,谓之拍弹〔去声〕。一日,可及乞假为子娶妇。上曰:"即

---

① 《玄怪录》:唐代传奇小说集,唐牛僧孺(公元 779—848 年)撰。原十卷,今本一卷。宋代因避赵匡胤始祖玄朗之讳,改名《幽怪录》。

令送酒米以助汝嘉礼。"可及至舍,见一中使监二银楦,各高二尺余,宣赐。可及始谓之酒,及封启,皆实中也。上赐可及金麒麟高数尺,可及取官车载归私第。(钦定四库全书本,卷下第十三、十四页)

按:《杜阳杂编》是唐人苏鹗的笔记,在这里用了"弄媚眼,作头脑"这样的措辞,是用头脑及眼的动作来隐喻李可及[①]的奉承作媚姿态,描写一个人的姿态、做作。

- 不别头脑

《太平广记》中有"不别头脑"的口语,意指一个人不懂事,此文引自唐人温畲笔记《续定命录》:

故谏议大夫李行修娶江西廉使王仲舒女,贞懿贤淑,行修敬之如宾。王氏有幼妹,尝挈以自随。行修亦深所鞠爱,如己之同气。……无何,王氏果以疾终。……行修一如女子(引导人)之言,趋至北廊及院,果见十数年前亡者(王氏)。一青衣迎行修前拜,贲一榻云:"十一郎且坐,娘子续出。"行修比苦肺疾,王氏尝与行修备治疾皂荚子汤。自王氏之亡也,此汤少得。至是青衣持汤,令行修啜焉,即宛是王氏手煎之味。言未竟,夫人遽出,涕泣相见。行修方欲申离恨之久,王氏固止之曰:"今与君幽显异途,深不愿如此,贻某之患。苟不忘平生,但得纳小妹鞠养,即于某之道尽矣。所要相见,奉托如此。"言讫,已闻门外女子叫:"李十一郎速出!"声甚切,行修食卒而出。其女子且怒且责:"措大不别头脑,宜速返。"依前跨竹枝同行。有顷,却至旧所。……行修心愤然一呕,所饮皂荚子汤出焉。时王公已移镇江西矣。从是行修续王氏之婚,后官至谏议大夫。(见钦定四库全书本《太平广记》卷一百六十 定数十五,第三至六页)

按:以上文中所说"措大不别头脑",意指李十一郎不懂事。又,《新唐书》卷五十九 志第四十九,艺文三有"温畲《续定命录》"一卷的记载,说明此文可能是唐代的作品。

- 摆头撼脑

《苕溪渔隐丛话》:(醉吟先生)苏子由云:……会昌之初,李文饶用事,乐天适已七十,遂致仕,不三年而没。嗟夫! 文饶尚不能置一乐天于分司中邪? 然乐天每闲吟衰病,发于咏叹,辄以公卿投荒、僇死,不获其终者自解;余亦不鄙之。至其《闻文饶谪朱崖三绝句》,刻核尤甚,乐天虽陋,盖不至此也。且乐天死于会昌之初,而文饶之窜,在会昌末年,此决非乐天之诗。岂乐天之徒,浅陋不学者附益之邪? 乐天之

---

① 李可及,唐懿宗时为宫廷伶官。擅演参军戏。通音律,能啭喉唱新声曲,音辞曲折。咸通十一年(公元 870 年)同昌公主死,李可及编大型宫廷女子队舞"叹百年"以悼念。数百人表演(一说数千人),舞蹈布景、服饰极为奢华:地上铺 800 匹画着鱼龙纹的绸子,舞者盛装。舞蹈结束时,地上珠翠可扫。舞蹈音乐哀婉动人。

贤,当为辨之。

苕溪渔隐曰:余以《元和录》考之,居易年长于德裕,视德裕为晚进。方德裕任浙西观察使,居易为苏州刺史,德裕以使职自居,不少假借,居易不得已,以卑礼见。及其贬也,故为诗云:"昨夜新生黄雀儿,飞来直上紫藤枝。摆头撼脑花园里,将为春光总属伊。""开园不解栽桃李,满地惟闻种蒺藜。万里崖州君自去,临行惆怅欲怨谁?""乐天曾任苏州日,要勒烦文用礼仪。从此结成千万恨,今朝果中自家诗。"然《醉吟先生传》及《实录》皆谓居易会昌六年卒,而德裕贬于大中二年,或谓此诗为伪。余又以《新唐书》二人本传考之,会昌初,白居易以刑部尚书致政,六年卒。李德裕大中二年贬崖州司户参军。会昌尽六年,距大中二年正隔三年,则此三诗非乐天所作明甚。但苏子由以谓乐天死于会昌之初,而文饶窜于会昌之末,偶一时所记之误耳。(耘经楼本,后集卷第十三第一、二页)

虽然"摆头撼脑"是否白居易所作尚无定论,但这是唐人诗句已无异议,说明早在唐朝,已经有"头""脑"联用的文字出现。是否可以这样认为? 这种诗句中的用语,比较偏向于口语风格,与一般的、带政论性的议论文章是有所不同的。

- 出头出脑

《唐语林》①:李卫公性简傲,多独居。阅览之倦,即效攻作庀器,其自修琴阮。唯与中书舍人裴璟相见,亦中表也。多访裴以外事。裴坡下送客还,公问:"今日有何新事?"曰:"今日坡下郎官集,送苏湖郡守,有饮饯。见一郎官,不容一同列,满坐嗤讶。"公曰:"谁?"曰:"仓部郎中崔骈作酒录事,不容仓部员外白敏中。"公问:"不容有由乎?"曰:"白员外后至。崔下四簿:三,白不敢辞;其一,遣自请罪名从命。崔曰:'也用到处出头出脑?'白委顿而回,去兼不叙别。"卫公不悦。遣马屈白员外至,曰:"公在员外,艺誉时称,久欲荐引。今翰林有阙,三两日行出。"寻以本官充学士。出崔为申州,又徙邢、洛、汾三州,后以疾废洛下。(钦定四库全书本,卷七第七、八页)

按:《唐语林》中出现"出头出脑",说明用"头""脑"两字组成词语,在唐代人故事中已经出现,但《唐语林》是宋人所撰,未免增加了不确定因素。

7.3 宋代以后"头""脑"联用的词语

"头""脑"联用词语:反映人的身体特征

宋代以后"头""脑"联用的四字词语大量涌现,出现的场合也往往是在口语中。当"头""脑"分别应用时,"头"就是头,"脑"就是脑;但当"头""脑"两个字联合在一起

① 《唐语林》是宋代文言轶事小说,王谠撰,共八卷。《四库全书总目》说:"是书虽仿《世说》,而所纪典章故实,嘉言懿行,多与正史相发明,视刘义庆之专尚清谈者不同。"

应用时,就产生了新的含义,其中之一就是隐喻脑的神智功能。不过,"头""脑"联用四字词语可以承载不同的含义,不仅仅是神智含义。

下面是如"连头连脑"及其所反映的人体特征等种种实例的有关引文及笔者评述。

- 连头连脑、劈头劈脑:反映头、脑体位

词语中的"头""脑"联用,很多是直接反映头、脑的体位,形容有关对象的动作、打扮,例如侧头侧脑、夹脑连头、砍头剁脑、磕头撞脑、连头带脑、连头连脑、没头没脑、劈头劈脑、匹头匹脑、扑头扑脑、耷头耷脑、丑头怪脑、虎头包脑、蓬头撒脑、蓬头燥脑。

按:也有隐喻找不到头绪的,如没头脑、没头没脑,这里面已经掺杂有神智的成分。

《西游记》[①]:这八戒骂上前,手起处,钯头着重,把个龙子夹脑连头,一钯筑了九个窟窿。唬得那龙婆与众,往里乱跑,哭道:"长嘴和尚,又把我儿打死了!"(第六十三回,上海古籍出版社 2009 年 533 页)

《喻世明言》[②]:才跨进房门,忽然两边门侧里走出七八个老姬、丫鬟,一个个手执篱竹细棒,劈头劈脑打将下来,把纱帽都打脱了,肩背上棒如雨下,打得叫喊不迭,正没想一头处。(第二十七卷 金玉奴棒打薄情郎,上海古籍出版社 2012 年 334 页)

《姑妄言》[③]:头上俱做黄布虎头包脑,厚厚大大的,不但护住了头项,且使那贼的马不但不敢咬啮人,他见这些虎头绕跃,人身上尽是虎纹,自然心惊。马一惊跳起来,驭之不暇,何能更使兵器?[《姑妄言(3)》第二十一回,金城出版社 2000 年 942 页]

按:以上"虎头包脑"是一种打扮装饰。

《西游记》:三藏道:"悄言!悄言!他的性急,若听见你说是甚么东西,他就恼了。他是我的徒弟。"那和尚打了个寒噤,咬着指头道:"这般一个丑头怪脑的,好招他做徒弟!"三藏道:"你看不出来哩,丑自丑,甚是有用。"(第十六回,121 页)

《西游记》:何怕你铜头铁脑一身钢,钯到魂消神气泄!(第十九回,149 页)

按:以上"铜头铁脑"表示身体强壮。

《曲海总目提要》:小说有龙图公案者。凡世俗相传没头脑对证之事,问官审究得实,或辨明冤枉,或诛戮奸凶,大抵假托于鬼神梦卜者居多,而一切归之于包拯。于是有"包龙图日断阳、夜断阴"之说,其事有载于他书者,有传于案谍者,亦有凭空杜撰全无根据者,行世已久,传奇家往往采摭以作剧。《乌盆子》亦其一也。[《曲海

---

① 《西游记》:我国著名章回体长篇神魔小说,作者为明代吴承恩(约公元 1500—1583 年)。
② 《喻世明言》:我国古代白话短篇小说集,明末冯梦龙(公元 1574—1646 年)纂辑。
③ 《姑妄言》:清初长篇章回小说,曹去晶撰。

总目提要(下)》卷三十六　断乌盆,人民文学出版社 1959 年 1668—1669 页]

按:以上"没头脑对证"表示找不出头绪。任何事物都有一个来龙去脉,这就是"头脑"。

《焦太史编辑国朝献征录》:(阿丑传)病者问医曰:"我胸前肿起,无头无脑,痛不可言,何以疗之?"医曰:"我有方,不费一钱。"病者问:"何药?"曰:"此为无名肿毒,但得五更不语,唾涂其上,则自消矣。"病者曰:"此甚难得。"医曰:"汝弗知邪? 今五府六部黄门乌台职常言路者,都是不语之人,何谓难得哉?"嗟乎! 今之仕者,有愧此寺人之言多矣。(曼山馆刻本,卷之一百十七第十四页)

按:"头""脑"两字联用,有时就转化出那种抽象含义,以上"无头无脑"的意思就是"莫名其妙"。

《红楼梦》:宝玉见这般形象,遂又说道:"我也知道,我如今不好了;但只任凭我怎么不好,万不敢在妹妹跟前有错处。便有一二分错处,你或是教导我,戒我下次,或骂我几句,打我几下,我都不灰心。谁知你总不理我,叫我摸不着头脑,少魂失魄,不知怎么样才是。就是死了,也是个'屈死鬼',任凭高僧高道忏悔,也不能超脱,还得你申明了缘故,我才得托生呢!"(卷二十八,中华书局 2005 年 198 页)

- 厨头灶脑:比喻身体的局部

就全身而言,头脑仅是局部,因此用"头脑"可以比喻某些事物的局部性质,例如厨头灶脑、骨头骨脑、针头线脑。以下是有关引文。

《神奴儿大闹开封府》:〔搽旦云〕李二,如今伯伯、伯娘说,你每日则是贪酒,不理家计。又说俺两口儿积攒私房,你又多在外、少在家,一应厨头灶脑,都是我照觑。俺伯娘房门也不出,何等自在! 俺两口儿穿的都是旧衣旧袄,他每将那好绫罗绢帛,整匹价拿出来做衣服穿。你依着我言语,将这家私分开了,俺两口儿另住,可不还快活那![第一折,第 1—2 页:见《元曲选(十七)》①,商务印书馆 1936 年]

《醒世姻缘传》②:凡百忍耐,等我到家,自然有处。这是五十两碎银子,与你大婶买针头线脑的使用;这是二两珠子,二两叶子金,两匹生纱,一匹金坛葛布,一匹天蓝缎子,一匹水红巴家绢,两条连裙,二斤绵子,你都好好收住,到家都一一交付与大婶。(第八回,上海古籍出版社 1992 年 191 页)

- 脑疼头旋:病痛的体位

按:"头""脑"联用词语可以用来描述头脑部位的病痛,例如脑疼头旋、脑痛头眩、昏头晕脑、脑痛头疼、头昏脑冈、昏头昏脑、头疼脑热、头痛脑冈、头脑也疼、昏头昏脑、晕头昏脑、头脑清醒。以下是有关引文。

---

① 《元曲选》:明代问世的元曲选本,编纂者臧懋循(公元 1550—1620 年)。
② 《醒世姻缘传》:问世于明末清初的长篇章回小说,作者西周生。

《敦煌变文集新书》：(庐山远公话)夫人又闻〔问〕："何名为病苦?"病苦者,四大之处,何曾有实? 众缘假合,地水火风,一脉不调,是病俱起。忽然困重着床,魂魄不安,五神俱失,□〔唇〕干舌缩,脑痛头疼。百骨节之间,由〔犹〕如锯解。晓夜受苦,无有休期。求生不得,求死不得。世间妙术,只治有命之人,毕〔必〕死如何救得? 能疗药不能痊损,累日连宵,受诸大苦。(卷六,台湾文津出版社有限公司 1994 年 1058 页)

"头""脑"联用词语： 反映人的精神状态

这是指用描写头和脑的动作、行为,隐喻个人的态度、倾向性。例如：摆脑摇头、摆头撼脑、侧脑歪头、出头出惚(脑)、颠头播脑、点头磕脑、点头幌脑、点头摇脑、鼓脑争头、回头回脑、磕头撞脑、叩头磕脑、弄媚眼作头脑、弄眼作头脑、碰头磕脑、强头别脑、伸头探脑、舒头探脑、顺脑顺头、缩脑低头、缩头缩脑、探头缩脑、探头探脑、淹头搭脑、摇头不摔脑、摇头晃脑、摇头扭脑、为头把脑、为头为脑、垂头搭脑、争头鼓脑、挣头科脑、撞头搕脑、神头鬼脑、土头土脑。

在这些词语中,"头"和"脑"实际上是同一个东西,但把两者加以适当搭配,就会引发人们的不同感受,这就直接涉及脑的神智功能问题了。这种词语所描写的是一个人的行为,而行为是由人的神智主导的,古人虽然不知道脑具有神智功能,但他们能够从一个人的行为描写中,把神智功能反映出来。以下是各个命题的有关引文及笔者评述。

- 探头探脑、摆脑摇头：隐喻人的态度、倾向性

《警世通言》①：京娘归房,房中尚有余光,还未点灯。公子正坐,与京娘讲话,只见外面一个人入来,到房门口探头探脑。公子大喝道："什么人敢来瞧俺脚色?"(第二十一卷　赵太祖千里送京娘,上海古籍出版社 2012 年 239—240 页)

《黑旋风双献功》②【上小楼】不要你将没作有,则要你贪花恋酒。我则见那一来一往、一上一下,摆脑摇头。则为你这个不识羞,和那个贼禽兽,双双的成就。〔云〕我不杀你,你可唱波。〔搽旦云〕唱甚么那?〔正末做揪搽旦科,唱〕可唱你那"眉儿镇常拈皱"。[第四折:见《元人杂剧全集(第二册)》,上海杂志公司 1936 年 236 页]

《警世通言》：兰公将所化宝剑,望空掷起。那剑刮喇喇,就似翻身鹞子一般,飞入火焰之中。左一冲,右一击,左一挑,右一剔,左一砍,右一劈,那些孽怪如何当抵得住! 只见鼋帅遇着缩头缩脑,负一面团牌急走。他却走在那里? 直走在峡江口深岩里躲避,至今尚不敢出头哩。那虾兵遇着,拖着两个钢叉,连跳连跳。他却走在那里? 直走在洛阳桥下石缝子里面藏身,至今腰也不敢伸哩。(第四十卷　旌阳宫铁树镇妖,502—503 页)

---

① 《警世通言》：我国古代白话短篇小说集,冯梦龙纂辑。
② 《黑旋风双献功》：元杂剧,高文秀撰。

《敦煌变文集新书》：(丑女缘起)于是王郎耻嫌不得,两个相合,作为夫妇。阿姊(姊)见成亲,心里喜欢非常,到于宫中,拜贺父母。当时甚道〔云云〕

小娘子如今娉(聘)了,免得父娘烦恼,

推得精怪出门,任他到舍相抄〔吵〕。

王郎咨申大姊：万事今朝总了,

〔且须遣妻不出〕,恐怕朋友怪笑,

小娘子莫颠莫强,不要出头出恼〔脑〕。

总王郎心里不嫌,前世业遇须要。(卷四,台湾文津出版社有限公司 1994 年 778 页)

按：以上用了"出头出恼(脑)",因为《敦煌变文集》是唐代敦煌变文作品的总集,这也可以说明用"头""脑"两字组成词语在唐代已经出现。

● 贼头狗脑、滑头滑脑：隐喻人的品质

这里用"头""脑"的特征来形容有某些特殊品质的人,有的甚至借用动物脑的形态,例如贼头鼠脑、牛头马脑、铜头铁脑、鹰头鹊脑。

《吕洞宾度铁拐李》[1]：【醉扶归】你问他在村镇居城郭?〔张千云〕兀那老子,俺哥哥问你城里住,村里住?〔韩魏公云〕哥哥,老汉村里也有庄儿,城里也有宅儿。〔张千云〕这老头子硬头硬脑的,正是躲避差徭游食户,村里寻往城里去,城里寻往村里去。你则在这里,我回俺哥哥话去!〔第一折：见《元人杂剧全集(第七册)》,上海杂志公司 1936 年 155 页〕

《西游记》：两个出了园门,径来殿上,指着唐僧,秃前秃后,秽语污言,不绝口的乱骂："贼头鼠脑,臭短臊长",没好气的胡嚷。唐僧听不过道："仙童呵,你闹的是甚么? 消停些儿,有话慢说不妨,不要胡说散道的。"(第二十四回,上海古籍出版社 2009 年 196 页)

《敦煌变文集新书》：(二、大目干连冥间救母变文并图一卷并序)目连丞〔承〕佛威力,腾身向下,急如风箭。须臾之间,即至阿鼻地狱。空中见五十个牛头马脑、罗刹夜叉,牙如剑树,口似血盆,声如雷鸣,眼如掣电,向天曹当直。逢着目连,遥报言："和尚莫来,此间不是好道,此是地狱之路。西边黑烟之中,总是〔狱中〕毒气,吸着,和尚化为灰尘处。"(卷四,701 页)

《九尾龟》[2]：一个男的,穿着一件湖色单纱长衫、玄色外国纱马褂,带(戴)着一顶极细的草帽,眉清目秀,齿白唇红,却有些滑头滑脑的样儿。一个女的倌人,打扮一身银灰色闪光纱衣服,长挑身材,鹅蛋脸儿,皓齿明眸,丰容盛鬋。两个人一前一后的走进来。(第一百二回,上海古籍出版社 1994 年 503 页)

《孽海花》：还有在主人下首的那一位,黑苍苍的脸色,唇上翘起几根淡须,瘦瘦

---

① 《吕洞宾度铁拐李》：元杂剧,岳伯川撰。

② 《九尾龟》：晚清狭邪小说,张春帆撰。

儿,神气有些呆头呆脑的,是广东古冥鸿。(第三十一回,上海古籍出版社 2011 年 243 页)

《姑妄言》:但马台呆到这个分地,再教不会,急出一个主意来。对他丈夫单佑道:"这呆子这样呆,怎么处? 他这呆头呆脑,我们也不必怕他,竟面前做了教他。或者学会了,也不可知。……"那单佑道:"也罢,就是这样行。"[《姑妄言(2)》第十二回,金城出版社 2000 年 525 页]

《红楼梦》:贾母也笑道:"要这么着才好。夫妻固然要和气,也得有个分寸儿。我爱宝丫头就在这尊重上头。只是我愁着宝玉还是那么傻头傻脑的,这么说起来,比头里竟明白多了。你再说说,还有什么笑话儿没有?"(卷九十九,中华书局 2005 年 777 页)

《红楼梦》:大家坐着,无意中说起宝二爷的淘气来。他说:"宝二爷怎么好! 只会顽儿,全不像大人的样子,已经说亲了,还是这么呆头呆脑。"我问他:"定了没有?"他说是:"定了,是个什么王大爷做媒的。那王大爷是东府里的亲戚,所以也不用打听,一说就成了。"(卷八十九,706 页)

《九尾龟》:宋子英又想了一回,问萧静园道:"你们还是赌的牌九,还是赌的摇摊? 怎会输这许多? 不要你寿头寿脑的,去上了别人的当罢。"(第五十八回,上海古籍出版社 1994 年 300 页)

《九尾龟》:王太史却又偏偏的拣中了他,做了不多两日,吃过两三台酒,碰过三四场和。花彩云见王太史呆头瞪脑的,不甚内行,明放着是一个土地码子,便想放出辣手,弄他一注银钱,轻轻易易,就和王太史做了相好。住过一夜,就撒娇撒痴的要嫁他。(第六十七回,346 页)

《孽海花》:珏斋尤其生就一付绝顶聪明的头脑,带些好高骛远的性情。(第二十五回,188 页)

7.4 《朱子语类》及理学家著作中的"头脑"

宋代理学昌盛,理学家很多,朱熹[①]是其中的著名者。朱熹著作可以分为传统文书式著作和语录(口语)式著作两类。

《朱子语类》属于语录(口语)式著作,是朱熹与其弟子问答的语录汇编,这里面含有丰富的脑认识内容。《朱子语类》里面的脑认识,可以大致区分为两类:一是传统文书式著作中的脑认识,二是语录(口语)式著作中独特的脑认识。

在语录(口语)式著作中出现诸如"头脑""伞脑"以及"大头脑""主脑""总脑"等这样一些比较独特的表述。但在朱熹的传统文书式著作里面,人们只能看到传统的

---

① 朱熹(公元 1130—1200 年)南宋著名理学家、思想家、哲学家、诗人、教育家、文学家。字元晦,后改仲晦,号晦庵,别号紫阳。祖籍徽州婺源(今属江西),侨寓建阳(今属福建)崇安。

脑认识。

不仅如此,在朱熹同时代的其他理学家著作中,也只能看到传统的脑认识。

明代理学家王阳明的《传习录》记载了王阳明和学生们讨论学问时的对话,也多处应用"头脑"字样。有趣的是,《传习录》所用的"头脑"与《朱子语类》有异曲同工之妙,例如头脑工夫、学问头脑、大头脑、主意头脑等。

当然,在王阳明的著作中,也还有传统文书式的脑认识的表述,例如"涂肝脑而膏髓骨""头目脑髓"等。

《朱子语类》中传统文书式的脑认识

《朱子语类》中有很多与传统文书式著作中相同、相似的脑认识,也就是普通意义上的脑认识,例如"脑裂""龙脑""月未望而鱼脑实"等。以下是有关引文及笔者评述。

《朱子语类》:湖南学者说仁,旧来都是深空说出一片。顷见王日休《解孟子》云:"麒麟者,狮子也。"仁本是恻隐温厚底物事,却被他们说得抬虚打险,瞠眉弩眼,却似说麒麟做狮子,有吞伏百兽之状,盖自"知觉"之说起之。〔麒麟不食生肉,不践生草;狮子则百兽闻之而脑裂。〕(钦定四库全书本,卷第六 性理三 仁义礼智等名义,第三十五页)

《朱子语类》:东坡云:"月未望则鱼脑实,既望则虚。"盖出《淮南子》,则食脍宜及未望也。(钦定四库全书本,卷第一百三十八 杂类,第十三页)

按:朱熹认同"月未望而鱼脑实"这样的观点,所以他建议在月未望时吃鱼。

"头""脑"联用词语

朱熹回答问题时,应用"探头探脑""藏头亢脑""撞头搕脑"等词汇。"头""脑"联用是把脑看成头发底下的头部,是体位相关的,但有的时候也多少隐含一点神智的意思。这种用法在宋、明代的笔记和小说中广泛存在,详见:"7.3 宋代以后'头''脑'联用的词语"。其实,直到今天也还在应用。以下是有关引文及笔者评述。

《朱子语类》:说编《通鉴纲目》,尚未成文字。因言:"伯恭大事记忒藏头亢脑,如传谜相似。又,解题之类亦大多。"(卷第一百五 朱子二 论自注书 六君子赞,第十六、十七页)

《朱子语类》:须是理会到深处,又却不与禅相似,方是。今之不为禅学者,只是未曾到那深处;才到那深处,定走入禅去也。譬如人在淮河上立,不知不觉走入番界去定也。只如程门高弟游氏,则分明是投番了。虽上蔡龟山也只在淮河上游游漾漾,终看他未破;时时去他那下探头探脑,心下也须疑它那下有个好处在。大凡为学,须是四方八面都理会、教通晓,仍更理会向里来。譬如吃果子一般:先去其皮壳,然后食其肉,又更和那中间核子都咬破,始得。若不咬破,又恐里头别有多滋味在。若是不去其皮壳,固不可;若只去其皮壳了,不管里面核子,亦不可,恁地则无缘到得

极至处。（卷第十八　大学五　或问下,第四十三、四十四页）

《朱子语类》:有问伊川曰:"如何是近思?"曰:"以类而推。"今人不曾以类而推,盖谓不曾先理会得一件,却又要理会一件。若理会得一件,逐件件推将去,相次亦不难。须是劈初头要理会,教分晓透彻。且如煮物事,合下便用慢火养。便似煮肉,却煮得顽了,越不能得软。政如义理,只理会得三二分,便道只恁地得了,却不知前面撞头搕脑。人心里若是思索得到时,遇事自不难。须是将心来,一如鏖战一番。见行陈,便自然向前得去。如何不教心经履这辛苦? 若是经一番,便自知得许多路道,方透彻。（卷第四十九　论语三十一　子张篇,第七、八页）

《朱子语类》:问:"'吉凶者,贞胜者也。''贞'字便是性之骨。"曰:"贞是常恁地,便是他本相如此。犹言附子者,贞热者也;龙脑者,贞寒者也。天下只有个吉凶常相往来。《阴符》云:'自然之道静,故万物生;天地之道浸,故阴阳胜。'极说得妙。静能生动。'浸'是渐渐恁地消去,又渐渐恁地长。天地之道,便是常恁地示人。"〔《阴符经》云:"天地万物之道浸,故阴阳胜。阴阳相推,而变化顺矣。"〕（卷第七十六　易十二　系辞下,第三页）

案:"龙脑"为物品名。

• 《朱子语类》中口语式的"头脑"

在《朱子语类》里面我们可以看到,他使用了脱口而出、自然而然地说出的脑认识,如"头脑、伞脑""脑、脑子""有头脑、没头脑""大头脑、主脑、总脑"等这样一些比较独特的表述。以下是有关引文及笔者评述。

《朱子语类》:"乾知大始。"知,主之意也,如知县、知州。乾为其初,为其萌芽。"坤作成物。"坤管下面一截,有所作为。"乾以易知。""乾,阳物也",阳刚健,故作为易成。"坤以简能。"坤因乾先发得有头脑,特因而为之,故简。（卷第七十四　易十上　系上,第七页）

《朱子语类》:问:"中庸工夫只在'戒慎恐惧'与'慎独'。但二者工夫,其头脑又在道不可离处。若能识得全体、大用皆具于心,则二者工夫不待勉强,自然进进不已矣。"

曰:"便是有个头脑。如'天命之谓性,率性之谓道,修道之谓教'。古人因甚冠之章首,盖头脑如此。若识得此理,则便是勉强,亦有个着落矣。"（卷第六十二　中庸一,第四十五、四十六页）

《朱子语类》:问:"'北辰,北极也'。不言'极',而言'辰',何义?"

曰:"辰是大星。"又云:"星之界分,亦谓之辰,如十二辰是十二个界分。极星亦微转,只是不离其所,不是星全不动,是个伞脑上一位子不离其所。"因举《晋志》云:"北极五星,天运无穷。三光迭耀,而极星不移。""故曰:'居其所而众星共之。'"（卷二十三　论语五　为政篇上,第二十三页）

按:以上朱熹应用了"头脑""伞脑"这两个词,这里的"脑"带有"纲领""基础"的意思。脑长在头部,对于个体来说,头部是最重要的,因此,脑很可能起主导的、十分重要的作用。

《朱子语类》：问："恻隐之心,如何包得四端?"

曰："恻隐便是初动时,羞恶、是非、恭敬,亦须是这个先动一动了,方会恁地只于动处便见。譬如四时,若不是有春生之气,夏来长个甚么? 秋时又把甚收? 冬时又把甚藏?"恻隐是个脑子,羞恶、辞让、是非须从这里发来。若非恻隐,三者俱是死物了。恻隐之心,通贯此三者。(卷第五十三 孟子三 公孙丑上之下,第二十、二十一页)

按：值得注意的是,"头脑""伞脑"或"脑子",除了带有"纲领""基础"等意思以外,可能也带有"经过思考的""经过考虑的"意思在里面。从这个分析出发,它们("头脑""伞脑"或"脑子")也泛指人的神智功能!

《朱子语类》：贾谊说教太子,方说那承师问道等事,却忽然说帝入太学之类；后面又说太子,文势都不相干涉。不知怎地,贾谊文章大抵恁地无头脑。如后面说"春朝朝日,秋莫夕月",亦然。他方说太子,又便从天子身上去。某尝疑"三代之礼"一句,合当作"及其为天子"字。盖详他意,是谓为太子时教得如此,及为天子则能如此。它皆是引《礼经》全文以为证,非是他自说如此。(卷第一百三十五 历代二,第十、十一页)

按：以上"无头脑""没头脑"可以指无序、无逻辑关系；但其中也含有脑的神智功能差的含义。

《朱子语类》：李白见永王璘反,便从臾之,文人之没头脑乃尔! 后来流夜郎,是被人捉着罪过了,划地作诗自辨"被迫胁"。李白诗中说王说霸,当时人必谓其果有智略,不知其莽荡,立见疏脱。(钦定四库全书本,卷第一百三十六 历代三,第二十四页)

按：以上"没头脑乃尔"既可以指忠君的立场有问题,也可以指某些判断有问题,总之是说神智有问题!

《朱子语类》：问："此是谁语?"

曰："此是古人语。象山常要说此语,但他说便只是这个,又不用里面许多节拍,却只守得个空荡荡底。公更看横渠西铭,初看有许多节拍,却似狭；充其量,是甚么样大! 合下便有个乾健、坤顺意思。自家身己便如此,形体便是这个物事,性便是这个物事。'同胞'是如此,'吾与'是如此,主脑便是如此。'尊高年,所以长其长；慈孤弱,所以幼其幼',又是做工夫处。后面节节如此。'于时保之,子之翼也。乐且不忧,纯乎孝者也。'其品节次第又如此。横渠这般说话,体用兼备,岂似他人只说得一边!"(卷第九十四 周子之书 太极图,第十页)

按：跟"大头脑"相关的其他用法有"大总脑""主脑"和"总脑"。这些都是指大纲、基本观点的意思,指什么事都有一个中心的意思。

《朱子语类》：陈后之问："祖宗是天地间一个统气,因子孙祭享而聚散?"

曰："这便是上蔡所谓'若要有时,便有；若要无时,便无',是皆由乎人矣。鬼神是本有底物事。祖宗亦只是同此一气，但有个总脑处。子孙这身在此，祖宗之气便在此，他是有个血脉贯通。所以'神不歆非类，民不祀非族'，只为这气不相关。如'天子祭天地，诸侯祭山川，大夫祭五祀'，虽不是我祖宗，然天子者天下之主，诸侯者山川之主，大夫者五祀之主。我主得他，便是他气又总统在我身上，如此便有个相关处。"（卷第三　鬼神，第二十五页）

《朱子语类》：凡看道理，要见得大头脑处分明。下面节节，只是此理，散为万殊。如孔子教人，只是逐件逐事说个道理，未尝说出大头脑处。然四面八方合聚凑来，也自见得个大头脑。若孟子，便已指出教人。周子说出太极，已是太煞分明矣。且如恻隐之端，从此推上，则是此心之仁；仁即所谓天德之元；元即太极之阳动。如此节节推上，亦自见得大总脑处。若今看得太极处分明，则必能见得天下许多道理条件皆自此出，事事物物上皆有个道理，元无亏欠也。（卷第九　学三　论知行，第十三页）

朱熹其他著作中的脑认识

笔者曾经在国学大师网在线的朱熹著作中，搜索含有"脑（腦）"的内容。搜索结果表明，在朱熹的全部"十三经注释"的著作中，没有发现"脑"这个字。我们的猜测是，如果作为文字写下来，脑司理神智，这个说法会直接跟孟子的"心之官则思"发生矛盾。但是，从当时他们的认识水平和实际生活经验、体会看，他们已经意识到："头"和"脑"是管理神智的。上面所举的《朱子语类》是朱熹与学生的对话记录。在口语中，理学家朱熹的真实思想暴露出来了，这跟晚唐笔记中讲"鸢老头脑好""脑冬烘"等的思想是一脉相通的。

• 在以下朱熹著作中检索不到"脑（腦）"字

在下列朱熹著作中，检索不到"脑（腦）"字。实际上，这些已经包括了朱熹全部著作，其书名如下：《论语集注》《中庸章句集注》《四书章句集注》《周易本义》《诗经集传》《孝经刊误》《近思录》《御定小学集注》《孟子集注》《大学章句集注》《延平答问》《童蒙须知》《家礼》《伊洛渊源录》《绍熙州县释奠仪图》《杂学辨》《经济文衡》《原本韩集考异》《南岳倡酬集》。

• 《宋名臣言行录》[①]及《御批资治通鉴纲目》[②]中的"脑"

在朱熹的《宋名臣言行录前集》及《御批资治通鉴纲目》中，人们只看到传统文书式脑认识，因为这些书都是传统文书式的复述或转述。

---

① 《宋名臣言行录》：共七十五卷，由南宋朱熹、李幼武撰写，朱熹撰前集十卷、后集十四卷，李幼武撰续集、别集、外集五十一卷。该书汇编了散见于文集、传记中的宋代重要人物的事迹，共收录北宋以及南宋人物二百二十五人。

② 《御批资治通鉴纲目》：南宋朱熹著，清圣祖玄烨（康熙皇帝）加御批，康熙四十七年吏部侍郎宋荦校刊。

"脑"字见于《宋名臣言行录》的有：

（前集卷三，第十四页）公自金陵入，苦脑疽，未陛见。

（后集卷四，第九页）昨即殿廷雨，立拜。焚生龙脑香十七斤，至中夜。（以上钦定四库全书本《宋名臣言行录》）

"脑"字见于《御批资治通鉴纲目》的有：

（卷三上，第九页）肝脑涂地，哭声未绝。

（卷五下，第八页）位列将，爵通侯，常愿肝脑涂地。

（卷十九，第五十一页）且天子幽逼，社稷危殆，乃臣子肝脑涂地之日。

（卷二十六，第五页）宋主无故暴兵，使六州之民，肝脑涂地。

（卷二十六，第二十页）使南北之民，肝脑涂地，不善之积，亦不可掩。

（卷三十五，第二十二页）周主先以马脑酒钟遗齐将鲜于世荣。

（卷四十，第五十六页）今驱无罪之士卒，委之锋刃之下，使之肝脑涂地，独不足愍乎？

（卷四十一上，第四十七页）后多为名将，破阿史那都支，得马脑盘，广二尺余。

（卷四十一下，第四十四页）于笼头之上，加以攕楔，必至脑裂而死。

（卷四十二上，第五页）驱率平人，受役蛮夷，肝脑涂地，臣窃为国家惜之。

（卷四十二上，第三十三页）事未毕，太后特敕赦之，璟叹曰："不先击小子脑裂，负此恨矣！"

（卷五十五，第十三页）矢中其脑，嗣昭拔矢射之。

（卷五十六，第十八页）掠二酒合饮之，攘钟趋出，脑溃而卒。

（卷五十六，第四十六页）崇顺王讯吴嵒谋反，以铜钉钉其脑。璘以告文杰，文杰曰："未可信也。"

（卷五十八，第一页）勋命剖其心以祭死者，市人争破脑取髓，脔其肉而食之。（以上钦定四库全书本《御批资治通鉴纲目》）

• 《晦庵集》[①]和《御纂朱子全书》[②]中的脑认识

《晦庵集》和《御纂朱子全书》是后人、其他人编的朱熹著作集，这里面当然也包括《朱子语类》的内容在内。所以，在《晦庵集》和《御纂朱子全书》里面，我们既看到了传统文书式脑认识，也看到了口语中的脑认识。

"脑"字见于《晦菴先生朱文公文集》的有：

（卷四十，第十八、十九页）使忠义遗民为我死者，肝脑涂地而莫之收省，此则孔

---

① 《晦庵集》是朱熹诗文集的福建刻本。其文集的系统编刊在其身后，即南宋刻百卷通行本。今存有浙本和闽本两个版本系统。

② 《御纂朱子全书》：以玄烨领衔编纂并御制书序，成于康熙五十二年（1713 年），收入钦定四库全书。

明之所不忍。

（卷四十八，第八页）示谕日用功夫，如此甚善。然亦且要见得一大头脑分明，便于操舍之间有用力处。

（卷四十八，第八页）知得如此，已是不易，更且虚心宽意，不要回头转脑，计较论量，却向外面博观众理，益自培殖。

（卷四十八，第十页）诲谕工夫，且要得见一个大头脑，便于操舍间有用力处，如实有一物把住放行。

（卷四十八，第十三页）生之法不识，怎养生？此语极善，盖识个主脑，则勿忘勿助而无害。

（卷四十八，第五十页）请着些精彩，莫只管回头转脑，忽然不知不觉也旋入去。

（卷五十一，第二十一页）或谓曾点，只是天资见得大头脑如此，元不曾用力，又谓点已见到如此。

（卷六十九，第十七页）小带覆顶四垂，因以前边抹额，而系大带于脑后，复收后角而系小带于髻前，以代古冠。

（卷一百，第十九页）愿他似此狮子，奋迅哮吼，令百兽脑裂也。

（卷一百，第三十五页）且看所遣人还，消息如何。若勇猛直前，便以头目脑髓布施，亦无不可也。（以上钦定四库全书本《晦菴先生朱文公文集》）

"脑"字见于《御纂朱子全书》的有：

（卷二，第十三页）且要得见一个大头脑，便于操舍间有用。

（卷二，第十三页）某盖尝深体之，此个大头脑，本非外面物事，是我元初本有底。

（卷二，第十四页）主脑于操舍间有用力处之实话，盖苟知主脑不放下，虽是未能常常操存，然语默应酬间，历历能自省验。

（卷九，第四、五页）与陆子静辨论云："我这佛法，和耳目鼻口髓脑皆不爱惜，要度天下人，各成佛法。"

（卷九，第七页）君是个主脑，人民土地皆属他管。

（卷十，第二十九页）敬则凡病皆可去，如不重则不威。章敬是总脑，不浑在散句里，必敬而后能不轻。

（卷十一，第十一页）便是上面一节，这个物事上面有个脑子，下面便有许多物事。

（卷十五，第十一页）盖上三句是个主脑。艺却是零碎底物事，做那个，又来做这个。

（卷二十，第五十六页）仁包四者否？曰然。恻隐是个脑子，羞恶辞逊是非，须从这里发来。

（卷二十三，第四页）全不曾领会，所以做底事皆无头脑，无君无父，乱人之大伦。

（卷二十三，第十五页）又如好底物事，如脑子之属，上面只着一点粪秽，便都坏了,不得为香矣。

（卷二十三,第十六页）粪秽上面假饶着一堆脑麝,亦不济事。做善须要做到极尽处。

（卷三十,第四十一页）艮其背一句是脑,故象中言："是以不获其身。"

（卷三十六,第十六页）如《公羊》说宣公,却是宋之罪脑。《左氏》有一个大病,是他好以成败论人。

（卷三十八,第四页）《周礼》中,天子祭礼这项作一总脑,却以《礼记》附,如"疏"中有说天子处,皆编出因。

（卷四十二,第八页）就他同类中各有群众。便是有朋友,亦有主脑;便是有君臣,只缘本来都是天地所生,共这根蒂,所以大率多同。

（卷四十五,第四页）今先说一个心,便教人识得个性情底总脑,教人知得个道理存着处。

（卷四十六,第十四页）凡看道理,要见得大头脑处分明,下面节节,只是此理。

（卷四十六,第十四页）孔子教人,只是逐件逐事说个道理,未尝说出大头脑处,然四面八方合聚凑来,也自见得个大头脑。

（卷四十六,第十四页）如此节节推上,亦自见得大总脑处。若今看得太极处分明,则必能见得天下许多道理条件皆自此出。

（卷四十七,第九页）狮子则百兽闻之而脑裂。

（卷五十一,第四十五页）只是同此一气,但有个总脑处,子孙这身在此,祖宗之气便在此。

（卷五十五,第十九页）因言伯恭大事记忒藏头亢脑,如拈谜相似,又解题之类亦太多。

（卷六十一,第三十三页）使忠义遗民为我死者,肝脑涂地而莫之收省,此则孔明之所不忍也。（以上钦定四库全书本《御纂朱子全书》）

宋代其他理学家及明代王阳明著作中的脑认识

笔者在国学大师网在线的其他宋、明理学家的著作里面,搜索不到含有"脑（腦）"字的内容。所搜索的著作名称如下:

周敦颐:《周子全书》《爱莲说》《太极图说》《太极通书》《周敦颐集》;

程颢:《二程粹言》《河南程氏遗书》;

程颐:《伊川易传》;

张载:《张子正蒙》《西铭》《横渠易说》《张载集摘》《张载集》;

邵雍:《梅花易数》《戒子孙》《伊川击壤集》《皇极经世》《渔樵问对》《无名君传》;

陆九渊:《象山语要》《陆九渊集》《陆九渊文选》;

王阳明:《大学问》《传习录拾遗》《稽山承语》《遗言录》。

王阳明①《传习录》中的"头脑工夫""学问头脑""大头脑""主意头脑"

王阳明的这些"头脑"，其含义是"如舟之有舵"，多数是指要抓住纲的意思。王阳明广泛地使用这些"头脑"组合，而且在某些场合，直指脑的神智功能；但是这些都出现在回答学生提问、口头问答的场合。至于在非对话的场合、在规范的著作中，这种用法并不出现。

又，王阳明云："大头脑"本非外面物事，是我元初本有底；"有个头脑"，冬时自然思量父母的寒，便自要去求个温的道理。笔者认为，说穿了，这些都是神智活动的产物；"主意头脑""失却头脑"也有类似含义。但是这个词义还涉及物质第一性还是意识第一性的问题，王阳明是主张意识第一性的。以下是《传习录》中有关引文及笔者评述。

《王阳明全集》：先生谓学者曰："为学须得个头脑，工夫方有着落；纵未能无间，如舟之有舵，一提便醒。不然，虽从事于学，只做个'义袭而取'，只是行不着，习不察，非大本、达道也。"又曰："见得时，横说竖说皆是；若于此处通，彼处不通，只是未见得。"[《王阳明全集（一）》卷之一第 35 页　传习录上，中华图书馆 1924 年]

《王阳明全集》：一友静坐有见，驰问先生。

答曰："吾昔居滁时，见诸生多务知解，口耳异同，无益于得，姑教之静坐。一时窥见光景，颇收近效；久之，渐有喜静厌动，流入枯槁之病。或务为玄解妙觉，动人听闻。故迩来只说'致良知'。良知明白，随你去静处体悟也好，随你去事上磨练也好，良知本体原是无动无静的。此便是学问头脑。我这个话头自滁州到今，亦较过几番，只是'致良知'三字无病。医经折肱，方能察人病理。"[《王阳明全集（一）》卷之三第 18 页　传习录下]

《王阳明全集》：问："看书不能明，如何？"

先生曰："此只是在文义上穿求，故不明如此。又不如为旧时学问，他到看得多，解得去。只是他为学虽极解得明晓，亦终身无得；须于心体上用功，凡明不得、行不去，须反在自心上体当，即可通。盖《四书》《五经》不过说这心体，这心体即所谓道，心体明即是道明，更无二。此是为学头脑处。"[《王阳明全集（一）》卷之一第 17 页传习录上]

按：以上用了"头脑"这样的提法。

《王阳明全集》：（答欧阳崇一）良知不由见闻而有，而见闻莫非良知之用，故良知不滞于见闻，而亦不离于见闻。孔子云："吾有知乎哉？无知也。"良知之外，别无知矣。故"致良知"是学问大头脑，是圣人教人第一义。今云专求之见闻之末，则是失

---

①　王阳明，即王守仁（公元 1472—1529 年），幼名云，字伯安，别号阳明。浙江绍兴府余姚县（今宁波余姚）人。因曾筑室于会稽山阳明洞，自号阳明子，学者称之为阳明先生，亦称王阳明。明代著名的思想家、文学家、哲学家和军事家，陆王心学之集大成者，精通儒家、道家、佛家。

却头脑，而已落在第二义矣。近时同志中，盖已莫不知有致良知之说，然其功夫尚多鹘突者，正是欠此一问。大抵学问功夫只要主意头脑是当，若主意头脑专以致良知为事，则凡多闻、多见，莫非致良知之功。盖日用之间，见闻酬酢，虽千头万绪，莫非良知之发用流行，除却见闻酬酢，亦无良知可致矣。故只是一事。若曰致其良知而求之见闻，则语意之间未免为二，此与专求之见闻之末者虽稍不同，其为未得精一之旨，则一而已。"多闻择其善者而从之，多见而识之。"既云择，又云识，其良知亦未尝不行于其间，但其用意乃专在多闻多见上去择、识，则已失却头脑矣。（欧阳）崇一于此等处见得当已分晓，今日之问，正为发明此学，于同志中极有益。但语意未莹，则毫厘千里，亦不容不精察之也。［《王阳明全集（一）》卷之二第 37—38 页 传习录中］

《王阳明全集》：（答吕子约）示喻日用工夫如此，甚善。然亦且要见一大头脑分明，便于操舍之间有用力处；如实有一物把住放行在自家手里，不是谩说求其放心，实却茫茫无把捉处也。

子约复书云："某盖尝深体之，此个大头脑本非外面物事，是我元初本有底。其曰'人生而静'，其曰'喜怒哀乐之未发'，其曰'寂然不动，人汩汩地过了日月，不曾存息，不曾实见此体段，如何会有用力处？'……恻隐、羞恶、辞让、是非，四端之著也，操存久则发见多。忿懥、忧患、好乐、恐惧，不得其正也，放舍甚则日滋长。记得南轩先生谓'验厥操舍，乃知出入'，乃是见得主脑，于操舍间有用力处之实话，盖苟知主脑不放下，虽是未能常常操存，然语默应酬间历历能自省验，虽其实有一物在我手里，然可欲者是我底物，不可放失；不可欲者非是我物，不可留藏；虽谓之实有一物在我手里，亦可也。若是谩说，既无归宿，亦无依据，纵使彊（强）把捉得住，亦止是袭取，夫岂是我元有底邪？愚见如此，敢望指教。"

朱子答书云："此段大概甚正当亲切。"［《王阳明全集（一）》卷之三第 56—57 页 传习录下］

《王阳明全集》：爱曰："闻先生如此说，爱已觉有省悟处。但旧说缠于胸中，尚有未脱然者。如事父一事，其间温清定省之类，有许多节目，不亦须讲求否？"

先生曰："如何不讲求？只是有个头脑，只是就此心去人欲、存天理上讲求。就如讲求冬温，也只是要尽此心之孝，恐怕有一毫人欲间杂；讲求夏清，也只是要尽此心之孝，恐怕有一毫人欲间杂：只是讲求得此心。此心若无人欲，纯是天理，是个诚于孝亲的心，冬时自然思量父母的寒，便自要去求个温的道理；夏时自然思量父母的热，便自要去求个清的道理，这都是那诚孝的心发出来的条件。却是须有这诚孝的心，然后有这条件发出来。譬之树木，这诚孝的心便是根，许多条件便是枝叶，须先有根然后有枝叶，不是先寻了枝叶然后去种根。《礼记》言：'孝子之有深爱者，必有和气；有和气者，必有愉色；有愉色者，必有婉容。'须是有个深爱做根，便自然如此。"
［《王阳明全集（一）》卷之一第 3 页　传习录上］

论传统文书与口语中的脑认识

口语中的脑认识这个现象很有意思，可以试作分析。前已述及，在唐人的笔记、诗句中，在宋、明的很多笔记、小说中，都早已出现了人脑司理神智功能的这种认识，而这又往往出现于口语的场合。朱熹、王阳明也应该是有这种认识的，这不足为奇。笔者的猜测是，他们不愿让这种表述见诸书面著作，而在口头交流中则并不忌讳。

归纳起来看，《朱子语类》和王阳明《传习录》中的"头""脑"用词，有这样一些特点：

其一，脑、脑子：这是在讨论做学问以及看书考虑问题时使用的词语，意思是指有没有把问题思考过、考虑过。

其二，有头脑、没头脑：指写文章、思考问题时是否有层次、有考虑。

其三，大头脑、主脑、总脑：大头脑指大的纲领性的东西，这个用法可能不完全同神智有关，而是从头和脑统管人体活动的角度考虑的。跟大头脑相关的还有两个用法：一个叫主脑，它也类似于大头脑，意思是做什么事都要有一个中心；第二个用法是跟主脑的意思差不多的——总脑。这三种用法主要不是描写跟神智有关，而是一种领导性的、统管全局的意思。

不论是三种情况中的哪一种，都不可避免地带有脑神的含义在内。

从《朱子语类》和王阳明《传习录》中的"头""脑"用词，笔者愿意试探性地提出这样一种看法：文书中的脑认识与口语中的脑认识两者是有区别的。不论从对朱熹、王阳明全部著作的分析中，还是从对宋、明其他理学家著作的分析中，我们都看到了这种区别。笔者认为，这是口语中出现对"头""脑"认识的一种独特表现。

8 专 题 篇

本篇汇集了有关华夏脑认识中某些个别问题的比较详细的介绍,因为如果把这些内容都放在前文各篇中,会显得过分臃肿,但是这些问题又具有一定的趣味性和重要性。

本篇各个题目的排列次序,基本按照历史先后顺序。

8.1 鹽 字 释 义

鹽字三义

按:为什么要讨论鹽字释义? 这是从"鹽其脑,是以惧"这个著名故事引出来的。

《史记》鲁僖公二十八年这个故事的关键是:楚子伏己而鹽其脑,是以惧。为什么会惧? 这跟鹽字的字义有很大关系。传统的说法是,鹽字有三义:

一、鹽,啑也;

二、鹽,即盐也;

三、鹽,不坚固也。

另外,鹽字在汉代方言中可能还有其他的意思。

按:鹽字三义是《名义考》提出来的一种说法。

《名义考》[1]:鼠璞曰:《食货志》"猗顿用鹽盐。"注:鹽,盐池也。《诗》"王事靡鹽。"注:不坚固也。《周礼》"鹽人共甘苦盐。"杜子春谓:"鹽盐不练治也。"《诗》《礼》注:"谓鹽为不坚固,不练治。"《食货》注:"谓鹽为盐池。"二说似异,然鹽池练治后成盐,其为盐也难坏;出水即成盐,其为盐也易坏。其理一也。予又思《左传》"梦楚子伏,已而鹽其脑。"注:鹽,啑也;啑,啖也。盐可啖,故谓啖为鹽。字义固有不同者,其因此生彼者甚众。如殿,大堂也,有镇意,故谓军后曰殿;廉,堂垂也,有分辨意,故谓不苟取曰廉。初读若判然不相蒙,细思理实相通也〔啑音匝,啖音淡,鹽音古〕。(钦

---

① 《钦定四库全书》子部十:【臣】等谨案,《名义考》十二卷,明周祈撰。祈蕲州人,始末未详,前有万历甲申刘如宠序,称为周大夫;又有万历癸未袁昌祚重刻序,称其尝为民部郎,又称其从幼时授经,至绾组拥筇。不知确为何官也。

定四库全书本,卷四第十一、十二页)

• 盬字字义之一:盬,唼也

按:"盬其脑"中的"盬",究竟应该作何解释?有一种看法是:盬,唼也。这是杜预①《春秋左传正义》的看法。《春秋左传正义》说:盬之为唼,未见正训,盖相传为然。服虔②云:如俗语相骂云:"唼女脑矣!"

这种看法,虽"未见正训",却是一种比较能够说得通的说法。

"盬(唼)其脑","盬"的是什么?是指颅骨或头,还是指颅骨里面的东西?这是不清楚的。从"盬其脑,是以惧"这样一件事,可引来两方面的考虑。一是,因为脑在头部,所以当脑被人盬(唼、吸饮)时,人感到害怕,说明脑对人体十分重要。另外,如果脑是可以唼(吸饮)的,那就表示脑是一种可以被吸吮的物质,也就是能够流淌的物质,这是第二层意思,与其他处谈到的"脑涂地""肝脑涂地"的含义是吻合的。"盬,唼也",这种看法虽然缺少根据,但在文献上却是占多数的。

• 盬字字义之二:盬即盐

其实,"盬"的有根据的字义是盐。《周礼注疏》《史记索隐》等典籍中都写得很清楚,《天下郡国利病书》也有涉及。《说文解字》的"盬"也只有"盐"的释义,而且仅限于河东盐池的盐。以下是有关引文。

《史记》:猗顿用盬盐起,〔《孔丛》曰:猗顿,鲁之穷士也。耕则常饥,桑则常寒。闻朱公富,往而问术焉。朱公告之曰:"子欲速富,当畜五牸。"于是乃适西河,大畜牛羊于猗氏之南,十年之间,其息不可计,赀拟王公,驰名天下。以兴富于猗氏,故曰猗顿。○《索隐》曰:盬音古。按《周礼·盐人》云"共苦盐",杜子春以为苦读如盬,盬谓出盐直用不炼也。一说云盬盐,河东大盐;散盐,东海煮水为盐也。○《正义》曰:按猗氏,蒲州县也。河东盐池是畦盐。作"畦",若种韭一畦。天雨下池中,咸淡得均,即畎池中水上畔中深一尺许,日暴之五六日则成,盐若白矾石,大小如双陆,及暮则呼为畦盐。或有花盐,缘黄河盐池有八九所;而盐州有乌池,犹出三色盐,有井盐、畦盐、花盐。其池中凿井深一二尺,去泥即到盐;掘取若至一丈,则着平石无盐矣。其色或白或青黑,名曰井盐。畦盐若河东者。花盐:池中有下随而大小成盐,其下方微空,上头随雨下池中,其滴高起若塔子形处曰花盐,亦曰即成盐焉。池中心有泉井,水淡,所作池人马尽汲此井。其盐四分入官,一分入百姓也。池中又凿得盐坑,阔一尺余,高二尺,白色光明洞彻,年贡之也。〕而邯郸郭纵以铁冶成业,与王者埒富。(日

---

① 杜预(公元 222—285 年),字元凯(元凯,几本古籍都称杜预为杜子春,未知孰是),京兆杜陵(今陕西西安东南)人。西晋时期著名的政治家、军事家和学者。著有《春秋左氏经传集解》及《春秋释例》等。

② 服虔,东汉中平(公元 184—189 年,汉灵帝刘宏的第四个年号)时的经学家。字子慎,初名重,又名祇,后更名虔。河南荥阳东北人。

本庆长、元和年间活字印本《史记一百三十卷》①卷一百二十九　货殖列传第六十九，第八页）

《周礼注疏》②：祭祀共其苦盐、散盐。〔[注]杜子春读苦为盬，谓出盐直用不涷治。郑司农云："散盐，涷治者。"玄谓散盐，鬻水为盐。[音义]苦，音盬，工户反，出注。散，悉但反，下同。涷，音练，下同。齐，才细反。鬻，音煮。盬，音古。[疏]释曰：苦当为盬。盬，谓出于盐池，今之颗盐是也。散盐，煮水为之，出于东海。[注]〇释曰："杜子春读苦为盬"者，盐咸非苦，故破苦为盬，见今海傍出盐之处谓之盬。云"直用不涷治"者，对下经鬻盬是涷治者也。郑司农云"散盐，涷治者"，下经自有鬻盐是涷治，故后郑不从。〕(钦定四库全书本，卷六第六、七页)

《说文解字》：盬，河东盐池，袤五十一里，广七里，周百十六里。字从盐(鹽)省。古声公户切。(十二上，中华书局 1963 年 247 页)

《天下郡国利病书》③：河东盐池，《山海经》谓之盐贩之泽。《水经注》云：涷水西南迳监盐县故城，城南有盐池。水承盐水，出东南薄山，西北流，迳巫咸山，又迳安邑故城南，西流注于盐池。《地理志》曰：盐池在安邑西南。许慎谓之盐盬，长五十一里、广六里。从盐古声。吕宿曰：沈沙煮海谓之盐。今盐池紫色澄渟，浑而不流。水出石盐，自然印成。朝取夕复，终无减损。唯水暴雨澍，甘潦奔洪，则盐池用耗。池西又有一池，谓之女盐泽，东西二十五里、南北二十里，在猗氏县故城南。《春秋》晋大夫曰：瑕地沃饶，近盐。服虔曰：盬，盐也。土人引水裂沃麻，分灌川野。畦水耗竭，土自成盐，即所谓盐醘也，而味苦，号曰盐田。盐、盬之名，始资是矣。观此，则今之晒盐，其来亦久，而味苦不堪食，正所谓盬也，与自生石盐，价当倍蓰矣。《诗》云："王事靡盬。""盬"当是苦意，"靡盬"言不苦也，近注欠安。《左传》晋侯梦楚子伏己而盬其脑，当是用盬盐揉入脑中。故子犯曰："吾且柔之矣。"杜元凯训盬为啑，尤无义意。(四部丛刊三编本，第十七册，第四十一、四十二页)

• 盬字字义之三：盬，不坚固也

按："盬"的另一个字义是：不坚固也。这种说法首先出现在《诗经·国风》的《鸨羽》和《小雅》的《四牡》中。在这两个篇章中出现了"王事靡盬"。"靡盬"指"无止息"，"王事靡盬"就是指辛勤于王事。《诗经》的这个表述，被后世所模仿、应用，也被后人广泛应用于描述公务繁忙，这在其他大型诗文总集和文学类书等当中都有体现。以下是引文。

---

①　该《史记》版本为日本庆长、元和年间活字印本，涵盖南朝刘宋时代裴骃的《史记集解》以及唐代司马贞的《史记索隐》和张守节的《史记正义》。

②　《周礼注疏》由东汉郑玄(公元 127—200 年)作注，唐代贾公彦作疏，此版本并含唐代陆德明《音义》。

③　《天下郡国利病书》作者顾炎武(公元 1613—1682 年)，明末清初著名思想家、经学家、史地学家和音韵学家。

《毛诗集解》①：四牡〔劳使臣之来也，有功而见知则说矣。〕

四牡騑騑，周道倭迟。岂不怀归？王事靡盬，我心伤悲。

四牡騑騑，啴啴骆马。岂不怀归？王事靡盬。不遑启处。

翩翩者雕，载飞载下，集于苞栩。王事靡盬，不遑将父。

翩翩者雕，载飞载止，集于苞杞。王事靡盬，不遑将母。

驾彼四骆，载骤骎骎。岂不怀归？是用作歌，将母来谂。（钦定四库全书本，卷十九第十一页）

《毛诗集解》：鸨羽〔刺时也。昭公之后，大乱五世。君子下从征役，不得养其父母，而作是诗也。〕

肃肃鸨羽，集于苞栩。王事靡盬，不能蓺稷黍。父母何怙？悠悠苍天，曷其有所！

肃肃鸨翼，集于苞棘。王事靡盬，不能蓺黍稷。父母何食？悠悠苍天，曷其有极！

肃肃鸨行，集于苞桑。王事靡盬，不能蓺稻粱。父母何尝？悠悠苍天，曷其有常！（卷十三第十六页）

从盬脑到脑能柔物

据笔者考辨，从"训盬为盐"的字义出发，有文献认为，这可以解释"脑能柔物"。例如以上顾炎武在《天下郡国利病书》中说：《左传》"晋侯梦楚子伏己而盬其脑"，当是用盬盐揉入脑中，"故子犯曰，吾且柔之矣"。

这种说法虽然维护了"盬"的字义，但也有其不合情理之处：把盬盐揉入脑中，不是一件容易的事。《天下郡国利病书》又进一步说："故子犯曰：吾且柔之矣。"这就更难理解了！《纬略》又进了一步，把"食之损精气"也扯了进去。

《纬略》：《左氏》：僖公二十八年，晋文公将与楚战，梦楚子伏，已而盬其脑。子犯曰："吾且柔之矣。"杜预曰：脑能柔物。《皮氏录》曰：羊脑、猪脑，男子食之损精气。又云：羊脑，食之令五脏消也。（钦定四库全书本，卷九第二十五页）

按：《纬略》把脑能柔物与"羊脑猪脑，男子食之损精气"联系起来，殊费解。由此看来，"盬其脑"的正确词义如何，真是未易定论。

古代方言中的"盬"

《輶轩使者绝代语释别国方言》②：盬〔古音〕：杂猝也。〔皆仓卒也。音古。〕

蹃：行也。〔言跳蹃也。音药。〕

盬：且也。〔盬犹勮也。〕（钦定四库全书本，十三第十六、十七页）

---

① 《毛诗集解》不著编录人名氏。集宋李樗、黄熏两家《诗》解为一编，而附以李泳所订吕祖谦《释音》。

② 《輶轩使者绝代语释别国方言》，简称《方言》，西汉扬雄（公元前53—公元19年）著，东晋郭璞（公元276—324年）注。

按：《輶轩使者绝代语释别国方言》对"鹽"字有这样的解释，是否仅汉时方言如此，不详。

8.2 脑 心 之 争

神智是脑的功能，还是心的功能？

公元前 400 年，古希腊的希波克拉底已经明确地提出了脑是神智底物的观点。比他稍晚一点，公元前 340 年，古希腊的亚里士多德与希波克拉底持不同的观点，认为心和神智有关。这些问题发生的时间点，大致对应于我们华夏"十三经"的时代，也就是孟子讲"心之官则思"，《黄帝内经》讲"泣涕者脑也，脑者阴也""精成而脑髓生"的时代。所不同的是，没有华夏人出来讲"脑之官"是什么。

让我们比较一下古华夏与古希腊的情况。在古希腊，过几个世纪以后，由于缺少神经解剖以及其他事实的支持，亚里士多德有关心和神智的观点很快被否定了。而在华夏，孟子的观点并没有明确被否定，《黄帝内经》的观点则原封不动地保留了下来！

古希腊的脑认识和脑研究

在古希腊，与脑认识和脑研究有重要关系的主要事件如下：

第一，古希腊医学家希波克拉底认为神智在脑，并发表了关于脑功能和脑疾病的著名论述。希波克拉底认为脑是智慧和梦的器官，脑分泌黏液，可以使血液冷却下来。

第二，古希腊的大学问家亚里士多德认为神智在心。亚里士多德系统地做了比较解剖，他认为心是神智的栖息地。他的脑功能看法对后人影响甚微。

第三，在古希腊统治的亚历山大里亚，希罗菲勒斯和稍晚的埃拉西斯特拉图斯在亚历山大里亚博物馆做了脑的人体解剖，知道神经是从脑发出来的，知道有脑室。

• 希波克拉底论"脑"

希波克拉底对脑的看法，在他《论圣病》的论述中有淋漓尽致的描述：

人们应当认识到：我们的愉悦、欢乐、笑声和诙谐都来〔源〕自脑，而且仅仅来自脑；还有我们的忧愁、痛苦及流涕、哭泣。特别是，我们是用脑来思考、看和听，用脑来辨别丑陋和美丽、善和恶、欢乐和不快的。正是脑，它使我们变得疯疯癫癫、语无伦次，使得我们恐惧和担惊受怕。脑使我们失眠，发生不合时宜的错误，无端地焦虑，神志恍惚，使我们行动诡异。当脑处于病态，并且变得特别热、潮湿或者干燥时，或者是它遭遇不适当的非自然影响时，所有这些病痛便发生了，它们都来自脑。发疯是因为脑变潮湿，当脑变得异常潮湿时，它不得不移动一下。它一移动，听和视都不安稳了，所以我们有时会听到或看到什么东西,而另一些时候却听到或看到另一些东西,我们的舌头就讲出了听到和看到的东西。当脑平静时,人又可正常地思维了。

从这个意义上我认为,脑在人体内具有最大的力量。(Kandel E R,et al. 2013. Principles of Neuroscience,flyleaf)

• 亚里士多德关于心、脑功能的看法

现在转到亚里士多德对脑的看法,这个看法困扰了历史学家和科学家很久,包括公元2世纪帕加玛的盖伦。亚里士多德相信感觉和运动的中枢是心脏而不是脑。

在亚里士多德的著作 PA656a① 中他说:当然,脑与感觉没有关系,正确的看法应该是感觉的源泉在心。在 PA666a 中他说:愉快和痛苦的动作,更一般地说,所有的感觉,它们的源泉就是在心。在 SW456a 中他写道:所有的野性动物都具有心脏,运动及知觉就发源于此。在 YO469a 中他写道:在所有野性动物中,感觉的最高器官在心。

亚里士多德充分了解早期一些学者如阿尔克梅翁、柏拉图和希波克拉底的观点,他们都认为占主导地位的是脑不是心,可是亚里士多德反复批评这些观点,并斥之为荒谬。

在亚里士多德看来,人脑是最大、最潮湿的(HA494B、PA653a),这是因为人的心脏是最热、最丰富的,故此必须由脑的冷却来加以平衡。这样,人才能具有高级的、合适的神智活动(PA648a、650b、651a)。人具有一个大的脑袋,才能够有人的高级的智能。亚里士多德还说,女人的脑比男人的脑要小一点(PA653b),这个观点比他那个心脏具有神智功能的观点坚持得更为长久一些(Gross,1999:pp19-20)。

• 经过比较,西方人认识到:神智在脑

阿尔克梅翁和希波克拉底医生们关于脑在神智中起主导作用的理论很快就占了上风,这些理论通过柏拉图的一本书《蒂迈欧篇》传到阿拉伯,然后再传到中世纪的以及文艺复兴时代的欧洲,但亚里士多德关于心脏占主导地位的理论同时并存。当两种学说并存的时候,通常的一个解决办法就是把两者结合起来。例如,阿拉伯伟大的亚历山大里亚学派医生阿维森纳把感觉、认知和运动功能归属于脑,但转过来他又相信脑是受心脏调控的。13世纪希伯来百科全书派学者吉尔松拉比(Rabbi Gershon ben Schlomoh d'Arles)认为,脑与心脏分享功能,当一个器官丢失功能时,另一个可以分担活动,两者是配合的。在《一千零一夜》书中记载,到了第439夜,哈里发智者向漂亮女孩泰沃杜德提出了一个问题:理解的宝座位于何处?女孩子回答,真主把它放在心脏,从心脏发出的光上升到脑,然后在那里被固定下来。而在另外一本名作《威尼斯商人》里面则唱出:"请告诉我,幻想在哪里产生,是在心脏,还是

———————
① PA666a、PA666a、SW456a、YO469a 等都是亚里士多德著作的编号。

在头?"(参阅《历史发展和思考》第 1 章,20 页)

《孟子》的心之官则思

《孟子》:公都子问曰:"钧是人也,或为大人,或为小人,何也?"

孟子曰:"从其大体为大人,从其小体为小人。"

曰:"钧是人也,或从其大体,或从其小体,何也?"

曰:"耳目之官不思,而蔽于物,物交物,则引之而已矣。心之官则思,思则得之,不思则不得也。此天之所与我者,先立乎其大者,则其小者弗能夺也。此为大人而已矣。"(告子上 15,中华书局 2015 年 229 页)

《黄帝内经》的 "心藏神" 等

《黄帝内经》力挺心是神智宝座的观点,如 "心藏神" "心者,君主之官也,神明出焉" "心有所忆谓之意" "心气虚则悲" "心,怵惕思虑则伤神,神伤则恐惧自失" 等。以下是引文。

• 《黄帝内经》:心藏神

《黄帝内经素问》:帝曰:人有精气津液、四肢九窍、五脏十六部、三百六十五节,乃生百病,百病之生,皆有虚实。今夫子乃言有余有五,不足亦有五,何以生之乎?岐伯曰:皆生于五脏也。夫心藏神,肺藏气,肝藏血,脾藏肉,肾藏志,而此成形。志意通,内连骨髓,而成身形五脏。五脏之道,皆出于经隧,以行血气。血气不和,百病乃变化而生,是故守经隧焉。(卷第十七 调经论篇第六十二,人民卫生出版社 2012 年 227—228 页)

《黄帝内经素问》:五脏所藏:心藏神,肺藏魄,肝藏魂,脾藏意,肾藏志。是谓五脏所藏。(卷第七 宣明五气篇第二十三,104 页)

• 《黄帝内经》:心者,君主之官也,神明出焉

《黄帝内经素问》:黄帝问曰:愿闻十二脏之相使,贵贱何如?岐伯对曰:悉乎哉问也,请遂言之。心者,君主之官也,神明出焉。……凡此十二官者,不得相失也。故主明则下安,以此养生则寿,殁世不殆,以为天下则大昌。主不明则十二官危,使道闭塞而不通,形乃大伤,以此养生则殃,以为天下者,其宗大危,戒之戒之!(卷第三 灵兰秘典论篇第八,40—41 页)

• 《黄帝内经》:心、意、志、思、智、虑

《黄帝内经灵枢》:黄帝问于岐伯曰:凡刺之法,先必本于神。血、脉、营、气、精、神,此五脏之所藏也。至其淫泆离脏则精失,魂魄飞扬,志意恍乱,智虑去身者,何因而然乎?天之罪与?人之过乎?何谓德、气、生、精、神、魂、魄、心、意、志、思、智、虑?

请问其故。岐伯答曰：天之在我者德也，地之在我者气也。德流气薄而生者也，故生之来谓之精；两精相搏谓之神，随神往来者谓之魂，并精而出入者谓之魄，所以任物者谓之心，心有所忆谓之意，意之所存谓之志，因志而存变谓之思，因思而远慕谓之虑，因虑而处物谓之智。故智者之养生也，必顺四时而适寒暑，和喜怒而安居处，节阴阳而调刚柔，如是则僻邪不至，长生久视。

是故怵惕思虑者则伤神，神伤则恐惧，流淫而不止。因悲哀动中者，竭绝而失生。喜乐者，神惮散而不藏。愁忧者，气闭塞而不行。盛怒者，迷惑而不治。恐惧者，神荡惮而不收。

心，怵惕思虑则伤神，神伤则恐惧自失。破䐃脱肉，毛悴色夭，死于冬……

心藏脉，脉舍神，心气虚则悲，实则笑不休。（卷二　本神第八，山西科学技术出版社 2019 年 25—26 页）

• 《黄帝内经》："心者，神之舍也"及其他

《黄帝内经素问》：帝曰：何谓神？岐伯曰：请言神，神乎神，耳不闻，目明心开而志先，慧然独悟，口弗能言，俱视独见，适若昏，昭然独明，若风吹云，故曰神。三部九候为之原，九针之论不必存也。（卷第八　八正神明论篇第二十六，114—115 页）

《黄帝内经灵枢》：目者，五脏六腑之精也，营卫魂魄之所常营也，神气之所生也。故神劳则魂魄散，志意乱。是故瞳子、黑眼法于阴，白眼、赤脉法于阳也。故阴阳合抟而精明也。目者，心使也。心者，神之舍也。故神分精乱而不抟。卒然见非常处，精神魂魄散不相得，故曰惑也。

黄帝曰：余疑其然。余每之东苑，未曾不惑，去之则复，余唯独为东苑劳神乎？何其异也？岐伯曰：不然也。心有所喜，神有所恶，卒然相惑，则精气乱，视误故惑，神移乃复，是故间者为迷，甚者为惑。

黄帝曰：人之善忘者，何气使然？岐伯曰：上气不足，下气有余，肠胃实而心肺虚。虚则营卫留于下，久之不以时上，故善忘也。（卷十二　大惑论第八十，161—162 页）

《黄帝内经灵枢》：黄帝曰：人之嚏者，何气使然？岐伯曰：阳气和利，满于心，出于鼻，故为嚏。补足太阳荣、眉本，一曰眉上也。

黄帝曰：人之亸者，何气使然？岐伯曰：胃不实则诸脉虚；诸脉虚则筋脉懈惰；筋脉懈惰则行阴用力，气不能复，故为亸。因其所在，补分肉间。

黄帝曰：人之哀而泣涕出者，何气使然？岐伯曰：心者，五脏六腑之主也；目者，宗脉之所聚也，上液之道也；口鼻者，气之门户也。故悲哀愁忧则心动，心动则五脏六腑皆摇，摇则宗脉感，宗脉感则液道开，液道开故泣涕出焉。液者，所以灌精濡空窍者也，故上液之道开则泣，泣不止则液竭；液竭则精不灌，精不灌则目无所见矣，故命曰夺精。补天柱经侠颈。

黄帝曰:人之太息者,何气使然?岐伯曰:忧思则心系急,心系急则气道约,约则不利,故太息以伸出之。补手少阴、心主、足少阳,留之也。(卷五　口问第二十八,69—70页)

朱熹对"心藏神"的无奈

按:其实心藏神的说法,很多人是不能接受的,但囿于华夏传统思想,不敢提出不同的意见;也限于当时没有其他更具说服力的说法。所以,像朱熹这样的大学问家,也只能避而不答。

《朱子语类》:"医家言:'心藏神,脾藏意,肝藏魂,肺藏魄,肾藏精与志。'与康节所说不同。"曰:"此不可晓。"(钦定四库全书本,卷第一百三十八　杂类,第十三页)

按:这里的"医家言",实际上就是指《黄帝内经》等医书上的看法。表面上,这是朱熹对《黄帝内经》这类说法的回避;事实上,这也反映了他对孟子"心之官则思"那种说法的无奈,所以他说"此不可晓"。

为什么华夏坚持神智在心而不能改正

把神智归属于心的错误观点改正过来,首先要把脑功能的正确观点树立起来,还要敢于否定不合适的陈旧理论。这涉及脑的解剖问题,涉及否定古圣人错误理论的问题。详见"1.8　古埃及脑认识和古希腊脑研究的启示",也见"10　周虽旧邦其命维新篇"。

为什么华夏和西方都有神智在心的认识?

把神智归属于心,不仅古希腊有之,华夏传统亦有之,其实可能在更广泛的地区和时期都有这种看法。为什么会如此?笔者有以下一点个人看法。

笔者曾经读过一则域外故事,可惜没有记下出处,但大意记得很清楚。这故事是说:从前有一位王子生病(可能是古埃及或古希腊),国王请名医诊治。医生认为病是由于王子思恋一位姑娘引起的。于是,医生一面用手为王子把脉,一面请助手口报王子所在那个城市的街道名称。结果发现,当报到某条街道名称时,王子的脉搏就加快,屡试不爽;于是医生接着再请助手依次口报那个街道的门牌号码,发现当报到某一门牌号码时,王子的脉搏就加快,也屡试不爽。于是医生就与王子交谈,王子讲出了自己的恋情。医生报告国王后,王子的问题很快得到解决。

王子患的是"相思病",这当然是神智问题、脑功能的问题,但表现出来的是心跳的变化。明明是思想有病,但看起来似乎是心脏有病。其实非也,这是神经系统通过自主性神经的作用而影响了心脏的跳动。所以,表现在心跳,问题在脑,在神经系统。这则故事也提示,为什么15世纪欧洲人著作中的插图,会直接把触觉和味觉与心脏相连。其实,触觉和味觉要影响心脏活动,还是通过自主性神经的。

附图显示 15 世纪笛卡尔之前一位未署名作者的脑理论,理论追随亚里士多德的观点。亚里士多德认为有他称之为"元气(pneuma)"的东西存在。触觉和味觉与心脏相连,头上的几个小方盒子表示脑的小室,神智能力如记忆和幻想即位于此。(参阅《历史发展和思考》第 3 章,32 页)

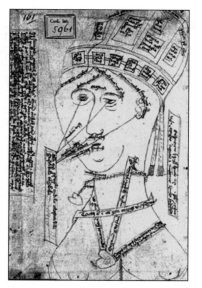

精神元气的传递和传导
(笛卡尔以前)

8.3 从搦髓脑到接活已断人头谎言

搦髓脑,接活已断人头

"搦髓脑"的看法是怎样产生的,笔者的意见是:脑为什么会有病? 得了病怎么办? 华夏古人为此而思考、想办法。古人推测:可能是脑子沾上什么不干净的东西了吧? 为了治病,那就要把脑子搦一下、摆弄摆弄。某些古代人头脑里面的思考,变成了传说,"搦髓脑"的传说就这样出来了。

后古代的人也会推测,是脑里面有虫,那就要想办法把虫子拿掉。后古代人的思考变成传说,"开脑出虫""虫啖脑"的传说就这样出来了。

这些传说在多大程度上是真实可靠的,哪些治疗方法在当时可以做得到,因而是真实操作而非虚构的故事,我们这些当代华夏人应当根据当时的医疗理论水平和技术水平加以分析判断才能定论。今天看来,这些故事也仅是古代人们的一种向往而已。

令人匪夷所思的是,到了明清之际,《虞初新志》依托华佗能够破脑濯髓的传说,竟然提出能够把已经断离的人头与身体连接起来,把事情推向荒谬的境地。

• 搦髓脑传说

《史记》用与医者扁鹊的对话,道出了"上古之时,医有俞跗"的医疗本领,说俞跗能够"割皮解肌,诀脉结筋,搦髓脑,揲荒爪幕,湔浣肠胃,漱涤五藏(脏)"。

这则故事当时广为流传。《韩诗外传》的故事情节几乎和《史记》相同,用词略有区别;《说苑》故事的内容情节与《史记》的略有出入,故事的发生地从虢国换为赵国。

这则故事以后还屡屡被其他类书和医学书籍所引用,例如《通志》《古今图书集成(医部)》《中国医籍考》《医学入门》等。

在笔者看来,把这种广为流传的故事看作一个传说,可能更合理些,因为俞跗其人是否真实存在,是要打一个大问号的;如果将其看作一个传说,传说反映人们的良好愿望,人们希望用更好、更合理的方法来处理自己的病痛,这是说得通的。故事所述,几乎包括了现代外科所能做到的大部分手术操作。这样的医疗技术,在当时是否有可能做到? 根据华夏文明的整个发展水平来推测,几乎是不可能的。这其实仅是当时梦想的理想医疗水平而已! 以下是有关引文及笔者评述。

《史记》:其后扁鹊过虢。虢太子死,扁鹊至虢宫门下,问中庶子①喜方者曰:"太子何病,国中治穰过于众事?"中庶子曰:"太子病血气不时,交错而不得泄,暴发于外,则为中害。精神不能止邪气,邪气畜积而不得泄,是以阳缓而阴急,故暴蹶而死。"扁鹊曰:"其死何如时?"曰:"鸡鸣至今。"曰:"收乎?"曰:"未也,其死未能半日也。"言"臣齐勃海秦越人也,家在于郑,未尝得望精光侍谒于前也。闻太子不幸而死,臣能生之。"中庶子曰:"先生得无诞之乎? 何以言太子可生也! 臣闻上古之时,医有俞跗,治病不以汤液醴酒,镵石挢引,案扤毒熨,一拨见病之应,因五藏之输,乃割皮解肌,诀脉结筋,搦髓脑,揲荒爪幕,湔浣肠胃,漱涤五藏,练精易形。先生之方能若是,则太子可生也;不能若是而欲生之,曾不可以告咳婴之儿。"终日,扁鹊仰天叹曰:"夫子之为方也,若以管窥天,以郄视文。越人之为方也,不待切脉望色听声写形,言病之所在。闻病之阳,论得其阴;闻病之阴,论得其阳。病应见于大表,不出千里,决者至众,不可曲止也。子以吾言为不诚,试入诊太子,当闻其耳鸣而鼻张,循其两股以至于阴,当尚温也。"(卷一百五 扁鹊仓公列传,中华书局 2009 年 605—606 页)

按:以上是借中庶子的口讲出来的一个有关上古之时医有俞跗其人治病的传说,在扁鹊的当时也仅是一个传说。

《韩诗外传》:扁鹊过虢侯,世子暴病而死。扁鹊造宫,曰:"吾闻国中卒有壤土之事,得无有急乎?"曰:"世子暴病而死。"扁鹊曰:"入言郑医秦越人能治之。"庶子之好方者出应之,曰:"吾闻上古医曰弟父。弟父之为医也,以莞为席,以刍为狗,北面而祝之,发十言耳,诸扶舆而来者,皆平复如故。子之方岂能若是乎?"扁鹊曰:"不能。"又曰:"吾闻中古之为医者曰踰跗。踰跗之为医也,榒木②为脑,芷草为躯,吹窍定脑,死者复生。子之方岂能若是乎?"扁鹊曰:"不能。"中庶子曰:"苟如子之方,譬如以管窥天,以锥刺地,所窥者大,所见者小,所刺者巨,所中者少。如子之方,岂足以变童子哉?"(钦定四库全书本,卷十第六、七页)

按:以上是借庶子之好方者的口讲出来的一个有关中古之医者曰踰跗其人治病的故事,在扁鹊当时也仅是一个传说。

《说苑》:扁鹊过赵,王太子暴疾而死。鹊造宫门曰:"吾闻国中卒有壤土之事,得无有急乎?"中庶子之好方者应之曰:"然,王太子暴疾而死。"扁鹊曰:"人言郑医秦越

---

① 中庶子,官名。战国时国君、太子、相国的侍从之臣。秦、汉为太子侍从官。历代沿置。北齐领门下坊。后惟元代有此官。

② 榒木:木名,可为药材。

人能活太子。"中庶子难之曰:"吾闻上古之为医者曰苗父。苗父之为医也,以菅为席,以刍为狗,北面而祝,发十言耳。诸扶而来者,举而来者,皆平复如故。子之方能如此乎?"扁鹊曰:"不能。"又曰:"吾闻中古之为医者曰俞柎,俞柎之为医也,搦脑髓,束肓莫,炊灼九窍,而定经络,死人复为生人,故曰俞柎。子之方能若是乎?"扁鹊曰:"不能。"中庶子曰:"子之方如此,譬若以管窥天,以锥刺地,所窥者甚大,所见者甚少。钧若子之方,岂足以变骇童子哉?"扁鹊曰:"不然。物故有昧揥而中蛟头,掩目而别白黑者。太子之疾,所谓尸厥者也。以为不然,入诊之,太子股阴当温,耳中焦焦,如有啸者声然者,皆可治也。"中庶子入报赵王,赵王跣而趋出门,曰:"先生远辱,幸临寡人。先生幸而有之,则粪土之息,得蒙天履地而长为人矣。先生不有之,则先犬马填沟壑矣!"[卷十八 辨物:见《百子全书(上)》,浙江古籍出版社 1998 年 214 页]

按:以上是借中庶子之好方者的口讲出来的一个有关中古之为医者俞柎其人治病的传说,在扁鹊当时也仅是一个故事。

• 扁鹊其人

按:扁鹊其人有可以查考之处。以下是引文及笔者评述。

《通志》[①]:扁鹊者,勃海郡郑人也,姓秦氏,名越人。少时为人舍长舍客,长桑君过扁鹊,独奇之,常谨遇之。长桑君亦知扁鹊非常人也,出入十余年,乃呼扁鹊私坐,间与语曰:"我有禁方,年老欲传与公,公毋泄。"扁鹊曰:"敬诺。"乃出其怀中药予扁鹊饮:"是以上池之水,三十日当知物矣。"乃悉取其禁方书,尽与扁鹊,忽然不见。殆非人也。扁鹊以其言饮药,三十日视见垣一方。人以此视病,尽见五蔵症结,特以诊脉为名耳。为医或在齐,或在赵,在赵名扁鹊。赵简子疾,五日不知人。召扁鹊入侍疾,扁鹊曰:"不出三日必间,间必有言也。"已而果然,语具赵世家中。其后扁鹊过虢,虢太子死,扁鹊至虢宫门下,问中庶子喜方者曰:"太子何病,国中治穰过于众事?"中庶子曰:"太子病血气不时交错,而不得泄,暴发于外,则为中害,精神不能止邪气,邪气畜积而不得泄,是以阳缓而阴急,故暴蹶而死。"扁鹊曰:"其死何如时?"曰:"鸡鸣至今。"曰:"收乎?"曰:"未也,其死未能半日也。"言:"臣齐勃海秦越人也,家在于郑未。尝得望精光,侍谒于前也。闻太子不幸而死,臣能生之。"中庶子曰:"先生得无诞之乎,何以言太子可生也?臣闻上古之时,医有俞跗,治病不以汤液醴洒、镵石挢引、案杭毒熨。一拨见病之应,因五蔵之输,乃割皮解肌,诀脉结筋,搦髓脑,揲荒爪幕,湔浣肠胃,漱涤五蔵,练精易形。先生之方能若是,则太子可生也,不能若是而欲生之,曾不可以告孩婴之儿终日。"扁鹊仰天叹曰:"夫子之为方也,若以管窥天,以郄视文。越人之为方也,不待切脉望色听声写形,言病之所在,闻病之阳,论得其阴,闻病之阴,论得其阳,病应见于大表,不出千里,决者至众,不可曲止也。子以吾言为不诚,试入诊太子,当闻其耳鸣而鼻张,循其两股以至于阴,当尚温也。"

① 《通志》为南宋郑樵(公元 1104—1162 年)著纪传体中国通史。

中庶子闻扁鹊言,目眩然而不瞚,舌挢然而不下,乃以扁鹊言入报虢君。(钦定四库全书本,卷一百八十一第四十六到四十八页)

按:以上《通志》所讲的故事较其他典籍多出的是:扁鹊获得了能够见人所未见的能力,有点类似于今天的影像学技术。看来,这又是古人的一种想法和愿望;在当时条件下,是不可能有的。

- 俞拊其人

《中国医籍考》对俞拊其人有一番考证。以下是引文。

《中国医籍考》[1]:《史记·扁鹊传》曰:上古之时,医有俞拊,治病不以汤液醴洒、镵石桥引、案扤毒熨。一拨见病之应,因五脏之输,乃割皮解肌,诀脉结筋,搦脑髓,揲荒爪幕,湔浣肠胃,漱涤五脏,练精易形。

《鹖冠子》曰:庞缓云:"王独不闻俞跗之为医乎?已成必治,鬼神避之。"

《说苑》曰:中古之为医者,曰"俞柎"。俞柎之为医也,搦髓脑,束盲莫,炊灼九窍,而定经络。死人复为生人,故曰俞柎。

班固曰:方伎者,生生之具,王官之一守也。太古有岐伯、俞拊,中世有扁鹊、秦和。

应劭曰:扁鹊、俞拊,黄帝时医也。

〔按俞柎,《韩诗外传》作踰跗,《太平御览》引《史记》作俞附,郑玄《周礼注》作榆柎,扬雄《解嘲》作臾跗。〕(卷三十七 方论十五,人民卫生出版社 1956 年 607 页)

开脑取虫

华夏唐以后传统史、传中有"开脑出虫"之类的说法,多数系域外习俗、传闻;据记载,有的开脑并非为了治疗脑部疾患,有"以愈目眚"者。以下是有关引文及笔者评述。

《文献通考》:杜环《行经记》云:拂菻国有苦("有苦"当为"在苦")国西,隔山数千里,亦曰大秦[2]。……不食猪狗驴马等肉,不拜国王、父母之尊,不信鬼神,祀天而已。其俗每七日一假,不买卖、不出纳,唯饮酒放浪终日。其大秦,善医眼及痢,或未病先见,或开脑出虫。(钦定四库全书本,卷三百三十九 四裔考十六,第三、四页)

---

[1] 《中国医籍考》原名《医籍考》,中医目录学著作,丹波元胤撰于公元 1819 年。本书现存刊本数种,较重要的有《皇汉医学丛书》本、《韦修堂医书》本及 1935 年日本东京国本出版社影印本等;公元 1956 年人民卫生出版社予以重印,并将《医籍考》改名《中国医籍考》,末附"书名索引"及"人名检引",便于读者检索。丹波元胤(公元 1755—1810 年),日本汉医学家。

[2] 大秦是古代华夏对罗马帝国及近东地区的称呼。杜环,华夏唐代旅行家,又称杜还。唐天宝十年(公元 751 年),随高仙芝在怛逻斯城(又名呾逻私城,今哈萨克斯坦江布尔)与大食(阿拉伯帝国)军作战被俘,其后曾游历西亚、欧洲、北非。他曾到过东罗马帝国(拜占庭帝国),据他记载:"拂菻国在苦国西,隔山数千里,亦曰大秦。其人颜色红白,男子悉着素衣,妇人皆服珠锦。"

按：这是一个域外（拂菻国）的传说，是否真实，不得而知。以上内容也见于《通典》卷一百九十三 边防九。

《新唐书》：拂菻，古大秦也，居西海上，一曰海西国。去京师四万里，在苫西，北直突厥可萨部，西濒海，有迟散城，东南接波斯。地方万里，城四百，胜兵百万。十里一亭，三亭一置。臣役小国数十，以名通者曰泽散，曰驴分。泽散直东北，不得其道里。东度海二千里至驴分国……俗喜酒，嗜干饼。多幻人，能发火于颜，手为江湖，口幡眊举，足堕珠玉。有善医，能开脑出虫，以愈目眚（shěng，眼睛长白翳）。（钦定四库全书本，卷二百二十一 列传第一百四十六下，第二十一、二十二页）

按：以上是域外（拂菻国）传说，是否真实，不得而知。

《玉堂闲话》：江淮州郡火令最严，犯者无赦。盖多竹屋，或不慎之，动则千百间立成煨烬。高骈①镇维扬之岁，有术士之家延火，烧数千户。主者录之，即付于法。临刃，谓监刑者曰："某之愆尤，一死何以塞责？然某有薄技，可以传授一人，俾其救济后人，死无所恨矣。"时骈延待方术之士，恒如饥渴。监行者即缓之，驰白于骈。骈召入，亲问之。曰："某无他术，唯善医大风。"骈曰："可以疗之。"对曰："但于福田院选一最剧者，可以试之。"遂如言。乃置患者于密〔密原作隙，据明抄本改〕室中，饮以乳香酒数升，则懵然无知。以利刀开其脑缝，挑出虫可盈掬，长仅二寸。然后以膏药封其疮，别与药服之，而更节其饮食动息之候。旬余，疮尽愈。才一月，眉须已生，肌肉光净，如不患者。骈礼术士为上客。（见钦定四库全书本《太平广记》卷二百一十九 医二，第八、九页）

按：《玉堂闲话》讲的是唐时维扬地区的故事，而不是域外故事，而且是一则死刑犯人的故事，还真的挑出脑虫来了，"挑出虫可盈掬"。根据对当时技术条件的分析，我们认为这则故事的真实性如何，是值得怀疑的，因为当时根本就没有做脑部手术的条件。这则故事还令人有似曾相识之感，即它与释家所传的故事十分相似，详见"8.14 披破头脑，脑虫（释家）"。

虫啖脑

宜张案；"虫啖脑"说法，出自《明史》。这个故事讲的是脑有病，是虫引起的，服药后把病治好。不涉及开脑。以下是有关引文及笔者评述。

---

① 高骈（pián）（公元821—887年），字千里。幽州（今北京西南）人。祖籍渤海蓨县（今河北景县），先世为山东名门"渤海高氏"。晚唐诗人、名将，南平郡王高崇文之孙。高骈出生于禁军世家，历右神策军都虞候、秦州刺史、安南都护等。咸通六年（公元865年），高骈率军破峰州蛮。次年，进兵收复交趾，出任首任静海军节度使。后历任天平、西川、荆南、镇海、淮南等五镇节度使，其间多次重创黄巢起义军，并被唐僖宗任命为诸道行营兵马都统，封渤海郡王。因大将张璘阵亡不敢出战，严备自保，致使黄巢顺利渡江、两京失守。后兵权被削。黄巢平定后，高骈后悔当初未立功业，日渐消沉。晚年嗜好装神弄鬼，几乎达到癫狂的程度。他重用术士吕用之、张守一等人，乃使上下离心。光启三年（公元887年）为部将毕师铎所囚杀。《旧唐书》有高骈传，为列传第一百三十二。

《明史》：有李玉者，官六安卫千户，善针灸。或病头痛不可忍，虽震雷不闻。玉诊之曰："此虫啖脑也。"合杀虫诸药为末，吹鼻中，虫悉从眼耳口鼻出，即愈。有跛人扶双杖至，玉针之，立去其杖。两京号"神针李玉"。兼善方剂。或病痿，玉察诸医之方与治法合，而不效，疑之。忽悟曰："药有新陈，则效有迟速。此病在表而深，非小剂能愈。"乃熬药二锅倾缸内，稍冷，令病者坐其中，以药浇之，逾时汗大出，立愈。（钦定四库全书本，卷299，列传第187　方伎，第二十三、二十四页）

按：《明史》所载病人的症状是"病头痛不可忍""虽震雷不闻"，经治疗后，"虫悉从眼耳口鼻出"，而"虫啖脑"是一个推论。《明史》明确病发生在脑，这点还可以接受；而虫会从"眼耳口鼻出"则难以理解。

历史上的用手术方法治疗脑病

以上所述，都是用手术方法治疗脑病。我们知道，古代欧亚大陆都有操弄脑的传说，唐代记载的大秦国习俗，以及华夏古代的医学传说，都有操弄脑的说法。来自古代印度的释家典籍如《佛说㮈女祇域因缘经》《佛说奈女耆婆经》《解脱道论》、唐佛教徒怀信的《释门自镜录》也都有类似描述。详见"8.14　披破头脑，脑虫（释家）"。但是，以当时的技术条件、理论水平，究竟是否具备这样的条件？

可能有人认为，这是一种虽然比较原始、低级，但却是确有其事的实际操作。我们则倾向于认为，这几乎是不可能的，这是人们的一种愿望和设想。

从"开脑"传说走向"换心"传说

《史记》从医者扁鹊的对话中，道出了"上古之时，医有俞跗"的医疗本领，说俞跗能够"割皮解肌，诀脉结筋，搦髓脑，揲荒爪幕，湔浣肠胃，漱涤五藏（脏）"。在司马迁写《史记》的年代，那也只能是一个传说。故事情节几乎包括了现代外科所能做到的大部分手术操作。这样的医疗技术，在当时是否有可能做到？根据华夏历史上的整个发展来推测，几乎是不可能的。可能仅是当时设想的理想医疗水平而已！

这本来不过是很有意思的传说，但想不到这个传说对后人，特别对医家，有相当大的影响，以至于变成后代编织离奇故事和谎言的来源。问题还在于，古代另外还有一个换心的传说，这个传说也可能起了推波助澜的作用。例如，"5.9　西医影响下《皇朝经世文编系列》的脑认识（医药）"第209页，华夏古已有之："仓公解颅而理脑"条。其中罗列了一大堆古代传说，说明用外科方法治病，古已有之！其实，这一大堆古代传说，都是似是而非的。今天的人们应该怎样看待这些传说，这是一个值得注意的问题。我们看任何问题必须看到问题的实际可能性如何。要完成这样一个大手术，没有一定的技术条件是万万不行的。当然，如果把这些传说仅看作是人们的一种要求、一种向往，那是完全可以的。问题是，要把这些要求与向往变成实际可能的动作，这需要人们的艰苦努力。

・扁鹊为鲁公扈、赵齐婴换心

这是《列子》里面的故事。以下是有关引文及笔者评述。

《列子》①：鲁公扈、赵齐婴二人有疾，同请扁鹊求治，扁鹊治之。

既同愈，谓公扈、齐婴曰："汝曩之所疾，自外而干府藏者，固药石之所已。今有偕生之疾，与体偕长，今为汝攻之，何如？"

二人曰："愿先闻其验。"

扁鹊谓公扈曰："汝志强而气弱，故足于谋而寡于断。齐婴志弱而气强，故少于虑而伤于专。若换汝之心，则均于善矣。"

扁鹊遂饮二人毒酒，迷死三日，剖胸探心，易而置之；投以神药，既悟如初。二人辞归。

于是公扈反齐婴之室，而有其妻子；妻子弗识。齐婴亦反公扈之室，有其妻子，妻子亦弗识。二室因相与讼，求辨于扁鹊。扁鹊辨其所由，讼乃已。（汤问，中华书局2011年134页）

按：如果我们把《列子》的寓言故事、神话故事，统统当成实际的事件，那就要犯大的错误。这里，《列子》讲了"换心术"，这心可不是随便就能够换的！有许多技术问题不好解决！问题是《列子》"换心术"又引出了后来的"接头"神话，"接头"神话又衬托了"接头"故事。详见下文。

・冥司接已断之人头神话

按：唐代吕道生《定命录》记载，冥司有人能够把"身颈异处"的已断之人头接起来。以下是有关引文及笔者评述。

《定命录》：（李太尉军士）长安里巷说：朱泚乱时，李太尉军中有一卒，为乱兵所刃，身颈异处凡七日。忽不知其然而自起，但觉胪骨称哽，咽喉彊（强）于昔时，而受刃处痒甚。行步无所苦，扶持而归本家。妻儿异之，讯其事。具说其所体与颈分之时，全不悟其害，亦无心记忆家乡。忽为人驱入城门，被引随兵死数千计。至其东面，有大局署，见绿衣长吏凭几，点籍姓名而过。次呼其人，便曰"不合来"，乃呵责极切，左右逐出令还。见冥司一人，髭桑木如臂大，其状若浮沤钉，牵其人头身断处。如令勘合，则以桑木钉自脑钉入喉。俄而便觉，再见日月，不甚痛楚。妻儿因是披顶发而观，则见隆高处一寸已上，都非寻常，皮里桑木黄文存焉，人或谓之粉黛。元和中，温会有宗人守清，为邠镇之权将，忽话此事，守清便呼之前出。乃云：是其麾下甲马士耿浩。今已七十余，膂力犹可支数夫。会因是亲睹其异。（钦定四库全书本《太平广记》卷三百七十六第四页）

---

① 《列子》是列御寇（约公元前450—公元前375年）及其弟子和后学著作的汇编。全书八篇、一百四十章，由哲理散文、寓言故事、神话故事、历史故事组成。基本上是以寓言形式来表达精微的哲理。共有神话、寓言故事一百零二个。

按：以上神怪故事讲的是，把已经断开的头和身体躯干连接起来，这里的"脑"实际上就是头。《古今图书集成》《太平广记》都收录这个故事。

• 说部有马脑植入人脑的记述

清代说部书有马脑可以植入人脑的记载。以下是有关引文及笔者评述。

《说脑》：抑仆犹有疑焉：幼时见说部书有载天台齐次风宗伯佚言者言。宗伯于晚年策骑出东华门，马忽蹶仆，他首触于石，脑浆出流，气机绝矣。家人即延蒙古医生治之。医令杀一马，取马脑寊（实）宗伯颅中，用药封之。后虽愈而记性全失。平日所交之友、所读之书类，皆茫然不知，无异孩提赤子。若是则脑之主知觉运动，华人亦有知之者。特西人谓脑有脑气筋以贯注全身，各司其职。宗伯既易以马脑，是脑气筋已不能与脑之本质相连。以理揆之，不特记忆茫然，即肢体当亦不能动作。何以书中并不齿及？恐其说亦如《齐东野语》，未可信以为真也。至于近人所著医书，有名为中西合参者。其论脑也，谓西医言脑，其说半是半非，其人仅知有脑汁，而不知脑汁之何自而生。究之肾精上髓，由脊上行，以入于脑，是为髓海。又西医治脑无药。噫！为此说者，其真墨守陈言，不知体会者耶。西医谓内肾主生溺，有两溺管以达膀胱，外肾主生精，以为生育之用。且无论外肾内肾，皆有脑气筋以统摄之。其于治脑也，用阿摩尼亚以补其亏耗，用金灰溴告鲁利以安其妄动。此外平脑补脑之法，更非是仆所能终。何作者全未得知，而贸贸然词而辟之耶？于是乎泚笔而作《说脑》。（见上海宝善斋本《皇朝经世文统编》卷九十九第二十四、二十五页）

按：华夏有些小说、笔记，为了猎奇取悦于人，其内容不一定真实可靠，需要小心辨别。

《清史稿》：侍郎齐召南坠马，伤首，脑出。蒙古医士以牛脬蒙其首，其创立愈。时有秘方，能立奏效，伊桑阿名最著。当时湖南有张朝魁者，亦以治伤科闻。（续修四库全书本，卷五百二　列传二百八十九　艺术一，第九页）

• （明）祝尧民接活已断之人头

这是明代小说《虞初新志》介绍的一则故事，说祝尧民能够使已经断了的头与身体恢复连接。这真是一个神奇传说，令人难以相信。更令人惊奇的是，小说所写的事已经是明亡（公元1661年）以后的事，而不是古老的事，这更难以令人置信。以下是有关引文及笔者评述。

《虞初新志》①：薛衣道人祝巢夫，名尧民，洛阳诸生也。少以文名，明亡，遂弃制

---

① 《虞初新志》，明末清初华夏文言短篇小说集，张潮编撰。张潮，字山来，新安人。除编《虞初新志》外，尚著有《幽梦影》《花鸟春秋》《补花底拾遗》等。小说以"虞初"命名，始见于班固《汉书·艺文志》所载《虞初周说》。清初张潮（公元1650年出生）的《虞初新志》收集明末清初人文章，汇为一编，共二十卷。

艺,为医,自号薛衣道人。得仙传疡医,凡诸恶疮,傅其药少许,即愈。人或有断胫折臂者,请治之,无不完。若刳腹洗肠,破脑濯髓,则如华陀(佗)之神。

里有被贼断头者,头已殊。其子知其神,谓家人曰:"祝尧夫,仙人也。速为我请来!"家人曰:"郎君何妄也?颈不连项矣,彼即有返魂丹,乌能合既离之形骸哉?"其子固强之而后行。既至,尧民抚其胸曰:"头虽断,身尚有暖气。暖气者,生气也;有生气,则尚可以治。"急以银针纫其头于项。既合,涂以末药一刀圭,熨以炭火。少顷,煎人参汤,杂他药,启其齿灌之。须臾,则鼻微有息矣。复以热酒灌之,逾一昼夜,则出声矣。又一昼夜,则呼其子而语矣,乃进以糜粥。又一昼夜,则可举手足矣。七日而创合,半月而如故。举家拜谢,愿以产之半酬之。尧民不受。后入终南山修道,不知所终。无子,其术不传。

外史氏曰:世称华佗为神医,能破脑剌臂,然未闻其能活既杀之人也。乃尧民能之,不几远过于佗耶?孰谓后世无畸人哉!

张山来曰:理之所必无,事之所或有。存此以广异闻可耳。

又曰:使我得遇此公,便当以师事之。(卷之十二 薛衣道人传,上海古籍出版社 1994 年 551—553 页)

按:上述内容也被收入《古今图书集成》博物汇编 艺术典第五百三十七卷 医部医术名流列传十四的祝尧民条。

又按:以上文中先说:"若刳腹洗肠,破脑濯髓,则如华陀之神。"这首先已经肯定华佗做过"破脑濯髓"这种医疗操作。但我们实际上知道,华佗有没有做过"破脑濯髓",这是一件存疑的事。详见"9.5 华佗开脑"。文中又介绍了薛衣道人祝尧夫接断头于颈的故事。作者也自知这种说法不一定能为大家接受,于是又编了一些缓和的话:"理之所必无,事之所或有。存此以广异闻可耳。"这也不是一个严肃的态度。可见,读古人笔记、小说类著作,一定要采取严谨的态度;若引用其中材料,更要慎之又慎!

我们认为,这是完全没有可能的荒谬之说。

此外,明末清初,汉人有明亡之痛,借此以纾解胸中痛恨之情,倒也是一种可能的解释。

论虚幻传说、离奇故事、荒诞设想

如上所述,我们看到的是虚幻传说、离奇故事、荒诞设想的诡异组合。

《史记》笔下的扁鹊治病,可能是一件实事;而《史记》借中庶子的口,道出的上古医者俞跗的医疗本领,说他能够"搦髓脑",这就不是事实,而是传说。到了后人笔下,如《中国医籍考》引用《说苑》《医学入门》《皇朝经世文三编》,就似乎都变成了事实,变成了似乎可以实施的医疗技术。再加上能够开脑的其他传说,如"虫啖脑""开脑出虫"等,于是有的人就会想当然地认为"搦髓脑"不算一件了不得的大事,古人是可以做得到的。其实,要做到能够开脑,还有许多踏实的工作要做,例如了解脑的解剖,了解脑血管的解剖,拥有打开颅骨的器材以及消毒的药品,等等。

但问题没有到此为止,又一个寓言-神话冒出来了。《列子》说,扁鹊能够把两个人的心取出来,交换并移植;唐《定命录》编了冥司的故事加以烘托;《皇朝经世文统编》还介绍马脑可以修补受损的人脑。于是,《虞初新志》就提出来,有人不但能够剖腹洗肠、破脑濯髓,如华佗之神(其实,华佗能够开脑也仅见于说部,不见于正史),而且事实上能够把"被贼断头者头已殊"的头和身体连接起来,不但连接起来而且把人救活了。

我们看到,这就是一些故事发展的荒谬逻辑。从离奇故事到荒诞设想,从荒诞设想到更离奇故事。但问题并没有到此为止,若干年前,媒体上传出消息说,有一位哈尔滨的医生专家,要与欧洲某国的专家合作,开展置换人头的研究。

我们还是应该好好想想,多思考一下实际的脑研究进展,做一点踏踏实实的工作为好!

8.4 置 之 脑 后

"脑后"转义为"置之脑后"

"脑后"本来是描写脑部位的用语,但后来却演变成为一种带有神智含义的讽刺性暗喻,具有"置之脑后"的意思。转变源自一个南宋的故事,故事有两个版本,一个版本与秦桧有关,另一个版本与秦桧无关。南宋以后的笔记则往往兼容两者。

置之脑后: 嘲讽秦桧

先介绍"置之脑后"与秦桧有关的版本。以下是有关引文及笔者评述。

《桯史》:(优伶诙语)秦桧以绍兴十五年四月丙子朔,赐第望仙桥。丁丑,赐银绢万匹两、钱千万、彩千缣。有诏就第赐燕,假以教坊优伶,宰执咸与。中席,优长诵致语,退。有参军者前,褒桧功德。一伶以荷叶交倚从之,诙语杂至。宾欢既洽,参军方拱揖谢。将就倚,忽堕其幞头,乃总发为髻,如行伍之巾。后有大巾镮,为双叠胜。伶指而问曰:"此何镮?"曰:"二胜镮。"遽以朴击其首曰:"尔但坐太师交倚,请取银绢例物,此镮掉脑后可也。"一坐失色。桧怒,明日下伶于狱,有死者。于是语禁始益繁,芮烨、令衿等吻祸,盖其末流焉。(钦定四库全书本,卷七第九、十页)

按:以上是一种讽刺性暗喻,"二胜"是"二圣"(宋徽宗、宋钦宗)的谐音,当时宋徽宗、宋钦宗被拘留在金;"镮掉脑后"就是把"二圣还"这件事置之脑后。这当然是对当朝皇帝和秦桧的莫大讽刺。

这样一来,"脑后"被赋予了新的意思,涉及脑的神智功能。迄今为止我们看到的最早的这样用法,始于南宋。"二胜环"引起了许多当时及后代的史、传引用,如《说郛》《宋人轶事汇编》《古今说海》《古今谭概》《古今笑史》《全史宫词》《御定骈字类编》等。

"镮掉脑后",在宋人笔记中有不同的说法。宋度宗时《咸淳临安志》记述的"镮掉脑后"故事与《桯史》相同。

《咸淳临安志》①：秦桧以绍兴十五年四月丙子朔,赐第望仙桥。丁丑,赐绢万匹、两钱千万、彩千缣。有诏就第赐燕,假以教坊优伶,宰执咸与中席。优长诵致语,退。有参军者前,褒桧功德。一伶以荷叶交椅从之,诙语杂至。宾欢既洽,参军方拱揖谢,将就椅,忽坠其幞头,乃总发为髻,如行伍之巾。后有大巾镮为双叠胜,伶指而问曰："此何镮?"曰："二胜镮。"遽以朴击其首曰："尔但坐太师交椅,请取银绢例物,此镮掉脑后可也。"一坐失色。桧怒,明日下伶于狱,有死者。于是语禁始益繁,芮晔、令衿等吻祸,盖其末流焉。(钦定四库全书影印本,卷九十三第十六页)

置之脑后： 嘲讽宋高宗

按："置之脑后"的另一个版本与秦桧无关。以下是有关引文及笔者评述。

《贵耳集》②：绍兴初,杨存中在建康,诸军之旗中有双胜交环,谓之"二圣环",取"两宫北还"之意。因得美玉,琢成帽环进高庙,曰"尚御裹"。偶有一伶者在旁,高宗指环示之："此环杨太尉进来,名二胜环。"伶人接奏云："可惜二圣环,且放在脑后。"高宗亦为之改色。所谓工执艺事以谏。(钦定四库全书本,卷下第十、十一页)

《西湖二集》③：话说宋朝当日泥马渡康王,来于杭,以府治为行宫,题这首诗于中和堂,思量恢复中原,要范蠡、文种之臣辅佐国家。说便是这般说,朝中有一岳飞而不能用,却思借材于异代,岂不可笑?高宗在宫,好养鹁鸽,躬自飞放。有一士人题首诗道：

鹁鸽飞腾绕帝都,朝收暮放费功夫。

何如养个南来雁,沙漠能传二帝书。

高宗闻得,即召见此人,赐与一官。将官杨存中在建康,旗上画双胜连环,叫做"二胜环",盖取二圣北还之义;后得美玉,琢为帽环,献与高宗。有一优伶在旁,高宗指示道："此乃杨太尉所进'二胜环'。"优伶跪接细视,徐徐奏道："可惜'二胜环'放在脑后。"高宗为之改容。然虽如此,高宗能言而不能行。(卷二 宋高宗偏安耽逸豫,上海古籍出版社 1992 年 50—51 页)

按：《西湖二集》的这个说法,很可能是对宋人笔记《贵耳集》的一次引用。

---

① 《咸淳临安志》,南宋临安知府潜说友纂。咸淳是宋度宗赵禥的年号,南宋使用这个年号共十年。

② 《贵耳集》,宋人张端义撰。张端义,约公元 1235 年前后在世,字正夫,自号荃翁,郑州人,居于苏州。约宋理宗端平中前后在世。《宋人轶事汇编》有杨存中的介绍。

③ 《西湖二集》,明代短篇平话小说集,大约刊行于明末崇祯年间。著者署名周清原,别署济川子,武林人。

《宋人轶事汇编》[①]：（745 页）杨存中号为髯阉，以其多髯而善逢迎〔《癸辛杂志》〕。绍兴初，杨存中在建康。诸军之旗，有双胜交环，谓之"二胜环"，取两宫北还之意。因得美玉琢成帽环，进高庙。偶有一伶在傍，高宗指环示之："此环杨太尉进来，名'二胜环'。"伶人接奏云："可惜二胜环放在脑后。"高宗为之改色〔《贵耳集》《养疴漫笔》同〕。

（757 页）秦桧以绍兴十五年四月丙子朔，赐第望仙桥，并银绢万两匹，彩千缣。有诏就第赐宴，假以教坊优伶。宰执咸与席。有参军前襃桧功德，一伶以荷叶交椅从之，诙语杂至。参军方就椅，忽堕其幞头。乃总发为髻，如行伍之巾，后有大环为双叠胜。伶指而问曰："此何环？"曰："二胜环。"伶遽以朴击其首曰："尔但坐太师椅，请取钱绢例物，此环掉脑后何也！"一坐失色，桧怒，明日下伶于狱，有死者。〔《桯史》：此与杨沂中事同，当即一事。〕《宋人轶事汇编（下）》卷十五，商务印书馆 1935 年〕

《优语录》[②]：绍兴初，杨存中在建康诸军之旗中有双胜交环，谓之二圣环，取两宫北还之意。因得美玉琢成帽环进高庙，日尚御裹。偶有伶者在旁，高庙指环示之："此环杨太尉进来，名二圣环。"伶人接奏曰："可惜二圣环只放在脑后。"高宗亦为之改色。所谓工执艺事以谏。〔张端义《贵耳集》〕

秦桧以绍兴十五年四月丙子朔，赐第望仙桥。丁丑赐银绢万匹，两钱千万，彩千缣。有诏就第赐燕，假以教坊优伶，宰执咸与。中席，优长诵致语退，有参军者前襃桧功德。一伶以荷叶交倚从之，诙语杂至。宾欢既洽，参军方拱揖谢，将就倚，忽坠其幞头。乃总发为髻，如行伍之巾。后有大巾镮为双迭胜。伶指而问曰："此何镮？"曰："二圣镮。"遽以朴击其首曰："尔但坐太师交倚，请取银绢例物。此镮掉脑后，何也？"一坐失色。桧怒，有死者。于是语禁始益繁。〔岳珂《桯史》〕［第十三页：见《海宁王忠悫公遗书》外编上，民国十六年（1927 年）海宁王氏铅印及石印本〕

《宋稗类钞》：秦桧以绍兴十五年四月丙子朔，赐第望仙桥，并银绢万两匹、钱千万、彩千缣。有诏就第赐宴，假以教坊优伶，宰执咸与。中席，优长诵数语而退，有参军前襃桧功德，一伶以荷叶交椅从之，诙语杂至。参军方就椅，忽坠其幞头，乃總发为髻，如行伍之巾，后有大环为双叠胜。伶指而问曰："此何环？"曰："二胜环。"伶遽以朴击其首曰："尔但坐太史交椅，请取银绢例物，此环掉脑后何也？"一坐失色。桧

---

① 《宋人轶事汇编》是近人丁传靖从宋元明清约五百余种著述中辑录宋代六百余人的材料编成的。搜辑的书籍包括笔记、诗话、文集、方志、杂史等，以宋人所作居多。宋人事迹中除了一些政治人物以外，还有诗人、词人、书画家、哲学家。材料较多，搜罗面较广，这是此书的一个特点。所谓"轶事"，就是指在"正史"以外得之于当时传闻和后世记载的材料和故事。这些比起"正史"来，往往写得更为生动活泼，有助于对历史人物的多方面了解。本书仿厉鹗《宋诗记事》的体例，每条材料都注明出处，也可提供我们研究宋人传记资料的线索。作为研究宋代历史和宋代人物的参考资料，有一定价值。丁传靖（公元 1870—1930 年），江苏丹徒（今江苏镇江）人，近代藏书家、学者。字秀甫，一字岱思，号湘舲，闇公，别号沧桑词客，又有鹤睫、鬼车子、招隐行脚僧等别号。

② 《优语录》，近人王国维（公元 1877—1927 年）所辑。

怒，明日下伶于狱，有死者。于是语禁始益繁。芮煜、令秤等吻祸，盖其未流也。一云：杨存中在建康，旗上画双胜连环，谓之二胜环，盖取两宫北还之意。后得美玉，琢为帽环以进。有一伶在旁，高宗指示之曰："此杨太尉所进二胜环。"伶人跪捧谛观，徐奏曰："可惜二胜环，却放在脑后。"高宗为之改容。（钦定四库全书本，卷二十五诙谐第四十二，第三十二、三十三页）

按："二胜环"故事的说法有两种版本，以上《宋人轶事汇编》和《优语录》《宋稗类钞》采取了并存的态度。

在宋以后历代诸多史、传中，具有"置之脑后"意思的"脑后"非常多见

"脑后"一词，本来是体位的描述，后来又兼有"身体后面"的方位的含义，这是可以理解的。但何以转变为具有神智含义的"置之脑后"，耐人思考。想必是人们已经体会到，脑是与神智有关的。

这种应用方法在历代书籍中屡见不鲜，例如《广阳杂记》《案中冤案》《八仙得道》《蔡东藩两晋演义》《初刻拍案惊奇》《二刻拍案惊奇》《醋葫芦》《豆棚闲话》《段正元文集》《断鸿零雁记》《反三国演义》《封神演义》《鼓掌绝尘》《官场现形记》《韩湘子全传》《汉代宫廷艳史》《合浦珠》《黑籍冤魂》《红楼复梦》《红楼梦》《红楼梦影》《后汉演义》《胡涂世界》《笏山记》《皇清秘史》《汇评金玉红楼梦》《汇评脂批石头记》《绘芳录》《红闺春梦》《今古奇观》《精忠旗》《警寤钟》《靖江宝卷》《镜花缘》《九尾龟》《快心编传奇初集》《泪珠缘》《历代游记选》《两晋演义》《林黛玉笔记》《林公案》《六十种曲狮吼记》《民国演义》《明代宫闱史》《明史演义》《南北史演义》《娘子军》《平斋词》《清朝秘史》《清代宫廷艳史》《清宫十三朝演义》《清史演义》《全元曲》《闪电窗》《商界现形记》《蜃楼外史》《世无匹》《斯文变相》《宋代宫闱史》《宋史演义》《隋代宫闱史》《隋唐演义》《唐代宫廷艳史》《唐史演义》《文明小史》《无耻奴》《五代史演义》《五灯会元》《西厢记》《歇浦潮》《醒世恒言》《醒世姻缘传》《续侠义传》《杨乃武与小白菜》《野叟曝言》《一片情》《云仙笑》《长短经（反经）》《脂砚斋全评石头记》《孽海花》《文明小史》《醒世恒言》《平斋词》《全宋词》《精忠旗》《全元曲》《全元曲杂剧》《弦索西厢》《新缀白裘》《盛明杂剧初集二集》《养正遗规》《八字实例详解》《续六爻新大陆》《解梦全书》《许耀焜紫微斗数教学》《证治心传》《幻中真》《载花船》《枕瑶钗》《桃花影》《疗妒缘》《糊涂世界》《广陵潮》《红闺春梦》《红楼望月》《剑桥中国晚清史（下卷）》《孟子他说》《南明史》《青铜时代的战争系列》《盛明杂剧》《二十年前》《风萧萧（徐訏）》《古船（张炜）》《酒徒（刘以鬯）》《未央歌（鹿桥）》《窗外（琼瑶）》《蜀山剑侠传（还珠楼主）》《香港三部曲（施叔青）》《旧址（李锐）》《狂风沙（司马中原）》《四世同堂（老舍）》《胡雪岩（高阳）》《射雕英雄传（金庸）》《鹿鼎记（金庸）》《骆驼祥子（老舍）》《家（巴金）》《官场现形记（李伯元）》《纵横十六国》《华夏文学论丛》《南明史》《盛明杂剧》《万历十五年》《五代十国风云录》《上品丹法节次》《蔗庵范禅师语录》《台湾通史》《寄鹤斋选集》《白雪

斋选订乐府吴骚合编》《莲邦消息》《紫柏尊者别集》《万松老人评唱天童觉和尚拈古请益录》①。

可以看出，"脑后"的应用，非常广泛，尤其在口语叙述的场合，包括各种明清小说，直至近代名家名著，如琼瑶的《窗外》、还珠楼主的《蜀山剑侠传》、老舍的《四世同堂》、金庸的《射雕英雄传》、老舍的《骆驼祥子》、巴金的《家》等。

8.5 鹅 脑 饲 鹘

这是一则记述辽国君主春猎时，"举锥刺鹅，取脑以饲鹘"的故事。这是动物吃动物脑的史事记载。以下是有关引文。

《辽史》②：《周官》土圭之法：日东，景朝多风；日北，景长多寒。天地之间，风气异宜；人生其间，各适其便。王者因三才而节制之。长城以南，多雨多暑，其人耕稼以食，桑麻以衣，宫室以居，城郭以治。大漠之间，多寒多风，畜牧畋渔以食，皮毛以衣，转徙随时，车马为家。此天时地利所以限南北也。辽国尽有大漠，浸包长城之境，因宜为治。秋冬违寒，春夏避暑，随水草，就畋渔，岁以为常。四时各有行在之所，谓之"巴纳"。

春巴纳曰鸭子河泺。皇帝正月上旬起牙帐，约六十日方至。天鹅未至，卓帐冰上，凿冰取鱼。冰泮，乃纵鹰鹘捕鹅雁。晨出暮归，从事弋猎。鸭子河泺东西二十里、南北三十里，在长春州东北三十五里，四面皆沙堝，多榆柳杏林。皇帝每至，侍御皆服墨绿色衣。各备连锤一柄、鹰食一器、刺鹅锥一枚，于泺周围，相去各五七步排立。皇帝冠巾，衣时服，系玉束带，于上风望之。有鹅之处，举旗探骑驰报，远泊鸣鼓。鹅惊腾起，左右围骑皆举帜麾之。五坊擎进海东青鹘，拜授皇帝放之。鹘擒鹅坠，势力不加。排立近者，举锥刺鹅，取脑以饲鹘。救鹘人例赏银绢。皇帝得头鹅，荐庙，群臣备献酒果，举乐。更相酬酢，致贺语，皆插鹅毛于首以为乐。赐从人酒，遍散其毛。弋猎纲钩，春尽乃还。（钦定四库全书本，卷三十二 志第二 营卫志中行营，第一、二页）

8.6 鹊脑令人相思

这个说法最早见于《淮南万毕术》，但后来流传颇广，其实此说并无根据。以下是有关引文。

《淮南万毕术》③：鹊脑令人相思。〔《御览》七百三十六、九百二十一〕〔《淮南万

---

① 以上根据国学大师网上的检索结果。

② 《辽史》，元人托克托主纂。

③ 《淮南万毕术》原书已失传，此处引文出自清人孙冯翼辑本。

毕术（附补遗、再补遗）》第 3 页：见《丛书集成初编 5 种》，商务印书馆 1939 年］

《北户录》①：○红蝙蝠

……

又《媚药》载：嗽金鸟辟寒金〔三国时，昆明国贡魏嗽金鸟。鸟形如雀，色黄，常翱翔海上，吹金屑如粟。铸以成器服，宫人争以鸟所吐金为钗佩，谓之辟寒金，以鸟畏寒也。又，宫人相嘲忾："不服辟寒金，那得帝王心。"〕、龙子〔事具蛤蚧〕、布谷脚胫骨〔媚药也，男左女右，带之置水中，能相随逐。《尔雅》云：鸤鸠，今人云布谷，牝牡飞鸣，以翼相系，云鸣鸠拂其羽〕、鹊脑〔《淮南万毕术》曰：鹊脑令人相思〕、砂稜〔一名苟子，能倒行，置枕中令夫妻相好，事见陈藏器《本草》〕、蘇草〔姑媱山帝女死焉，其名曰女尸，化蘇草。其叶，胥成言叶相重，音"亦遥"反。华黄。服之媚于人。一名荒夫草，即此是也〕、苟草〔青要之山有草，状如蕬营，似茅也。方茎，黄华，赤实。其本如藁本，名曰苟草，或作苞。服之美人色，令人更美艳也〕、左行草〔使人无情。范阳常进《大业记错》：彩菱花似左行草，花叶纤长而多色，正赤，甚美香也。独未见录红蝙蝠处，岂阙载乎？又有无风独摇草，亦生岭中，男女带之相媚，头若弹子，尾若鸟毛，两叶开合，见人自动，故曰独摇草〔《本草拾遗》具也〕。（钦定四库全书本，卷一第十五、十六页）

• 鸭脑和酒，令人久醉健忘

按：这是一则唐朝的故事。以下是有关引文及笔者评述。

《酉阳杂俎》：鸊（鸭），相传鹊生三子，一为鸊。肃宗张皇后专权，每进酒，常置鸊脑酒。鸊脑酒令人久醉健忘。（前集卷十六 广动植之一 羽篇，团结出版社 2017年 323 页）

按：上述说法有何根据？联系鹊脑进入媚药的讨论，应该对我们有一点启发！同样故事也见于《太平广记》卷第四百六十二 禽鸟三 鸭（附）；《全史宫词》；明朝谢肇淛的《五杂俎》等。

《全史宫词》②：灵武归来未罢兵，长安消息隔江城。一杯鸭脑君王醉，内殿唯闻"打子"声。〔《酉阳杂俎》：肃宗张皇后专权，每进酒，常置鸭脑酒，令人久醉健忘。《纲鉴会纂》：上与张良娣博"打子"，声闻于外。李泌言诸军奏报停壅，上乃潜令刻干树鸡为子，不欲有声。良娣以是怨泌。〕（咸丰六年刻本，卷十三第十八、十九页）

《古今图书集成》：《琅嬛记》其诗曰：美人心共石头坚，翘首佳期空黯然，安得千金遗侍者，一烧鹊脑绣房前。《志林》云：鹊脑，烧之令人相思。〔明伦汇编 闺媛典第三百三十九卷 闺藻部 杂录，中华书局 1934 年 420 册 53 页〕

---

① 《北户录》，唐代岭南风土录，三卷，唐人段公路著。

② 《全史宫词》，清史梦兰撰，二十卷。此书以七言诗并配以详注，记述上自黄帝下迄明末的史事。

"鹊脑令人相思"说法，发人深思

最早出自《淮南万毕术》的这个说法实在令人深思。

《淮南万毕术》大约成书于公元前 2 世纪，书的作者是西汉淮南王刘安（公元前 179—前 122 年）所招致的淮南学派。《淮南万毕术》绝非一部严格意义上的科学著作，它可能包含了古人的观察所得，但更夹杂了他们的想象推理所及。淮南学派在撰写这部书时，往往将一些想象描写为真实，这就带来混乱。此书固然有对一些自然现象有益的描述，但不少是无根据的，"鹊脑令人相思"即其中一例。于是，鹊脑就进入媚药的范畴。

鹊即喜鹊①。旧时民间传说鹊能报喜，故称喜鹊。唐人韩愈、李正封《晚秋郾城夜会联句》"室妇叹鸣鹳，家人祝喜鹊"，也许给人们一种印象：鹊能报喜。宋代苏轼《虎丘寺》："喜鹊翻初旦，愁鸢蹲落景。"（见钦定四库全书本《东坡全集》卷六第一页）南唐冯延巳（或作冯延已）《谒金门》："终日望君君不至，举头闻鹊喜。"（见钦定四库全书本《尊前集》②卷上第二十四页）唐宋人写此诗句，是否也受到了《淮南万毕术》的影响？

在人的神智（心理）解读中，鹊不一定是喜的。宋代彭乘《墨客挥犀》卷二说："北人喜鸦声而恶鹊声，南人喜鹊声而恶鸦声。鸦声吉凶不常；鹊声吉多而凶少，故俗呼'喜鹊'，古所谓'乾鹊'是也。"（见钦定四库全书本《墨客挥犀》卷二第四页）乾隆皇帝的《喜鹊》诗说："喜鹊声喳喳，俗云报喜鸣。我属望雨候，厌听为呼晴。"〔见钦定四库全书本《御制诗集（二集）》卷六十三第二十三页〕

但《初学记》又另有解读。

《初学记》③：鹊第六〔叙事〕《尔雅》曰：鹊鵙丑，其飞也翪。《说文》曰：鹊知太岁之所在。象文，从隹，昔声。《易·统卦》曰：鹊者阳鸟，先物而动，先事而应。见于未风之象，令失节不巢，癸气不通，故言春不东风也。《周书》曰：小寒之日雁北乡，又五日鹊始巢。鹊不始巢，国不宁。《孙卿子》曰：王者之政，好生恶杀，则乌鹊之巢，可俯而窥也。张华《博物志》曰：鹊巢开口背太岁，此非才智，任自然之得也。《杂五行书》曰：埋鹊一枚沟中，辟盗贼奸邪。《本草》曰：五月五日鹊脑，入术家用。（钦定四库全书本，卷三十 鸟部，第十四、十五页）

---

① 其实，喜鹊的习性并没有什么非常特殊的地方。喜鹊（学名：*Pica pica*）是鸟纲鸦科的一种鸟类。喜鹊除繁殖期间成对活动外，常成 3～5 只小群活动，秋冬季节常集成为数十只的大群。白天常到农田等开阔地区觅食，傍晚飞至附近高大的树上休息，有时亦见与乌鸦、寒鸦混群活动。性机警，觅食时常有一鸟负责守卫；即使成对觅食时，亦多是轮流分工守候和觅食。雄鸟在地上找食则雌鸟站在高处守望，雌鸟取食则雄鸟守望，如发现危险，守望的鸟发出惊叫声，同觅食鸟一同飞走。

② 《尊前集》编者未详，在北宋时已刊行。书中收录词家三十六人，词作二百六十首。

③ 《初学记》，三十卷，唐人徐坚撰修的一部类书。

8.7　脑渗为涕

《黄帝内经素问》有几处提到脑和哭泣的关系,《内经》应用气在五脏(包括脑)六腑运行的说法对此作出解释。

今天我们知道,"涕"指眼泪,后来出现了"泪",两字就同义并用。涕由泪腺分泌,而泪腺又受植物性神经支配,脑可以通过植物性神经影响泪腺分泌。因此,人的情绪变化时发生的泪腺分泌,完全可以得到解释。其实哭泣就是情绪反应的一个表现,它是脑的调节功能的表现,而且又是神智功能的表现。古人限于条件,只能作种种猜测、解释,这是聪明的猜测,但也是无可奈何的表现。由此可以看出,在阴阳五行、气血脏腑的框架之下,要想真正认识一项脑功能表现,是何等困难!

释家有类似的表述,用以解释脑与味觉的关系。释家说:"脑有烂涎二道流下,然后成味"。详见"8.13　脑与味觉:脑有烂涎,然后成味(释家)"。以下是"脑渗为涕"的有关引文及笔者评述。

《黄帝内经素问》:帝曰:……夫水之精为志,火之精为神,水火相感,神志俱悲,是以目之水生也。故谚言曰:心悲名曰志悲。志与心精,共凑于目也。是以俱悲则神气传于心精,上不传于志而志独悲,故泣出也。泣涕者脑也,脑者阴也,髓者骨之充也,故脑渗为涕。志者骨之主也,是以水流而涕从之者,其行类也。夫涕之与泣者,譬如人之兄弟,急则俱死,生则俱生,其志以早悲,是以涕泣俱出而横行也。夫人涕泣俱出而相从者,所属之类也。雷公曰:大矣。请问人哭泣而泪不出者,若出而少,涕不从之何也? 帝曰:夫泣不出者,哭不悲也。不泣者,神不慈也。神不想则志不悲,阴阳相持,泣安能独来? 夫志悲者惋,惋则冲阴,冲阴则志去目,志去则神不守精,精神去目,涕泣出也。(卷第二十四　解精微论篇第八十一,人民卫生出版社2012年385—386页)

《黄帝内经素问》:黄帝燕坐,召雷公而问之曰:汝受术诵书者,若能览观杂学,及于比类,通合道理,为余言子所长,五脏六腑,胆胃大小肠脾胞膀胱,脑髓涕唾,哭泣悲哀,水所从行,此皆人之所生,治之过失,子务明之,可以十全,即不能知,为世所怨。(卷第二十三　示从容论篇第七十六,370页)

8.8　核桃似脑,核桃补脑

从核桃似脑到核桃补脑

核桃似脑是脑的形态解剖学问题,核桃补脑是核桃的药理作用问题。这两件事,看似不经意,背后却隐藏着思维方法、逻辑推理等方面的问题。

- 核桃似脑

《仁学》中谈到,脑的外形像核桃仁。以下是引文。

《仁学》:且夫人固号为有知矣,独是所谓知者,果何等物也?谓知出乎心,心司红血紫血之出纳,乌睹所谓知耶?则必出于脑,剖脑而察之,其色灰败,其质脂,其形洼隆不平,如核桃仁;于所谓知,又无有也。切而求之,心何以能司血?脑之形色何所用?夫非犹是好恶攻取也欤?人亦一物耳,是物不惟有知,抑竟同于人之知,惟数多寡异耳。(《仁学——谭嗣同集》十四,辽宁人民出版社 1994 年 33 页)

- 核桃补脑:一个口头传闻

脑的外形像核桃仁,可能民间早有传说。在 20 世纪 50 年代笔者曾听到前辈神经生理学家朱鹤年先生讲过一个他亲身经历的故事。

20 世纪 40 年代,那时朱先生是位于镇江的江苏医学院生理系主任,适有当时的国民党要员来医学院视察,朱先生陪同。要员问:脑形状像核桃,吃核桃可以补脑,您是神经生理专家,如何解释?搞得朱先生啼笑皆非。

- 《本草》并无"核桃补脑"的说法

笔者从《神农本草经》及《唐本草》中未搜索到"核桃"条目。《本草纲目》中有"胡桃"药效的说明,但没有补脑的说法。以下是有关引文。

《本草纲目》:胡桃

【释名】羌桃〔《名物志》〕 核桃

核仁〔气味〕甘、平、温、无毒。

【附方】消肾溢精;小便频数;石淋痛楚;痰喘咳嗽;老人喘嗽〔睡卧不得〕;食酸齿齼;赤痢不止;血崩不止;小肠气痛;一切痈肿〔未成脓者〕;小儿头疮;火烧成疮①。(下册第三十卷,人民卫生出版社 1982 年 1803—1806 页)

- "六个核桃"的广告

尽管核桃补脑并无根据,但近年来喝"六个核桃"的广告却甚嚣尘上。下面是 2018 年 8 月 31 日笔者从上海政通路 95 弄 1 号楼 A 电梯的电视广告屏幕上所见广告词:

狂烧脑,经常用脑,多喝"六个核桃"——CCTV 国家品牌计划

又,根据网络资料,"六个核桃"是河北养元智汇饮品股份有限公司生产的一种核桃植物蛋白饮料,能够有效改善大脑疲乏状态,适合学生、白领等用脑人群饮用。六个核桃分为无糖型和低糖型,是植物蛋白饮料行业具有广泛影响力的品牌。

---

① 摘其要点。

六个核桃原材料采用新疆、太行山、云南等中国核桃主产区精选的优质核桃,并运用企业独创吸收。

又,某知名网站也介绍它能"改善大脑疲乏状态"。但这种"疲乏状态"是很难界定的。

又,《北京日报》介绍:"经常用脑,多喝六个核桃。"中国人一向流传有核桃补脑的说法,原因来自"以形补形"的观念。核桃外形就像一个微型的脑子:有左脑半球、右脑半球、上部大脑和下部大脑,其褶皱或折叠很像大脑皮层。因此,很多人认为多吃核桃可以变得更聪明。其实,所谓费脑子就吃核桃来补之类的说法没有什么道理。(参见《北京日报》2017 年 9 月 7 日)

按:"中国人一向流传"云云,不知从何而来?

虚则补之,药以祛之,食以随之

"虚则补之,药以祛之,食以随之"和"以形补形"是不同的概念,不能混为一谈!

现在的网络文书上,吃猪肺可以"清补肺经",吃猪肚可以"温中和胃",胃痛可以吃猪肚煲白胡椒,心悸等症可用猪心炖柏子仁,肝郁肋痛可买猪肝蒸合欢花。这一类的经验介绍是很多的。古典中医论著《黄帝内经·五常政大论篇》曾说到"虚则补之,药以祛之,食以随之。"虽然提到用食物作辅助治疗,但对"以形补形"何以能够治愈或缓解症状,并没有作出令人信服的解释,至今仍有不少人持怀疑态度。(参阅百度博文《荒诞的以形补形》)

8.9 符 咒 治 病

《千金翼方》中脑病治疗的迷信色彩

《千金翼方》中有一类治病方法,是念一些符咒,如说"急急如律令"。读后令人有毛骨悚然之感。以下是有关引文。

《千金翼方》:〔禁喉痹法〕又法:取东壁土三丸,向井东置一丸。三咒曰:赫赫洞洞,日出东方,上有发痹之山,下有清冷之泉。某甲患某处上有发痹,土入井中,天公当烂,石痹当散。七星北斗光,织女教我方,唾汝急出,不得留藏,急急如律令。

唾禁五毒法〔禁蛇亦得〕:吸东方青毒,南方赤毒,西方白毒,北方黑毒,中央黄毒,天毒地毒,水毒火毒,雾毒尘毒,死生毒。百毒之精,知汝姓名,天毒上升,地毒下藏,百毒止息,五毒灭亡。恶毒须出,毒脑破,毒腹出,毒肠止。不止不已,拘汝牙,折汝齿,吸吸叱叱。急急如律令。(卷之十九 杂病下,人民卫生出版社 2014 年 727 页)

《千金翼方》:被人所禁解之法:先捻生人喉。咒曰:炜炜煌煌,天有九柱,地有九梁。北斗七星,为我除殃。青龙在前,白虎在后。青龙饮汝血,白虎咬汝喉。头破

脑裂,汝死不择日。急急如律令。(卷之三十　禁经下,743页)

《千金翼方》:禁狗毒法:犬牙狗齿,天父李子,教我唾汝,毒出乃止。皇帝之神,食汝脑髓;白虎之精,食汝之形。唾汝二七,狗毒便出。急急如律令〔以气嘘呵之,捻狗目,左营目,向王为之〕。(卷之三十　禁经下,740页)

上古弟父治病: 北面而祝之,发十言耳

《千金翼方》的符咒治病可能是上古符咒治病的传承。详见第 264—265 页"8.3 从搦髓脑到接活已断人头谎言"所引《韩诗外传》和《说苑》的内容。

古希腊神话中治病用祈祷和赞美诗

在古希腊神话中治病用魔歌,用祈祷和赞美诗,与华夏用符咒有异曲同工之妙。

在古希腊神话中,阿波罗是宙斯的儿子,是医学之神,他是人头马体怪物的老师。这个友好的怪物发现了很多草药,学会了一些魔歌(magical songs),所有这些都传授给了他的学生。在荷马诗篇晚一些的续篇中,喀戎①教会阿斯克勒庇俄斯②愈合技术,后者是阿波罗的儿子。

阿斯克勒庇俄斯(Asklepios)很快学会治病,成为一个聪明的医生,在云雀的帮助下照顾伤病员。他的孩子堪使身为父亲的他自豪:一个女儿叫帕那刻亚,她具有治疗方法的知识;另一个女儿叫海及娅,她专长清洁和疾病防治;儿子叫忒勒斯福罗斯,他负责康复。阿斯克勒庇俄斯的妻子叫厄庇俄涅③,她主司平复伤痛和创伤。

阿斯克勒庇俄斯有很高的治疗技巧,他可以把死人救活。这样,他就侵犯了宙斯的权限,激怒了有能力的神。于是有技能的医生被杀掉,地球上死亡的人回到上天,遭到神的处罚。到底是不是真的有阿斯克勒庇俄斯其人? 回答似乎是肯定的。

随着时间的推移,当神话和关于阿斯克勒庇俄斯的故事传开来的时候,病人及受伤的希腊人开始赞美阿斯克勒庇俄斯,正像他们赞美阿波罗一样。起先他们开拓一个场所设立祭坛,祈求他的帮助,随着信仰的人越来越多,他也被看成为一个神,于是供奉他的特殊的庙——阿斯克勒庇亚(Asklepieia)建立起来了。病人和伤员被带到庙里,在这里进行特殊的净化仪式,进行祈祷。病人们要听赞美诗,有供品供奉阿斯克勒庇俄斯。

有时候相关人群参加由 Asklepiadae 组织的神圣仪式,所谓 Asklepiadae 的意思

① 喀戎(Chiron),古希腊神话中一个半人马的名字。
② 阿斯克勒庇俄斯(Asklepios),古希腊神话中的医神。
③ 在古希腊神话中,帕那刻亚(Panacea):医药女神;海及娅(Hygeia):健康女神;忒勒斯福罗斯(Telesphoros):康复之神;厄庇俄涅(Eprone):抚慰女神。

就是阿斯克勒庇亚僧侣,也就是医学神的儿子。在这些仪式中,最令人瞩目的是傍晚仪式,阿斯克勒庇亚僧侣让病人穿白麻布衣服,来到一个神圣殿堂,让他们在那儿睡觉。(Finger,2000:p23)

论符咒治病是一种历史现象

符咒应用于治病,这在古代可能是一个比较常见的现象。西汉古籍《韩诗外传》与《说苑》,叙述了相似的内容。上古医者弟父(苗父)所用的治病方法是:"北面而祝,发十言耳。"祝就是念咒。到了孙思邈写《千金翼方》的唐代,还把这种治疗方法——念咒,写在书上,说明还有人读它、信它。在古希腊,用魔歌、用祈祷和赞美诗治病的方法,也与此类似。但不论哪一个时代,不论在华夏,还是在古希腊,其效果如何,都是值得怀疑的。

8.10 嬗变中的脑认识:大脑、小脑

西方医学传入华夏以后,《全体新论》《仁学》和《皇朝经世文编系列》中出现了对大脑、小脑的不同解释。

在西方医学和解剖学中,大脑、小脑的解剖概念都是十分明确的。至于小脑的功能,公元前的亚里士多德、希罗菲勒斯和公元100年左右的盖伦虽都知道有小脑的存在,但未描写其功能如何。到了公元1664年,维利斯已经清楚地知道了小脑解剖,但功能仍不清楚。一直到公元1809年罗兰多(L. Rolando)和19世纪前半叶弗卢龙(J. P. Flourens)的实验,才明确了小脑与运动协调有关。到了20世纪初,在西方,小脑的运动协调功能已经广为人知。

《全体新论》[①] 中的小脑

《全体新论》所介绍的基本上就是弗卢龙实验。以下是引文。

《全体新论》:又有人将一鸽割去其大脑,数月尚生,但无觉悟。饲之则食,抛之则飞,若不动之,则常如睡。观此可知,大脑为觉悟之主。又将一鸽,割其小脑,亦生数月,但不能飞动;反其背于地,不能自转,则小脑当为动作之主矣。(海山仙馆丛书本,卷三第五、六页)

《仁学》中的大脑、小脑

在西潮影响的学术背景下,《仁学》的认识是:大脑"藏"识,小脑"执"识。"藏"识是把认识存储起来,"执"识是把认识转变为动作。看来,《仁学》的认识还比较接近

---

① 合信(Hobson)的《全体新论》成书于公元1851年,书中有小脑解剖学的描述,也有实验介绍。

大脑、小脑的原来含义,似乎比后面提到的《皇朝经世文编系列》的认识略胜一筹。以下是有关引文及笔者评述。

《仁学》:以太(ether)之用之至灵而可征者,于人身为脑。其别有六:曰大脑,曰小脑,曰脑蒂,曰脑桥,曰脊脑。(《仁学——谭嗣同集》二,辽宁人民出版社 1994年 12 页)

按:以上《仁学》提出,脑可分为大脑、小脑、脑蒂、脑桥、脊脑,这和当时西方的认识很接近。脑蒂可能是指脑干(brain stem)。缺少了延髓(medulla oblongata)。

《仁学》:微生灭乌乎始?……凡好色若子女玉帛,若书画,若山水,及一切有形,皆未有好其一而念念不息者,以皆非本心也,代之心也。何以知为代?以心所本无也。推之耳鼻舌身,亦复如是。吾大脑之所在,藏识之所在也。其前有圆洼焉,吾意以为境,天地万物毕现影于中焉。继又以天地万物为镜,吾现影于中焉。两镜相涵,互为容纳,光影重重,非内非外。(二十五,60—62 页)

按:以上《仁学》以为大脑藏识。

《仁学》:脑气之动,殆正类此。其动者,意识也,大脑之用也;为大脑之体者,藏识也;其使有法之动者,执识也,小脑之体也;为小脑之用者,前五识也。惟睡梦疯癫辄为无法之动,意识未断而执识先断也。执识亦非断尽,即我执未断而法执先断也。大脑明而小脑半昧也,唯识所谓昏沉,举第七识暂断者也。

夫断识本有定序,先意识而后执识,先我执而后法执。今全倒其序,是以成为无法之动也。睡梦者,乃其平日前五识所受之染,深锲其体质品状于大脑之藏识,而小脑司其启闭,使布列井井,条理咸备。法执苟断,是断其小脑之半,故梦中未尝不知有我,以我执犹在也。意识渐从藏识中发露,一一复呈所染于前五识,恍然犹前五识重与之接,因而成梦。其实前五识为小脑之用,小脑既断,则是前五识已断矣。然辄迷离谬悠,凑泊无理,几能别自创一世界,则以无次第整齐之法执也。(四十五,107 页)

《皇朝经世文编系列》中的大脑、小脑

西医提出的大脑、小脑,到了《皇朝经世文编系列》作者们的笔下,受他们各自的自然科学基础及对原西方脑认识的了解所限,在《皇朝经世文新编》《皇朝经世文三编》《皇朝经世文统编》《皇朝经世文编五集》中平行地出现了多种关于大脑、小脑的说法。当时通常的认识是:大脑管感觉,小脑管运动;但也有一些奇特的看法:大脑管魂(悟性),小脑管魄(记性),中脑管立志。以下是各种命题的有关引文及笔者评述。

• 大脑、小脑

《说脑》:若脑则居头颅中位,处至高,为全体之主,在前者曰大脑,在后者曰小脑,中间联络间曰脑桥。脊髓者,由大小脑直下,承脑之驱使,分为脑气筋,贯注一身,俾人

知觉运动者也。(见上海宝善斋石印本《皇朝经世文统编》卷九十九第二十四页)

李经邦《泰西医术何妨视中东医理优劣论》：虽然以目下之中医与西医较,似觉中国之医理粗而劣,西人之医理精而优,若以今之西医与华夏古时之医相衡,则中国之医精而优,西人之医粗而劣矣。何以言之? 观乎西医所发之议论,其自诩为独得之秘者,皆我中国之古医书中早言之。今请略举一二端以为证。西医除辨五脏六腑之外,独重于脑,以为脑有大脑、小脑之分,并云人之知觉运动以应万事者,皆脑为之也。(见光绪丁酉刻本《皇朝经世文三编》卷六第五页)

按：在华夏传统医家的眼里,"脑"本来是一个抽象的东西,现在既然西医提出脑有大脑、小脑之分,作者李经邦觉得,还可以接受。

• 大脑主感觉,小脑主运动,中脑主立志

沈学《性理》：斯有结力。结力者,爱力也。有爱力,斯有化合力。化合力者,阿屯姆力也。有阿屯姆力,斯有天球摄力。推至一切动植流定,万殊一力,小有深浅,皆有成己成物之力。人为万物之灵,体则较备,力尤深者焉。全体学,小脑主运动,大脑主知觉,中脑主立志。(见上海译书局石印本《皇朝经世文新编》卷二十上第二十三页)

按：以上"小脑主运动,大脑主知觉"这种说法,与《仁学》的"大脑藏识,小脑执识"大体上相接近,还说得过去;但"中脑主立志"从何而来就不得而知了。

• 梁启超的大、小脑看法

大脑主悟性,小脑主记性;大脑、小脑即魂魄;第六识即小脑,第七识即大脑。这些是梁启超的看法。以下是有关引文。

新会梁启超《论学校六》：荀卿曰：始于为士,终于为圣人。今则不然,始于为圣人,而终于为钞胥,岂不恫哉? 然持此以责贱儒,贱儒必不伏受。吾但如其意为其科第计,而必授学之始,责其子弟以必不能解之学,而反于其所能解者而拨置之,其操术何其拙也,而取途何其迂也! 人之生也,有大脑,有小脑〔即魂魄也。西人为全体学者,魂译言大脑,魄译言小脑〕。大脑主悟性者也,小脑主记性者也〔佛氏言八识,以眼耳鼻舌身为前五识,意为第六识,意根为第七识。第六识即小脑也,第七识即大脑也〕。小脑一成而难变,大脑屡濬而愈深。故教童子者,导之以悟性甚易,强之以记性甚难。何以故? 悟性主往〔以锐入为主〕,其事顺,其道通,通故灵;记性主回〔如返照然〕,其事逆,其道塞,塞故钝。是故生而二性备者上也;若不得兼,则与其强记,不如其善悟。何以故? 人之所异于物者,为其有大脑也,故能悟为人道之极。凡有记也,亦求悟也。为其无所记,则无以为悟也。悟赢而记绌者,其所记恒足以佐其所悟之用〔吾之所谓善悟者,指此非尽弃记性也。然其所记者实多从求悟得来耳,不可误会〕。(见上海宜今室石印本《皇朝经世文编五集》卷四第十八页)

按：以上同样内容也见于《皇朝经世文新编》卷五下所收梁文,以及梁启超《饮冰室合集(一)》的《论幼学》(上海中华书局 1936 年 46—47 页)

• 评梁启超的大、小脑看法

把大脑、小脑摆放到清末某些文人学者面前时，问题就出来了。当时的多数文人没有阅读外文书籍的能力，又缺少汉译的西方医学参考书。于是，他们就只好根据自己的理解推测，这样就难免有误，难免闹出笑话。梁启超是清末的知名政论家、戊戌变法的名人，但以上所引述的他的大脑、小脑观，是存在问题的。

梁启超有十分奇特的大脑、小脑观，他一口气抛出了三个论点。他说：

第一，"有大脑，有小脑，即魂魄也""魂译言大脑，魄译言小脑"。

西人什么时候、在什么地方讲了这样的话？没有引文，很难取信。魂魄①本来就是比较虚无的东西，梁启超又自作主张把它同大脑、小脑拉在一起。

第二，"大脑主悟性者也，小脑主记性者也"。

此说法跟已知的大脑、小脑功能，相差甚远！"大脑主悟性者也，小脑主记性者也"，其根据何在？这真是离题千里，不知所云！

第三，"第六识即小脑也，第七识即大脑也"。

这是梁启超把大脑、小脑功能与佛家的"八识"②联系了起来，佛家的"八识"基本上是从感觉直到高级意识的各层次。难以与大脑、小脑联系。

8.11　嬗变中的脑认识：脑气筋、神经

脑、气、筋（脑筋、脑气筋）、神经

为了描写脑的活动，脑、气、筋（脑筋、脑气筋）、神经（经）这几个词（字），是纠缠在一起的。它们的出现，反映了华夏与西方脑认识的交流、融合。

脑与筋

《主制群征》说，脑要通过"筋"才能完成运动、感觉功能。"筋"就是现在所谓的

---

① 魂魄，指人内在的管理者。《左传》昭公二十五年："心之精爽，是谓魂魄；魂魄去之，何以能久？"(钦定四库全书本《春秋左传注疏》卷五十一第九页)昭公七年："人生始化曰魄，即生魄，阳曰魂；用物精多，则魂魄强。"孔颖达疏："魂魄，神灵之名，本从形气而有；形气既殊，魂魄各异。附形之灵为魄，附气之神为魂也。附形之灵者，谓初生之时，耳目心识，手足运动，啼呼为声，此则魄之灵也；附所气之神者，谓精神性识渐有所知，此则附气之神也。"(卷四十四第十八、十九页)魄：汉字字义指依附形体而存在的精神，如魂魄、失魂落魄、魂飞魄散。也指精神、精力。古同"霸""粕""珀"。

② 八识是佛法基本正知见，谓眼、耳、鼻、舌、身、意为前六识，第七识为意根（又名末那），第八识为如来藏（又名阿赖耶、真如等）。《增壹阿含经》卷二十八："云何名为识？所谓识：识别是非，亦识诸味，此名为识也。"[《中华大藏经(汉文部分)》第32册329页]《入楞伽经》卷八："所谓八识，何等为八？一者阿梨耶识，二者意，三者意识，四者眼识，五者耳识，六者鼻识，七者舌识，八者身识。"(第17册697页)

"神经（nerve）"，这一点在《全体新论》中有明确的说明。以下是有关引文。

《主制群征》：脑以散动觉之气，厥用在筋。第脑距身远，不及引筋以达百肢，复得颈节脊髓，连脑为一，因遍及焉。脑之皮，分内外层，内柔而外坚，既以保全本气，又以肇始诸筋。筋自脑出者六偶，独一偶逾颈至胸，下垂胃口之前，余悉存顶内，导气于五官，或令之动，或令之觉。又从脊髓出筋三十偶，各有细脉旁分，无肤不及。其与肤接处，稍变似肤，以为肤始，缘以引气入肤，充满周身，无弗达矣。筋之体，瓢其里，皮其表，类于脑，以为脑与周身连结之要约。即心与肝所发之脉络，亦肖其体，因以传本体之情于周身。盖心脑与肝三者，体有定限，必藉筋脉之势，乃克与身相维相贯，以殚厥职；不则七尺之躯，彼三者何由营之卫之，使生养动觉，肢各效灵哉？（约 1915 年重刻本，卷之上第十三、十四页）

脑与气

公元 1629 年的《主制群征》说："脑生细微动觉之气"，说明脑是依靠"气"活动的。在这一点上，华夏与西方有共同语言，从脑里面出来的是"气"。以下是有关引文。

《主制群征》：脾也、胆也、肾也，虽成血之器，然不如肝独变结之，更生体性之气，故肝贵也。若夫心，则成内热与生养之气，脑生细微动觉之气（动：运动；觉：感觉），故并贵也。（第十二页）

亚里士多德的元气

亚里士多德把精神分为三个层次，第一层次是营养灵魂（精神）（nutritive soul），凡生命物质都有之；第二层次是敏感灵魂（sensitive soul），这是具有知觉、欲望和运动能力的精神；第三层次是理性灵魂（rational soul），这是人类才有的，包括思想、推理、意愿。在他看来，精神不是一个"内部代理者（agent）"，它不是经验和动作发动的主体，不是物质或物质的一部分。亚里士多德认为："精神并非物体，却是物体的一部分。"

传输信息依靠"元气"：亚里士多德建议有他称之为"元气（pneuma）"的东西存在，它可能来自天空，是元素一样的东西，到心脏后就变成"活力元气（vital pneuma）"，而且从那里通过血液分配到各个器官，包括肌肉。（参阅《历史发展和思考》第 3 章，32 页）

盖伦的元气

盖伦仿效亚里士多德，使用了灵魂（soul）这个名词，精神（psyche）和灵魂（soul）是同一东西。一种是运动灵魂，另一种是感觉灵魂。两种灵魂并不表示不同的实体，而是不同的功能或活动原理。他还认为，感觉灵魂有五个不同功能：看、嗅、尝味、听、接触，而运动灵魂只有一种运动形式。灵魂除了有运动和感觉功能以外，还有想象、推理和记忆功能。

但盖伦又认为，从神经传向肌肉的是元气（pneuma）。当初，埃拉西斯特拉图斯认为吸气时元气从支气管经过肺静脉然后进到心脏,变成活力元气(vital pneuma)。心脏扩张时把元气吸进来,收缩时再通过动脉把元气输送到身体各部。静脉里面是血液,而动脉内不是血液,是所谓的活力元气。活力元气到了脑,在脑中转换成精神元气(psychic pneuma),精神元气从脑沿着神经走出向外。所以,埃拉西斯特拉图斯已经不同于亚里士多德,他认为是脑,而不是心脏,才是知觉的中枢。到了盖伦,因为他发现神经是从脑和脊髓出来的,于是把活力元气产生于心脏的看法,改为活力元气进到脑,然后在那里转变成精神元气,再从那里通过脑和脊髓的神经传到肌肉里去。(参阅《历史发展和思考》第3章,33页)

《黄帝内经》的气

《黄帝内经》的"气",既有呼吸换气这一面,又有传输信息这一面。以下是有关引文。

《黄帝内经灵枢》:何谓气? 岐伯曰:上焦开发,宣五谷味,熏肤、充身、泽毛,若雾露之溉,是谓气。(卷六 决气第三十,山西科学技术出版社2019年74页)

《黄帝内经素问》:诸气者皆属于肺。(卷第三 五藏生成篇第十,人民卫生出版社2012年50页)

《黄帝内经灵枢》:请言气街,胸气有街,腹气有街,头气有街,胫气有街。故气在头者,止之于脑。气在胸者,止之膺与背俞。气在腹者,止之背俞与冲脉于脐左右之动脉者。气在胫者,止之于气街与承山、踝上以下。(卷八 卫气第五十二,108页)

脑气筋

早先,至少合信在《全体新论》(公元1851年)中已经使用了脑气筋,并且说明了它是"筋",而不是"管"。详见"5.8 《全体新论》中的西医脑认识"。

我们要感谢严复译《天演论》(公元1897年)的加注,他把脑气筋和涅伏(nerve)联系起来,也就是说,脑气筋和nerve二者是一回事。由此可见,脑活动依靠气在筋上行走,这个承载体就称为脑气筋。以下是有关引文。

《严复集》:官与物尘相接,由涅伏(nerve,即神经)〔俗曰脑气筋〕以达脑成觉,即觉成思,因思起欲,由欲命动,自欲以前,亦皆点力之事。〔《天演论》上 导言二 广义:见《严复集(第五册)》,中华书局1986年1328页〕

详见第117页"3.5 明清之际译著中的西方脑认识"关于《天演论》中的脑认识。

神经一词的来源

"神经"这个词是怎么来的?

就笔者所看到的材料而言,最早在公元1912年,nerve的汉语译文出来了,名为"神经"。"神经"就是脑气筋。"神经"在华夏的出现,要晚于"脑气筋"。

　　根据目前所看到的材料,1912 年扫叶山房石印的《生理解剖图说》出现了"神经"字样。该书是由日文翻译成汉文的本子,因为在同一本书里,peptone(蛋白胨)、pepsin(胃蛋白酶)都用了日文发音的注解。这样看来,"神经"这个词可能是由日文转传到华夏来的。以下是有关引文。

　　《生理解剖图说》:三、末梢神经,神经之末端也,有在脏腑筋肉者,有在皮肤及眼耳鼻舌等处者。各自具特有机能:感受外界之戟刺,则即达于中枢,受中枢之命令,而即营动作者。其中最纯粹之神经,感觉运动最灵敏者,是为五官器,又名终末梢神经,专司视、听、嗅、味、触之感觉运动,即眼、耳、鼻、舌、皮肤也。(第三十一页:见扫叶山房 1912 年石印本《校正增图医学入门》附)

　　前已述及,华夏的"神经"这个词,很可能是从日文转译过来的。至于为什么要把 nerve 和"神"联系起来? 这可能是在西文转变为日文过程中发生的。是日本人先把 nerve 翻译成为神经,翻译者很可能是杉田玄白(公元 1733—1817 年)。在由他翻译出版的《解体新书》(公元 1774 年)中,首先出现了"神经"这个名词。《解体新书》中的一些词汇直到今日依然具备活力,例如医学用词中常见的"神经""动脉"和"筋肉"(肌肉)等。

　　《解体新书》原文为德文,书名是 *Anatomische Tabellen*,德国医生库尔姆斯(J. A. Kulmus,公元 1689—1745 年)著,1722 年初版,后被翻译成拉丁语、法语以及荷兰语等多种语言。日语版《解体新书》是从荷兰语译出的。

　　笔者以为,杉田玄白可能考虑了华夏文化"神"的含义和华夏医学经络中的"经"。在华夏脑认识中,《黄帝内经》有重要的地位。脑如何与体内其他部分发生联系? 这得依靠经络系统,所以,把脑功能与"经"联系起来,是顺理成章的。就这样,nerve 的翻译名词就成了"神经"。

　　"神经"的古代汉语含义是指神秘且奥妙的典籍。"神经"的最初汉译是"细筋"。而近代医学用词"神经"系由杉田玄白翻译荷兰文医学书籍所创造的新名称,是荷兰语 zenuw 的意译词。把神气的"神"和经脉的"经"合并成"神经"一词。20 世纪初大量日语词汇涌入中国,现在成了流行使用的中文名词。(参阅中文维基百科"神经"词条)

　　《解体新书》在翻译性质上,是属于"翻译""义译"与"直译"三种方法的混合体。当然,其水平与内容,多少与现今的认知有些许的出入。总的来说,"直译"接近当代的"音译"(klier 与"机里尔"),"翻译"则较类于当代的意思,但"义译"则是针对含义的内在而言(如 kraak been 与"软骨"),未必尽如原文的字面。不过,《解体新书》的翻译语汇,一直到今日还有其深远的影响,医用语中的"神经""动脉""筋肉"都与其有渊源上的关系。(参阅《解体新书的翻译与出版》[①])

----

　　① 《解体新书的翻译与出版》:主讲人酒井静(东京顺天堂大学医史系教授),翻译人张育泰(台北市立和平医院医师),整理人陈元朋(台湾大学历史研究所博士候选人)。

8.12 脑与身体功能调控："鹽其脑而百体唯吾号令"(释家)

鹽其脑的说法,在汉文古代典籍中来自《春秋左氏传》僖公二十八年晋侯的梦。"鹽其脑而百体唯吾号令"中"脑"的含义非常引人注意,这里把"百体唯吾号令",看作是鹽其脑的后果;在学习问题上,鹽其脑所学到的是学髓,即学到了精神实质;而与之对比,知其然而不知其所以然的学习方法所学到的是学役。这样,脑是一个参与学习的机构。

"鹽其脑而百体唯吾号令"的这种说法,出自佛经《因明正理门论本》,作者为印度人陈那,译者为唐朝人义净或玄奘。不论是梵文原文如此,还是唐代翻译家义净或玄奘根据梵文的原意而加以汉文字化后如此,都值得加以注意。因为,不论是陈那生活的年代(约公元 440—520 年)还是义净(公元 635—713 年)或玄奘(公元 602—664 年)译书的年代,能提出"百体唯吾号令"这样的命题,在其他汉文典籍中从未见过,可以说是孤例。这是目前为止我们所知道的唯一资料,提示唐代人有这样的看法:"百体唯吾号令",即脑可以指挥身体。

如果说"痛入骨髓"等看法反映了古人对于感觉可以传到脑这种原始看法的话,那么,"鹽其脑而百体唯吾号令"的说法似乎可以理解为:脑能够调控身体的各种活动和功能。以下是有关引文。

《因明正理门论本》[①]:知其然而不知其所以然是为学役,鹽其脑而百体唯吾号令是为学髓。役无超迹济穷之望,髓有产生创立之能。学固不问其髓而甘心为役乎? 木之有本也,水之有源也,学之有理也,一也。因明之术又何独不然? 劫初足目标唱似真,爰暨世亲咸陈轨式,幽致未分辨无利器。迫乎陈那,匡正颓纲,广造八论。中唯集量与此理门详诠正理,精义络绎,是则正理门论者。匡改正理之经,岂依经而造论? 大开正理之门,虽称论而实经也。文幽义博,诵读奇难。集量未来,悼无将伯。盖自唐后,此术无匠久矣。晋用楚材,礼失求野。丹珠藏中有集量因轮,取而对诵,并参基疏。斯不亦扣阍有路,而理门可读欤? [见《藏要(第四册)》,上海书店出版社 2015 年 511 页]

---

① 《因明正理门论》,梵文 Hetuvidyā nyāya dvāra śāstra,又称《正理门论》《理门论》,印度新因明学根本理论著作,佛教新因明学大师陈那(Diṅnāga)著,全一卷。关于《因明正理门论》的翻译,唐代义净于唐景云二年(公元 711 年)在洛阳大荐福寺译经院译出,弟子玄伞、知积等笔受,收于《大正藏》第三十二册。本书与玄奘在贞观二十三年(公元 649 年)所译之《因明正理门论本》一卷为同本异译。义净或玄奘能够对脑功能提出这样的看法,是非常独特的。公元 7—8 世纪的翻译者不论义净还是玄奘,他们为什么能用"鹽其脑"这样的措词,很值得探讨;如果是公元 5—6 世纪的作者陈那,那就更值得深究。《因明正理门论》的作者陈那(约公元 440—520 年),意译域龙、童授等,古印度中期大乘佛教瑜伽行派论师、佛教新因明学创始人,被后人称为"中世纪正理学之父"。

8.13　脑与味觉：脑有烂涎，
然后成味(释家)

《大智度论》说，脑涎流下来，与唾会合，可以合成味。与此相似，《黄帝内经》有"脑渗为涕"的说法，详见"8.7　脑渗为涕"。这两者有可以互相参考之处：脑涎成味反映人进食时流口水(成味)的情况，流口水就是分泌唾液；而"脑渗为涕"则反映人情绪变化时流泪的情况。古人是否根据直觉推测：这两者都受脑控制？以下是有关引文及笔者评述。

《大智度论》：是为三想分别相，无我想缘摄种种，如苦想中说。食厌想者，观是食从不净因缘生，如肉从精血水道生，是为脓虫住处；如酥奶酪，血变所成，与烂脓无异。厨人汗垢，种种不净。若着口中，脑有烂涎二道流下，与唾和合，然后成味，其状如吐。从腹门入地，持水烂、风动、火煮。如釜熟，糜滓浊下沈，清者在上；譬如酿酒，滓浊为屎，清者为尿。[卷二十三　释初品中十想第三十六：见《藏要(第三册)》,754 页]

按：今天我们知道，人看到可口的食物，会引起口水分泌，这是神经的功能、脑的功能。古人限于条件，只能作种种猜测、解释，这是聪明但也无可奈何的表现。所以，这其实就是一个食物反应的表现，也就是脑的调节功能。

在佛家典籍里面，把事情描写为：脑涎流下，与唾和合成味，指出流口水与脑有关，这已经是何等不容易！

《大智度论》：释初品中九想义第三十四

九想：胀想、坏想、血涂想、脓烂想、青想、噉想、散想、骨想、烧想

……

问曰：无常等十想为灭何事故说？

答曰：亦为灭婬(淫)欲等三毒。

问曰：若尔者二相有何等异？

答曰：九想为遮未得禅定为婬欲所覆故，十想能除灭婬欲等三毒。九想如缚贼，十想如斩杀；九想为初学，十想为成就。复次，是十想中，不净想摄九想。有人言：十想中不净想、食不净想、世间不可乐想摄九想，复有人言：十想九想，同为离欲，俱为涅槃。所以者何？初死想动转言语，须臾之间，忽然已死，身体脿胀，烂坏分散，各各变异，是则无常。若有著此法，无常坏时，是即为苦。若无常苦，无得自在者，是则无我。不净无常苦，无我则不可乐。观身如是，食虽在口，脑涎流下，与唾和合成味，而咽与吐无异，下入腹中，即是食不净想。以此九想，观身常变，念念皆灭，即是死想。以是九想，厌世间乐，知烦恼断，则安隐寂灭，即是断想。以是九想，遮诸烦恼，即是离想。以是九想厌世间故，知此五众灭，更不复生，是处安隐，即是尽想。复次，九想为因，十想为果，是故先九想，后十想。复次，九想为外门，十想为内门，是故《经》言：

二为甘露门：一者不净门，二者安那般那门。[《大智度论》卷二十一　释初品中九想义第三十四：见《藏要（第三册）》，703、706—707 页]

按：以上《大智度论》讨论"九想""三想"时，把"脑涎流下，与唾和合成味"跟"食不净想""食厌想"联系起来。虽然文章没有明确把"想"和"味"联系起来，但从整个有关"九想""三想"的讨论来看，谈的是"想"的脑过程和脑活动基础。这是古代释家脑认识的又一良好例证。

8.14　披破头脑，脑虫（释家）

披破头脑，脑虫

佛经中有几处谈到，要把病人的头颅打开，取出脑内的虫。其中最完整的描写在《佛说㮈女祇域因缘经》及《佛说奈女耆婆经》中。

这两篇佛经中都描写一个"头痛而死"的病例，这个病例的治疗应用了开颅手术。故事说：病人脑内有虫，医生祇域（或耆婆）用开颅方法把病治好了。这个故事有三点令人很感兴趣：一是医生用一种叫"药王照"的器具照病人头部，可以看到脑内有虫；二是医生能够把病人的脑袋打开；三是医生有三种神膏，可用于治疗脑病，三种神膏各有各的用处。以下是有关引文及评述。

《佛说㮈女祇域因缘经》[①]：尔时国中有迦罗越家女年十五，临当嫁日，忽头痛而死。祇域闻之，往至其家，问女父曰："此女常有何病，乃致夭亡？"父曰："女小有头痛，日月增甚，今朝发作，尤甚于常，以致绝命。"祇域便进，以药王照视头中，见有刺虫，大小相生，乃数百枚，钻食其脑，脑尽故死。便以金刀披破其头，悉出诸虫，封着甖中。以三种神膏涂疮，一种者补虫所食骨间之疮，一种生脑，一种治外刀疮。告女父曰："好令安静，慎莫使惊。十日当愈，平复如故。到其日我当复来。"祇域适去，女母便更啼哭曰："我子为再死也，岂有披破头脑当复活者？父何忍使人取子那尔！"父止之曰："祇域生而把针药，弃尊荣位，行作医师，但为一切命。此乃天之医王，岂当妄耶？嘱语汝言：'慎莫使惊。'而汝今反啼哭，以惊动之，将令此儿不复得生！"母闻父言，止不复哭，共养护之，寂静七日。七日晨明，女便吐气而寤，如从卧觉，曰："我今者了不复头痛，身体皆安。谁护我者，使得如是？"父曰："汝前已死。医王祇域故来护汝，破头出虫，以得更生。"便开甖出虫示之。女见太便惊怖，深自庆幸："祇域神乃如是！我促得报其恩。"父曰："祇域与我期言，今日当来。"于是须臾，只域便来。女欢喜出门迎，头面作礼，长跪叉手，曰："愿为祇域作婢，终身供养，以报更生之恩。"祇域曰："我为医师，周行治病，居无常处，何用婢为？汝必欲报恩者，与我五百两金。我亦不用此金，所以求者，凡人学道，法当谢师。师虽无以教我，我尝为弟子，今得汝

---

① 　《佛说㮈女祇域因缘经》，后汉安世高译。

金,当以与之。"女便奉五百两金,以上祇域。祇域受以与师,因白王"暂归省母",到维耶梨国。[见《中华大藏经(汉文部分)》第34册,中华书局1988年598页]

按:以上《佛说㮈女祇域因缘经》及下文谈到的《佛说奈女耆婆经》所介绍的内容是同一个故事。这两部佛经都是东汉安世高所译,而据称,安世高译经工作约止于东汉建宁年间(公元168—171年),则此故事应作于公元168年之前是没有问题的。

《佛说奈女耆婆经》[①]:尔时国中有迦罗越家女,年十五。临当嫁日,忽头痛而死。耆婆闻之,往至其家问女父:"此女常有何病,乃至致死?"父曰:"女小有头痛疾,日月增甚。今朝发作尤甚于常,以致绝命。"耆婆便进,以药王照视头中,见有剌虫,大小相生,乃数百头,钻食其脑,脑尽故死。便以金刀,刳破其头,悉出诸虫,封着甖中。以三种神膏涂疮,一种者补虫所食骨间之伤,一种生脑,一种治外刀疮。告女父曰:"好令安静,慎莫使惊,七日当愈,平复如故。到其日,我当复来。"耆婆适去,女母便啼哭曰:"我子为再死也。岂有刳破头医脑当复活者?父何忍命他人取子那尔!"父止之曰:"耆婆生而把持针药,弃国尊位,行作医师,但为一切人命故耳。此乃天之医王,岂当妄耶?嘱语汝言:'慎莫使惊。'而汝今反啼哭,以惊动之,将令此儿不复得生耶?"母闻父言,止不复哭,共养护之,寂静七日。七日晨明,女便吹气而寤,如从卧觉,曰:"我今者了不复头痛,身体皆安。谁护我者,使得如是?"父曰:"汝前已死。医王耆婆,故来护汝,破头出虫,以得更生。"便开甖出虫示之。女见便大惊怖,深自侥幸,曰:"耆婆神乃如是,我以何报其恩!"父曰:"耆婆与我期言,今日当来。"于是须臾,耆婆便来。女大欢喜,出门奉迎,头面作礼,长跪叉手曰:"愿为耆婆作婢,终身供养,以报更生之恩。"耆婆曰:"我为医师,周行治病,居无常处,何用婢为?汝必欲报恩者,与我五百两金。我亦不用此金,所以求者,凡人学道,法当谢师。师虽无以教我,我现曾为弟子,今得汝金当以与之。"女便奉五百两金,以上耆婆。耆婆便受以与师。[见《中华大藏经(汉文部分)》第34册,608—609页]

依脑之虫名颠狂

《解脱道论》认为,许多疾病都是"虫"引起的。有"发之虫""髑髅虫""依目之虫""依耳之虫""依鼻之虫"等。"依脑之虫"的名字就叫"颠狂"。我们现在知道,颠狂是一种脑疾病。以下是有关引文及笔者评述。

《解脱道论》:问:云何以虫种当念身性?答:此身八万户虫之所食啖,依发之虫名发铁,依髑髅虫名耳种,依脑之虫名颠狂。下颠狂复有四种:一名抠拘霖婆,二名湿婆罗,三名陀罗呵,四名陀呵尸逻。依目之虫名舐眼,依耳之虫名舐耳,依鼻之虫名舐鼻。(高丽大藏经刻本,卷第七 行门品第四,第十七张)

按:以上《解脱道论》直言"依脑之虫""脑虫"可以致病。这一段话还告诉我们:"虫"就是疾病的原因,所以有"依髑髅虫""依目之虫""依耳之虫""依鼻之虫"等。

---

① 《佛说奈女耆婆经》,后汉安世高译。

"依脑之虫名颠狂"的这一说法还告诉我们,"脑"和"颠狂"是有关系的。

打开脑袋： 凿吾额上脑后

《释门自镜录》①讲的是唐朝的华夏故事：有僧人擅用众钱,被打入地狱,受到"额上脑后及以背上,皆作大孔"的惩罚。这说明脑是可以打开的。这一情节与《佛说奈女耆婆经》《佛说㮈女祇域因缘经》所介绍的开脑手术有无关系,值得探讨,因为两者都是佛教文化! 以下是有关引文及笔者评述。

《释门自镜录》：唐益州空慧寺僧觉用寺钱凿额苦死事〔新录〕

僧觉,未详其氏姓。早岁出家住空慧寺,寺中生途丰渥,福物盈赡。觉志好窥窬,极多侵盗。至年次当知事,擅用众钱,曾无愧悔。后忽脱衣,赤体手如反缚,号叫大呼,悲泣流泪。于时寺僧僧泰等怪往问之,觉曰："我今现身生入地狱,有人于空中执凿,凿吾额上脑后及以背上,皆作大孔。空中有钱,或编或贯,或千或百,从口中入、背上孔中出,背上孔中入、口中而出,或从额入脑出,脑入额出。钱回之时,痛不可言。"欲有忏悔求谢,辄即迷闷,宛转数日,于是命终。〔卷下：见《续藏经(第149册)》,新文丰出版公司1994年343—344页〕

按：以上有点像寓言故事,戒人不能贪不义之财。这里有兴趣的是,提到了脑(颅骨)钻孔的问题。这在其他史书、传记中很少看到。怀信是唐代僧人,故事的产生,是受早期佛经的影响,还是受当时域外文化的影响,值得考虑。

论佛经中的开脑手术

《佛说㮈女祇域因缘经》及《佛说奈女耆婆经》的故事应该出现于公元168年之前,这是没有问题的。这两则材料说明,可能古代印度医学早已关注开颅脑手术②。与佛经中的"披破头脑""脑虫"故事相仿,华夏唐以后传统史、传中也有类似说法,但多见于域外传闻。详见"8.3 从搦髓脑到接活已断人头谎言"。

华夏传统史、传中的说法与佛经中的说法,二者有无关系,或有何等关系,均值得探讨。实际上,古代欧亚大陆都有操弄脑的传说,诸如唐代记载的大秦国习俗,以及华夏古代的医学传说。

但是,我们最好还是把传说和实际加以区分：传说就是传说,实际就是实际。以当时的技术、理论水平,究竟能否及是否具备这样的条件,这都是可以研究和讨论的问题。

---

① 《释门自镜录》,唐怀信述。
② 据称,古代印度早就能够进行外科手术。有记载,阿育吠陀医学的一个分支是Shalya Tantra(外科学)。《妙闻集》(*Susruta Samhita*)就是外科学著作。这本医学经典成书于公元前1世纪上半叶。据称：妙闻继承了印度医学始祖昙梵陀利学派的理论,他编写的《妙闻集》收集了修复外科的各种知识,包括换肢手术、整形外科手术、剖腹手术,甚至脑外科手术。

9　传说及神话篇

在华夏脑认识的发生、发展过程中,有的包含了传说及神话,这本身就是华夏文化的有机组成部分,其中有的具有可读性,引人发生兴趣,所以笔者把它们聚集起来,另成一篇。各篇的排列,大致按照年代的先后顺序。

9.1　凤脑、马脑、龙脑

实际上并无凤脑,凤脑是神话中的一种宝品。玛瑙(马脑)实际存在,但马脑名字的起源颇具神话特点。

凤脑

凤脑意即"凤凰的脑子",即凤脑香。它是神话中的一种宝品,据传是周穆王[①]所用的灯油,因此常用作灯油的美称;也有人认为凤脑是一种仙药。凤凰本来就是神鸟,脑又是动物身体的精华,凤脑当然是宝中之宝了,但它终究只是神话中的宝品而已。"凤脑"传说很多见,以下是有关引文及笔者评述。

《拾遗记》:(周穆王)三十六年,王东巡大骑之谷。指春宵宫,集诸方士仙术之要,而螭、鹄、龙、蛇之类,奇种凭空而出。时已将夜,王设长生之灯以自照,一名恒辉。又列璠膏之烛,遍于宫内。又有凤脑之灯。又有冰荷者,出冰鳖之中,取此花以覆灯七八尺,不欲使光明远也。西王母乘翠凤之辇而来,前导以文虎、文豹,后列雕麟、紫麘。[卷三:见《百子全书(下)》,浙江古籍出版社 1998 年 1241 页]

案:以上《拾遗记》里面把凤脑描写为一种灯油。

《汉武帝内传》[②]:王母曰:"将告女要言。我曾闻天王曰:'夫欲长生者,宜先取诸身,但坚守三一,保尔旅族。'金瑛夹草,广山黄本,昌城玉蕊,夜山火玉,逮及凤林鸣酢

---

① 周穆王(约公元前 1054—前 949 年),姬姓,名满,周昭王之子,西周第五位君主。在位 55 年,是西周在位时间最长的天子。周穆王是华夏古代历史上最富于传奇色彩的帝王之一,世称"穆天子"。

② 《汉武帝内传》又名《汉武内传》《汉武帝传》,华夏神话志怪小说,共一卷。明清人有云为汉班固(公元 32—92 年)或晋葛洪(公元 284—364 年)撰者,皆无确据,实为后人伪托。《四库全书总目》云当为魏晋间士人所为,《守山阁丛书》集辑者清钱熙祚推测是东晋后文士造作。二说大致不差。本书自汉武帝出生时写起,直至死后殡葬,其中略于军政大事,而详于求仙问道。特别对西王母下降会武帝之事,描叙详尽。

〔音醋〕,西瑶琼酒,中华紫蜜,北陵绿阜,太上之药。风实云子,玉津金浆,月精万寿,碧海琅菜,蓬莱文丑,浊河七荣,动山高柳。北采玄都之绮华,仰漱云山之朱蜜。夜河天骨,昆吾漆沫,空洞灵瓜,四劫一实。宜陵麟胆,炎山夜日,东掇扶桑之丹椹,俯采长河之文藻。素虬童子,九色凤脑,太真虹芝,天汉巨草。南宫火碧,西乡扶老。三梁龙华,生子大道。有得食之,后天而老。此太上之所服,非中仙之所保。"(商务印书馆 1937 年 5 页)

《艺文类聚》:《汉武内传》曰:西王母谓武帝曰:"其太上之药,乃有风实云子、玉津金浆、冥陵麟胆。炎山其日,东掇扶桑之丹椹,俯采长河之文藻。大真红芝、九色凤脑,有得食之,后天而老。此太上之所服,非众仙之所宝也。"(钦定四库全书本,卷八十一 草部上,第三页)

案:以上凤脑是作为一种仙药而出现的。

《太平广记》:唐宪宗好神仙不死之术。元和五年,内给事张惟则自新罗国回,云于海中泊山岛间,忽闻鸡犬鸣吠,似有烟火。……玄解将还东海,亟请于帝。未许之。遇宫中刻木作海上三山,丝绘华丽,间以珠玉。帝元日与玄解观之,帝指蓬莱曰:"若非上仙,朕无由得及是境。"玄解笑曰:"三岛咫尺,谁曰难及?臣虽无能,试为陛下一游,以探物象妍丑。"即踊体于空中,渐觉微小,俄而入于千金银阙内左侧,连声呼之,竟不复有所见。帝追思叹恨,近成羸疹。因号其山为藏真岛。每诘旦,于岛前焚凤脑香,以崇礼敬。后旬日,青州奏云:"玄解乘黄牝马过海矣。"(钦定四库全书本,卷四十七 神仙四十七,第一、三、四页)

《酉阳杂俎》:《仙经》[①]言,穿地六尺,以镮实一枚种之,灌以黄水五合,以土坚筑之。三年生苗如匏〔一曰刻〕。实如桃,五色,名凤脑芝。食其实,唾地为凤,乘升太极。白符芝,大雪而华。五德芝,如车马。菌芝,如楼。凡学道三十年不倦,天下金翅鸟衔芝至。罗门山食〔一曰生〕石芝,得地仙。(前集卷十九 广动植类之四 草篇,团结出版社 2017 年 381 页)

《文苑英华》:(守岁序)岁月易尽,光阴难驻。春秋冬夏,错四序之凉炎;甲乙丙丁,纪三朝之历数。……槐火灭而寒气消,芦灰飞而春风起。鱼鳞布叶,烂五色而翻光;凤脑吐花,灿百枝而引照。悲夫!年岁将晚,志事寥落,公孙弘之甲第,天子未知;王仲宣之文章,公卿不识。对他乡之风景,忆故里之琴歌。柏叶为铭,影〔疑〕泛新年之酒;椒花入颂,先开献岁之词。作者七人,同为六韵。(钦定四库全书本,卷七百八 游宴一,第十、十一页)

马脑: 一种玉石

马脑玉石,文理交错,有似马脑。马脑器物被视为精品,缘于其玉石质量之优

---

① 晋时葛洪的《抱朴子·辨问》:"《仙经》以为,诸得仙者,皆其受命偶值神仙之气,自然所禀。"(中华书局 2011 年 392 页)葛洪所说的《仙经》,是一部亡佚已久的秦汉或三国时期重要的黄老道家典籍,其残卷多为后世道教所引载。

美、华丽。至于马脑名称的由来,据传与马脑的颜色、品质有关。帝颛顼①时,丹丘献马脑瓮,说明华夏在史前时代已经有了马脑。以下是有关的引文及笔者评述。

《本草纲目》:马脑

【释名】玛瑙　文石　摩罗迦隶〔佛书〕

〔藏器曰〕赤烂红色,似马之脑,故名,亦云马脑珠。胡人云是马口吐出者,谬言也。

〔时珍曰〕按《增韵》云:玉属也。文理交错,有似马脑,因以名之。

《拾遗记》云:"是鬼血所化。"更谬。

【集解】〔藏器曰〕马脑生西国玉石间,亦美石之类,重宝也。来华夏者,皆以为器。又出日本国。用砑木不热者为上,热者非真也。

〔宗奭曰〕马脑非玉非石,自是一类。有红、白、黑三种,亦有文如缠丝者。西人以小者为玩好之物,大者碾为器。

〔时珍曰〕马脑出西南诸国,云得自然灰即软,可刻也。曹昭《格古论》云:多出北地、南番、西番,非石非玉,坚而且脆,刀刮不动,其中有人物鸟兽形者最贵。顾荐《负暄录》云:马脑品类甚多,出产有南北,大者如斗,其质坚硬,碾造费工。南马脑产大食等国,色正红无瑕,可作杯斝。西北者色青黑,宁夏、瓜、沙、羌地砂碛中得者尤奇。有柏枝马脑,花如柏枝。有夹胎马脑,正视莹白,侧视则若凝血,一物二色也。截子马脑,黑白相间。合子马脑,漆黑中有一白线间之。锦江马脑,其色如锦。缠丝马脑,红白如丝。此皆贵品。浆水马脑,有淡水花。酱斑马脑,有紫红花。曲蟮马脑,粉红花。皆价低。又紫云马脑出和州,土马脑出山东沂州,亦有红色云头、缠丝、胡桃花者,又竹叶马脑,出淮右,花如竹叶,并可作桌面、屏风。金陵雨花台小马脑,止可充玩耳。试马脑法,以砑木不热为真。(上册第八卷,人民卫生出版社 1982 年505 页)

《酉阳杂俎》:颇梨,千岁冰所化也。琉璃、马脑先以自然灰煮之令软,可以雕刻。自然灰生南海。马脑,鬼血所化也。《玄中记》言:"枫脂入地为琥珀。"《世说》曰:"桃涕入地所化也。"《淮南子》云:"兔丝,琥珀苗也。"(前集卷十一　广知,团结出版社 2017 年 224 页)

马脑制品

马脑制品很多,有马脑钟、马脑盘、马脑碗、马脑樻、马脑榼、马脑瓶、马脑镜、马脑瓶、马脑于阗刀。马脑制品是非常贵重的物品,在南北朝和唐朝都如此,它是和亲的礼品、招降的信物。

---

① 颛顼(zhuān xū,公元前 2342—前 2245 年),华夏上古部落联盟首领,"五帝"之一。姬姓,号高阳氏,黄帝之孙、昌意之子。颛顼生子穷蝉是虞舜的天祖(五世祖)。后来的夏、楚都是颛顼的子孙。

出产马脑的域外诸国有：马脑国、波斯国、吐火罗国等。

马脑勒

脑勒是套在牲畜上带帽子的笼头。以下是有关引文。

《太平御览》：魏文帝《马脑勒赋》曰：马脑，玉属也，出自西域。文理交错，有似马脑，故其方人因以名之。或以系颈，或以饰勒。余有斯勒，美而赋之。命陈琳、王粲并作，词曰：天珍物，寄中山之崇岗。禀金德之灵施，含白虎之华章。扇朔方之玄气，喜南离之焱阳。歙中区之黄采，曜东夏之纯苍。苞五色之明丽，配皎日之流光。内炤〔音照〕浮景，外鲜文繁。奇章异彩，的蝶其间。尔乃藉彼朱虂，华勒用成。骈居列跱，焕若罗星。（卷三五八　兵部八九　勒，中华书局 1960 年 1647—1648 页）

马脑名称引来的思考

关于马脑名称的由来，《拾遗记》说：马死则扣其脑视之。马脑能够反映马的优劣、能力。在笔者看来，这是一种神话传说，不能当作真的事。以下是有关引文及笔者评述。

《拾遗记》：（高辛）有丹丘之国献码磠瓮，以盛甘露。帝德所洽，被于殊方，以露充于厨也。码磠，石类也，南方者为之胜。今善别马者，死则破其脑视之。其色如血者，则日行万里，能腾空飞；脑色黄，日行千里；脑色青者，嘶闻数百里；脑色黑者，入水毛鬣不濡，日行五百里；脑色白者，多力而怒。今为器多用赤色。若是人工所制者，多不成器，亦殊朴拙。其国人听马鸣则别其脑色。丹邱之地，有夜叉驹跋之鬼，能以赤马脑为瓶盂及乐器，皆精妙轻丽。中国人有用者，则魑魅不能逢之。一说云：马脑者，言是恶鬼之血凝成此物。昔黄帝除蚩尤及四方群凶，并诸妖魅，填川满谷，积血成渊，聚骨如岳。数年中，血凝如石，骨白如灰，膏流成泉。故南方有肥泉之水，有白垩之山，望之峨峨如霜雪矣。又有丹丘千年一烧，黄河千年一清，至圣之君，以为大瑞。丹丘之野多鬼，血化为丹石，则码磠矣。不可砟削雕琢，乃可铸以为器也。当黄帝时，码磠瓮至，尧时犹存。甘露在其中，盈而不竭，谓之宝露，以班赐群臣。至舜时，露已渐减。随帝世之污隆，时淳则露满，时浇则露竭。及乎三代，减于陶唐之庭。舜迁宝瓮于衡山之上，故衡山之岳有宝露坛。舜于坛下起月馆，以望夕月。舜南巡至衡山，百辟群后皆得露泉之赐。时有云气生于露坛，又迁宝瓮于零陵之上。舜崩，瓮沦于地下。至秦始皇通汨罗之流，为小溪径从长沙至零陵，掘地得赤玉瓮，可容八斗，以应八方之数，在舜庙之堂前。后人得之，不知年月。至后汉东方朔识之，朔乃作《宝瓮铭》曰："宝云生于露坛，祥风起于月馆。望三壶如盈尺，视八鸿如萦带。"三壶，则海中三山也。一曰方壶，则方丈也；二曰蓬壶，则蓬莱也；三曰瀛壶，则瀛洲也。形如壶器。此三山上广、中狭、下方，皆如工制，犹华山之似削成。八鸿者，八方之名。鸿，大也。登月馆以望四海三山，皆如聚米萦带者矣。〔卷一：见《百子全书(下)》，浙江古籍出版社 1998 年 1238 页〕

按：以上《拾遗记》所说"今善别马者，死则破其脑视之"，对此，明人谢肇淛的《五杂俎》曾提出质疑（见《五杂俎》，卷九·物部一）。

"马死则破其脑视之"，这似乎是做了马脑的解剖。但从"其色如血""脑色黄""脑色黑""脑色白"等描述来看，似乎又不大合乎实际情况。《拾遗记》告诉我们的是：不同的玛瑙质量与不同马脑的颜色有关，而马脑颜色又与马的奔跑能力有关。这里即涉及马脑的解剖学问题：马脑的颜色真的是有不同的吗？又涉及马脑解剖是否与马的奔跑能力相关的问题：不同颜色的马脑，真是同马的奔跑能力有关吗？

这是一个难得看到的事例，提出用实验观察"脑"的方法来考察良马的一则历史文献。但是文章所描述的种种结果，却引起人们很多疑问：

一是人们真的把马的颅骨打开了，观察了脑，马的脑真的有不同的颜色吗？这是一个值得存疑的问题。

二是打开的可能仅是头颅的软组织，看到的是颅骨表面；但马的颅骨表面是否会有不同的颜色，同样是一个值得存疑的问题。其实，不论是脑表面还是颅骨表面，即使真有颜色不同，恐怕也很难与马的奔跑能力相联系。

三是，实际上并没有人做过这类观察，只不过是作者的臆测而已。

至于说"其国人听马鸣则别其脑色"，就更令人难以置信了。

龙脑的神话

龙脑引来了一些神话、传说。以下是有关引文。

《太平广记》：震泽中，洞庭山南有洞穴深百余尺，……至一龙宫。周围四五里，……于是合浦郡洛黎县瓯越罗子春兄弟二人，上书自言："家代于（与）陵水、罗水龙为婚。远祖矜能化恶龙，晋简文帝以臣祖和化毒龙。今龙化县，即是臣祖住宅也。象郡石龙，刚猛难化，臣祖化之。化石龙县是也。东海、南天台、湘川、彭蠡、铜鼓、石头等诸水大龙，皆识臣宗祖，亦知臣是其子孙。请通帝命。"杰公曰："汝家制龙石尚在否？"答曰："在在。谨赍至都，试取观之。"公曰："汝石但能制微风雨，召戎虏之龙，不能制海王珠藏之龙。"又问曰："汝有西海龙脑香否？"曰："无。"公曰："奈之何御龙？"帝曰："事不谐矣。"公曰："西海大船，求龙脑香可得。昔桐柏真人数扬道义，许谧、茅容乘龙，各赠制龙石十勋。今亦应在，请访之。"帝敕命求之。于茅山华阳隐居陶弘景得石两片。公曰："是矣。"帝敕百工，以于阗舒河中美玉，造小函二。以桐木灰发其光，取宣州空青，汰其甚精者，用海鱼胶之，成二缶。大船之龙脑香寻亦继至。杰公曰："以蜡涂子春等身及衣佩。"又乃赍烧燕五百枚入洞穴，至龙宫。守门小蛟闻蜡气，俯伏不敢动。……〔出《梁四公记》〕（钦定四库全书本，卷四百十八 龙一，第四、五、六页）

《夷坚志》：泉州杨客为海贾十余年。致货二万万，每遭风涛之厄，必叫呼神明，指天日立誓，许以饰塔庙、设水陆为谢。然才达岸，则遗忘不省，亦不复纪录。绍兴十年泊海洋,梦诸神来责偿。杨曰:"今方往临安,俟还家时,当一一赛答,不敢负。"神曰:"汝那得有此福?皆我力尔。心愿不必酬,只以物见还。"杨甚恐。以七月某日,至钱塘江下,幸无事。不胜喜,悉奉物货置抱剑街主人唐翁家,身居柴垛桥西客馆。唐开宴延伫,杨自述前梦,且曰:"度今有四十万缗,姑以下十之一酬神,愿余携归泉南置生业,不复出矣。"举所贵沉香、龙脑、珠琲、珍异,纳于土库中,他香布、苏木不减十余万缗,皆委之库外,是夕大醉。次日闻外间火作,惊起走,登吴山望火起处尚远,俄倾间已及唐翁屋。杨顾语其仆:"不过烧得粗重,亦无害。"良久见土库黑烟直上,屋即摧塌,烈焰亘天,稍定还视,皆为煨烬矣。遂自经于库墙上,暴尸经夕,仆告官验实,乃得槁葬云。[《永乐大典(第二册)》卷二九四八 杨客慢神,中华书局 1986 年 1520 页]

《五杂俎》:唐开元中,有凤逐二龙至华阴。龙坠地,化清泉二道。其一为凤爪伤流血,泉色遂赤。今其地有龙骨山云。故老谓凤喜食龙脑,故龙畏之。今世所传乌王啖龙图,盖本此也。夫凤非竹实不食,而亦嗜龙脑耶?(黄行素刻德聚堂本,卷九物部一,第三、四页)

9.2 常愿肝脑涂地、结草衔环

常愿肝脑涂地、结草衔环是两个感恩图报的故事。

• 常愿肝脑涂地、肝胆涂地

"常愿肝脑涂地"是"肝脑涂地"的引申和转义,往往以第一人称出现。其含义是,人们愿意、准备或已经作出重大牺牲。"肝脑涂地"以及类似的种种表述,在以后的各类史、传中非常广泛地被使用,不胜枚举。以下是有关引文及笔者评述。

《说苑》:楚庄王赐群臣酒。日暮酒酣,灯烛灭,乃有人引美人之衣者。美人援绝其冠缨,告王曰:"今者烛灭,有引妾衣者,妾援得其冠缨,持之。趣火来上,视绝缨者。"王曰:"赐人酒,使醉失礼,奈何欲显妇人之节而辱士乎?"乃命左右曰:"今日与寡人饮,不绝冠缨者不欢。"群臣百有余人皆绝去其冠缨而上火,卒尽欢而罢。居三年,晋与楚战,有一臣常在前,五合五奋,首却敌,卒得胜之。庄王怪而问曰:"寡人德薄,又未尝异子,子何故出死不疑如是?"对曰:"臣当死,往者醉失礼,王隐忍不加诛也。臣终不敢以荫蔽之德,而不显报王也。常愿肝脑涂地,用颈血湔敌久矣。臣乃夜绝缨者。"遂败晋军,楚得以强。此有阴德者必有阳报也。[卷六 复恩:见《百子全书(上)》,浙江古籍出版社 1998 年 179 页]

按:同样都是《说苑》,"卷六 复恩"用"肝脑涂地",而"卷十一 善说"和《韩诗外传》则用"肝胆涂地",这说明,两者都是一种描述伤害程度的方法,而非真正的具体伤情。

"肝胆涂地"出自春秋时期的同一个故事,以下是有关引文及笔者评述。

《韩诗外传》①：楚庄王赐其群臣酒。日暮酒酣，左右皆醉，殿上烛灭，有牵王后衣者，后抈冠缨而绝之，言于王曰："今烛灭，有牵妾衣者，妾抈其缨而绝之，愿趣火视绝缨者。"王曰："止。"立出令曰："与寡人饮、不绝缨者，不为乐也。"于是冠缨无完者，不知王后绝冠缨者谁。于是王遂与群臣欢饮乃罢。

后吴兴师攻楚，有人常为应行，合战者五，陷阵却敌，遂取大军之首而献之。王怪而问之曰："寡人未尝有异于子，子何为于寡人厚也?"对曰："臣先殿上绝缨者也。当时宜以肝胆涂地，负日久矣，未有所效。今幸得用，于臣之义，尚可为王破吴而强楚。"诗曰："有漼者渊，萑苇淠淠。"言大者无不容也。（钦定四库全书本，卷七第九、十页）

按：《说苑》与《韩诗外传》所讲的是同一故事。《韩诗外传》成书时间为公元前 141—前 87 年。但《韩诗外传》用"肝胆涂地"，而《说苑》用"肝脑涂地"。这似可说明，这两种说法都强调重大损伤，至于脑是不是一种涂浆性质的、可以涂抹在地上的东西，反而变得次要了。

• 结草衔环

这也出自春秋时期一个感恩图报的故事。以下是有关引文。

《左传》：（宣公十五年）秋七月，秦桓公伐晋，次于辅氏。壬午，晋侯治兵于稷，以略狄土，立黎侯而还。及洛，魏颗败秦师于辅氏。获杜回，秦之力人也。

初，魏武子有嬖妾，无子。武子疾，命颗曰："必嫁是。"疾病，则曰："必以为殉。"及卒，颗嫁之，曰："疾病则乱，吾从其治也。"及辅氏之役，颗见老人结草以亢杜回，杜回踬而颠，故获之。夜梦之曰："余，而所嫁妇人之父也。尔用先人之治命，余是以报。"（钦定四库全书本《春秋左传注疏》卷二十四第十六、十七页）

9.3　媚食死人脑

媚的神话传说

动物或神怪食死人脑的情节，是由唐人在《史记正义》和《史记索隐》中提出来的。这是一个神话故事，但是到后世仍有长远影响。影响之一是后人在墓前立柏，就是为了驱赶能食人脑的媚（方良）；影响之二是从东汉开始，宫中有一种用来驱赶

---

① 《韩诗外传》是一部记述华夏古代史实、传闻的著作，共十卷，由 360 条轶事、道德说教、伦理规范以及实际忠告等不同内容杂编而成。一般每条都以一句恰当的《诗经》引文作结论，以支持政事或论辩中的观点。就其书与《诗经》的联系程度而论，它对《诗经》既不是注释，也不是阐发。《韩诗外传》以儒家为本，因循损益、以传资政，从礼乐教化、道德伦理等方面阐发了其思想。这部书被认为是韩婴写的，他为汉文帝（公元前 180—前 157 年在位）时的博士，武帝（公元前 141—前 87 在位）时与董仲舒（约公元前 179—前 104 年）辩论过。

方良的仪式,后来也传播、影响到了民间。

司马迁的《史记》约成书于公元前104—前91年。张守节《史记正义》成书于开元廿四年(公元736年),所引用的《括地志》和《晋太康地志》分别为唐、晋时代的书籍。《史记索隐》由唐代司马贞(公元679—732年)撰写。司马贞和张守节是同时代人。所引用的《列异传》可能是三国时魏的曹丕所作。《史记正义》和《史记索隐》提出了媢"食死人脑"。以下是有关引文及笔者评述。

媢(方良)食死人脑

《史记索隐》:以一牢祠,命曰陈宝〔瓚曰:"陈仓县有宝夫人祠,或一岁二岁与叶君合。叶神来时,天为之殷殷雷鸣,雉为雊,在长安正西五百里。"韦昭曰:"在陈仓县。宝而祠之,故曰陈宝。"○《索隐》曰:《列异传》云:"陈仓人得异物以献之,道遇二童子,云:'此名为媢(传说中的兽名),在地下食死人脑。'媢乃言云:'彼二童子名陈宝,得雄者王,得雌者霸。'乃逐童子,化为雉。秦穆公大猎,果获其雌,为立祠。祭,有光、雷电之声。雄止南阳,有赤光长十余丈,来入陈仓祠中"。所以代俗谓之宝夫人祠,抑有由也。叶,县名,在南阳。叶君,即雄雉之神,故时与宝夫人神合也。〕(日本庆长、元和年间活字印本《史记一百三十卷》①卷二十八 封禅书第六,第五、六页)

《史记索隐·正义》:(秦文公)十六年,文公以兵伐戎,戎败走。于是文公遂收周余民有之,地至岐,岐以东献之周。十九年,得陈宝。〔《索隐》:按《汉书·郊祀志》云:"文公获若石云,于陈仓北阪城祠之。其神来,若雄雉,其声殷殷,云野鸡夜鸣。以一牢祠之,号曰陈宝。"又臣瓚云:"陈仓县有宝夫人祠,岁与叶君神会。祭于此者也。"苏林云:"宝,如石似肝也。"云,语辞。《正义》:《括地志》云:宝鸡在岐州陈仓县东二十里故陈仓城中。晋太康《地志》云:秦文公时,陈仓人猎得兽,若彘,不知名,牵以献之。逢二童子,童子曰:"此名为媢,常在地中,食死人脑。"即欲杀之,拍捶其首。媢亦语曰:"二童子名陈宝,得雄者王,得雌者霸。"陈仓人乃逐二童子,化为雉,雌上陈仓北阪,为石,秦祠之。《搜神记》云:其雄者飞至南阳,其后光武起于南阳,皆如其言也。〕(国学大师网在线阅览文本《三家注史记》卷五 秦本纪第五;也参见《史记一百三十卷》卷五第七页)

---

① 《史记》是西汉著名史学家司马迁撰写的一部纪传体史书,是华夏历史上第一部纪传体通史,被列为"二十四史"之首。它记载了上至上古传说中的黄帝时代、下至汉武帝太初四年间共3 000多年的历史,与后来的《汉书》《后汉书》《三国志》合称"前四史"。《史记集解》,刘宋裴骃纂,八十卷。它以徐广《史记音义》为本,兼采经、传、诸史及孔安国、郑玄、服虔、贾逵等人之说,增益而成。原书单行,至北宋始与司马贞《史记索隐》、张守节《史记正义》散列于史记正文之下,合为一编。《史记索隐》由唐代司马贞撰写,共三十。它运用大量的文献作校勘材料,保存了丰富的历史文献,使一些书目得以流传下来,便于后人辑佚,有功于目录学。另外,《史记索隐》在文献考证上也取得丰硕成果,考证《史记》中的人名、史实、司马迁生平等。现存于各大学术机构的版本为明末毛氏汲古阁刻本。《史记正义》,唐张守节撰,原为单行本,共三十卷,按照条目加注释(正义)的形式进行注解。后来在宋朝初年被有意拆散,附于《史记》有关正文下面,亡佚颇多,遂割裂散乱,非复旧本。

按：应该指出，《史记索隐》《史记正义》所反映的是唐代人的认识；至于它们在多大程度上也反映了秦、汉之际古代人的认识，是不清楚的。这个食死人脑的故事还出现在其他许多典籍中，如《搜神记》《宋书》《太平御览》《太平广记》《文献通考》等。

《酉阳杂俎》也收录这个故事，它说：昔秦时陈仓人，猎得兽若彘而不知名。道逢二童子，曰："此名弗述，常在地中食死人脑。欲杀之，当以柏插其首。"(前集卷十三尸岤，团结出版社 2017 年 263 页)

墓前虎、柏：为了驱方良①

按照《本草纲目》的解释，弗述、媦(蝹?)、罔两、魍魉、方良，是同一个怪兽的不同称呼。它能食死人脑，但它惧怕虎和柏。这样，罔象食死人脑，就是方良食死人脑。墓前立虎与柏是为了驱方良。《周礼》已经规定，设立方相氏，以驱逐方良(魍象)。《周礼》以后的不少典籍也都有介绍。以下是有关引文及笔者评述。

《周礼》：方相氏：掌蒙熊皮，黄金四目，玄衣朱裳，执戈扬盾，帅百隶而时难，以索室殴疫。大丧，先匶。及墓，入圹，以戈击四隅，殴方良。(钦定四库全书本《周官新义》②卷十二　夏官一，第二十页)

按：以上是《周礼》的规定，方相氏的任务就是驱方良(魍象)。

《周礼》：旅贲氏，中士二人，下士十有六人，史二人，徒八人。

节服氏，下士八人，徒四人。

方相氏，狂夫四人。(卷十二　夏官一，第三页)

按：以上是《周礼》规定方相氏的编制、名额。

《本草纲目》：【集解】〔时珍曰〕罔两一作魍魉。又作方良，《周礼》"方相氏执戈入圹，以驱方良"是矣。罔两好食亡者肝，故驱之。其性畏虎、柏，故墓上树石虎，植柏。《国语》云"木石之怪，夔、罔两；水石之怪，龙、罔象"，即此。《述异记》云：秦时陈仓人猎得兽，若彘若羊。逢二童子曰：此名弗述，又名媦，在地下食死人脑。但以柏插其首则死。此即罔两也。虽于药石无与，而于死人有关，故录之。其方相有四目，若二目者为魌，皆鬼物也，古人设人像之。昔费长房识李娥药丸用方相脑，则其物亦入辟邪方药，而法失传矣。(下册第五十一卷，人民卫生出版社 1982 年 2923 页)

《封氏闻见记》③：(羊虎)秦汉以来，帝王陵前有石麒麟、石辟邪、石象、石马之

---

① 方良是传说中的山精鬼怪名。在旧时民间传说中，阴司里就有专吃鬼的牛头恶神，名为"方良"。另外，在古代日本，方良也称为魍魉，"形如三岁小儿，色赤黑，目赤，耳长，发润，好食亡者肝"。(见鸟山石燕、宫竹正《鸟山石燕百鬼夜行全画集》今昔画图续百鬼　魍魉，江苏凤凰美术出版社 2017 年 282—283 页)

② 《周官》即《周礼》。《周官新义》，王安石撰。王安石(公元 1021—1086 年)，字介甫，号半山。抚州临川人。北宋著名思想家、政治家、文学家、改革家。

③ 《封氏闻见记》，全书共十卷，唐朝封演撰。此书史料价值颇高，《四库提要》谓："唐人小说多涉荒怪，此书独语必征实。"

属，人臣墓前有石羊、石虎、石人、石柱之属。皆所以表饰坟垄，如生前之像仪卫耳。国朝因山为陵，太宗葬九嵕，山门前亦立石马。陵后司马门内，又有蕃臣曾侍轩禁者一十四人石象，皆刻其官名。后汉太尉杨震葬日，有大鸟之祥，因立石鸟像于墓。《风俗通》①云："《周礼》：方相氏，葬日，入圹驱罔象，罔象好食亡者肝脑。人家不能，常令方相立于侧，而罔象畏虎与柏，故墓前立虎与柏。"或说秦穆公时，陈仓人掘地得物若羊。将献之，道逢二童子，谓曰："此名谓蝹，常在地中食死人脑。若杀之，以柏东南枝捶其首。"由是墓侧皆树柏。此上两说各异，未详孰是。（钦定四库全书本，卷六第七、八页）

《全后汉文》：墓上树柏。路头石虎。《周礼》：方相氏入圹殴魍象。魍象好食亡者肝脑。人家不能，常令方相立墓侧，以禁御之。而魍象畏虎与柏。〔《御览》九百五十四〕（黄冈王毓藻校刊本，卷三十六　应劭四，第六页）

方相②驱方良

方相驱罔象（方良）是一种驱邪仪式。以下是有关引文及笔者评述。

《通典》：后汉季冬先腊一日，大傩〔傩，却之也〕，谓之逐疫。〔《汉旧仪》曰：颛顼氏有三子，生而亡，为疫鬼。一居江水，为虎；一居若水，是为魍魉蜮鬼；一居人宫室区隅，善惊人小儿。《月令章句》曰：日行北方之宿，北方大阴，恐为所抑，故命有司大傩，所以扶阳抑阴也。卢植《礼记注》云：所以逐衰而迎新。〕其仪：选中黄门子弟年十岁以上、十二以下百二十人，为侲子。皆赤帻皂制，执大鼗。〔《汉旧仪》曰：方相氏帅百隶及童子，以桃弧、棘矢、土鼓，鼓且射之；以赤丸、五谷播洒之。谯周《论语注》曰：以苇矢射之。薛综曰：侲之言善，善童幼子也。侲音振。〕方相氏黄金四目，蒙熊皮，玄衣朱裳，执戈扬楯。十二兽有衣毛角。中黄门行之，冗从仆射将之，以逐恶鬼于禁中。

......

于是中黄门唱，侲子和，曰："甲作食殃，胇胃食虎，雄伯食魅，腾简食不祥，揽诸食咎，伯奇食梦，强梁、祖明共食磔死寄生，委随食观，错断食巨，穷奇、腾根共食蛊。凡使十二神追恶凶，赫汝躯，拉汝干，节解汝肉，抽汝肺肠。汝不急去，后者为粮！"〔《东京赋》曰：捎魑魅，斫獝狂，斩委蛇，脑方良。囚耕父于清泠，溺女魃于神潢，残夔魖与罔象，殪野仲而歼游光。注曰：魑魅，山泽之神。獝狂，恶鬼。委蛇，大如车毂。方良，草泽神。耕父、女魃皆旱鬼，恶水，故囚溺于水中，使不能为害。夔魖、罔象，木石之怪。野仲、游光，兄弟八人，恒在人间作怪害也。〕（钦定四库全书本，卷七十八礼三十八　军三，第十一、十二页）

---

① 《风俗通》即《风俗通义》，汉朝应劭著。
② 方相氏是旧时民间普遍信仰的神祇，是一位驱疫辟邪的神，掌蒙熊皮、黄金四目、玄衣朱裳、执戈扬盾为国家驱疫。葬礼时，方相氏则驱方良。宫廷里，方相驱疫的仪式叫大傩。

按：以上《通典》引述、综合了历史文献,说明后汉有一种仪式,用黄金四目装扮起来的方相氏驱邪。不但如此,还要唱出唱词来。唱词中有"脑方良",就是要消灭方良。

《文选》:(张衡《东京赋》)斩蜲蛇,脑方良。〔……综曰:方良,草泽之神也。脑,陷其头也。善曰:《庄子》:蜲蛇之状,其大若毂,其长若辕,紫衣而朱冠也。〕(日本庆长十二年活字印本《文选六十卷》卷三　赋乙,第三十二页)

方相脑是一种药物

方相脑是一种神奇药物,得名于方相氏。以下是有关引文。

《搜神记》:伯文以次呼家中大小,久之,悲伤断绝,曰:"死生异路,不能数得汝消息,吾亡后,儿孙乃尔许大!"良久,谓佗曰:"来春大病,与此一丸药,以涂门户,则辟来年妖疠矣。"言讫,忽去,竟不得见其形。至来春,武陵果大病,白日皆见鬼,唯伯文之家,鬼不敢向。费长房视药丸,曰:"此方相脑也。"(卷15　李娥,中华书局2012年332页)

《酉阳杂俎》:世人死者有作伎乐,名为乐丧。魌头,所以存亡者之魂气也。一名苏衣被,苏苏如也。一曰狂阻,一曰触圹。四目曰方相,两目曰僎。据费长房识李娥〔一曰俄〕药丸,谓之方相脑,则方相或鬼物也,前圣设官象之。(前集卷十三　尸疢,团结出版社2017年261页)

《古今图书集成》:(《后汉书·五行志》注:干宝搜神记)良久谓佗曰:"来春大病。与此一丸药,以涂门户,则辟来年妖疠矣。"言讫忽去,竟不得见其形。至前春武陵果大病,白日皆见鬼,唯伯文之家,鬼不敢向,费长房视药曰:"此方相脑也。"(明伦汇编　闺媛典第三百四十六卷　闺奇部　外编一,中华书局1934年12页)

怪物食人脑

华夏古代传说中有怪物食人脑的记载。

《神异经》曰:西荒之中有人焉,长短如人,著百结败衣,手足虎爪,名獏㹦〔张茂先曰:俗曰貌伪,音撝〕。伺人眠,辄往就人,欲食人脑。先使捕虱,得卧而舌出,盘地丈余,闻其声。常烧火石,伺其得卧舌出,以石投舌上,于是低头绝气而死。(见《太平御览》卷九五一　虫豸部八　虱蚁,中华书局1960年4222页)

按：这个故事就是几近神话!

9.4　蜈　蚣　食　蛇　脑

问题的由来

《尔雅郭璞注》的说法和《庄子》的说法加在一起,于是就引出了蜈蚣食蛇脑的命题。

《尔雅》①并没有提到蒯蛆能食什么，但《尔雅郭璞注》说："似蝗而大腹，长角，能食蛇脑。"如果郭璞正确，按理说，应该是"似蝗而大腹"的动物能食蛇脑。但蒯蛆是什么？ 蒯蛆是不是"似蝗"的动物呢？

《庄子·齐物论》说"蒯蛆甘带"，只是说蒯蛆能吃（甘）蛇（带），没有说能吃蛇脑（事实上，《淮南子·说林训》也有此说法）。

《尔雅》和《庄子》的许多注释，以及魏、晋以后的辞书，如《广雅》②《玉篇》，都有很多材料；《史记集解》《史记正义》也有引用和介绍。总的说来，比较一致的看法是：蒯蛆就是蜈蚣，因此就出现了"蜈蚣食蛇"的命题。

从蒺藜食蛇脑到蜈蚣食蛇脑

原来的"能食蛇脑"与蜈蚣食蛇结合在一起，就成为以后的主要论点：蜈蚣食蛇脑。以下是有关引文及笔者评述。

《尔雅注疏》③：蒺藜，蒯蛆。〔注〕似蝗而大腹，长角，能食蛇脑。〔○蒯，音即。蛆，子余切。〕〔疏〕蒺藜，一名蒯蛆。《广雅》云："蒯蛆，蜈蚣也。"郭云："似蝗而大腹，长角，能食蛇脑。"则非蜈蚣也。《庄子》云"蒯蛆甘带"是也。（汲古阁本，卷之九 释虫第十五，第十七页）

按：需要指出的是，《尔雅注》所反映的是东晋人的认识，它在多大程度上也反映了秦、汉之际古代人的认识，是不清楚的。《尔雅注》在此用了"能食蛇脑"的说法，这里的"脑"只能看作是头部，这在华夏传统的用词上，可以说得通。这里的"食"可能是引起后代混乱的原因。"食"这个动作，可能也就是"叮住"的意思罢了。

《庄子集释》④：蒯且甘带

……

---

① 《尔雅》是辞书之祖，收集了比较丰富的古代汉语词汇。它不仅是辞书之祖，还是华夏古代的典籍——经，是"十三经"的一种。它是华夏传统文化的核心组成部分。《尔雅》成书时间的上限不会早于战国，因为书中所用的资料，有的来自《楚辞》《列子》《庄子》《吕氏春秋》等书，而这些书是战国时代的作品。书中谈到的一些动物，如狻猊（suān ní，即龙九子之一，形如狮子），据研究，不是战国以前所能见到的。《尔雅》成书的下限不会晚于西汉初年，因为在汉文帝时已经设置了《尔雅》博士，到汉武帝时已经出现了《犍为文学尔雅注》。

② 《广雅》成书于三国魏明帝太和年间（公元 227—232 年），其书依《尔雅》体例，补所未备，集百家之训诂，采八方之殊语，详录品核，以著于篇。今核其书，自《易》《书》《诗》《三礼》《三传》经师之训，《论语》《孟子》《淮南》《法言》之注，楚辞、汉赋之解，谶之记，含颉、训纂、滂喜、《方言》《说文》之说，靡不兼载。盖周秦两汉古义之存者，悉萃于是。一向认为是研究汉魏以前词汇和训诂的重要著作。

③ 《尔雅注疏》是后代对《尔雅》加以注解的著作，注的作者为晋代郭璞，疏的作者为北宋邢昺。本版本还包含唐代陆德明的《尔雅音义》。

④ 《庄子集释》是清代《庄子》考释的杰出著作，作者郭庆藩，其中也结合了前人如郭象等的注释成果。

〔……带,如字。崔云:蛇也。司马云:小蛇也,蝍蛆好食其眼。〕(思贤讲舍校刊本,卷一下　齐物论,第三十八页)

案:"崔云""司马云"都是《庄子集释》引用其他学者的话。

《庄子集释》:蝍且甘带……〔释文:……蝍,音即。且,字或作蛆,子徐反。李云:蝍且,虫名也。《广雅》云:蜈公也。《尔雅》云:蒺藜,蝍蛆。郭璞注云:似蝗,大腹,长角,能食蛇脑。蒺,音疾;藜,音梨。带,如字;崔云:蛇也,司马云:小蛇也,蝍蛆好食其眼。〕(思贤讲舍校刊本,卷一下　齐物论,第二十八页)

《淮南子》:椎固有柄,不能自椓;目见百步之外,不能自见其眦。

狗彘不择甂瓯而食,偷肥其体,而顾近其死。凤皇高翔千仞之上,故莫之能致。

月照天下,蚀于詹诸;腾蛇游雾,而殆于蝍蛆;乌力胜日,而服于雊礼,能有修短也。

莫寿于殇子,而彭祖为夭矣。

短绠不可以汲深,器小不可以盛大,非其任也。(第十七卷　说林训,中华书局 2012 年 974—976 页)

《史记》:腾蛇之神,而殆于即且。〔郭璞曰:腾蛇,龙属也。蝍蛆,似蝗,大腹,食蛇脑也。《正义》曰:即,津日反。且,则馀反。即吴公也,状如蚰蜒而大,黑色。〕竹外有节理,中直空虚。松柏为百木长,而守门闾。日辰不全,故有孤虚。(日本庆长、元和年间活字印本《史记一百三十卷》卷一百二十八　龟策列传第六十八,第十九页)

蝍蛆、蜈蚣、蛵

蝍蛆是一种什么样的动物?《本草纲目》和《名义考》对蝍蛆、蜈蚣、蛵作了系统介绍。以下是有关引文及笔者评述。

《本草纲目》:〔弘景曰〕《庄子》:蝍蛆甘带。《淮南子》云:腾蛇游雾而殆于蝍蛆。蝍蛆,蜈蚣也,性能制蛇。见大蛇,便缘上啖其脑。

〔恭曰〕山东人呼蜘蛛一名蝍蛆,亦能制蛇,而蜘蛛条无制蛇之说。《庄子》《淮南》并谓蜈蚣也。

〔颂曰〕按《尔雅》:蒺藜,蝍蛆也。郭注云:似蝗而大腹长角,能食蛇脑。乃别似一物。

〔时珍曰〕按张揖《广雅》及《淮南子》注,皆谓蝍蛆为蜈蚣,与郭说异。许慎以蝍蛆为蟋蟀,能制蛇,又以蝍蛆为马蛵,因马蛵有蛆蝶之名,并误矣。

【集解】

……南方有极大者,而《本草》失载。按段成式《酉阳杂俎》云:绥定县蜈蚣,大者能以气吸蛇及蜥蜴,相去三四尺,骨肉自消。沈怀远《南越志》云:南方晋安有山出蜈蚣。大者长丈余,能啖牛。俚人然炬遂得,以皮鞔鼓,肉曝为脯,美于牛肉。葛洪《退观赋》云：南方蜈蚣大者长百步，头如车箱，肉白如瓠，越人争买为羹炙。张耒《明道杂志》云：黄州岐亭有拘罗山，出大蜈蚣，袤丈尺。土人捕得熏干，商人贩入北方货之，有致富者。蔡绦《丛谈》云：峤南蜈蚣大者二三尺，螫人至死。惟见托胎虫，则局缩不敢行。虫乃登首，陷其脑而食之。故被蜈蚣伤者，捣虫涂之，痛立止也。珍案：托胎虫即蛞蝓也。蜈蚣能制龙、蛇、蝎蜥，而畏蛤蟆、蛞蝓、蜘蛛，亦《庄子》所谓物畏其天，《阴符经》所谓禽之制在气也。

……

蛞蝓

【发明】……〔时珍曰〕按蔡绦《铁围山丛谈》云：峤南地多蜈蚣，大者二三尺，螫人觅死不得，惟见托胎虫则局促不行。虫乃登其首，陷其脑而死。故人以此虫生捣涂蜈蚣伤，立时疼痛止也。又《大全良方》云：痔热肿痛者，用大蛞蝓一个研泥，入龙脑一字，燕脂坯子半钱，同傅之。先以石薛煮水熏洗尤妙。（下册第四十二卷，人民卫生出版社 1982 年 2345—2347、2364 页）

按："恭曰"的恭是《唐本草》作者苏恭，"颂曰"的颂指北宋药物家苏颂，"时珍曰"的时珍即李时珍。

《名义考》：蝍蛆、蜈蚣、蚿

《尔雅》"蒺藜蝍蛆"。郭璞云：似蝗而大腹长角，能食蛇脑，《庄子》"蝍蛆甘带"是也。《埤雅》"蝍蛆蜈蚣"，今俗谓之百足，《鲁连子》"百足之虫三断不蹶"是也。《韵会》"马蚿虫百足，似蜈蚣而小。尤多脚，不能毒人。《庄子》"蚿怜蛇"是也。按：蒺藜，茨也。《尔雅》以为蝍蛆，不可晓。或亦以果蠃为蒲卢之类。郭璞：以蝍蛆似蝗，非食蛇，唯蜈蚣为然。《埤雅》以为蜈蚣是。《广韵》"带，蛇别名"，亦非带脑也，中州人谓头为脑带。《庄子》谓"甘带"，即郭璞所谓食蛇脑也。蜈蚣谓之百足，蚿亦谓之百足。（钦定四库全书本，卷十第二十五页）

蜈蚣怎样食蛇脑？

郭璞认为蝍蛆是蝗，能食蛇脑；而更多的资料认为是蜈蚣。后代沿着蜈蚣能食蛇脑这一线索，大有发展。食蛇脑，食的究竟是什么？有一点需要注意的是，在华夏传统中，脑是体位，就是头。所以，所谓"食蛇脑"，就是叮住头部的意思。

如前所述，郭璞说"食蛇脑"，司马彪说"小蛇也，蝍蛆好食其眼"，但这些文章仅提供一些说法，而不是事实的描述。

《本草纲目》引段成式《酉阳杂俎》云："绥定县蜈蚣，大者能以气吸蛇及蝎蜥，相去三四尺，骨肉自消。"这里没有讲蜈蚣是怎么食蛇脑的。

那么，蜈蚣又是怎样食蛇脑的呢？明、清笔记《菽园杂记》《子不语》给出了绘声绘色的纪实性描述。《菽园杂记》说："蜈蚣以左右须入蛇两鼻孔，久之而出"；"所谓甘者，甘其脑也"。《子不语》说："蜈蚣乃飞上蛇头，啄其脑"。以下是有关引文及笔者评述。

《菽园杂记》①:《庄子》言:"即且甘带"。即且,蜈蚣;带,蛇也。初不知"甘之"之义,后闻昆山士子读书景德寺中,尝见一蛇出游,忽有蜈蚣跃至蛇尾,循脊而前,至其首,蛇遂伸直不动。蜈蚣以左右须入蛇两鼻孔,久之而出。蜈蚣既去,蛇已死矣。始知所谓"甘"者,甘其脑也。闻蜈蚣过蜗篆,即不能行。善物各有所制,如海东青,鸷禽也,而独畏燕。象,猛兽也,而独畏鼠。其理亦然。(钦定四库全书本,卷六第七、八页)

按:《菽园杂记》的说法值得重视,因为它所描述的是"蜈蚣以左右须入蛇两鼻孔",那就是蛇的头部,也即所谓"脑"。

《子不语》②:余舅氏章升扶过温州雁荡山,日方午,独行涧中。忽东北有腥风扑鼻而至,一蟒蛇长数丈,腾空奔迅,其行如箭,若有所避者,后有五六尺长紫金色一蜈蚣逐之。蛇跃入溪中,蜈蚣不能入水,乃舞踔其群脚,飒飒作声,以须钳掉水。良久,口吐一红丸如血色,落水中。少顷,水如沸汤,热气上冲。蛇在水中颠扑不已,未几死矣,横浮水面。蜈蚣乃飞上蛇头,啄其脑,仍向水吸取红丸,纳口中,腾空去。(卷八 蜈蚣吐丹,上海古籍出版社 2012 年 100—101 页)

按:以上是清代学问大家袁枚《子不语》根据其舅氏章升扶所见,描述了蜈蚣吃蛇的过程,说得绘声绘色,但很可能有失实之嫌。如所描述,蜈蚣口吐红丸,红丸中的毒物可以使水沸腾,热气上冲,才致蟒蛇于死。按此说法,蟒蛇是被蜈蚣口吐入水的红丸毒死的。事实上能够出现这种情况吗?

又按:笔者曾经在网络上搜索,我们能够看到的视频都是蜈蚣紧紧地叮住了蛇体,或靠近头部,但不是头部;或在身体的中、后部;但是也有相反的情况,蛇可以紧紧地缠住蜈蚣。

蜈蚣毒液

笔者认为,蜈蚣毒液是它攻击敌手的一个有效武器,在"蜈蚣食蛇脑"这个问题上,应当考虑蜈蚣毒液的作用。最近《中国科学报》的一则报道,可能与此问题有关:

红头蜈蚣又称少棘蜈蚣或金头蜈蚣,是出色的捕食者。与毒蛇不同,蜈蚣的毒腺并不在牙齿,而是在由脚进化而成的螯肢上。它的第一对脚呈星钩状,十分锐利。在钩端有毒腺口,外部还有坚硬的甲壳质包裹。蜈蚣毒腺分泌淡黄色透明的黏稠毒液。短短 30 秒内,一只 45 克重的小鼠很容易被一条仅为 3 克的红头蜈蚣毒死。这

---

① 《菽园杂记》是明陆容(公元 1436—1497 年)的代表作,共十五卷。本书是关于明代朝野掌故的史料笔记,多有可与正史相参证并补史文之阙者。书中还有众多有关作者故里太仓的人事、方言和风俗的记载与考辨。还可以读到有关郑和下西洋的记载、梁山伯与祝英台的故事,以及明代浙江的银课数量、盐运情况等。

② 《子不语》(又名《新齐谐》),是清朝中叶著名文学家袁枚撰写的一部笔记小品,共二十四卷。其得名源于《论语·述而》所谓"子不语怪、力、乱、神",表明所记正是孔子所"不语"者。多记述奇闻逸事、奇人鬼怪,全书行文流畅。

一"效率"令人惊叹。（摘编自袁一雪《中国科学家破解蜈蚣毒液致命之谜》，见该报 2018 年 2 月 9 日第 3 版）

论蜈蚣食蛇脑

蜈蚣能食蛇脑的说法，恐怕很难成立，很难想象蜈蚣能把蛇的颅骨打开，或者能把它的口器插进颅骨；从网络视频[①]中也只能看到蜈蚣紧紧地绕着蛇不放。结合各种材料来看，笔者试探性地提出：可以考虑，蜈蚣能够攻击蛇，也可能致蛇于死，但其可能的机制是向蛇注射毒素。

9.5 华 佗 开 脑

在相当多、甚至相当早期的华夏笔记、医药论著中，都提出过华佗为人做过破颅开脑手术。华佗到底有没有为人做过破颅开脑手术？根据笔者的查考，正史没有这样的记载，包括《后汉书》《三国志》《魏书》华佗传、《三国志》华佗别传、《郝氏续后汉书》。后代医家、经典史传引用华佗事迹的也很多，也没有见到华佗劈脑的说法。

不过，《句道兴撰搜神记》《三国演义》等话本和章回小说中却确有此说法。

正史中的华佗治病

正史中有关华佗治病的叙述不少，包括：

一、《后汉书》，介绍的华佗医术有"刳破腹背""断截湔洗"，但并无"开脑"之说。

二、《三国志》，介绍的华佗医术有"刳割""断肠湔洗""破腹取"，但并无"开脑"之说。

三、《三国志》华佗别传，介绍的华佗医术中有一病例与刳腹治病有关。这个病例也没有如同《三国演义》所说的那样，病人要被华佗"利斧砍开脑袋"。《三国志》华佗别传另外描述了五个病例，均与刳、断截、缝合无关；还有一个病例与辟谷、养生有关。

四、《郝氏续后汉书》，谈到华佗医术，也没有如同《三国演义》所说的那种，华佗对病人有"利斧砍开脑袋"的情况。以下是有关引文及笔者评述。

《后汉书》：华佗字符化，沛国谯人也，一名旉。游学徐土，兼通数经，晓养性之术。年且百岁而犹有壮容，时人以为仙。沛相陈珪举孝廉，太尉黄琬辟，皆不就。

精于方药。处齐不过数种，心识分铢，不假称量。针灸不过数处。若疾发结于

---

① 参看土豆网《超大蜈蚣吃蛇，胆小请回头》（https：//video. tudou. com/v/ XMjEyNzM4MzA3Ng==.html?__fr=oldtd），土豆网《实拍蜈蚣大战蛇，真是一物降一物啊！》（https：//haokan. baidu. com/v？vid=9340750087877769790&pd=bjh&fr=bjhauthor&type=video），优酷网《蜈蚣与蛇，原来还能这么玩》（https：//v. youku. com/v_show/id_XMzAyMTYyOTUwMA==. html）。以上网页截至 2020 年 7 月 11 日未被更换。

内,针药所不能及者,乃令先以酒服麻沸散,既醉无所觉,因刳破腹背,抽割积聚。若在肠胃,则断截湔洗,除去疾秽。既而缝合,傅以神膏,四五日创愈,一月之间皆平复。(汲古阁本,卷八十二　方术列传第七十二,第四页)

案:《后汉书》还介绍了七个病例,均与刳、断截、缝合无关。

《三国志》:华佗字元化,沛国谯人也,一名旉。游学徐土,兼通数经。沛相陈珪举孝廉,太尉黄琬辟,皆不就。晓养性之术,时人以为年且百岁而貌有壮容。又精方药,其疗疾,合汤不过数种,心解分剂,不复称量,煮熟便饮,语其节度,舍去辄愈。若当灸,不过一两处,每处不过七八壮,病亦应除。若当针,亦不过一两处,下针言"当引某许,若至,语人"。病者言"已到",应便拔针,病亦行差。若病结积在内,针药所不能及,当须刳割者,便饮其麻沸散,须臾便如醉死无所知,因破取。病若在肠中,便断肠湔洗,缝腹膏摩,四五日差,不痛,人亦不自寤,一月之间,即平复矣。

……

又有一士大夫不快,佗云:"君病深,当破腹取。然君寿亦不过十年,病不能杀君,忍病十岁,寿俱当尽,不足故自刳裂。"士大夫不耐痛痒,必欲除之。佗遂下手,所患寻差,十年竟死。[《三国志(下)》卷二十九,上海古籍出版社 2011 年 738—740 页]

案:《三国志》另有其他十六个病例介绍,均与刳、断截、缝合无关。

《三国志》:又有人病腹中半切痛,十余日中,鬓眉堕落。佗曰:"是脾半腐,可刳腹养治也。"使饮药令卧,破腹就视,脾果半腐坏。以刀断之,刮去恶肉,以膏傅疮,饮之以药,百日平复。[《三国志(下)》卷二十九引《别传》,即《华佗别传》①,743 页]

《续后汉书》②:〔谨按:华佗传文阙,止存议。〕

议曰:医家切于养生,故为上技,自神农味百谷,辨草木飞走之属,别金石之性,使人用万物,而后黄帝、岐伯论著方书,为万世生生之具,圣人之事也。至战国之际,《素问》诸书始出,故其文不类,其义则精奥深切,非圣人莫能为之。其论气数之际,殆与六经相表里,特心传口授,至战国先秦,笔之于书耳。以医名家见于载籍者,自扁鹊秦和仓公而下,祇有华佗。其砭焫方药,至于剖腹涤肠,固为绝技;若夫导引之术,假五禽以为戏,则古之𢉬(节)宣其气,勿使壅底之道,不针不药,致之太和,尤其妙者,可谓良医矣。而为操所贼,惜哉!(钦定四库全书本,卷七十二上　列传第六十九上　技术,第七页)

---

①　由于陈寿《三国志》叙事过于简略,因此刘宋时期,裴松之奉旨为《三国志》作注,"上搜旧闻,旁摭遗逸",引书约二百四十五种。其中引别传三十三种,这就称为《三国志》别传。

②　郝氏《续后汉书》,元朝郝经撰,郝经此书实际上就是陈寿《三国志》的改编本。郝经事迹具《元史》本传。经以中统元年(公元 1260 年)使宋,为贾似道所拘,留居仪真者十六年。于使馆著书七种,此即七种之一也。时萧常《续后汉书》尚未行于北方,故经未见其本,特著此书,正陈寿帝魏之谬。即《三国志》旧文,重为改编,而以《裴注》之异同、《通鉴》之去取,参校刊定。原本九十卷,中间各分子卷,实一百三十卷。

正史中的曹操杀华佗

传说中的曹操杀华佗，与华佗建议为曹操开脑有关，但在《后汉书》和《三国志》中并无这样说法。以下是有关引文及笔者评述。

《后汉书》：曹操闻而召佗，常在左右。操积苦头风眩，佗针，随手而差。

……

（华佗）为人性恶，难得意，且耻以医见业，又去家思归，乃就操求还取方。因托妻疾，数期不反。操累书呼之，又敕郡县发遣，佗恃能厌事，独不肯至。操大怒，使人廉之，知妻诈疾，乃收付狱讯，考验首服。荀彧请曰："佗方术实工，人命所悬，宜加全宥。"操不从，竟杀之。佗临死，出一卷书与狱吏，曰："此可以活人。"吏畏法不敢受，佗不强与，索火烧之。（汲古阁本，卷八十二　方术列传第七十二，第四、五页）

按：由此可见，曹操杀华佗，其理由是华佗不听话，《后汉书》记述了这一点，但并没有如同《三国演义》所说的那样，说华佗要对他"利斧砍开脑袋，取出风涎"。

《三国志》：太祖闻而召佗，佗常在左右。太祖苦头风，每发，心乱目眩，佗针鬲，随手而差。

……

佗之绝技，凡此类也。然本作士人，以医见业，意常自悔，后太祖亲理，得病笃重，使佗专视。佗曰："此近难济，恒事攻治，可延岁月。"佗久远家思归，因曰："当得家书，方欲暂还耳。"到家，辞以妻病，数乞期不反。太祖累书呼，又敕郡县发遣。佗恃能厌食事，犹不上道。太祖大怒，使人往检。若妻信病，赐小豆四十斛，宽假限日；若其虚诈，便收送之。于是传付许狱，考验首服。荀彧请曰："佗术实工，人命所县，宜含宥之。"太祖曰："不忧，天下当无此鼠辈耶？"遂考竟佗。佗临死，出一卷书与狱吏，曰："此可以活人。"吏畏法不受，佗亦不强，索火烧之。佗死后，太祖头风未除。太祖曰："佗能愈此。小人养吾病，欲以自重，然吾不杀此子，亦终当不为我断此根原耳。"及后爱子仓舒病困，太祖叹曰："吾悔杀华佗，令此儿强死也。"[《三国志（下）》卷二十九，上海古籍出版社 2011 年 741—742 页]

按：曹操杀华佗，以上《三国志》也记述了这一点，但并没有如同《三国演义》所说的那样，华佗要对曹操"利斧砍开脑袋，取出风涎"。

后世医家著作和传统史、传中华佗治病的记述

- 华佗能治病，但没有提及开脑这回事

葛洪《抱朴子内篇》中的"元化能刳腹以浣胃"，元化就是华佗，葛洪没有说华佗能"开脑"；《夜航船》《金匮要略》《千金翼方》等也如此。《日知录》仅引用了《后汉书》。以下是有关引文及笔者评述。

《抱朴子内篇》：抱朴子曰："召魂小丹、三使之丸，及五英八石，小小之药，或立消

坚冰,或入水自浮,能断绝鬼神,禳却虎豹,破积聚于腑脏,追二竖于膏肓,起猝死于委尸,返惊魂于既逝。夫此皆凡药也,犹能令已死者复生,则彼上药也,何为不能令生者不死乎? 越人救虢太子于既殒,胡医活绝气之苏武,淳于能解颅以理脑,元化能刳腹以浣胃,文挚恕期以瘳危困,仲景穿胸以纳赤饼。此医家之薄技,犹能若是,岂况神仙之道,何所不为?"(至理卷五,中华书局 2011 年 180 页)

按:《抱朴子内篇》说"淳于能解颅以理脑",淳于:即仓公。仓公姓淳于,名意。关于仓公能打开头颅治疗脑病的事情,未见《史记》有此记载。《抱朴子内篇》这一处引用未知源自何处。

《日知录》[1]:《后汉书》:华佗精于方药,处齐不过数种。(钦定四库全书本,卷五第七页)

《夜航船》[2]:刮骨疗毒　华佗:疾在肠胃不能散者,饮以药酒,割腹湔洗积滞,傅神膏合之,立愈。如割关侯臂而去毒,针曹操头风去风是也。(观术斋抄本,卷十四九流部,第三十页)

《金匮要略方》:每观华佗凡所疗病,多尚奇怪,不合圣人之经。臣(孙)奇谓:活人者,必仲景之书也。大哉炎农圣法,属我盛旦。恭惟主上丕承大统,抚育元元,颁行方书,拯济疾苦,使和气盈溢,而万物莫不尽和矣。(日本享和元年皇都谐仙堂藏板,新编金匮要略方论序,第一页)

《千金翼方》:至于火艾,特有奇能,虽曰针汤散皆所不及,灸为其最要。昔者华佗为魏武帝针头风,华佗但针即瘥。华佗死后数年,魏武帝头风再发,佗当时针讫即灸,头风岂可再发? 只由不灸,其本不除。所以学人不得专恃于针及汤药等,望病毕瘥,既不苦灸,安能拔本塞源? 是以虽丰药饵,诸疗之要在火艾为良。(卷之十七中风下,人民卫生出版社 2014 年 423—424 页)

• 华佗精导引之术,但也没有提及开脑这回事

《云笈七签》《敬斋古今黈》谈到华佗的导引之术——五禽戏,但没有讲华佗刳腹,更没有开脑这回事。以下是有关引文。

《云笈七签》:(导引按摩)谯国华佗善养性,弟子广陵吴普、彭城樊阿受术于佗。佗尝语普曰:"人体欲得劳动,但不当使极耳。人身常摇动,则谷气消,血脉流通,病不生。人犹户枢不朽是也。古之仙者,及汉时有道士君倩者,为导引之术,作猿经鸱步,引挽腰体,动诸关节,以求难老也。吾有一术,名曰'五禽戏':一曰虎,二曰鹿,三曰熊,四曰猿,五曰鸟;亦以除疾,兼利手足,以常导引体中不快。"因起作一禽之戏,遣微汗出即止。以粉涂身,即身体轻便,腹中思食。(钦定四库全书本,卷三十二

---

① 《日知录》,明末清初顾炎武撰。该书是一大型学术札记,旨在"稽古有得,随时札记,久而类次成书",囊括了作者全部学术、政治思想,遍布经世与警世之内涵。

② 《夜航船》系明末清初文学家、史学家张岱(公元 1597—1679 年)所著。

杂修摄,第二十二页)

《敬斋古今黈》①:夫户枢之不朽,以旦夕之开阖也;流水之不腐,以混混而常新也。诎信俛仰以利形,进退步趋以实下,不云动作按摩有以伤生也。故道家者流,多说熊经鸟伸龙攫虎搏之效,华佗常以五禽之戏,为将摄之方,初无冬夏之别也。又隋世巢氏作《病源》数十卷,每论一证,必处以导引一术,亦未尝以冬不按蹻为主也。(卷之二,中华书局 1995 年 19—20 页)

明清话本小说中的华佗: 砍开脑袋,取出风涎

实际上,只有在罗贯中《三国演义》、蔡东藩《后汉演义》等章回小说中,才出现了这样的故事:华佗建议曹操做剖洗脑的手术,要为他砍开脑袋,取出风涎。如前所述,这种说法,在其他各种史、传、笔记中均不能证实。仅《句道兴撰搜神记》中有疑似的记载。以下是有关引文及笔者评述。

《三国演义》②:华歆奏曰:"大王知有神医华佗否?"操曰:"即江东医周泰者乎?"歆曰:"是也。"操曰:"虽闻其名,未知其术。"……"此人真扁鹊,仓公之流也! 见居金城,离此不远,大王何不召之?"

操即差人星夜请华佗入内,令诊脉视疾。佗曰:"大王头脑疼痛,因患风而起。病根在脑袋中,风涎不能出,枉服汤药,不可治疗。某有一法,先饮麻肺汤,然后用利斧砍开脑袋,取出风涎,方可除根。"操大怒曰:"汝要杀孤耶!"佗曰:"大王曾闻关公中毒箭,伤其右臂,某刮骨疗毒,关公略无惧色;今大王小可之疾,何多疑焉?"操曰:"臂痛可刮,脑袋安可砍开? 汝必与关公情熟,乘此机会,欲报仇耳!"呼左右拿下狱中,拷问其情。贾诩谏曰:"似此良医,世罕其匹,未可废也。"操叱曰:"此人欲乘机害我,正与吉平无异!"急令追拷。

……旬日之后,华佗竟死于狱中。(第七十八回 治风疾神医身死 传遗命奸雄数终,中华书局 2005 年 437 页)

《后汉演义》③:操已督军出驻摩陂,援应樊城,既闻关羽败退,乃还屯洛阳。会

---

① 《敬斋古今黈》共八卷(永乐大典本),收录于四库全书,作者为元人李冶。

② 罗贯中(约公元 1330—1400 年),名本,字贯中,号湖海散人,元末明初小说家,《三国志通俗演义》作者。山西并州太原府人,其他主要作品有小说《隋唐两朝志传》《残唐五代史演义》《三遂平妖传》《水浒全传》。《三国志通俗演义》(简称《三国演义》)是罗贯中的力作,这部长篇小说对后世文学创作影响深远。除小说创作外,尚存杂剧《宋太祖龙虎风云会》。

③ 蔡东藩(公元 1877—1945 年),浙江绍兴府山阴县临浦(今属杭州市萧山区)人。著名演义小说作家、历史学家。14 岁中秀才,后又进京朝考,名列优贡,分发福建候补知县,因不满官场恶习,数月即称病回乡。辛亥革命之后,曾先后在杭州及绍兴等地教书。公元 1916 年开始,蔡东藩用十年时间完成了"华夏历朝通俗演义",时间跨度自秦始皇到民国九年,凡二千一百六十六年。其内容跨越时间之长、人物之众、篇制之巨,堪称历史演义之最。被人誉为"一代史家,千秋神笔"。蔡东藩这套演义重史轻文,尽管略输文采,却提供了一部浩瀚而通俗的中华通史,为普及华夏历史知识作出了不可磨灭的贡献。"华夏历朝通俗演义"中包括《后汉演义》。

值吴使至洛，献上羽首，操举首一瞧，见他英灵未泯，面色如生，不由的吃一大惊，乃令刻木为身，葬用侯礼。但经此一吓，头风复作，好几日卧床不起。访得名医华佗，疗疾如神，急忙派人召至，佗用针砭治，随手即瘥，瘥后又发，佗谓非剖洗不可，操愤然道："头可劈么？"佗申答道："大王如不愿剖洗，针治只能救一时，不能救数年。"操但令针治，佗知不可愈，诈言家中妻病，须归视再来，及归去后，竟不复往。操屡呼不应，饬吏拘佗下狱，拟成死罪。或谓佗善医人，不宜处死。操怒说道："彼欲砑我头，怎可再留？且天下亦何至少此鼠辈呢。"〔到死尚且疑人。〕遂催吏杀佗。佗临死时，出书一卷与狱卒道："感君善事，愿将此持赠，可以活人。"狱卒畏法不敢受，佗竟索火毁书，服毒自尽。或谓狱卒受书回家，被妻取焚，经狱卒上前抢救，已只剩得一两页，就是阉鸡阉猪等小法，所有解剖诸术，尽成灰烬，不复流传，这真所谓千古遗恨呢。〔操不但杀佗，并致良方俱毁，即此已为千古罪人。〕（第九十回，上海文化出版社 1979 年 359 页）

《句道兴撰搜神记》及《敦煌变文集新书》所载的华佗劈脑出虫

《敦煌变文集新书》①：（一、《句道兴撰搜神记》一卷：行孝第一）昔皇〔黄〕帝时，有榆〔俞〕附者，善好良医，能迴丧车、起死人。榆附死后，更有良医。至六国之时，更有扁鹊。汉末㉘，开肠胰，洗五脏，劈脑出虫，乃为魏武帝所杀。

㉘规按：此下应叙华佗事，当有脱文。（卷八，台湾文津出版社有限公司 1994 年 1214—1215、1240 页）

按：《搜神记》与《句道兴撰搜神记》是不同的两本书。《句道兴撰搜神记》所讲的"劈脑出虫"，其发生时间为魏武帝时期；劈脑者谁？行文缺少主语，根据上下文推测，很可能是指华佗。《敦煌变文集新书》编者潘重规也认为，这里应该是"叙华佗事"。

句道兴其人生平，现尚无法考证，根据敦煌变文产生所覆盖的年代看，产生《句道兴撰搜神记》的年代应该在唐（公元 618—907 年）、五代（公元 907—979 年）之间。这样看来，华佗劈脑传说的出现时间，要早于罗贯中（约公元 1330—1400 年）写《三国志通俗演义》的年代。

---

① 清朝末年，在敦煌石室里发现了一批唐、五代的俗文学写卷，学者泛称之为"变文"。变，是改编、改写的意思。"变文"是一种说唱文学体裁，兴起于唐代。在诗歌发展取得辉煌成就，散文文体文风经历了影响深远改革的同时，唐代在其他文体的发展上也取得了重大进展。小说出现了新体式的唐传奇。公元 1899 年从敦煌千佛洞佛经中发现大量唐代变文钞本，即敦煌变文。其图称为"变相"，其说唱故事的底本称为"变文"。敦煌石室藏书的发现，震动了国际学术界。其中最重要而绝传已久的变文，尤为近代学人所注目。关于变文的名称、体制、流变、范围，孙楷第、向达、王重民、周绍良等著名学者考证綦详，发挥甚备，在此不拟多加讨论。汇集变文材料，以供学人研究与参考者，前有周绍良编的《敦煌变文汇录》，后有王重民等合编的《敦煌变文集》。《敦煌变文集新书》：1994 年文津出版社出版的图书，由潘重规编著。本书主要对变文辑本等相关知识进行了详细介绍。

9.6 方士谬言龟脑

文献上有桂父服龟脑长生不老的说法。介绍服龟脑的书籍主要是《列仙传》和《抱朴子》，这两本书都属于道教著作的范畴，道教喜欢宣传神仙。

后来李时珍说"方士谬言，类多如此"，这实际上是对《抱朴子》谬言的一个批评。以下是有关引文。

《列仙传》①：桂父

桂父者，象林人也。色黑，而时白，时黄，时赤。南海人见而尊事之。常服桂及葵，以龟脑和之，千丸十斤。桂累世见之，今荆州之南尚有桂丸焉。

伟哉桂父，挺直遐畿。灵葵内润，丹桂外绥。

怡怡柔颜，代代同辉。道播东南，奕世莫违。（钦定四库全书本，卷上第十五页）

左思《吴都赋》：桂父练形而易色……〔……《列仙传》曰：桂父，象林人也。常服桂叶，以龟脑和之，颜色时黑时白时赤，南海人尊事之累世。〕（日本庆长十二年活字印本《文选六十卷》②卷五　赋丙，第三十五页）

《本草纲目》：【正误】〔弘景曰〕《仙经》服食桂，以葱涕合和云母蒸化为水服之。〔慎微曰〕《抱朴子》云：桂可合竹沥饵之，亦可以龟脑和服之。七年能步行水上，长生不死。赵佗子服桂二十年，足下生毛，日行五百里，力举千斤。《列仙传》云：范蠡好食桂，饮水卖药，世人见之。又桂父，象林人，常服桂皮叶，以龟脑和之。

〔时珍曰〕方士谬言，类多如此，唐氏收入《本草》，恐误后人，故详记。（下册第三十四卷，人民卫生出版社 1982 年 1932—1933 页）

《抱朴子内篇》：桂可以葱涕合蒸作水，可以竹沥合饵之，亦可以先知君脑，或云"龟"，和服之，七年，能步行水上，长生不死也。

巨胜，一名胡麻，饵服之不老，耐风湿、补衰老也。桃胶，以桑灰汁渍，服之，百病愈；久服之，身轻，有光明，在晦夜之地如月出也，多服之则可以断谷。（仙药卷十一，中华书局 2011 年 366—367 页）

案：此条《抱朴子》内容，被《太平御览》所引用，见《太平御览》卷九百五十七◎木部六　杨柳下。

《酉阳杂俎》：嗽金鸟，出昆明国。形如雀，色黄，常翱翔于海上。魏明帝时，其国

---

① 《列仙传》是中国第一部系统叙述神仙的传记，具体成书时间与作者争议颇多，现多认为是西汉史学家刘向所著，主要记述了上古及三代、秦、汉之间的七十多位神仙的重要事迹及成仙过程。

② 《文选》又称《昭明文选》，是华夏现存最早的一部诗文总集，由南朝梁武帝的长子萧统组织文人共同编选。萧统死后谥"昭明"，所以他主编的这部文选也称作《昭明文选》。一般认为，《昭明文选》编成于梁武帝普通七年（526 年）至中大通三年（531 年）之间。《文选》中加了唐代吕延济、刘良、张铣、吕向、李周翰五臣注释的版本，以及再加唐代李善注释的版本较为流行。这里的引文出自日本刻本，含有五臣及李善的注释。

来献此鸟。饴以真珠及龟脑,常吐金屑如粟,铸之乃为器服。宫人争以鸟所吐金为钗珥,谓之辟寒金,以鸟不畏寒也。宫人相嘲弄曰:"不服辟寒金,那得帝王心。不服辟寒钿,那得帝王怜。"(前集卷十六　广动植之一　羽篇,团结出版社 2017 年 328 页)

9.7　头有九骨,中但有脑(释家)

头、颅骨、脑

"头有九骨合为体,体中但有脑"是《佛说佛大僧大经》里面的话。这说明,在佛经里面,头、脑、骨三者的关系是清清楚楚的。但这项命题却是一个十分悲壮而动人故事的一部分! 以下是有关引文及笔者评述。

- "头有九骨合为体,体中但有脑"

这个说法见于《佛说佛大僧大经》。

《佛说佛大僧大经》[1]:请说身中恶露不净。尔乃却耳,快见重曰:仁贪我躯。躯有何好? 头有九骨合为体,体中但有脑。面有七孔,皆出洟唾,以皮裹骨。贪头颈者,皮肉相裹。身有毛发爪齿皮、肌血脑骨肉,腹中有心脾肾肠胃、肪肺屎尿、脓血寒热。足与胫连,胫与髀连,髀与尻连,尻与腰连,腰与脊连,脊与胁连,胁与颈连,颈与髑髅连;臂与肘连,肘与肩连。我如画瓶,中盈屎尿。身中不净,可恶如此,何可贪乎?[见《中华大藏经(汉文部分)》第 36 册,中华书局 1988 年 302 页]

按:《佛说佛大僧大经》在描写僧大、佛大、快见三个人故事的同时,谈到了释家对人体的看法,释家认为,人体不是一个干净的东西,不值得留恋,所以说"我如画瓶,中盈屎尿。身中不净,可恶如此,何可贪乎?"《佛说佛大僧大经》这一段文字,把全身各部分的关系,简明扼要地说清楚了。引文中的"头有九骨合为体,体中但有脑",在国学大师网在线阅读文本中为"头有九骨,合为骷髅,中但有脑。"两种说法,未知孰是! 但不论如何,《佛说佛大僧大经》中的这一段描述,确实把头颅与脑的关系全都描绘出来了。所以我们说,佛教典籍中的脑髓是一个非常具体的实体。

- 僧大写给兄佛大的信

按:《全上古三代文》[2]收录了僧大(舍卫国人)《与兄佛大书》,此文可以说明僧大、佛大两人"以女色故,骨肉相残"的关系。

---

[1]　《佛说佛大僧大经》,南朝刘宋沮渠京声译。
[2]　《全上古三代文:全秦文》,辑录者严可均。该书为《全上古三代秦汉三国六朝文》之一集。也参见"1　古代篇"第 23 页脚注[2]。

《全上古三代文》：与兄佛大书

大兄起居随时安善。二亲在时，以吾累兄，兄不承之，违废亲教。以女色故，骨肉相残。违亲慈教，为不孝也；残杀人命，为不仁也。杀一畜生，其罪不小，况杀应真？吾不中止，兄自招之。今吾有形，可得相杀；善游寂寞，徒复相害。长别努力，愿从真道。〔《佛说佛大僧大经》，又见《经律异相》载此书，末作"从此长别，努力努力"。〕（王毓藻校刊本，卷十六　释氏，第四页）

案：以上是僧大给他哥哥佛大信的内容，僧大是一个人的人名；佛大是另一个人的人名，他是僧大的哥哥。

• 僧大、佛大、快见三人的故事

《释文纪》[①]：舍卫国人名厉，生男曰佛大、僧大。僧大仁爱清净，奉佛法戒。厉卧疾，呼长子涕泣诚言："僧大尚小，方以累汝。"后僧大聘妻字快见，光华炜炜，端正少双。既便入山为沙门，佛大心悦快见，起从快见，取琴弹之歌，作姿弹之歌、婬泆（淫佚）之曲。快见觉兄为乱，便以歌曲答拒。佛大瞋恚，即募贼入山杀弟。僧大得应真道，不畏生死，乃剥树皮取枝为笔，自刺身血，书树皮与兄。贼前断头，以书见兄，辞喻凄恻。快见呼曰："子竟坐我，致见残贼！"血从口出，奄忽而逝。诸天咨嗟，迎其魂灵处忉利天。（钦定四库全书本，卷一第十一页）

按：僧大、佛大是什么时代故事，这与《佛说佛大僧大经》的成书年代有关。按照《全上古三代文》的说明，《佛说佛大僧大经》属于三代文。但此说有待考证，最好能弄清楚此文原文的写作时间。《全上古三代文》是这样说的：

释氏

谨按：佛教始于周。《释藏》所载佛说诸经中，有敕令书表，皆周代外国文也。翻译不无润色，姑编入三代文。其不称佛说者，如《根本说》及《西域记》所载西土先志中，亦往往有书记，未详时代，编入先唐文。（王毓藻校刊本，卷十六第一页）

---

① 《释文纪》，明梅鼎祚编，成于崇祯辛未，辑历代名僧及诸家之文，为佛家而作。

10   周虽旧邦其命维新篇

在这一篇,我们将先对华夏传统思维方式、逻辑推理等问题作一些梳理与反思,然后,"吾将上下而求索",提出笔者的建设性意见:周虽旧邦,其命维新。

10.1   不如老圃:轻视实践,所以不重视做解剖

华夏的传统理念是重理论、轻实践的。孔子的一句话"吾不如老圃",传达了轻视实践的看法。华夏脑认识的一个最大缺陷是没有脑的解剖,而不重视实践很可能是其中原因之一。以下是有关引文及笔者评述。

《论语》:樊迟请学稼。子曰:"吾不如老农。"请学为圃。曰:"吾不如老圃。"

樊迟出。子曰:"小人哉,樊须也! 上好礼,则民莫敢不敬;上好义,则民莫敢不服;上好信,则民莫敢不用情。夫如是,则四方之民襁负其子而至矣,焉用稼?"(子路篇第十三,中华书局 2015 年 152 页)

按:以上孔子的意见是,学为农、学为圃,不是君子应该学的东西,只有小人才学这些。这是多么不好的话呀! 但是这句话影响颇深,请看《论语集注》。

《论语集注》①:樊迟请学稼,子曰:吾不如老农;请学为圃,曰:吾不如老圃。

〔种五谷曰稼,种蔬菜曰圃。〕

樊迟出,子曰:小人哉,樊须也!

……

〔杨氏曰:樊须游圣人之门,而问稼圃,志则陋矣,辞而辟之可也。待其出而后言其非,何也? 盖于其问也,自谓农圃之不如,则拒之者至矣。须之学疑不及此,而不能问。不能以三隅反矣,故不复。及其既出,则惧其终不喻也,求老农老圃而学焉,则其失愈远矣。故复言之,使知前所言者意有在也。〕(日本土岐善麿收藏山崎嘉校本,卷之七 子路第十三,第四页)

按:笔者曾经听到有学者呼吁:华夏要重视实践! 这一呼吁非常重要。

就脑研究来看,人们为什么不去解剖脑呢? 如果你认定解剖脑是重要的事,那

---

① 《论语集注》是儒家理学著作《四书章句集注》中的一部分,由南宋理学家朱熹汇编并扩增对《论语》的注释。

就要去做。还有,脑为什么有管理感觉、运动的能力,这些都是摆在我们面前的实际问题。如果我们不去研究它,反而用不太确切的阴、阳、五行来解释它,用"心"来解释它,那就只有落后下去了。

我们必须注重实际,找出实际中存在的问题。而且从国际经验来看,重要实际问题的解决往往需要相关技术问题的解决,所以要创新自己的技术。从诺贝尔奖的获奖情况也可以看出,很多获得诺贝尔奖的成果都是技术改革的产物,如 X 射线、PCR(聚合酶链式反应)、MRI(磁共振成像),都是得到诺贝尔奖的成果。我们神经科学领域中也有因技术改革而得诺贝尔奖的,如膜片钳(patch clamp)技术。从最近若干年的情况来看,光学显微镜似乎将有一场革命,这又是西方技术领域的进步。所以,我们一定要搞我们自己真正的技术创新。另外,轻视实践,往往与爱好议论联系在一起,又往往与轻视技术联系在一起。在我们的文化传统里,可能真有这样一个特性,而这又不能不说与孔子(可能还有朱熹)的影响有关。我们一定要克服这个弱点。

10.2 述 而 不 作

述而不作: 不敢纠正前人错误

在华夏的学术传统上,我们有时会陷入怪圈之中,即华夏古人编织了一套根据不足的理论,而后人对此又深信不疑,或疑而不改,不能自拔。其原因何在? 可能是受了君子"述而不作"的影响。"述"就是解释前人的经典,就是解释圣人、先哲的话,但不能超越它;"作"就是自己创造新的理论,扬弃无根据的学说。但是,好的理论是那些能解释实际的理论、有事实根据的学说。

以下是《论语》引文及其注疏。

《论语》:子曰:"述而不作,信而好古,窃比于我老彭。"(述而篇第七,中华书局 2015 年 74 页)

《论语注疏解》[①]:述而第七

[疏]《正义》曰:此篇皆明孔子之志行也。以前篇论贤人君子及仁者之德行。成德有渐,故以圣人次之。

子曰:述而不作,信而好古,窃比于我老彭。

[疏]……《正义》曰:此章记仲尼著述之谦也。作者之谓圣,述者之谓明。老彭,殷贤大夫也。老彭于时,但述修先王之道而不自制作,笃信而好古事。孔子言"今我亦尔",故云比老彭;犹不敢显言,故云"窃"。……《正义》曰:云"老彭,殷贤大夫"者,老彭即《庄子》所谓彭祖也。李云:"名铿,尧臣,封于彭城。历虞、夏至商,年七百岁,故以久寿见闻。"《世本》云:"姓篯名铿,在商为守藏史,在周为柱下史,年八百岁。篯

---

① 《论语注疏解》又称《论语正义》或《论语注疏》,魏何晏注,宋邢昺疏。

音爵。一云即老子也。"崔云:"尧臣,仕殷世。其人甫寿七百年。"王弼云:"老是老聃,彭是彭祖。老子者,楚苦县厉乡曲仁里人也,姓李氏,名耳,字伯阳,谥曰聃,周守藏室之史也。"云"好述古事。我若老彭,但述之耳"者,言老彭不自制作,好述古事。仲尼言:我亦若老彭,但述之耳。(明万历十四年刻本,卷第七　述而第七,第一页)

朱熹解释述而不作

《论语集注》:子曰:述而不作,信而好古,窃比于我老彭。〔好,去声。〕

〔述,传旧而已。作,则创始也。故作,非圣人不能;而述,则贤者可及。窃比,尊之之辞。我,亲之之辞。老彭,商贤大夫,见《大戴礼》,盖信古而传述者也。孔子删《诗》《书》,定《礼》《乐》,赞《周易》,修《春秋》,皆传先王之旧,而未尝有所作也,故其自言如此。盖不惟不敢当作者之圣,而亦不敢显然自附于古之贤人。盖其德愈盛而心愈下,不自知其辞之谦也。然当是时,作者略备,夫子盖集群圣之大成而折衷之。其事虽述,而功则倍于作矣。此又不可不知也。〕(日本土岐善麿收藏山崎嘉校本,卷之四　述而第七,第一页)

按:在上文中,朱熹明确地申明,"作",就是"创始也";不但如此,他说:"述,传旧而已"。他把"述则贤者可及"提高到高尚道德的层次,对后世的创新精神起了阻碍和扼杀作用。在笔者看来,这种思想是严重抑制创新的。

严复评述而不作的思想

《严复集》对"述而不作"的思想,有犀利的批评。

《原强修订稿》:且中土之学,必求古训。古人之非,既不能明;即古人之是,亦不知其所以是。(《严复集》,中华书局 1986 年 29 页)

述而不作:　人们满足于注疏,不敢创新理论,否定错误

由"述而不作"派生的问题是,不敢否定前人的错误、前人过时的东西。从中西比较可以看到,我们对脑认识看法上差距的特别拉大,是从西方的文艺复兴和启蒙运动开始的。文艺复兴的主要精神之一,就是要敢于否定古人的东西;文艺复兴精神强调一切要实用,要对民众有好处,这是英国哲学家培根(F. Bacon)的论点。我们应当好好想一想,文艺复兴对中世纪的否定,在当今华夏是否已经完成了?我们是不是已经完成了在学术方面的文艺复兴?举例来说,我们搞脑研究的,是不是还要用孟子的"心之官则思"来解释脑的活动?在医学界,是不是还要用《黄帝内经》的阴阳五行来解释人脑的活动?这是一个值得严肃思考的问题。我们应当真正解放思想,旗帜鲜明地否定陈旧和过时的理论。

述而不作引出烦琐考证

"述"就是解释:解释圣人、先哲的话,于是引出许多烦琐而并无多大用处的考

证。可以说，这是华夏学术传统中的又一陋习。

在西汉、东汉之交，"述"表现特别明显。那时候出现了以秦延君、朱普为代表的令人厌烦的汉学。秦延君解释"十三经"中《尧典》两个字，用了十余万字。所以后人写诗讽刺说，"秦老著书有蔓言"（陈登原诗）。可见，这种"汉学"的特点是过多的考证与解释，却缺少本人创造性的看法。以下是有关引文及笔者评述。

《国史旧闻》①：《汉书·艺文志·艺·六艺总论》："后世传说，既已乖离，学者不思多闻缺疑，而务于便词巧说，破碎形体，说五字之文，至于二三万言。" 师古注引桓谭《新论》："秦延君能说《尧典》篇目二字之说，至十余万言；但说'若稽古'，三万言。"《论衡·论说篇》："若秦延君之注《尧典》，十余万字；朱普之解《尚书》，三十万言。是以通人厌烦，羞学章句。"……（后汉书）《桓郁传》："初，荣从朱普学《章句》，四十万言，浮辞繁长，多过其实。及荣入授显宗，减为二十三万言。"（第一分册 一八一 秦延君，生活·读书·新知三联书店 1958 年 422 页）

按：考证过多，流于咬文嚼字。在学术传统上，有时华夏学者会展示一种陋习：喜欢注疏解释，而缺乏对事实的判断。由于古人写作时用词、写作风格等方面的原因，必要的注疏是需要的，但注疏主要是述，而不是作。注疏太多，可能对问题的实质性推动并无好处。

考据并非一无是处。在清代，考据之风盛行，顾炎武、黄宗羲、段玉裁（做《说文解字段注》者）等都做过考据。他们有很大的贡献，把古书中一些不清楚的问题澄清了。清朝的这种传统到了 20 世纪，甚至到民国以后，还继续存在着。

不是笼统地反对做考据。考据是要做的，把是非、真假搞清楚。但做考据很花功夫，如果有这样多的精力、这样好的聪明智慧，用来做实验，用来观察大自然，那么可能得到的东西会更多。笔者不是一般地反对考据，笔者的意思是，整个华夏民族要把精神和力气转到观察实际事物的工作中来，转到解决实际的活动中来。

为了对脑认识得更好、更深刻一些，也为了对明天的世界认识得更好、更深刻一些，笔者认为我们应该注意这个"述而不作"的问题。我们应当做到真正解放思想，旗帜鲜明地否定陈旧和过时的理论。

华夏人认为神智在心不在脑，是墨守成规、述而不作的典型事例

脑功能的居所何在，神智在脑还是在心之争，是脑认识和脑研究上一个关键性的原则问题的争论。

公元前 400 年，古希腊的希波克拉底已经明确提出了脑是神智底物的观点。比他稍晚一点，公元前 340 年，古希腊的亚里士多德不同意希波克拉底的观点，认为心

---

① 《国史旧闻》是一部具有通史性质的资料摘编，全书共四册，上起上古，下至民国，按照时代顺序编排，以专题为单元。作者陈登原（公元 1900—1975 年），历史学家。

和神智有关。这些问题发生的时间点，正好相对应地是我们华夏的"十三经"的时代，也就是孟子讲"心之官则思"，《黄帝内经》讲"脑者阴也""精成而脑髓生"的时代。所不同的是，华夏没有人出来讲脑之官是什么。

试比较一下古华夏与古希腊的情况。在古希腊，过了几个世纪以后，由于亚里士多德的观点缺少神经解剖以及其他材料的支持，他有关心和神智的观点很快被否定了。而在华夏这边，孟子的观点一直保留着，从来没有被明确否定；《黄帝内经》的观点则仍然原封不动地保留下来！

《孟子》的"心之官则思"和《黄帝内经》的"心藏神"等说法，把人的神智功能牢牢地捆绑在心上，虽然这些都是错误的认识。详见"8.2　脑心之争"。

10.3　月虚脑减：轻信无根据臆想

华夏脑认识还有一个明显的短板，那就是轻信无根据的臆想、传说，这是经常出现的情况。例如，"月虚而鱼脑减"就是一例。为什么会出现这种情况？究其原因，某些华夏古人喜欢编织理论，这些古人又用一些看不见、摸不着而又无法证明其存在的事物、过程来为自己辩解，还要人们承认他们正确。月虚脑减便是其中一例，其他如肾生脑、经络、三焦等莫不如此。

月虚而鱼脑减：臆想

华夏古代的不少思想家、学者有这样的认识，认为人与天是相通的，日（太阳）是阳，月是阴；人有藏腑，天有阴阳；脑是藏，藏属阴。这些都融入古代医学理论之中，例如《黄帝内经》。但其理由及关键，则无法查考。《淮南子》中的情况可能与此类似。《淮南子》认为，脑可以随月亮的盈虚而变。"月虚而鱼脑减"，这涉及古人对自然界的看法，但到底有没有这个事实，是否确实可靠，却没有人好好追究一下；而其实，这才是要害所在。以下是有关引文及笔者评述。

《淮南子》：毛羽者，飞行之类也，故属于阳；介鳞者，蛰伏之类也，故属于阴。日者阳之主也，是故春夏则群兽除，日至而麋鹿解。月者阴之宗也，是以月虚而鱼脑减，月死而赢蛖膲。（有人这样翻译：长有羽毛的鸟类在天空飞翔，因而属于阳类。长有鳞甲的龟蛇在地下冬眠，因而属于阴类。太阳是阳类的主宰，因此春夏两季兽类都要脱掉旧毛，夏至冬至时麋鹿都会脱落旧角。月亮是阴类的根本，因此月亮亏损时鱼的脑髓便减少，月亮晦死时螺蚌的肉便瘪缩。）火上荨，水下流，故鸟飞而高，鱼动而下。物类相动，本标相应。故阳燧见日，则燃而为火；方诸见月，则津而为水。虎啸而谷风至，龙举而景云属；麒麟斗而日月食，鲸鱼死而彗星出；蚕珥丝而商弦绝，贲星坠而勃海决。（第三卷　天文训，中华书局 2012 年 107 页）

按：以上《淮南子》的整段内容就是想用阴阳来概括动物的行为、活动。月虚为什么能够引起或伴随鱼脑减？这是我们难以理解的。据文献记载，《淮南子》的写作是淮南王刘安邀请了一些高水平文人,海阔天空地讨论宇宙、自然和社会各个方面,加以综述。笔者认为,他们并没有做实验考察,没有做调查研究。这样仅凭几个学者谈天说地,或根据所听到的一些传闻,就说月虚能够引起鱼脑减,那是不可信的。

《太平御览》:《淮南子》曰:水气之精为月。

又曰:月者,太阴之精。

又曰:蛤蟹珠龟与月盛衰,月晦则鱼脑减。

又曰:月,一名夜光,月御曰望舒,亦曰纤阿。

又曰:日月,天之使也。积阴之寒气,久者为水,水气之精者为月。

又曰:昼随灰而月晕阙。许慎注曰:有军事相围守则月晕,以芦灰环,缺其一面,则月晕亦阙于上。

又曰:方诸见月,则津而为水。高诱注曰:方诸,阴燧大蛤也。熟摩拭令热,以向月,则水生也。许慎注曰:诸,珠也;方,石也。以铜盘受之,下水数升。

又曰:日不知夜,月不知昼,日月为明而不能兼也。

又曰:月之光可以远望,而不可以细书。(卷四 天部四 日下,中华书局1960年21页)

按:问题还在于,其他文献还连篇累牍地引用。如以上的《太平御览》,还有《吕氏春秋》《艺文类聚》引张衡“《灵宪》曰”,宋《朱子语类》引“东坡云”,明《五杂俎》,《古今图书集成》明伦汇编 人事典 身体部 总论,《管子》水地篇,等等。

肾生脑也: 臆想

“肾生脑”又是一种臆想。以下是引文及笔者评述。

《管子》:人,水也。男女精气合,而水流形。三月如咀,咀者何?曰五味。五味者何?曰五藏(脏)。酸主脾,咸主肺,辛主肾,苦主肝,甘主心。五藏已具,而后生肉。脾生隔,肺生骨,肾生脑,肝生革,心生肉。五肉已具,而后发为九窍:脾发为鼻,肝发为目,肾发为耳,肺发为窍。五月而成,十月而生。生而目视、耳听、心虑。目之所以视,非特山陵之见也,察于荒忽;耳之所听,非特雷鼓之闻也,察于淑湫;心之所虑,非特知于粗粗也,察于微眇。[卷十四 水地 第三十九:见《百子全书(上)》,浙江古籍出版社1998年403页]

按:以上《管子》把人体、脑放在几种基本元素的框架之下来考虑。这种情况在古希腊也有。问题是,在西方,后来就把它当作一个历史认识,而在华夏,这种理论还在学界发挥影响。

问题还在于,从基本元素框架出发,然后再派生出种种“生”,“肾生脑”是其中之一。在五种“生”中,生肉、生膈、生骨、生革、生肉都是看得见的;唯独生脑的“脑”在当时是看不到的。但是“肾生脑”的理论还在医学界发挥作用。

这是华夏的问题所在。

谁见到过三焦?

早在宋代,就有人怀疑三焦的存在和部位。以下是有关引文及笔者评述。

《龙川略志》①:(医术论三焦)彭山有隐者,通古医术,与世诸医所用法不同,人莫之知。单骧从之学,尽得其术,遂以医名于世。治平中,予与骧遇广都,论古今术同异。骧既言其略,复叹曰:"古人论五脏六腑,其说有谬者,而相承不察。今欲以告人,人谁信者? 古说:左肾,其府膀胱;右肾命门,其府三焦,丈夫以藏精,女子以系包。以理主之,三焦当如膀胱,有形质可见,而王叔和言三焦有脏无形,不亦大谬乎! 盖三焦有形如膀胱,故可以藏、有所系;若其无形,尚何以藏、系哉? 且其所以谓之三焦者,何也? 三焦分布人体中,有上中下之异。方人心湛寂,欲念不起,则精气散在三焦,荣华百骸;及其欲念一起,心火炽然,翕撮三焦精气,入命门之府,输写(泻)而去,故号此府为三焦耳。世承叔和之谬而不悟,可为长太息也。"予甚异其说。后为齐州从事,有一举子徐遁者,石守道之婿也。少尝学医于卫州,闻高敏之遗说,疗病有精思。予为道骧之言,遁喜曰:"齐尝大饥,群匄相胔割而食。有一人皮肉尽而骨脉全者,遁以学医故,往观其五脏,见右肾下有脂膜如手大者,正与膀胱相对,有二白脉自其中出,夹脊而上贯脑。意此即导引家所谓夹脊霾关者,而不悟脂膜如手大者之为三焦也。单君之言,与所见悬合,可以正古人之谬矣!"(钦定四库全书本,卷二第一、二页)

按:以上《龙川略志》这则笔记令人感兴趣之处在于:一、敢于质疑;二、要看实物;三、敢于动手做解剖。

又按:南宋·胡仔《苕溪渔隐丛话》(卷三十六)、明·姜南《半村野人闲谈》、南宋·高似孙《纬略》(卷五 三焦)等书,都曾引用此条目。以下是有关引文。

《半村野人闲谈》②:●论三焦

苏黄门《龙川志》云:彭山有隐者,通古医术,与世诸医所用法不同,人莫之知。单骧从之学,尽得其术,遂以医名于世。治平中,予与骧遇于广都,论古今术同异。骧既言其略,复叹曰:古人论五脏六腑,其说有谬者,而相承不察。今欲以告人,人谁信者? 古说左肾其府膀胱;右肾命门,其府三焦,丈夫以藏精,女子以系包。以理主之,三焦当如膀胱,有形质可见。而王叔和言三焦有脏无形,不亦大谬乎? 盖三焦有形如膀胱,故可以藏、有所系。若其无形,尚可以藏、系哉? 且其所以谓之三焦者,何也? 三焦分布人体中,有上、中、下之异。方人心湛寂,欲念不起,则精气散在三焦,荣华百骸。及其欲念一起,心火炽然,翕撮三焦精气,入命门之府,输

---

① 《龙川略志》是北宋著名文学家苏辙所撰的一部笔记体小品文集,记述了当时社会、政治、人物、风物等许多掌故和逸闻。苏辙(公元1039—1112年),字子由,一字同叔,晚号颍滨遗老,眉州眉山(今属四川)人,北宋文学家、宰相,"唐宋八大家"之一。

② 《半村野人闲谈》不分卷,明代姜南撰。姜南,字叔明,号蓉塘,浙江仁和(今浙江杭州)人,明正德年间举人。

写而去,故号此府为"三焦"耳。世承叔和之谬而不悟,可为长叹息也。予甚异其说。后为齐州从事,有一举子徐遁者,石守道之婿也,少尝学医于卫州,闻高敏之遗说,疗病有精思。予为道骧之言,遁喜曰:齐尝大饥,群丐相脔割而食,有一人皮肉尽而骨脉全者。遁以学医故,往观其五脏,见右肾下有脂膜如手大者,正与膀胱相对。有二白脉自其中出,夹脊而上贯脑。意此即导引家所谓夹脊双关者,而不悟脂膜如手大者之为三焦也。单君之言,与所见悬合,可以正古人之谬矣。今医家者流,皆执叔和三焦无状、空有名以自信,不闻有此说。故录之。(商务印书馆 1937 年 9 页)

《椒生随笔》[①]:《蓉塘诗话》[②]云:《苏黄门龙川志》云:彭山有隐者,通古医术,与世诸医所用法不同,人莫知之。单骧从之学,尽得其术,遂以医名于世。骧曰:"古说左肾其府膀胱,右肾命门,其府三焦,男子以藏精,女子以系包。以理主之,三焦当如膀胱,有形质可见。而王叔和言:'三焦有脏无形。'不亦大谬乎?盖三焦有形如膀胱,故可以藏,有所系。若其无形,尚可以藏、系哉?且其所以谓之三焦者,何也?三焦分布人体中,有上、中、下之异。方人心湛寂,欲念不起,心火炽然,翕摄三焦,精气入命门之府,输泻而去,故号此府为三焦耳。"予后为齐州从事,有一举子徐遁者,石守道之婿也。少尝学医于卫州,闻高敏之遗说,疗病有精思。予为道骧之言,遁喜曰:"齐尝大饥,郡郭相脔割而食,有一人皮肉尽而骨脉全者。遁以学医故,往观其五脏。见右肾下有脂膜如手大者,正与膀胱相对。有二白脉自其中出,夹脊而上贯脑。意此即道家所谓夹脊双关者,而不悟脂膜如手大者之为三焦也。单君之言与所见悉合,可以正古人之谬矣。"今医家者流,皆执叔和"三焦无状空有名"以自信,不闻有此说,故录之。予谓此论可补诸医书之缺。(上洋文艺斋本,卷二 论三焦,第九、十页)

《医林改错》破臆想,论脏腑

三焦问题仅是经络、脏腑诸问题的一个例子而已。《医林改错》比较全面地论证了华夏古人脏腑图的错误。以下是《医林改错》有关引文及笔者评述。

《医林改错》:丁未之秋,寄迹吴门。适同乡焦子瀞文来,手执脏腑全图,乃勋臣王先生《医林改错》之稿也。脏腑图汉魏以来,医家所习见,何异乎尔?异乎勋臣先生所绘之图与古人殊也!脏腑人人皆同,勋臣背古以传图,得毋炫奇立异乎?曰:否,不然也。古人之图传其误,勋臣之图传其信。天下物理之是非,闻虚而见实,寡见犹虚,多见为实。古人窃诸刑余之一犯,勋臣得诸亲见之百人。集数十载之精神,考正乎数千年之遗误。譬诸清夜钟鸣,当头棒喝,梦梦者皆为之唤醒焉。……

---

① 《椒生随笔》,清人王之春撰。
② 《蓉塘诗话》,明姜南撰。

道光戊申中秋日上元后学小窗氏刘必荣识（刘序：1—2 页：见《中国医学大成》①，上海科学技术出版社 1990 年）

《医林改错》：(脏腑记叙)古人曰：既不能为良相，愿为良医。以良医易而良相难。余曰：不然。治国良相，世代皆有；著书良医，无一全人。其所以无全人者，因前人创著医书，脏腑错误；后人遵行立论，病本先失。病本既失，总有绣虎雕龙之笔，裁云补月之能，病情与脏腑，绝不相符。此医道无全人之由来也。

夫业医诊病，当先明脏腑。尝阅古人脏腑论，及所绘之图，立言处处自相矛盾。如古人论脾胃：脾属土，土主静而不宜动；脾动则不安。既云脾动不安，何得下文又言脾闻声则动，动则磨胃化食，脾不动则食不化？论脾之动静，其错误如是，其论肺虚如蜂窠，下无透窍，吸之则满，呼之则虚。既云下无透窍，何得又云肺中有二十四孔，行列分布，以行诸脏之气？论肺之孔窍，其错误又如是。其论肾有两枚，即腰子。两肾为肾，中间动气为命门。既云中间动气为命门，何得又云左肾为肾，右肾为命门？两肾一体，如何两立其名，有何凭据？若以中间动气为命门，藏动气者又何物也？其论肾错误又如是。其论肝，左右有两经，即血管，从两胁肋起，上贯头目，下由少腹环绕阴器，至足大指而止。既云肝左右有两经，何得又云肝居于左，左胁属肝？论肝分左右，其错误又如是。其论心，为君主之官，神明出焉。意藏于心，意是心之机。意之所专曰志，志之动变曰思，以思谋远曰虑，用虑处物曰智，五者皆藏于心。既藏于心，何得又云脾藏意智，肾主伎巧，肝主谋虑，胆主决断？据所论，处处皆有灵机，究竟未说明生灵机者何物，藏灵机者何所，若用灵机，外有何神情。其论心如此含混。其论胃，主腐熟水谷。又云脾动磨胃化食，胃之上口名曰贲门。饮食入胃，精气从贲门上输于脾肺，宣播于诸脉。此段议论，无情无理。胃下口名曰幽门，即小肠上口。其论小肠，为受盛之官，化物出焉。言饮食入小肠，化粪下至阑门，即小肠下口，分别清浊：粪归大肠，自肛门出；水归膀胱为尿。如此论尿从粪中渗出，其气当臭。尝用童子小便，并问及自饮小便之人，只言味咸，其气不臭。再者，食与水合化为粪，粪必稀溏作泻，在鸡鸭无小便则可，在牛马有小便则不可，何况乎人？看小肠化食，水自阑门出一节，真是千古笑谈。其论心包络，细筋如丝，与心肺相连者，心包络也；又云心外黄脂是心包络；又云心下横膜之上、竖膜之下，黄脂是心包络；又云膻中有名无形者，乃心包络也。既云有名无形，何得又云手中指之经，乃是手厥阴心包络之经也？论心包络，竟有如许之多，究竟心包络是何物？何能有如许之多耶！其论三焦，更为可笑。《灵枢》曰：手少阴三焦主乎上，足太阳三焦主乎下，已是两三焦也。《难经·三十一难》论三焦：上焦在胃之上，主内而下出；中焦在胃中脘，主腐熟水谷；下焦在脐下，主分别清浊。又云：三焦者，水谷之道路。此论三焦是有形之物。又云：两肾中间动气，是三焦之本。此论三焦是无形之气。在《难经》，一有形，一无

――――――――――

① 　此处《中国医学大成》或称《中国医学大成(三编)》，是华夏传统医籍的汇编丛书，裴沛然主编，上海科学技术出版社 1990 年出版。

形，又是两三焦。王叔和所谓"有名无状"之三焦者，盖由此也。至陈无择以脐下脂膜为三焦，袁淳甫以人身着内一层、形色最赤者为三焦，虞天民指空腔子为三焦，金一龙有"前三焦""后三焦"之论。论三焦者，不可以指屈。有形无形，诸公尚无定准，何得云手无名指之经，是手少阳三焦之经也？其中有自相矛盾者，有后人议驳而未当者。总之，本源一锗（错），万虑皆失。（清刻本，上卷六至九页）

10.4 身体发肤，不敢毁伤：不敢做解剖

因为"身体发肤，不敢毁伤"，所以不敢做解剖

华夏没有脑解剖的原因何在？原因可能很多，而不敢做解剖可能是重要原因之一。在华夏，从古代开始一直到很晚的近代，实行人体解剖非常困难，其中一个很大的阻碍因素就是儒家思想、孔孟的教导："身体发肤，不敢毁伤"。以下是两则引文。

《孝经》：身体发肤，受之父母，不敢毁伤，孝之始也。（钦定四库全书本《孝经注疏》①卷一　开宗明义章第一，第四页）

《吕氏春秋》：曾子曰："身者，父母之遗体也。行父母之遗体，敢不敬乎？居处不庄，非孝也；事君不忠，非孝也；莅官不敬，非孝也；朋友不笃，非孝也；战阵无勇，非孝也。五行不遂，灾及乎亲，敢不敬乎？"［第十四卷　孝行览第二：见《百子全书（下）》，浙江古籍出版社 1998 年 802 页］

历史上有妻子按照丈夫遗嘱刳剖丈夫遗体遭重刑

南朝（宋）顾觊之复判了一个案，这个案子是：沛郡唐赐的妻子遵照她丈夫遗愿，为了弄清丈夫病死的原因，在她儿子唐副帮助下，对丈夫做了尸体解剖，发现他的五脏都糜烂了。最后判这个案子的官员说：你不应该损伤了丈夫身体。尤其是，儿子不孝。结果，其妻子和儿子均判死刑（"母子弃市"）。这个例子生动地说明：在华夏要对人体进行解剖，道义上和伦理上的压力是何等巨大！以下是有关引文。

《南史》②：（顾）觊之为谢晦卫军参军，晦爱其雅素，深相知待。历位尚书都官郎。……大明元年，征守度支尚书，转吏部尚书。时沛郡相县唐赐往比村彭家饮酒还，因得病，吐蛊二十余物。赐妻张从赐临终言，死后亲刳腹，五藏（脏）悉糜（糜）碎，郡县以张忍行刳剖，赐子副又不禁止，论妻伤夫五藏刑，子不孝，母子弃市，并非科例。三公郎刘勰议："赐妻痛遵往言，儿识谢及理，考事原心，非在忍害，谓宜哀矜。"觊之议以"妻子而行忍酷，不宜曲通小情"，谓"副为不孝，张同不道"。诏如觊之议。（钦定四库全书本，卷三十五　列传第二十五，第十七页）

---

① 《孝经注疏》，唐玄宗注，唐·陆德明音义，宋·邢昺疏。
② 《南史》，二十四史之一，唐代李延寿撰。

《全宋文》：(唐赐妻子事议)赐妻痛往遵言，儿识不及理，考事原心，非存忍害，谓宜哀矜。〔《宋书》顾觊之传、《通典》一百六十七：沛郡唐赐得病，吐出虫十余枚，临死语妻张："死后刳腹出病。"死后，张手自破视，五脏悉麋(糜)碎。郡县以张忍行刳剖，赐子副又不禁驻。事起赦前，法不能决。〕(黄冈王毓藻校刊本，卷五十四　陈谈之，第十页)

法医检验尸体都不打开尸体做解剖，更不要说打开颅骨解剖脑

不但平民不敢做人体解剖，连法医也不敢。在宋慈《洗怨集录》附的元世祖(忽必烈)大德年间的验尸表格，看不到有打开胸腔、腹腔的要求，更谈不上打开颅腔了。清王清任《医林改错》只考察尸体，不打开颅骨考察脑。脑解剖的开始，要在"西医"传入华夏之后了。以下是《宋提刑洗冤集录》引文：

〔圣朝颁降新例①〕【初复检验体式】某官某年月日时，准某处某年月日时牒〔初/复〕，检：某村坊身死〔男子/妇人〕。某姓名。沿(沿)尸有无伤损？如有，系某物要害，如何致命，分明指定保结回示。今来某即时将引典史司吏行人〔复检即云无干碍吏仵回避初检官吏〕就去所指停尸处，呼集尸亲并邻佑主首人等，躬亲监视。勒行人对众眼同一一子(仔)细检验到。沿尸应有伤损，及要害致命因依，取到仵作行人某等重甘结罪，并无透漏不实文状。据检定伤损要害致命去处，保明并是端的执结是实。除尸首责付某人，如法看管，知在不致损失，听候施行外，今逐一开立于后，须至牒者。

一、到某处见一〔男子/妇人〕尸首，令邻人主首合干人某等，近前，子细辨觑，委是所指某人尸首，或吊缢，或卧于床上，或在地上，头南脚北，或头东脚西，仰合侧卧。尸傍，开写东西南北四至处所〔谓门窗墙壁之类〕，各若干步尺〔远则云步，近则云尺，每营造五尺为一步〕。此处各开下项检尸踪迹，自上至下，番(反)复检验伤损，定验致命根因。

如见尸吊缢，即云悬空高下。吊缢处：可与不可胜任；尸首两脚悬空，或不悬空；有无蹬踏器物竟命显迹。项下：有何绳索带系，围径麄(粗)细、阔狭、长短、尺寸。将尸解下。如已将尸解下，即云项下有无元系之物：或在尸傍，或在元(原)吊处，悬空系定。比对元缢痕道同异，亦行声说，是何绳索物色。

如在水中，量水深浅，水面至岸阔狭各若干丈尺。或在沟涧，亦量上下丈尺。

如在灰火中，先扫除周围灰烬，然后将尸番动，觑尸着地处，有无灰烬烧损。

如被殴打伤死痕迹之类，尸傍应有器仗物色，一一子细声说，然后将衣服脱去检验。

如尸在水中，或窄暗处，难以定验者，许移于近便处，开说元停移动缘由，亦须再

---

① "圣朝"指元世祖忽必烈的大德年间。此处"圣朝颁降新例"作为《洗冤集录》元刻本的附文，并非宋慈原著内容。

量四至远近,随用酒醋淋洗,纸涂搭盖,良久揭去。

自上至下番复检验于后:

一、将尸仰面,验得某人年约若干岁,量得身长若干尺寸,面体肉色如何,脂肉陷与不陷,顶心并水道,头发紧慢,髻鬂长若干。用手分开,验得颥(囟)门有无他故,如顶上有灸疮、瘢痕几个,围圆方寸,或发稀秃之类,各备细声说。或有伤痕,即指定顶心,或偏左偏右有伤一处,皮破血出,流尽,或青赤色,或肿或浮,皮破或骨损与不损,量得长阔深浅、围圆肿高分寸。或系手足,或他物,或磕擦癍疷所致,其余去处各各声说。检得一额两额角、两太阳穴、两眉丛。两眼微合,用手分开,验得双睛有无他故。两颊腮、一鼻梁、两窍、里外唇,上须长若干,口角近上相连唇须各长若干。唇上下口微开,舌出与不出,或舌出若干分寸,有无涎沫。用手擘开口,揣捏得舌齿有无他故,遂用银钗探入咽喉内,良久取出,得见有无变色。额上鬂长若干〔如无须鬂,亦须声说〕,额上下连顶至咽喉,揣捏得食气系塌与不塌,两缺盆各无他故。两肩里、两腋里、两膊里、两腂里、两臂里、两手腕、两手掌、十手指,并肚,有无他故。两肋里、两胁里、胸膛两乳,至前心肚脐上,下至阴囊,用手揣捏得两外肾子并茎物〔妇人云"阴门"〕,有无他故。两胯里、两大腿、两膝盖、两肷肋、两脚腕里,两踝、两脚面、十指甲,有伤依上声说,如无即云各无他故。

一、将尸合面,检得脑后髻角,散与不散。如不散,用手解开,量得是何头绳,长若干,用手分开,揣捏得无他故。两耳后发际至项、两肩外、两腋外、两膊外、两手腕外、两手背十指连甲,有无他故。至脊、两胛、两肋外、两胁外,至腰、两臀片,至谷道,有无他故。两胯外、两腿外、两腘胹、两腿肚、两脚腕外、两踝外两脚跟、两脚板、十指并肚,各有无他故,并须声说〔"如吊缢者,验至项后"云,其痕匝与不匝:如不匝,声说"不匝",分寸缘由。检至谷道,有无粪出,肠凸与不凸〕。

一、定检得本尸泑身上下所伤,除不系致命轻伤外〔谓如面色微黄、脂肉不陷之类〕,据某处有伤:一处何物伤损,长阔各若干分寸,深若干分寸,骨损与不损,有无血污。或验得无伤,止有青肿,系最重;委是此处,系要害;虚怯,如何致命。仍指定是与不是要害去处:若系数处被伤,中风身死,即指定端的因是何伤处致命;若因别病,及他故杖疮死者,即指定的确致命根因。备细声说。

一、将追到行凶致命器仗、砖石、棒杆,或金刃之类,比对伤处,定验有无相同。开说名件,量得大小长短丈尺分寸,辨得系是应禁军器,或余刃及他物之类。若人行使,堪与不堪害人性命,封记发去。

一、检验到泑身脱下衣服物件于后〔如有血污,或剌札破者,即云某衣服上有血污,及札(扎)破,某处长阔分寸,系某物件破。比对在身痕疮相同,候复检官。将元照用衣物,就便责付合干人等收管。将合用名件,封记发付,合属官司收管。〕

【右式】:有照用衣服〔开名件〕,无照用衣物依上开。　　　　年　　　月　　　日

牒。(附文　颁降新例:9—13页,商务印书馆1937年)

10.5　周虽旧邦，其命维新

笔者的看法是：现在是 21 世纪，我国脑研究正努力追赶国际神经科学的发展，我们应该吸取华夏 2 000 多年来脑认识落后的教训，克服我们曾经有过的缺点，努力从思想方法上、技术发展上作出改进，发挥长处，力争达到脑研究的国际先进水平。

"周虽旧邦，其命维新"，这是笔者认为我们华夏人应采取的态度，其目的就是为了能够赶上国际步伐。

华夏脑认识滞后的原因之一：　没有脑的解剖

据笔者考辨，历史上记载的一些残忍剖割的实例，不能算作解剖学意义上的解剖。例如：商纣剖比干的心，汉朝王莽剖王孙庆的肠。

根据中国解剖学会介绍，中国近代尸体解剖是由第一代西医黄宽（公元 1828—1878 年）于公元 1867 年（同治六年）做的，但是否打开了颅骨，看了脑，还有待查考。以后由于西学东渐，尸体解剖才慢慢开展起来（参见《历史发展和思考》几点思考，404 页）。

清末舆论也普遍认为，华夏古人没有开展人体解剖。下面是有关文献的征引。

《史记》：纣愈淫乱不止。微子数谏不听，乃与大师、少师谋，遂去。比干曰："为人臣者，不得不以死争。"乃强谏纣。纣怒曰："吾闻圣人心有七窍。"剖比干，观其心。〔《正义》曰：《括地志》云："比干见微子去，箕子狂，乃叹曰：'主过不谏，非忠也。畏死不言，非勇也。过则谏，不用则死，忠之至也。'进谏不去者三日。纣问：'何以自持？'比干曰：'修善行仁，以义自持。'纣怒，曰：'吾闻圣人心有窍，信诸？'遂杀比干，剖视其心也。"〕（日本庆长、元和年间印本《史记一百三十卷》卷三　殷本纪第三，第十八页）

《汉书》：翟义党王孙庆捕得，莽使太医、尚方与巧屠共刳剥之。量度五藏（脏），以竹筵导其脉，知所终始，云可以治病。（钦定四库全书本《前汉书》卷九十九中　王莽传第六十九，第一百一页）

钟天纬《西学古今辨》：西国医理，实为格致之大端。……自格致化学明而医学亦为之大变。二百年前脉管回血之理，西医犹未讲明，近始证验明确。此外如脑气筋、甜肉经之类，皆发前人所未发，为中国自古医学所无。所以然者，大半由于剖验之功。（见光绪丁酉刻本《皇朝经世文三编》卷十一第六页）

李经邦《泰西医术何妨视中东医理优劣论》：西国医院曾将死人用刀割。……屡经割视，毫无错误。岂高谈阔论，绝无证据，强分脉之二十有七者？……此西医论脉之道，似乎凿凿可据矣。（见《皇朝经世文三编》卷六第六页）

• 《黄帝内经》虽然早就提出解剖命题，但没有落实

虽然《黄帝内经灵枢》早就有可以做解剖的很好说法，但也仅是说法而已。可惜

的是,我们实际上看不到人体解剖、动物解剖的材料。下面是有关文献的征引。

《黄帝内经灵枢》:岐伯答曰:善哉问也! 天至高不可度,地至广不可量,此之谓也。且夫人生于天地之间,六合之内,此天之高、地之广也,非人力之所能度量而至也。若夫八尺之士,皮肉在此,外可度量切循而得之,其死可解剖而视之。其脏之坚脆,腑之大小,谷之多少,脉之长短,血之清浊,气之多少,十二经之多血少气,与其少血多气,与其皆多血气,与其皆少血气,皆有大数。其治以针艾,各调其经气,固其常有合乎? (卷三 经水第十二,山西科学技术出版社 2019 年 42—43 页)

- "开我脑喉,视有何物"等仅是罕见记述,还不一定可靠

在特定情况下,少数人希望进行死后解剖,但这种例子并不多见。即使进行了解剖,描写的结果也不一定可靠;如果不巧,还会引起不合传统的非议,甚至遭受刑罚,如前面《南史》载唐赐妻的故事。

《广古今五行记》:隋炀帝大业末年,洛阳人家中有传尸病,兄弟数人,相继亡殁。后有一人死,气犹未绝,家人并哭。其弟忽见物自死人口中出,跃入其口,自此即病,岁余遂卒。临终,谓其妻曰:"吾疾乃所见物为之害。吾气绝之后,便可开我脑喉,视有何物。欲知其根本。"言终而死。其妻依命开视脑中,得一物,形如鱼而并有两头,遍体悉有肉鳞。弟子致器中,跳跃不止。试以诸味致中,虽不见食,悉须臾皆成水,诸毒药因皆随销化。时夏中蓝熟时,众如水次作靛青。一人往,因以小靛致钵中,此物即遽奔驰,须臾间便化为水。传靛以疗噎。(见钦定四库全书本《太平广记》卷四百七十四 昆虫二,第四页)

按:"开视脑中,得一物,形如鱼,而并有两头"这种说法,令人怀疑其可靠性。

《三国志旁证》[①]:《太平御览》卷七百四十三引《志怪》云:有人得瘕病,腹昼夜切痛,临终敕其子曰:"吾气绝后,可剖视之。"其子不忍违,割之,得一铜酒枪,容数合。后华佗闻其病而解之,便出巾箱中药以投枪,枪即成酒。(卷十八,商务印书馆 1937 年 364 页)

按:"割之,得一铜酒枪,容数合"这种说法,也不一定可靠。

《太平广记》:又后汉末,有人得心腹瘕病,昼夜切痛。临终,敕其子曰:"吾气绝后,可剖视之。"其子不忍违言,剖之,得一铜枪,容数合许。后华佗闻其病而解之。因出巾箱中药,以投枪,枪即成酒焉。〔出《志怪》〕(钦定四库全书本,卷二百十八 医一,第二页)

纵然历史上有过要求解剖的微弱呼声,但不占主流,未能实现。上千年来,华夏民众对自己身体解剖结构毫无知识,他们对这种情况是不满意的。特别是病人和医生,他们都希望知道所遇到的疾病,问题出在哪里。但这种要求的微弱呼声,在宋代以前仅能在一些笔记中偶然看到。清代王清任做了人体解剖,那已经是 18 世纪的事

---

① 作者梁章钜(1775—1849 年),清代官员、学者。

情了。

- 脑的解剖难于开展，可能因缺少工具

据《通典》记载，吐蕃的殉葬者可以用刀当脑缝锯，打开头颅，但未见中国有这样的技术。以下是有关引文及笔者评述。

《通典》：吐蕃在吐谷浑西南……人死，杀牛马以殉，取牛马积累于墓上。其墓正方，累石为之，状若平头屋。其臣与君自为友，号曰"共命人"，其数不过五人。君死之日，共命人皆日夜纵酒，葬日，于脚下针，血尽乃死，便以殉葬。又有亲信人，用刀当脑缝锯，亦有将四尺木，大如指，刺两肋下，死者十有四五，亦殉葬焉。（钦定四库全书本，卷一百九十 西戎二 吐蕃，第十、十一页）

华夏脑认识滞后的原因之二： 不良传统思想的束缚

笔者认为，传统的东西不一定样样都好，也有不良的东西。华夏古人没有脑的解剖，脑认识迟滞不前，有其不良传统思想方式上的深刻原因，值得好好思考，有如本篇开始所讲四点：一、轻视实践：吾不如老圃；二、不敢创新：述而不作；三、囿于传闻：月虚脑减；四、传统束缚：身体发肤，不敢毁伤。

脑认识的维新之路

华夏民族是伟大的民族，我们自豪有这样一个具有几千年传统的民族。到如今，古印度文化、古埃及文化都消失了，但华夏文化仍然流淌在亚洲这块大地上，而且还在向外传播。

华夏虽然是古老之邦，但我们一定要维新，只有这样，才可能更有前景。笔者希望用"其命维新"来总括本书的宗旨。

维新之道如何走？一句话，避免教训与吸取经验。我们以为应该从两方面努力：一是踏踏实实地"改"，理直气壮地"作"；二是以华夏（人体）整体论认识之长，补西方（脑认识）还原论之短。

- 踏踏实实地改

这就是要把前面反思过的问题一个一个地改正过来。这件事真正实行起来相当困难，但即使困难也得做。

- 理直气壮而又艰苦卓绝地"作"

要做到有所作为，有所创新，笔者在此不想作长篇引证，仅举一个有说服力的例子，那就是王清任如何做尸体解剖。

我们认为，要像王清任那样，敢于独立提出尖锐的问题。道光十年（公元 1830年）王清任的《医林改错》问世，这本书体现了他那种敢于挑战传统的大无畏精神，也表现了他克服困难的毅力和决心。

"灵机记性不在心在脑"就是王清任对传统的挑战。

• 学习王清任做尸体解剖之艰苦

为了做尸体解剖,王清任克服重重困难。他的《医林改错》,上卷内容有二。其一是论述脏腑解剖,提出王氏所绘的解剖图谱和一些生理学方面的新观点,意在改正古人在某些解剖和生理认识上的错误;其二是论述王氏三首活血化瘀方剂在临床运用上的经验。下卷主要论述半身不遂、瘫痿、瘟毒证、抽风、月经及胎产病、痹证、癫狂等病症的瘀血病机及辨证治疗,意在改正古人对这些病症认识和治疗上的错误。

王清任在行医过程中深感业医诊病当先明脏腑,在阅读前人有关人体脏腑的论述及所绘之图后,发现其立言处处自相矛盾。后王氏赴滦州稻地镇,正遇当地传染病流行,小儿死亡甚众,在义冢处看到许多被狗咬过的破腹露脏的小儿尸体,"遂不避污秽,每日清晨,赴其义冢,就群儿之露脏者细视之。犬食之余,大约有肠胃者多,有心肝者少。互相参看,十人之内,看全不过三人;连视十日,大约看全不下三十余人。"

后来,王氏又根据自己观察受刑处死者之内脏情况,以及向人请教所知,终于绘成亲见改正脏腑之图,于是撰《医林改错》一书。

《医林改错》:余尝有更正之心,而无脏腑可见。自恨著书不明脏腑,岂不是痴人说梦?治病不明脏腑,何异于盲子夜行!虽竭思区画,无如之何。十年之久,念不少忘。至嘉庆二年丁巳,余年三十,四月初旬,游于滦州之稻地镇。其时彼处小儿,正染瘟疹痢症,十死八九。无力之家,多半用代席裹埋。代席者,代棺之席也。彼处乡风,更不深埋,意在犬食,利于下胎不死。故各义冢中,破腹露脏之儿,日有百余。余每日压马过其地,初未尝不掩鼻。后因念及古人所以错论脏腑,皆由未尝亲见,遂不避污秽,每日清晨,赴其义冢,就群儿之露脏者细视之。犬食之余,大约有肠胃者多,有心肝者少。互相参看,十人之内,看全不过三人;连视十日,大约看全不下三十余人。始知医书中所绘脏腑形图,与人之脏腑,全不相合;即件数多寡,亦不相符。(清刻本,上卷第九页)

王清任为了弄清楚膈膜的艰难追求,令人肃然起敬!

但是,王清任为了弄清楚体内膈膜的真实位置,虽然花费了很多心血,实际上他还是始终没有真正看到膈膜。

《医林改错》:惟胸中膈膜一片,其薄如纸,最关紧要。及余看时,皆以破坏,未能验明在心下心上、是斜是正,最为遗憾。

至嘉庆四年六月,余在奉天府,有辽阳州一妇,年二十六岁,因疯疾打死其夫与翁,解省拟剐。跟至西关,忽然醒悟,以彼非男子,不忍近前。片刻,行刑者提其心与肝肺从面前过,细看与前次所看相同。后余在京时,嘉庆庚辰年,有打死其母之剐犯,行刑放崇文门外吊桥之南,却得近前。及至其处,虽见脏腑,膈膜已破,仍未得见。道光八年五月十四日,剿逆犯张格尔。及至其处,不能近前。自思一篑未成,不能终止。

不意道光九年十二月十三日夜间,有安定门大街板厂胡同恒宅,请余看症,因谈及膈膜一事,留心四十年,未能审验明确。内有江宁布政司恒敬公言:伊曾镇守哈密,领兵于喀什噶尔,所见诛戮逆尸最多,于膈膜一事,知之最悉。余闻言喜出望外,即拜叩而问之。恒公鉴余苦衷,细细说明形状。余于脏腑一事,访验四十二年,方得的确,绘成全图。意欲刊行于世,惟恐后人未见脏腑,议余故叛经文;欲不刊行,复虑后世业医受祸,相沿又不知几千百年。细思黄帝虑生民疾苦,平素以《灵枢》之言,下问岐伯、鬼臾区,故名《素问》。二公如知之的确,可对君言;知之不确,须待参考。何得不知妄对,遗祸后世?继而秦越人著《难经》,张世贤割裂《河图》《洛书》为之图注,谓心肝肺以分两计之,每件重几许;大小肠以尺丈计之,每件长若干;胃大几许,容谷几斗几升。其言彷(仿)佛似真,其实脏腑未见,以无凭之谈,作欺人之事,利己不过虚名,损人却属实祸。窃财犹谓之盗,偷名岂不为贼?千百年后岂无知者!今余刻此图,并非独出己见;评论古人之短长,非欲后人知我,亦不避后人罪我。惟愿医林中人一见此图,胸中雪亮,眼底光明,临症有所遵循,不致南辕北辙,出言含混,病或少失,是吾之厚望。幸仁人君子鉴而谅之。时道光庚寅孟冬直隶玉田县王清任书于京邸知一堂。

……

余将亲见诸脏腑显隐之形,绘于其后。(上卷第九至十二页)

不是学术思想翻版而是独立创新的脑研究

留学生回国带回来他们国外导师的学术思想。很多国内学者的学术思想其实是他们国外导师学术思想的翻版。这很不够,我们要的是华夏人自己独立的学术思想。对于发展脑研究来讲,国内学者还应该提出自己的科学假说,发展自己的脑研究。这样才能开展新的学术思想指导下的脑研究,发展新的脑认识。要做到这一点并不容易。

扬华夏人体整体论之长,补西方脑认识还原论之短

试问,当今的国际脑研究是否无懈可击,而华夏的脑认识是否一无是处?回答是否定的。详见"6.3 20世纪以来西方脑研究及其对华夏的启示"。

在那一节提到:"问题可能是思想方法上的,那就是,还原论太多,整体论不足。细胞生物学和分子生物学固然重要,但脑研究的重要目的就是要能够推进脑疾病的防治。"

恰恰在后一方面,华夏自然观的某些方面可能有互补之优势。华夏医注重人体的状态,可能是优势之一。《黄帝内经》早就有许多相关论述,如清末《皇朝经世文统编》中也提出过"虚怯劳损等情",其实这中间也包括人体状态的问题在内。略引数

端,以资佐证。

《黄帝内经灵枢》：黄帝曰：六气者,有余不足,气之多少,脑髓之虚实,血脉之清浊,何以知之? 岐伯曰：精脱者,耳聋;气脱者,目不明;津脱者,腠理开,汗大泄;液脱者,骨属屈伸不利,色夭,脑髓消,胫酸,耳数鸣;血脱者,色白,夭然不泽,其脉空虚,此其候也。(卷六 决气第三十,山西科学技术出版社 2019 年 74 页)

《行军以医生为要说》：不知西医与华医大异,华医惟知察脉,……西医则除察脉外,复有筒以听肺之盈虚,表以验身之冷热,观其颜色,聆其语言,细意研求,务识病源之所在。……今用西法以疗华人于虚怯劳损等情,未必立时见效,独至医伤之术,则其效十倍于华医。(见上海宝善斋石印本《皇朝经世文统编》卷七十七第十六页)

按："今用西法以疗华人于虚怯劳损等情,未必立时见效,独至医伤之术,则其效十倍于华医。"此文的这个主要论点,今天看来,仍有借鉴作用。

• 研究脑的功能状态如何被调制

我们可能有许多选择来做华夏脑研究,但笔者认为,研究脑的功能状态如何被调制是一个很好很重要的选项。

华夏医学注重人体的状态,例如虚、实、脱、不足。这些都是很好的指导思想,问题是如何把它们变成现代科学可读懂的语言。

其实,这里涉及的主要问题是人体的状态、脑的状态。人体的状态、脑的状态如何表征,还需要好好研究。基本要求很明确：我们要研究脑的状态。西方脑研究已经为我们提供了相当多的证据,说明脑功能的基础不止两个——神经传导和突触传递,还应该有神经元的调制。目前对神经元如何受到调制,研究得还很不够,但它恰恰是脑功能被调制的基础,也可能是脑状态的重要基础。

所以,要研究脑状态如何被调制,研究神经元如何被调制等问题。

有人说,可以承认这是一个问题,但又如何入手? 笔者 2017 年在《生理学报》有一些论述,或可作参考。

一般认为,生理学是一门研究有机体(organism, living body)功能(function)的科学。但如果讲得更具体一点,应该说,生理学是研究处于一定状态(state)下有机体功能的科学。有机体本身具一定结构,研究有机体的功能,就是研究结构-功能关系,这历来是生命科学所关注的,也是生理学所关注的。至于有机体的状态如何,过去也有研究,也有注意,但相对要少一点,强调得也不够,其实这部分还是很重要的。

谢灵顿在《神经系统的整合作用》一书中就提出,脊髓活动的时候存在着所谓中枢兴奋状态(c.e.s)和中枢抑制状态(c.i.s)两种状态。近半个世纪后,公元 1951 年他的学生艾克尔斯用微电极方法研究脊髓神经元电生理,记录到兴奋性突触后电位(EPSP)和抑制性突触后电位(IPSP)。后来有不少人认为,这两者就分别反映了 c.e.s 和 c.i.s。就脊髓反射活动而言,以上说法可能是对的;但对一般中枢状态而言则远远不够。现在我们知道,所谓脑或神经元的状态、它所包含的内容,远比突触后电位更为丰富、广泛。

脑的活动不仅需要离子通道,还需要递质受体。神经系统的状态如何,也反映在递质受体上。以乙酰胆碱受体为例,它是一个由五个亚单位组成的多聚体,但它可以有不同的构象(conformational)状态。现在知道至少有四种状态:① 静息、关闭状态;② 短暂开放状态,也就是激活状态;③ 快速脱敏状态;④ 不反应状态。这些实际上都属于状态的问题,也都是需要深入研究的问题。

从大体或宏观方面看,人的觉醒、睡眠当然是两种不同的状态。与此相联系,全身麻醉也是一种状态。早年曾经认为,全身麻醉的作用机理是由于麻醉剂分子干扰了细胞膜脂质,现在知道,这种说法不对。现在认为,不同类型的全身麻醉剂主要作用于三种分子:$GABA_A$受体、NMDA 受体、两孔域钾通道(2PK)。所以,宏观的觉醒、睡眠、麻醉状态有其微观的分子基础。

可见,如果想要了解脑的功能,一定要同时了解脑的状态,了解它的宏观、微观、细观的状态。

中医似乎很注意全身、大体、宏观的状态,例如讲中风病的发病,是在"气血内虚"的基础上,是"脏腑阴阳失调",等等。我的理解,这里的"虚""阴""阳"等等,讲的都是状态。可惜,由于中医在人体结构的解剖学基础上不够好,因此要想深入分析"状态"就有很多困难。我国的生理学如果能够从中医所提出的宏观、整体的状态出发,深入系统地探讨各种条件下的人体"状态",可能会对生理学的发展带来好处,对医学有所推进与提高。若能如此,这确是我们应该做的,也是一桩很有意义的事情。(参阅拙文《机体的功能与状态》,载于《生理学报》2017 年 69 卷 5 期 526—527 页)

• 研究神经元兴奋性如何被调制

对突触传递的调制以往曾有不少讨论,但对神经元兴奋性的调制,尤其细胞周围兴奋性的调制则讨论较少。所谓神经元兴奋性的细胞周围调制,意指对非突触部位神经元膜电位的调制。近来,由于许多新现象的发现,使得神经元兴奋性的细胞周围调制的重要性更加显露。神经元的细胞周围调制可以在以下几种情况下发生:通过突触外区受体的张力性抑制或兴奋;邻近细胞分泌的旁分泌性作用;来自血液循环的激素的作用。神经元兴奋性细胞周围调制的意义不可小觑,它可能与许多重要脑功能有直接关系,例如脑功能状态(如觉醒和睡眠)的维持与转变,模糊、混沌的内态感(feeling)的产生,而这些又往往是许多神经及神智(mental)疾病的特征性表现和症状。(参阅拙文《神经元兴奋性的细胞周围调制》,载于《生理学报》2016 年 68 卷 4 期 385 页)

做第五次产业革命的弄潮儿

笔者按:"周虽旧邦,其命维新",这是《诗经》里的话(《诗经•大雅•文王之什•

文王》）。今天引用这句话，是想说，根据历史，明天我们怎样才能对脑认识得更好、更深刻一些，把脑研究做得更好一些？今年是 21 世纪的第 20 个年头，我们国家的脑研究正在蓬勃发展，努力追赶着国际的前沿。其进展如何，目前还很难作出评估。但是我们应该吸取华夏两三千年来的经验教训，吸收古今和中西方的优点，从思想方法上、技术发展上多找原因，多想办法，努力做好工作。

历史经验表明，对客观事物认识的提高，一定是与整个社会的生产力提高相伴随的，脑认识的提高也是如此。华夏民族在前四次产业革命（第一次产业革命，18 世纪 80 年代到 19 世纪 50 年代，蒸汽机逐步推广；第二次产业革命，从 19 世纪 50 年代末到 19 世纪末，是铁路化时代；第三次产业革命，1898 年开始，是电气、化学和汽车的时代；第四次产业革命，以 1946 年面世的"ENIAC"电子计算机为标志，华夏在电子计算机的发明和应用中始终处于被动地位）。

现在是第五次产业革命（公元 1900 年普朗克提出量子理论，从 1956 年起正式提出人工智能理论）的时代，华夏民族要做时代的"弄潮儿"。

李约瑟难题与华夏脑认识

前面讨论的问题也同"李约瑟①难题"有关。李约瑟在回顾中国的科学技术历史之后提出了一个命题，大意是：中国历史上的科学技术不错，有指南针、造纸术、印刷术等，走在世界的前列，为什么近代的中国科学发展迟滞？

本书已经介绍了几千年来华夏脑认识为什么会迟滞于西方脑认识的原因。我们可以看到，在脑认识和脑研究领域，华夏从来不是领先的。所以，我们更应当好好反思：历史上的华夏脑认识为什么会迟滞于时代的发展？

认准华夏脑认识落后的根源，实际上就是要认准脑认识的"旧邦"之困；同时，华夏需要复兴，需要找出脑认识和脑研究的"维新"之道。

---

① 英国科学家李约瑟（Joseph Needham，1900—1995 年）热心于中国科学技术史的研究，出了很多卷的书，中国国内有很多学者和他合作。所谓李约瑟难题，是他在其编著的 15 卷《中国科学技术史》中正式提出的问题，其主题是："尽管中国古代对人类科技发展作出了很多重要贡献，但为什么科学和工业革命没有在近代的中国发生？"

后　记

　　考虑此书的写作,始于公元 2007 年 3 月,那时我正在写《神经科学的历史发展和思考》,接触到西方和华夏两方面脑科学(神经科学)研究的历史材料,感到两者有很大差别,明显是华夏滞后于西方。于是随手收集了一点素材,但由于手头还有其他工作,只是断断续续做了一点卡片,放在文件夹中。2018 年 4 月,我的《脑研究的前沿与展望》出版,又想起"千年华夏脑认识"这个题目,于是再次查阅文献,上网搜索资料,提笔写作;经过三次反复,到 2018 年 6 月草成初稿。以后又经过出版前的种种过程,真正进入编、定稿程序,已经是 2019—2020 年之交了。

　　写作本书,目的是为了把脑认识作为一种文化或文明现象来加以考察。笔者将在这里介绍和比较相应历史阶段的华夏文明和西方(古埃及-古希腊、欧美)文明中的脑认识(脑研究),从而显示华夏脑认识滞后于西方脑认识的历史事实;笔者还试探性地分析了这一现象产生的原因。

　　本书大致按照历史顺序作从古到今的考察,在适当场合还对东西方的脑认识加以比较与评述。本来,脑认识是一个自然科学问题,应当到有关科学专著中去找寻资料,进行分析、比较,但华夏文化的实际情况是:除医学外,古代没有或仅有很少这样的专著,因此就只能在传统的经史子集,特别是从传统史、传(历史、传说、传记)中进行搜索。本书采用的华夏材料来源,少数来自纸质古籍,多数是在"国学大师网"上搜索到的历代华夏传统史、传之资料影印版;至于相同时代西方的脑认识、脑研究资料,则来自有关专业文献。

　　面对历史上华夏脑认识滞后于西方的实际,环视当前华夏脑认识和国际发展现状,本书用《诗经》名句"周虽旧邦,其命维新"作结,意在鼓励华夏子孙,鼓励自己,正确认识华夏历史,认识世界,扎实创新!希望华夏人会在新一轮产业革命大潮中奋发有为,这是笔者的初衷。

　　本书稿是在读书过程中随读随写的,够不上系统考察。华夏材料来自各种古籍,有些古籍已有标点版本,有的古籍原文尚未标点,由笔者加以标点,恐不完全妥帖。希望读者批评指正!

　　在本书稿写作过程中,得到贾东梅女士多方面帮助;在查考"神经"一词来源过程中得到由振东副教授帮助;在阅读和理解《黄帝内经》时得到肖林、刘龙副教授帮助。在此谨致谢意。

　　本书书名确定为"千年华夏脑认识"有老伴徐仁宝教授的贡献。原来本书书名曾设想为"千年沧桑话脑神",是她建议改为"千年华夏",因为"沧桑"缺乏具体含义,又与"千年"有某种意义上的重叠,而"华夏"则一定指神州大地;以后,又得到了上海科学技术出版社杨志平编辑帮助,把"话脑神"改成"脑认识",还得到出版社各位朋友的指教,现书名才得以确定下来。

在写作过程中,由于笔者的南方口音,拼音输入经常发生困难,老伴徐仁宝教授总是不厌其烦地提供帮助;对笔者的写作,儿子大庞、女儿二苹、小平,以及高中老同学田宜男、杭州师范大学狄海波教授等,都表示鼓励和支持。对以上这些朋友和亲人,在此谨致谢意。

我要特别感谢本书责任编辑杨志平对我的帮助,他对本书贡献良多。首先是在确定本书编排格式时,曾与我反复讨论;特别是他将本书引用的古籍,与国学大师网上的古籍影印本或者纸质的古籍出版物一一作了核对,以保证引文的可靠性、版本的权威性。本书引文数量很大,可想而知他为此花费了大量时间与精力。但杨编辑对我的帮助还不止于此,我与他的交往,从 2008 年的《神经科学的历史发展和思考》出版开始,已经有十三四年的历史,他对待与处理稿件的认真负责精神,一直使我获益匪浅。

本书的古籍引文,有一部分出自新中国成立以来的古籍纸质出版物;还有很大一部分出自民国时期出版物,尤其是当时商务印书馆印行的古籍,或者出自元明清版本的古籍。本书所引古籍文本,凡出自民国或更早时期的版本,均依据国学大师网所提供的在线影印本作了核对。该网为本书搜索有关的古籍文献和找到权威可靠的古籍版本,提供了莫大方便。

在此书行将付印之日,我还深深感谢上海科学技术出版社对我的帮助。记得 1959 年我把《神经系统临床电生理学》译稿捧交给出版社之后,正是在连洁群先生的帮助下,该书才得以在 1961 年顺利出版。

时光过得真快,马齿徒增,今年我已 93 岁,我要谢谢所有帮助过我的亲人们、朋友们!

陈宜张

2020 年 8 月 1 日